JN215046

写真とエビデンスで歯種別に学ぶ！

歯内療法に生かす 根管解剖

CBCT・歯科用顕微鏡・透明標本でひも解く根管の秘密

吉岡隆知 著

The Ultimate Visual Guide to Root Canal

クインテッセンス出版株式会社　2019

QUINTESSENCE PUBLISHING

Berlin, Barcelona, Chicago, Istanbul, London, Milan, Moscow, New Delhi, Paris, Prague, São Paulo,
Seoul, Singapore, Tokyo, Warsaw

序

　根管形態の複雑さは歯科医師を悩ませる．網目状の根管形態写真を見ると「複雑すぎてお手上げです」と白旗を掲げるのが常である．少ない代表例で，すべての根管が複雑であるかのような錯覚に陥る．プレゼンテーションでは，単純な形態の根管よりも網状根管を見せたほうがインパクトは強く，印象に残る．しかし，実際は単純な根管形態がほとんどで，複雑な根管形態は稀とはいわないが，むしろめずらしい．

　図1は，下顎第一小臼歯の髄腔開拡とその透明標本の一例である．頬舌的に長い円形となっており，2根管で，根尖部は網状根管である．こういう形はきわめてめずらしい．

　一方，図2の根管は単純な形態である．髄腔開拡をして根管口を見ても，根管形態を推測する手がかりは少ない．図1，2の髄腔開拡から根管形態の違いを判断することはできない．

　主根管の他に，もう1根管や側枝・根尖分岐があると，その根管は複雑に見える．複雑な根管の出現率は高くないが，根管治療に対する反応は良くないと考えられる（図3）．処置できない根管や側枝などが増えるからである．根管治療をして成功する割合は単純な根管のほうが高い．

　図3は，筆者の想像する根管治療の再発と根管形態の関係図だが，当たらずとも遠からずだと思う．成功率は全体で90％だとすると，単純な根管ではもっと高くて，複雑な根管ではもっと低い．10％の成功しなかった症例が再治療の対象となる．それらの症例に対する成功率は少し下がって60％くらいになるだろうが，単純な根管より複雑な根管のほうがやはり成功率は低い．治療のやり直しが繰り返されればされるほど，複雑な根管が残っていく．クロー

複雑な根管形態と単純な根管形態

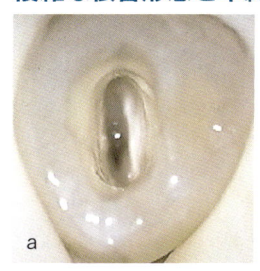
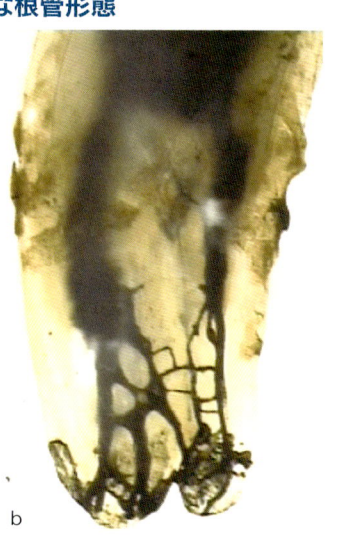

図1 a, b　下顎第一小臼歯の髄腔開拡の一例（a）とその透明標本（b）．根管にはインディアンインクを注入して観察しやすくしている．根管の分岐と多数の管間側枝により網状根管となっている．

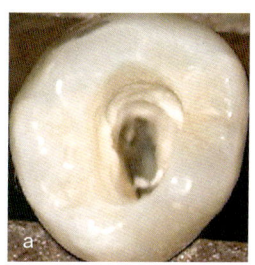
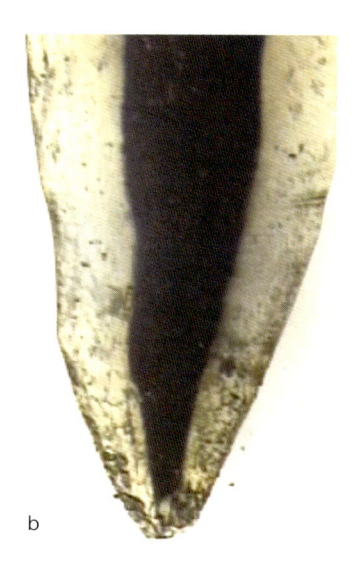

図2 a, b　下顎第一小臼歯の髄腔開拡の一例（a）とその透明標本（b）．本例の根管は側枝も湾曲もなく，太い根管が1本根尖まで通っているだけである．

根管治療の再発と根管形態の関係

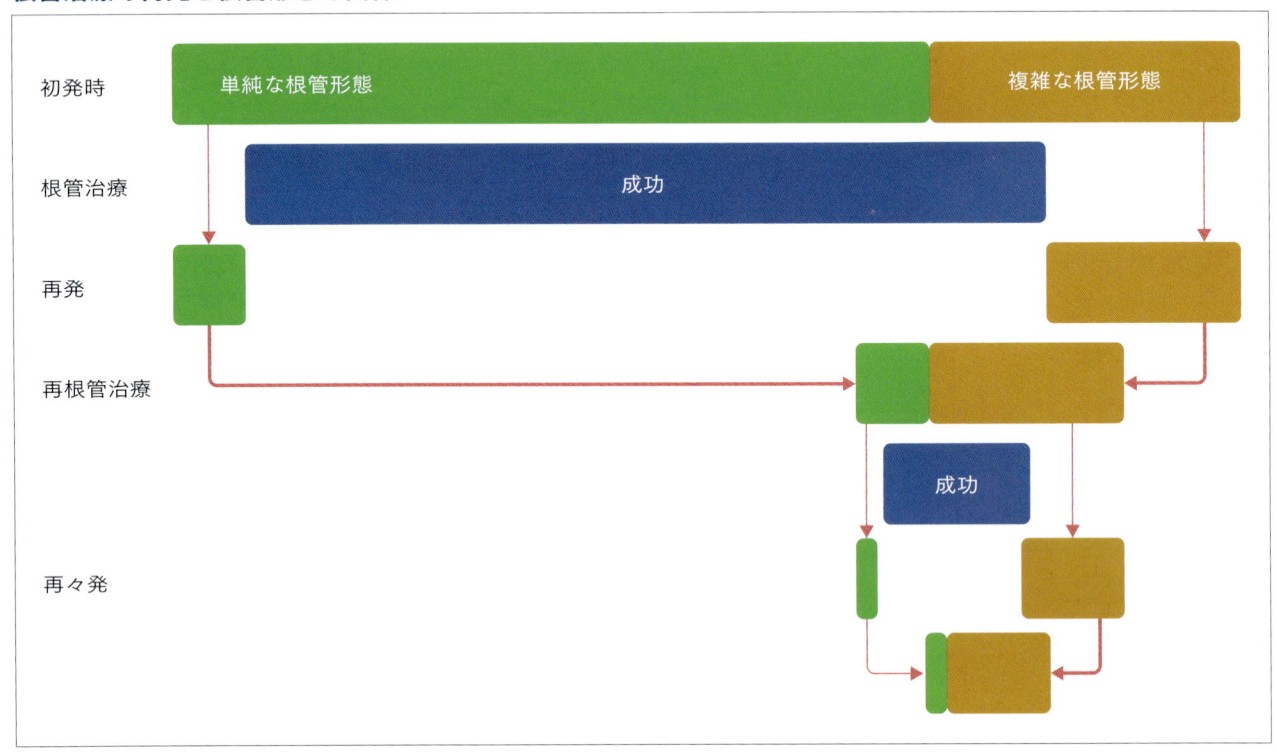

図3　筆者が考える根管治療の再発と根管形態の関係.

根尖分岐の歯種別出現率と，難治性根尖性歯周炎での根尖分岐出現率

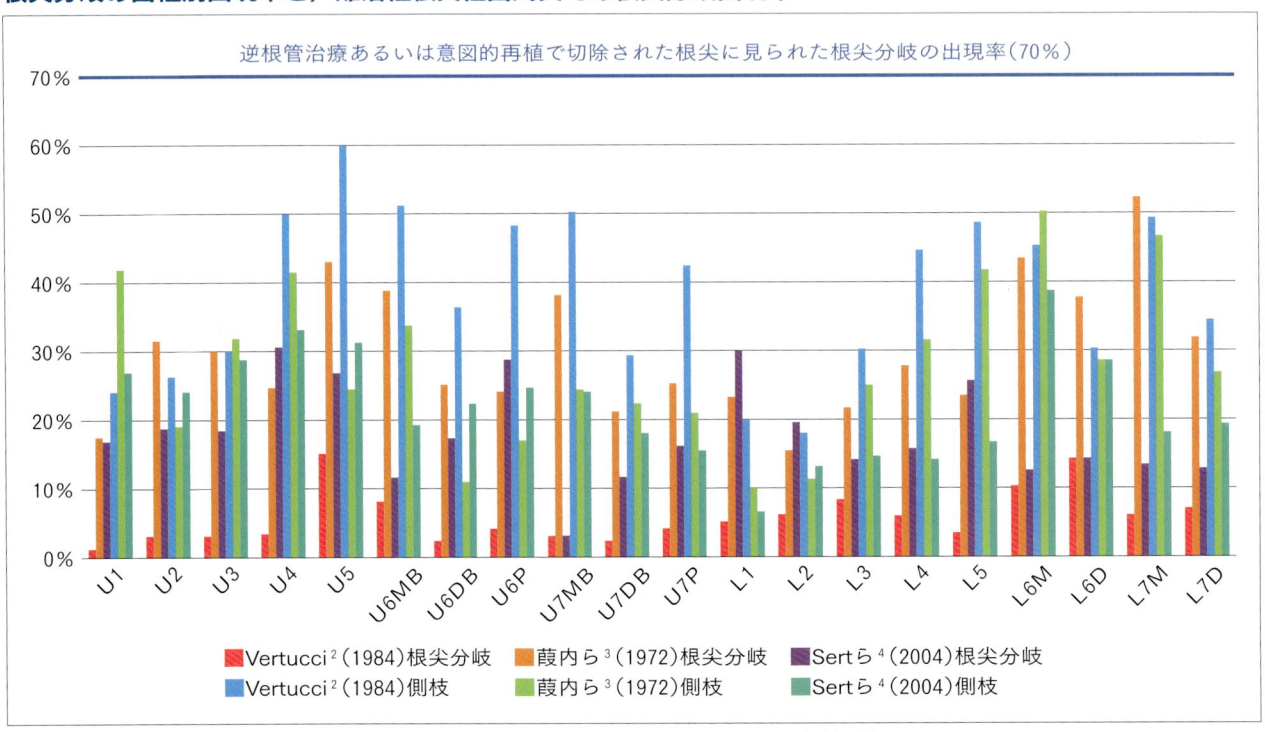

図4　側枝・根尖分岐の歯種別出現率と，難治性根尖性歯周炎での根尖分岐出現率（青線）.

CBCTと歯科用顕微鏡で根管形態がより臨床的に！

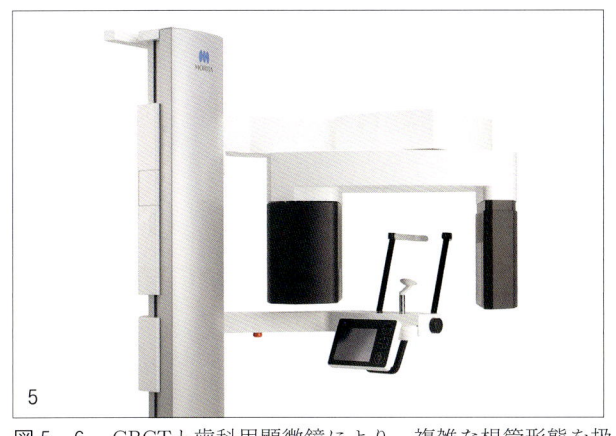

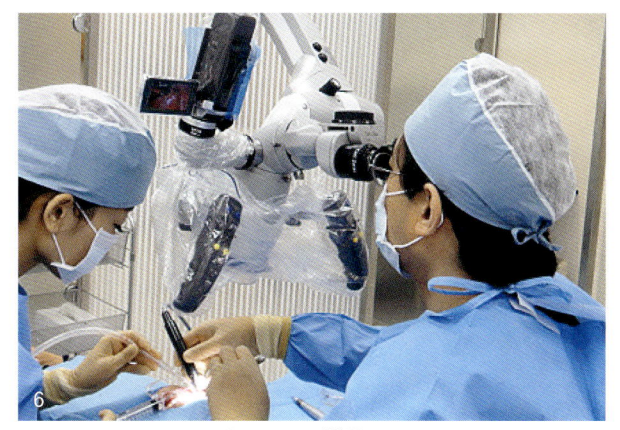

図5，6　CBCTと歯科用顕微鏡により，複雑な根管形態を扱えるようになってきた．ただし，どの機器でもよいわけではなく，適応機種は限られる．撮影画像を調整し，最適な条件で観察しなければならない．図のCBCTはVeraview X800（モリタ），歯科用顕微鏡はOPMI PROergo（白水貿易，ジーシー）．

ザーとなる歯科医師がきちんと治療するか，抜歯されるまでこれが続く．このため，再治療では複雑な形態の根管が多くなるはずで，成功率はますます低くなる．

　このことを説明するような興味深いデータがある．Wadaら[1]（1998）は難治性根尖性歯周炎に対して，逆根管治療あるいは意図的な再植を行い，切除した根尖を透明標本にした．その結果，根尖分岐出現率は70％であった．図4は，根管形態を調べた代表的な論文に記載された全歯種の側枝・根尖分岐出現率である．ざっと見て，根尖分岐より側枝のほうが出現率は高い．側枝出現率は多い部位で50〜60％，根尖分岐に限ると，ほとんどの歯・歯根で30％以下である．Wadaら[1]（1998）の根尖分岐出現率70％というのはきわめて高い数値であることがわかる．側枝・根尖分岐のない歯は治癒し，側枝・根尖分岐を有する歯が難治性根尖性歯周炎として残っていくことが読み取れる．

　再根管治療に複雑な根管が多く含まれることは，これまであまり指摘されてこなかった．「抜去歯で見られる形態を臨床的に把握することはできない」というのが常識であった．歯科用小照射野エックス線CT（CBCT）と歯科用顕微鏡は，このような根管形態を臨床的に扱うための有力なツールである（図5，6）．現代的な歯科医学が始まって100年あまりだと思うが，近年になって初めて，複雑な根管形態を扱えるようになってきたといえる．

　本書では「根管形態は複雑だから治療できない」というのではなく，「どのようにアプローチすれば，どこまで治療できるのか」という観点で根管形態を考えてみたい．

2019年4月吉日
吉岡隆知

参考文献

1．Wada M, Takase T, Nakanuma K, Arisue K, Nagahama F, Yamazaki M. Clinical study of refractory apical periodontitis treated by apicectomy. Part 1. Root canal morphology of resected apex. Int Endod J 1998；31（1）：53-56.

2．Vertucci FJ. Root canal anatomy of the human permanent teeth. Oral Surg Oral Med Oral Pathol 1984；58（5）：589-599.

3．葭内純史，高橋和人，横地千仭．真空注入法による歯髄腔の形態学的研究．歯基礎誌 1972；14：156-185.

4．Sert S, Bayirli GS. Evaluation of the root canal configurations of the mandibular and maxillary permanent teeth by gender in the Turkish population. J Endod 2004；30（6）：391-398.

目次

序　3

第1章　根管形態研究の歴史

1．根管形態研究の黎明期　14
1-1．Hessの研究　14
1-2．奥村の研究　14

2．現代の根管形態の研究　16
2-1．葭内らの研究　16
2-2．日本で発刊された成書　16
2-3．根管形態の分類　18
　2-3-1．Weineの分類法　18
　2-3-2．Vertucciの分類法　18
　2-3-3．根管形態が複雑な場合の表記法　18
　2-3-4．複雑な根管形態の処置法　19

3．最新の研究　21
3-1．CBCTと透明標本の比較　21
3-2．CBCTとデンタルエックス線の比較　22
3-3．CBCTでの臨床的な根管形態の解析　22

第1章のまとめ　24

第2章　根管解剖の総論

1．根管の基本形態　26

2．根管の特殊形態　28

3．根尖孔の大きさ　30

4．管間側枝　30
4-1．歯種別の出現率　30
4-2．T字根管（管間側枝が根尖歯周組織に開口部をもつもの）　33
4-3．T字根管の臨床での考え方　33

5．イスマス（isthmus）　34
5-1．イスマスの出現率　34
5-2．上顎大臼歯のイスマス　34
　5-2-1．出現率　34
　5-2-2．透明標本　37
5-3．上顎大臼歯のイスマスの臨床例　38
　5-3-1．画像診断　38
　5-3-2．処置　38
　5-3-3．MB2の探索　39
　5-3-4．逆根管治療　39
　5-3-5．イスマスがある歯の逆根管治療の成績　40
5-4．下顎大臼歯のイスマス　42
　5-4-1．出現率　42
　5-4-2．透明標本　43

6．人種差について　46
6-1．歯の形態　46
6-2．根管長　48
6-3．人種差はあるのか　49

7．CBCTの情報について　51

第2章のまとめ　51

第3章　上顎前歯

1．基本形態　54

1-1．根管数　54
1-2．中切歯　55
1-2-1．主根管の透明標本　55
1-2-2．側枝・根尖分岐の出現率　56
1-2-3．側枝・根尖分岐の垂直分布　57
1-2-4．側枝・根尖分岐の水平分布　57
1-2-5．側枝・根尖分岐の透明標本　59
1-2-6．臨床例　61
1-3．側切歯　62
1-3-1．主根管の透明標本　62
1-3-2．側枝・根尖分岐の出現率　62
1-3-3．側枝・根尖分岐の垂直分布　62
1-3-4．側枝・根尖分岐の水平分布　62
1-3-5．側枝・根尖分岐の透明標本　64
1-4．犬歯　66
1-4-1．側枝・根尖分岐の出現率　66
1-4-2．側枝・根尖分岐の垂直分布　66
1-4-3．側枝・根尖分岐の水平分布　66
1-4-4．側枝・根尖分岐の透明標本　67
1-5．根尖部の形態　68
1-5-1．根尖孔径　68
1-5-2．根尖部根管のテーパー　68

2．特殊形態　69

2-1．根面溝　69
2-1-1．口蓋側根面溝　69
①分類　69
②治療法　71
2-1-2．唇側根面溝　71
2-2．過剰根　72
2-3．複根管　74
2-4．特殊形態の報告　75
2-5．陥入歯　75

第3章のまとめ　79

第4章　上顎小臼歯

1．基本形態　82

1-1．歯根形態　82
1-2．第一小臼歯　83
1-2-1．歯根数　83
1-2-2．根管形態分類別の出現率　83
1-2-3．側枝，根尖分岐の出現率　83
1-2-4．側枝・根尖分岐の垂直分布　84
1-2-5．側枝・根尖分岐の水平分布　85
1-3．第二小臼歯　86
1-3-1．歯根数　86
1-3-2．根管形態分類別の出現率　86
1-3-3．側枝，根尖分岐の出現率　87
1-4．上顎小臼歯の透明標本　87
1-5．側枝・根尖分岐の透明標本　89
1-6．側枝・根尖分岐の臨床例　89
1-6-1．側枝・根尖分岐の診断　89
1-6-2．側枝の治療　91
1-6-3．CBCTで発見された側枝・根尖
分岐　91
1-7．髄管　91
1-8．根尖部の形態　92
1-8-1．根尖孔径　92
1-8-2．根尖部根管のテーパー　92

2．特殊形態　93

2-1．歯根の陥凹　93
2-2．3根管　94
2-3．歯根湾曲　96
2-4．その他の形態　96

第4章のまとめ　98

第5章　上顎大臼歯

1．基本形態　102

1-1．歯根形態　102
1-1-1．分類　102
1-1-2．臨床例と透明標本　103
　①Ⅰ型　103
　　臨床例　103
　　透明標本　103
　②Ⅱ型　104
　　臨床例　104
　　透明標本　104
　③Ⅲ型　106
　　臨床例　106
　　透明標本　107
　④Ⅳ型　107
　　臨床例　107
　　透明標本　107

1-2．第一大臼歯　109
1-2-1．近心頬側根　109
　①根管形態分類別の出現率　109
　②根管の透明標本　109
　③側枝・根尖分岐の出現率　109
　④側枝・根尖分岐の透明標本　109
　⑤臨床例　109
1-2-2．遠心頬側根　112
　①根管形態分類別の出現率　112

　②根管の透明標本　112
　③側枝・根尖分岐の出現率　112
　④側枝・根尖分岐の透明標本　112
　⑤臨床例　114
1-2-3．口蓋根　114
　①根管形態分類別の出現率　114
　②根管の透明標本　114
　③側枝・根尖分岐の出現率　114
　④側枝・根尖分岐の透明標本　115
　⑤臨床例　115
1-2-4．側枝の分布　116
　①垂直分布　116
　②水平分布　116

1-3．第二大臼歯　117
1-3-1．近心頬側根　117
　①根管形態分類別の出現率　117
　②根管の透明標本　117
　③側枝・根尖分岐の出現率　119
　④側枝・根尖分岐の透明標本　119
　⑤臨床例　119
1-3-2．遠心頬側根　119
　①根管形態分類別の出現率　119
　②根管の透明標本　121
　③側枝・根尖分岐の出現率　121
　④側枝・根尖分岐の透明標本　121
1-3-3．口蓋根　121
　①根管形態分類別の出現率　121
　②根管の透明標本　121
　③側枝・根尖分岐の出現率　123
　④側枝・根尖分岐の透明標本　123
1-3-4．側枝の分布　123
　①垂直分布　123
　②水平分布　123

1-4．根尖部の形態　124
1-4-1．根尖孔径　124
1-4-2．根尖部根管のテーパー　125
1-4-3．臨床例　125
1-4-4．透明標本　125

1-5．MB2　127

1-5-1．根管形態の考え方　127

1-5-2．最新の出現率調査　128

1-5-3．第一大臼歯の根管に関する
　　　　総説　128

1-5-4．出現率の加齢変化　129

1-5-5．第一大臼歯近心頬側根の根管
　　　　石灰化　130

①第一大臼歯近心頬側根の根管石灰
　化率　130

②石灰化した根管の透明標本　130

1-5-6．拡大視野の効果　130

1-5-7．超音波切削の効果　130

1-5-8．初回治療と再治療　132

1-5-9．CBCTを用いた探索は効果が
　　　　あるか？　132

1-6．MB2探索法　133

1-6-1．通常のMB2　133

1-6-2．難しいMB2　134

1-6-3．第二大臼歯の難しいMB2　134

1-6-4．透明標本で見るMB2探索の
　　　　可能性　134

2．特殊形態　137

2-1．歯根および根管の癒合　137

2-1-1．歯根数　137

2-1-2．癒合の出現率　137

2-1-3．癒合の表記　137

2-2．水平断面における歯根形態の
　　　分類　139

2-3．歯根癒合パターン　142

2-4．根管の癒合パターン　142

2-5．根管数　145

2-5-1．これまでの報告　145

2-5-2．1根管，2根管　145

2-5-3．3根管，4根管　145

2-5-4．5根管以上　148

2-5-5．多根管の透明標本　149

①第一大臼歯　149

②第二大臼歯　149

2-6．過剰根　149

2-7．樋状根管　149

2-7-1．これまでの報告　149

2-7-2．臨床例　151

第5章のまとめ　152

第6章　下顎前歯

1．基本形態　157

1-1．歯根数　157

1-2．根管数　157

1-3．根尖孔数　158

1-4．根管形態分類別の出現率　158

1-5．透明標本　158

1-6．臨床例　158

1-7．側枝・根尖分岐の出現率　161

1-8．側枝の分布　163

1-8-1．垂直分布　163

1-8-2．水平分布　163

1-9．根尖部の形態　163

1-10．根管形成時の留意点　165

2．特殊形態　165

2-1．狭窄根管　165

2-2．癒合歯　165

第6章のまとめ　167

第7章 下顎小臼歯

1．基本形態　171

1-1．第一小臼歯　171
1-1-1．歯根数　171
1-1-2．根管数　171
1-1-3．根尖孔数　173
1-1-4．根管形態分類別の出現率　173
1-1-5．側枝の出現率　173
1-1-6．根尖分岐の出現率　173

1-2．第二小臼歯　173
1-2-1．歯根数　173
1-2-2．根管数　174
1-2-3．根尖孔数　175
1-2-4．根管形態分類別の出現率　177
1-2-5．側枝の出現率　177
1-2-6．根尖分岐の出現率　177

1-3．透明標本と臨床例　177
1-3-1．複数歯根の透明標本　177
1-3-2．複数根管の透明標本　177
1-3-3．根尖の透明標本　177
1-3-4．根管形態の透明標本　180
1-3-5．根管形態の臨床例　183
1-3-6．側枝の透明標本　184
1-3-7．根尖分岐の透明標本　184
1-3-8．管間側枝の透明標本　186

1-4．側枝の分布　186
1-4-1．垂直分布　186
1-4-2．水平分布　187
1-4-3．透明標本　187
1-4-4．臨床例　188

1-5．根尖部の形態　188
1-5-1．根尖孔径　188
1-5-2．根尖部根管のテーパー　188
1-5-3．透明標本　188

2．特殊形態　191

2-1．下顎小臼歯根管の低位分岐　191
2-2．症例報告　191
2-3．特異形態　192
2-4．樋状根　194
2-4-1．出現率　194
2-4-2．透明標本　194
2-4-3．臨床例　194
2-5．中心結節　196

第7章のまとめ　196

第8章 下顎第一大臼歯

1．基本形態　200

1-1．歯根数　200
1-2．根管数　200
1-3．根尖孔数　203
1-4．根管形態分類別の出現率　203
1-5．臨床例　203
1-6．透明標本　203
1-7．側枝の出現率　209
1-8．根尖分岐の出現率　209
1-9．側枝の分布　209
1-9-1．垂直分布　209
1-9-2．水平分布　209
1-9-3．透明標本　211
1-10．根尖部の形態　212
1-10-1．根尖孔径　212
1-10-2．根尖部根管のテーパー　214
1-10-3．透明標本　214

2．特殊形態　215

2-1．症例報告　215
2-2．多根管の症例　215
2-3．MM根管　215
2-3-1．出現率　215
2-3-2．透明標本　218
2-3-3．臨床例　218
2-4．3根　220
2-4-1．Radix paramolaris（近心頬側根）220
2-4-2．Radix entomolaris（遠心舌側根）221
2-4-3．臨床上の注意　222
2-5．過剰根　222
2-6．樋状根・樋状根管　222

3．透明標本の臨床へのフィードバック　224

3-1．根管形成へ　224
3-2．根尖病変の原因になりうる根管形態　225
3-3．根尖部透過像の出現に影響のある形態とは？　226

第8章のまとめ　228

第9章　下顎第二大臼歯

1．基本形態　232

1-1．歯根数　232
1-2．根管数　232
1-3．根尖孔数　232
1-4．透明標本　233

1-5．根管形態分類別の出現率　233
1-5-1．単根歯　233
1-5-2．複根歯の近心根とその透明標本　233
1-5-3．複根歯の遠心根とその透明標本　236
1-5-4．複根歯の留意すべき根管形態　236
1-6．側枝の出現率　236
1-7．根尖分岐の出現率　236
1-8．側枝の分布　239
1-8-1．垂直分布　239
1-8-2．水平分布　239
1-8-3．透明標本　239
1-8-4．臨床例　239

2．特殊形態　241

2-1．3根　241
2-1-1．Radix paramolaris（近心頬側根）241
2-1-2．Radix entomolaris（遠心舌側根）241
2-2．樋状根　241
2-2-1．歯根の分離様式　241
2-2-2．樋状根と樋状根管　241
2-2-3．出現率　242
2-2-4．歯根形態と透明標本　242
2-2-5．臨床例　242
2-3．過剰根　247

第9章のまとめ　248

第10章　根尖部透過像の解剖学

1．骨の基本構造　252

2．根尖病変の解剖学　252

2-1．根尖部透過像に関与する因子　252

2-2．根尖部透過像の見え方　253

2-2-1．理論　253

2-2-2．臨床例　254

①皮質骨欠損　254

②海綿骨の病変　254

③薄くなった歯槽骨　254

④上顎大臼歯の病変　254

⑤骨表面に広がる病変　256

3．根と歯槽骨の関係　256

3-1．フェネストレーションと根尖突出　256

3-2．根尖と骨の関係　258

3-3．根尖突出の出現率　258

3-4．フェネストレーションの出現率　259

3-5．臨床例　259

3-5-1．Type I　259

3-5-2．Type II　259

3-5-3．Type III　260

3-5-4．Type IV　261

3-5-5．Type V　262

3-5-6．Type V-1　262

3-5-7．Type V-2　264

3-5-8．Type V-3　265

4．根尖孔と歯槽骨の関係　266

5．瘻孔への対処法　266

第10章のまとめ　269

あとがき　270

索引　271

第1章

根管形態研究の歴史

　仮に歯科学をまったく学んでない人が歯の形態を調べるとしたら，どのように行うだろうか．外形を調べ，形に一定の傾向があることに気がつくかもしれない．あるいは，歯冠形態に興味をひかれ，根の本数との間の関連に疑問がわくかもしれない．

　歯の内部の形態に気がつくだろうか．ハンマーで歯を割って，中空の構造に気がつき，干からびた歯髄を見つける．非破壊検査として，エックス線写真を撮ってみる．中空の構造は単純な線状の構造と判断して，それ以上は調べない．砥石で削って，断面形態をスケッチしながら「なんか複雑な構造になっているなあ」と思う．枝分かれのようなものが出てくるが，構造欠陥か歯が乾燥したためにひび割れたのだろうと思う．「この中空構造の全体像を知りたい！」と思ったとき，どのような手段があるだろうか．

　酸に入れてみたら，歯は溶けてなくなってしまった．「この狭い中空の構造に何かを注入してみたい！」そんな発想も頭に浮かんでくる．そしてその先は……．

　いずれにしても，たくさんの歯を観察して記録すれば，歯の解剖学をまとめることができる．そして，このような試行錯誤をしてきたのが先人たちの報告である．本章ではまず，これら根管解剖の歴史を紐解いてみたい．

1．根管形態研究の黎明期

根管形態の研究で初期の有名な論文は，1921年のHess[1,2]のものである．それより古い論文は入手困難なために，彼の論文から根管形態研究の歴史をまとめる．歯の解剖学の初期の研究のほとんどは，根の外形(本数，長さなど)についての報告であった．根管の数と径路について正確な記述が現れたのは，1844年のCarabelliの教科書である．1891年までは根尖部の形態に関する言及はなかった．1891年に，Muehlreiterが歯髄腔鋳造法を報告した．この方法は，歯髄腔にゴムなどを流し込み，歯を溶解させて歯髄腔形態を観察するというものである．20世紀初頭までは，根管が複雑であることを知っていれば十分で，歯髄腔を充填するのは不可能だと考えられていた．

1901年，Preiswerkは鋳造法でヒトの根管の形態，数および分岐のバリエーションが豊富であることを示し，これまで考えられているよりも複雑であることを報告した．1908年，Fischerはセルロイドを用いた鋳造法で繊細な根尖部の分岐を観察した．その結果，上顎小臼歯，大臼歯，および下顎大臼歯近心根から歯髄を除去することは不可能であると結論づけた．彼はたくさんの細い根尖分岐を発見した．しかし，標本数が十分ではなかったため，彼の標本の根尖分岐は芸術的な作品であるとか，不正確だといわれた．1913年，Adloffはモルテンメタルを充填して歯髄と歯の関係を明らかにした．同年にFasoli & ArlottaはAdloffの方法でFischerと同じ結論に達したが，標本数が十分であったためにその結果は受け入れられた．1914年にはMoralが歯髄腔に墨汁を注入して透明標本を作製した．そして63％の上顎大臼歯の標本に近心頬側根第4根管の存在を発見した．

1-1．Hessの研究

1921年，Hessは2本の論文[1,2]で，全歯種2,800本の根管鋳造標本(論文中の実際のデータを合計すると2,631本)を観察して，年齢別の根管数，根尖分岐，および側枝数を発表した．Hessの所見では，若年者(12～20歳)の根管に複雑な構造がなく，根管は太くて根尖孔は閉じていない．根尖分岐もほとんどなかったが，20～40歳で根尖が閉じるようになると根尖分岐が見られた．彼は，側枝をlateral canalではなくmarrow canalと記載しており「歯根膜から象牙質を貫通して根管に至る，単独あるいは数本の集まり．血管を滅多に含まず，歯根のさまざまなレベルで連絡経路を形成する」と定義している．

Hessによる歯種ごとの根管数を図1-1に示す．上下顎とも大臼歯が第一と第二に分けられておらず，さらに複根歯でも歯根ごとに分けられていない．上顎前歯，小臼歯および下顎前歯の根管数出現率は妥当な数字となっているが，下顎第一小臼歯は2根管が少ない．鋳型標本では，材料が根管内に入らないと根管は存在しないことになるので，根管数はやや少なめになる可能性がある．根尖分岐および側枝出現率を図1-2に示す．下顎中側切歯での根尖分岐出現率は21％と記載されているが，図をよく読むと136歯中284歯，208.8％となってしまっており，これはデータの記載ミスと思われる．Hessの論文では，多くの標本写真が掲載されており，根管の複雑さを概観するのには役に立つ．

1-2．奥村の研究

日本における歯科医学研究草創期の1911年(明治44年)，奥村は根管形態に関する論説[3]を発表している．このなかで「根管形態はこれまで考えてきたよりもより複雑で，抜髄後の根管充填を完全に行うことが不可能な場合がたくさんある」と述べられている．1918年(大正7年)の奥村の論説[4]では，透明標本を作製して根管形態を分岐状況および側枝の状況で分類した(表1-1)．この分類は日本で最近まで用いられてきたが，後述するVertucciの分類[6]に近い．1927年には英文でも発表されており[7]，その論文は今でも引用されている[8]．根管形態に着目した分類であるが，分岐根管の取扱いが複雑で，まとめた表

Hess[1]による歯種ごとの根管数出現率[1]

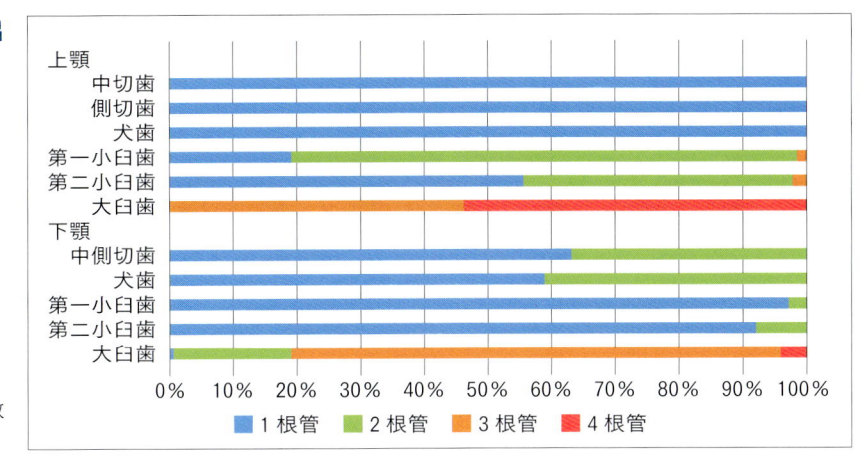

図 1 - 1　Hess[1]による歯種ごとの根管数出現率.

Hess[2]による歯種ごとの根尖分岐および側枝出現率[2]

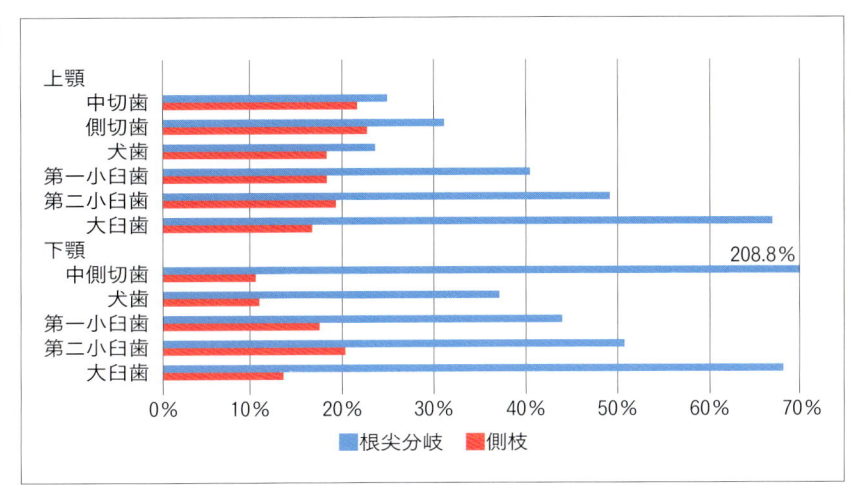

図 1 - 2　Hess[2]による歯種ごとの根尖分岐および側枝出現率.下顎中側切歯での根尖分岐出現率は最高が100%のはずであるが208.8%となってしまっており,これはデータの記載ミスと思われる.

表 1 - 1　奥村[4]および葭内ら[5]による根管形態の分類と定義

根管形態	単純根管	1 本の歯根の中に 1 本の根管（Type I）
	分岐根管	1 本の歯根の中に 2 本以上の根管
	完全分岐	歯根内で癒合せず,分離したまま根尖に至る 歯根内で癒合しても,再び分離して根尖に至る
	高位	根管分岐点が歯根中央より歯冠側（Type IV,VIII）
	低位	根管分岐点が歯根中央より根尖側（Type V,VI,VII）
	不完全分岐	歯根内で癒合して 1 根管となる（Type II,III）
	高位	根管分岐点が歯根中央より歯冠側
	低位	根管分岐点が歯根中央より根尖側
	網状根管	分岐根管が多数の管間側枝で連結している 側枝が吻合錯綜しているために網状になっている
	二根分岐	歯根自体が二根に分岐
副根管	根管形態に随伴する形態	
	管外側枝	根管から象牙質とセメント質を通って歯根表面に開口する細管
	管間側枝	歯根内部で分岐根管の間を連結する細管
	根端分岐	根管が根尖孔として開口する直前に数本に分岐した細管 分岐のうち,根管上部から経過した管の出口を主根管とする
	側枝なし	側枝あるいは根尖分岐が認められない

カッコ内はVertucciの分類[6].

100年以上前の透明標本の写真

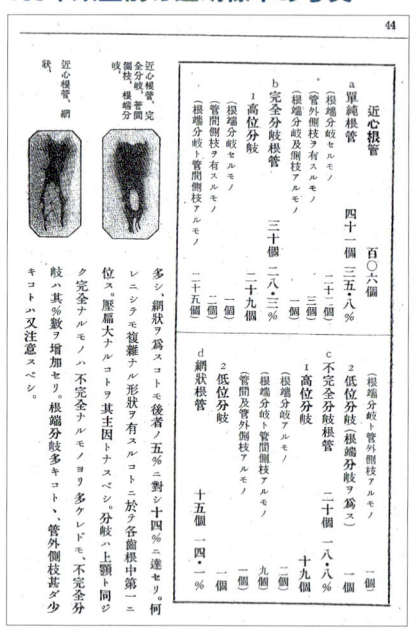

図1-3　奥村の論説[4]に見られた透明標本の写真が掲載されたページ（図は参考文献4より許可を得て引用）．

を見ても少しわかりにくい．奥村の論説には透明標本の写真が掲載されており（図1-3），現代に作製された標本と同様の形態を観察していたことがわかる．根管形態の研究は「形態をどのように解釈するか」という「物の見方の学問」ともいえるが，その見方は科学技術の発展と臨床の進歩に影響を受けている．CBCTと歯科用顕微鏡があれば，先達もまた違った分類を考えたかもしれない．

　最初は歯の外形の観察，大きさの計測に始まった．そのうち，歯髄腔を観察しようと努力が払われた．歯髄腔の鋳造模型を作製して，根管の立体形状を再現した．透明標本の作製法が発表されると，根管は歯の外形と一緒に観察できるようになった．透明標本がデジタル顕微鏡で撮影できるようになり，より詳細な形態が明らかになった．さらに，マイクロCTでも観察できる時代になった．これまでは抜去歯での研究であったが，CBCTを用いた臨床的な形態の観察も可能となった．治療法の進歩によっても，根管形態の解釈は変わる．過去の根管の解剖学的形

態にはフィンやイスマスは出てこない．これらは根管形成してから出現する形態であるため，未処置根管の研究では見られなかったのである．

2．現代の根管形態の研究

2-1．葭内らの研究

　1971年，葭内らは透明標本を用いて奥村の分類（表1-1）に準じて根管形態を分類し[5]，1972年に側枝の位置と出現率を報告した[9]．これらの論文では，詳細な観測度数が掲載されているために目的に応じて集計し直すことが可能である．彼らは，水平的な側枝の位置を調べるために歯根の断面を図1-4aのように12等分し，8方向に分割した．また，歯根を図1-4bのように分割して，側枝の垂直的な出現頻度を調査した．

　歯根の分割法はAdornoら[10]の方法も発表されている．水平方向の位置は図1-5aのように分類した．分割角度が異なるので，葭内ら[9]の結果と比較する場合には多少影響があるかもしれない．垂直的な位置は，図1-5bのように根尖から1mmごとに調査している．5mm以上は出現率が低いために，ひとまとめにしてある．

　側枝の出現位置は，解剖学的な興味だけではなく難治性根尖性歯周炎の治療のための逆根管治療で重要となっている．これらの結果は，以後の本書のなかで歯種ごとに紹介する．

2-2．日本で発刊された成書

　日本では，1966年に大阪歯科大学の小野寅之介が根管（歯髄腔）解剖図鑑を発刊した．1968年に第2版[11]が出版されている（図1-6）．本書は，根管の複雑さを示した日本でも最初の単行本である．

　図1-6bのように，複雑な根管形態の透明標本写真が多数掲載されている．本書のなかで，小野は渡欧の際，ジュネーブ大学に立ち寄り，Hessに面会し標本を見たことを述べている．そのHessの方法

葭内ら[9]による歯根の分割法

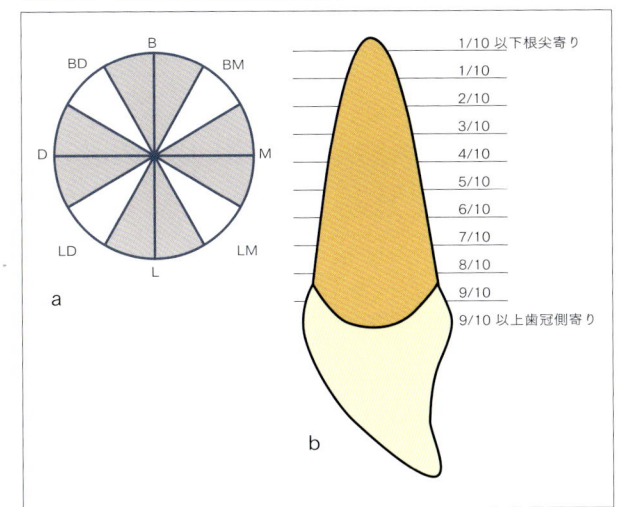

図 1 - 4 a, b　a：葭内ら[9]による側枝の水平方向の出現位置を分類するための歯根の分割法．各方向が等分ではない．B：頬（唇）側，BM：近心頬側，M：近心，LM：近心舌側，L：舌（口蓋）側，LD：遠心舌側，D：遠心，BD：遠心頬側．b：葭内らによる側枝の垂直的な出現位置を調べるための歯根分割法．垂直的な側枝の出現位置を，根尖から側枝までの距離の歯根長に対する割合とした．

Adornoら[10]による歯根の分割法

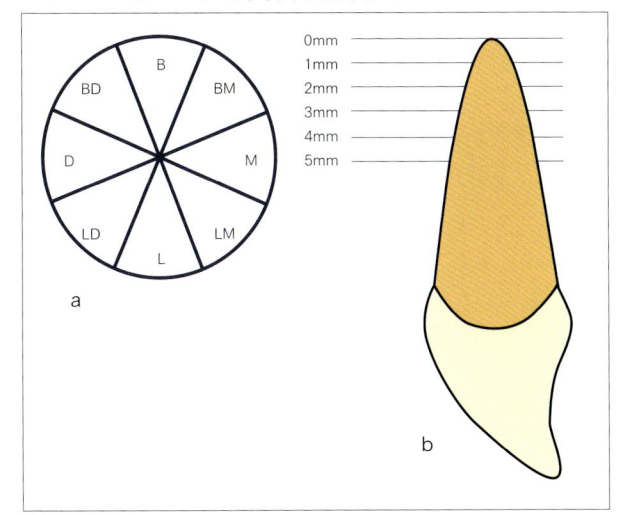

図 1 - 5 a, b　a：Adornoら[10]による側枝の水平方向の出現位置を分類するための歯根の分割法．各方向は等分になっている．b：Adornoらによる側枝の垂直的な出現位置を調べるための歯根分割法．

根管の複雑さを示した日本で最初の単行本

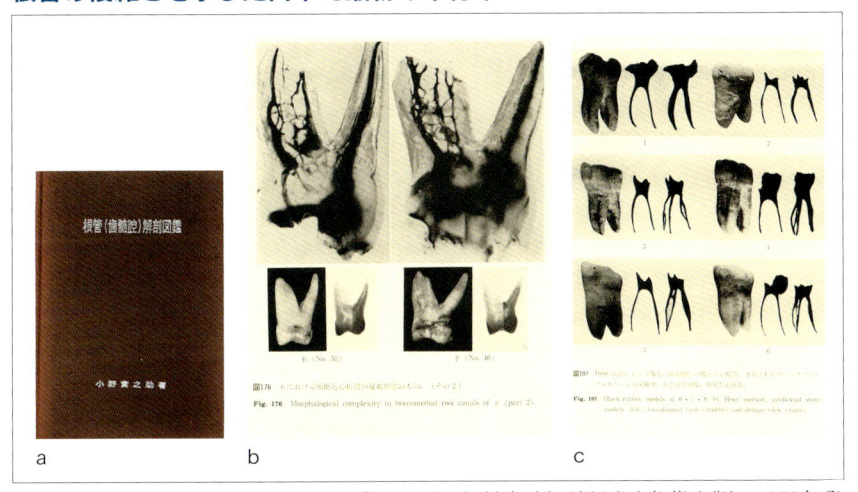

図 1 - 6 a〜c　小野寅之介著による『根管（歯髄腔）解剖図鑑』（医歯薬出版，1968年発刊第 2 版）の表紙(a)と，同書に掲載された上顎大臼歯の網状根管(b)およびHessの方法による下顎大臼歯歯髄腔のゴム模型(c)．残念ながら現在は絶版である（図は参考文献11の版元より許可を得て引用）．

田尻の成書

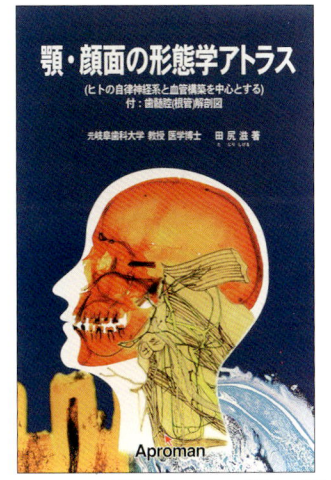

図 1 - 7　田尻滋著による『顎・顔面の形態学アトラス』（アートプロマン，1999年発刊）．

で製作した下顎大臼歯歯髄腔の黒色ゴム模型の写真も掲載されている（図 1 - 6 c）．

　下って1999年には，岐阜歯科大学（現・朝日大学）の田尻滋が『顎・顔面の形態学アトラス』[12]を出版した（図 1 - 7）．小野や田尻の成書に共通するのは，どちらも根管の解剖学的形態を羅列した図鑑になっていて，形態的特徴を理解するための出現率や分類は掲載されていないことである．

Weine[13~15]による根管形態の分類とその説明（Weineの分類）

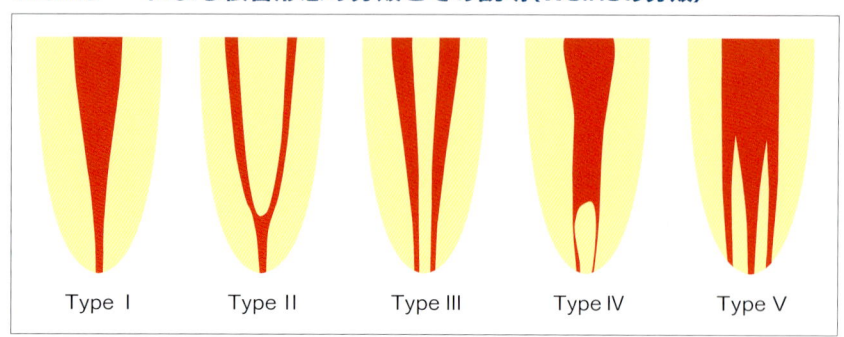

Type Ⅰ　　Type Ⅱ　　Type Ⅲ　　Type Ⅳ　　Type Ⅴ

図1-8　Weine[13~15]による根管形態の分類．Type ⅤはYoshiokaら[16]による追加．

表1-2　Weine[13~15]の分類の説明

Type Ⅰ	歯髄腔から根尖まで1根管．1根管1根尖孔（Type Ⅰ）
Type Ⅱ	歯髄腔からの2根管が根尖近くで癒合して1根管となる．2根管1根尖孔（Type Ⅱ，Ⅲ）
Type Ⅲ	歯髄腔から根尖まで2根管．2根管2根尖孔（Type Ⅳ）
Type Ⅳ	歯髄腔からの1根管が根管内で分かれ2根管となる．1根管2根尖孔（Type Ⅴ，Ⅵ，Ⅶ）
Type Ⅴ	根管口あるいは根尖孔が3以上．Type Ⅰ～Ⅳに当てはまらない形態（Type Ⅷ）

カッコ内はVertucciの分類[6]．

2-3．根管形態の分類

2-3-1．Weineの分類法

　1969年，Weineら[13]は上顎第一大臼歯近心頬側根を近心面から削って根管を露出させ，出現頻度を調べた．この報告では，Type Ⅰ～Ⅲの3つに分けていたが，その後にType Ⅳが追加された[14,15]．

　さらに，Yoshiokaら[16]はWeineの分類にType Ⅴを追加した．図1-8にWeineの分類の模式図を，表1-2にその定義を示す．この分類は，歯根内の根管口と根尖孔に着目したものである．臨床的には，根管口を見つけて探索し，根尖孔を目指すので，根管口と根尖孔がわかればよい．この分類法はシンプルでわかりやすく，臨床的にも使いやすい．

2-3-2．Vertucciの分類法

　1984年，フロリダ大学のVertucciは由来不明の2,400本の抜去歯を透明標本とし，根管の微細構造を調べた．根管を8形態に分類し（図1-9），側枝・管間側枝の数と位置，根尖孔の数，根尖分岐の数をまとめた．

　Vertucciの報告[6]では，根管形態は定義づけられ

ているが（表1-3），側枝や根尖分岐は定義されていない．歯根の数は考慮されず，上顎大臼歯の歯根の癒合，下顎第一大臼歯遠心舌側根，下顎第二大臼歯の樋状根などの歯根形態のバリエーションは記載されていない．各歯種の典型的な根管形態のデータとしてまとめられているので，根管形態を議論するときには利用しやすい．

　彼の論文の考察では，根管形態を臨床的にどのように役立てるかが述べられている．正放線のデンタルエックス線写真で根管が急に細くなったり消失したりして見えたら，その部分で根管は分岐している可能性が高い．根管が1根管であれば，根管は髄腔開拡の真ん中にある．もし見つかった1根管が歯の中央になければ，反対側を探さなければならない（図1-10）．

2-3-3．根管形態が複雑な場合の表記法

　Vertucciの分類で，Type Ⅷは分岐癒合のない3根管としているが，Type Ⅰ～Ⅶに含まれない根管形態はそれほど多くない．そのような根管は「その他」

Vertucci[6]による根管形態の分類（Vertucciの分類）

Type	I	II	III	IV	V	VI	VII	VIII
根管数	1	2 - 1	1 - 2 - 1	2	1 - 2	2 - 1 - 2	1 - 2 - 1 - 2	3

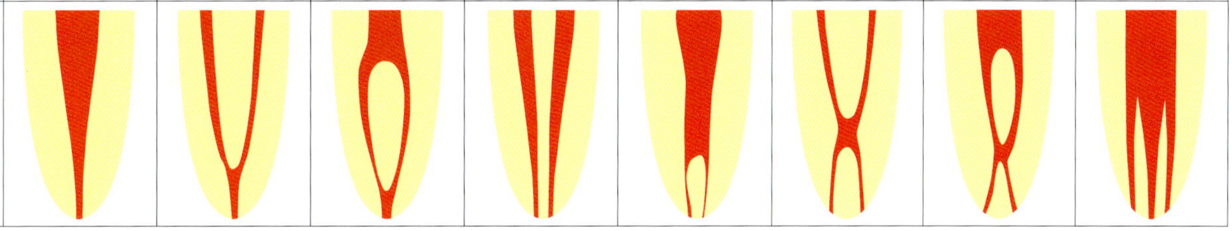

図 1 - 9　　Vertucci[6]による根管形態の分類.

表 1 - 3　　Vertucci[6]の分類の説明

Type I	歯髄腔から根尖まで 1 根管（1）
Type II	歯髄腔から 2 本の根管が根尖部で癒合して 1 根尖となる（2 - 1）
Type III	歯髄腔から 1 根管が根尖孔に向かい，歯根の途中で 2 つに分かれ，再び癒合して 1 根尖となる（1 - 2 - 1）
Type IV	歯髄腔から根尖まで独立した 2 根管（2）
Type V	歯髄腔から 1 根管が根尖方向に向かい，根尖近くで 2 つに分かれ，2 根管となる（1 - 2）
Type VI	歯髄腔から 2 本の根管が根尖に向かい，歯根中央部で合流したあと，根尖近くで再び分岐して 2 根管となる（2 - 1 - 2）
Type VII	歯髄腔から 1 根管が根尖に向かい，分岐し，歯根中央部で癒合し，根尖近くで再び分岐して 2 根管となる（1 - 2 - 1 - 2）
Type VIII	歯髄腔から根尖まで独立した 3 根管（3）

カッコ内は，根管口から根尖孔に至るまでに分岐癒合した根管の数の変移.

髄腔開拡の中に見つかった根管

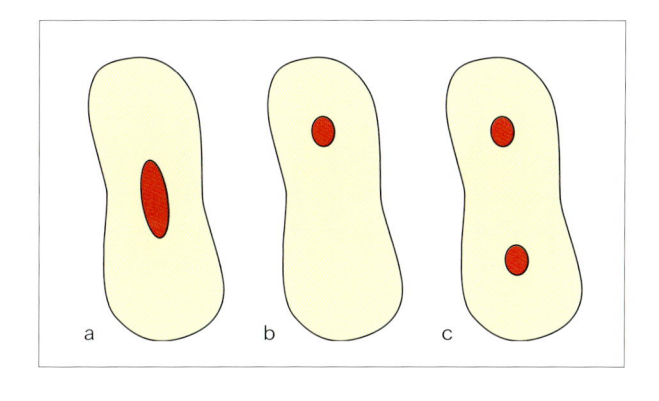

図 1 -10a〜c　髄腔開拡の中に見つかった根管. a：髄腔開拡の真ん中に根管が見つかった場合は 1 根管. b：見つかった根管が中央になければその反対側に未発見の根管を探さなければならない. c：髄腔開拡の中央を挟んで対称的な位置に見つかる 2 根管.

としてTypeⅧにすれば，より使いやすい分類になったと思う. その後の他の研究者の報告では，Vertucciの記載法を応用して歯冠側から根尖方向へ根管を追いかけていき，分岐癒合に遭遇するたびに，その水平断面に見られる根管数を記録して形態を表記するようになった. この方法では，ありとあらゆる組み合わせが見られる. マイクロCTで抜去下顎前歯を観察して得られた 1 - 2 - 3 - 2 - 3 - 2 - 3 - 2 - 1 - 2 - 1 などは，もっとも複雑な形態の 1 つであろう[17].

図 1 -11は，トルコ人男性下顎中切歯透明標本写真をトレースしたものである[18]. 1 - 2 - 3 - 2 - 1 - 3 と表記されている. 各矢印の位置での断面形態は，右側のように推定される. この図は，CBCTで観察される断面形態と考えてもらって差し支えない. このような根管形態は複雑で手に負えないだろうか？

2 - 3 - 4 . 複雑な根管形態の処置法

　図 1 -11の歯の根管形成を推測してみる. 下顎前歯は 2 根管が出現するので，まず頬側根管と舌側根管を探索し形成する（図 1 -12）. 歯科用顕微鏡がなくとも，手探りでここまでできるとよい. 赤い部分

トルコ人男性の下顎中切歯透明標本写真のトレース

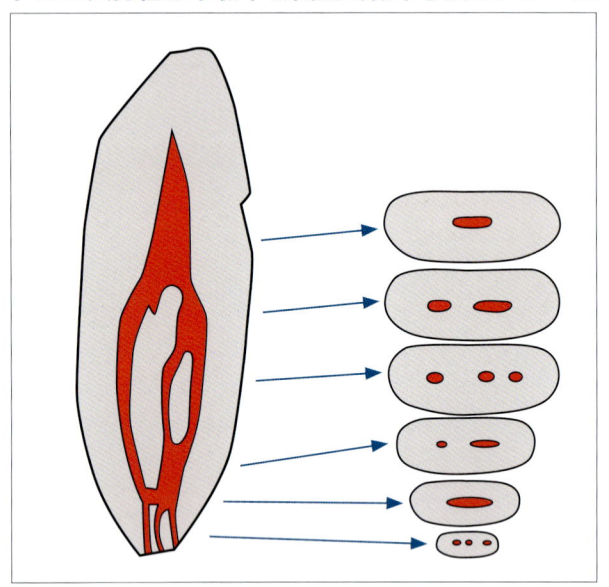

図 1 -11　1-2-3-2-1-3 のトルコ人下顎前歯根管のトレース図（参考文献18より改変・引用）.

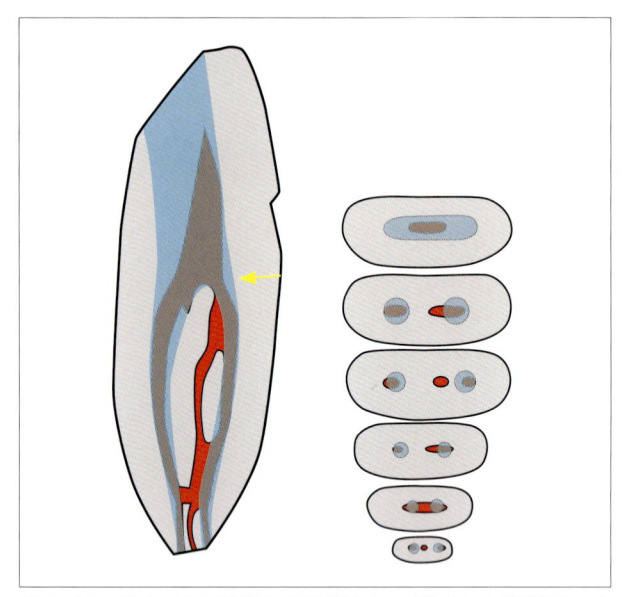

図 1 -12　図 1 -11の根管を 2 根管として形成した推測図. 水色の部分が形成された部分. 赤色の部分は未処置の部分.

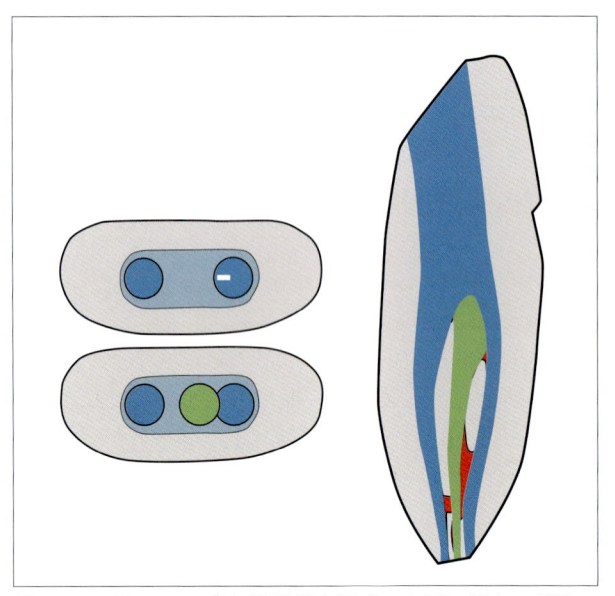

図 1 -13　図 1 -12の未処置根管を形成した図. 緑色の部分が新たに形成された部分. 根尖付近の根管癒合部（赤色の部分）だけが未処置で残った.

は根管形成後, 未処置のまま残された部分である. 3 つめの根管があるかどうかは, CBCTで観察してもわかるかどうか怪しいし, わかったところで肉眼での処置は無理だろう.

　歯科用顕微鏡で図 1 -12の黄矢印部を観察すると, 根管壁に白い線状の構造（図 1 -13左上）が見えるはず

である. ここがイスマスかフィンか根管口か, あるいは単に削片なのか見ただけではわからない. 顕微鏡なしにファイルを挿入するのは困難だが, 顕微鏡下でも難しいかもしれない. 細い超音波チップであれば, 視野を妨げずにここに先端を当てることができ, 弱いパワーで振動させるとチップ先端が入っていく. さらに器具が挿入できるように根管上部を広げる. そうすれば, ファイルを挿入して根管形成を行うことができる. 歯科用顕微鏡下では 3 根管に見えるはずである（図 1 -13左下）. 上手く穿通すると, 図 1 -13右のようになる. 未処置部分は著しく減った. PUIとiNPを用いてていねいに洗浄すると, 根尖部の未処置部分の根管充填もできるだろう（洗浄法については拙書『臨床で困らない歯内療法の基礎』〔クインテッセンス出版, 2017年〕に詳しい）.

　このように, 一見複雑と思われる根管形態であっても, 器具が挿入できるところを順に処置していけばかなり対応できる. CBCTと歯科用顕微鏡が利用できるようになったからである. 図 1 -11の形態を見たとき「根管治療は無理だ！」と感じるかもしれないが, 手順を追っていけば対応できそうである. 主となる根管を形成してから, 未処置根管を探索する

根管形態を調べるための透明標本の例

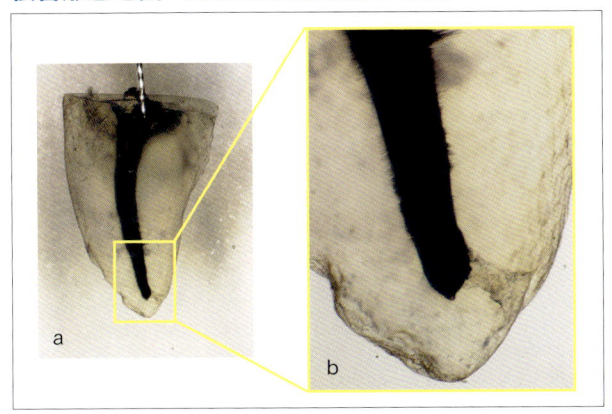

図 1 -14a, b　下顎大臼歯遠心根の25倍拡大像（a）および100倍拡大像（b）．後者では，象牙細管に入ったインディアインクが観察できる．

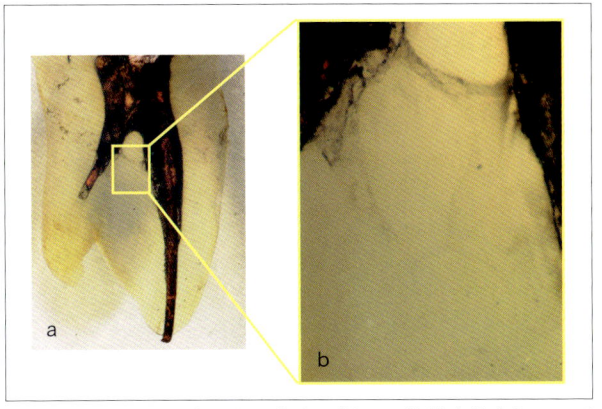

図 1 -15a, b　下顎第一大臼歯遠心根の25倍拡大像（a）および100倍拡大像（b）．後者では，管間側枝を観察できる．

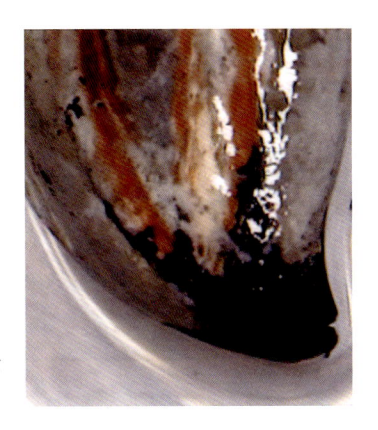

図 1 -16　根管充填後の透明標本写真の一例．標本をサリチル酸メチル溶液から引き上げて撮影．

ことがポイントである．それでも処置しきれない部分が残るだろう．その残った部分が再発の原因となる可能性がある．

3．最新の研究

3 - 1．CBCTと透明標本の比較

　透明標本は，今でも根管形態を調べるための主要な方法の 1 つである．歯根を削って根管を確認する方法は破壊的で，細かな形態の調査はできない．非破壊的な方法としてCT撮影法がある．CBCTはボクセルサイズ80〜150μmを利用でき，臨床的に形態を観察できる．マイクロCTでは19.6[19]〜31.8[20]μmの解像度での成果が報告されているが，抜去歯でし

か利用できない．

　1 本の抜去歯の根管形態を調べるとき，マイクロCTに比べると透明標本やCBCTは正確性に劣る[19, 20]ことが報告されている．「マイクロCTのほうが撮影後にモニタ上でさまざまな方向からの画像で解析でき，詳細な検討が可能」というのがその理由である．透明標本では，高倍率で明瞭に観察することが困難なためにマイクロCTに劣るとされる．

　透明標本は，被験歯を 6 ％硝酸にて24時間脱灰後，アルコール上昇系列で脱水し，サリチル酸メチルに浸漬して作製する[16, 21, 22]．完成した標本をサリチル酸メチルに浸漬して高倍率でデジタル画像撮影することにより高精細に形態を観察可能である[22]．図 1 -14, 15に，このようにして撮影した透明標本の例を示す．サリチル酸メチル溶液から引き上げて撮影

根管形態を調べるためのマイクロCTの例

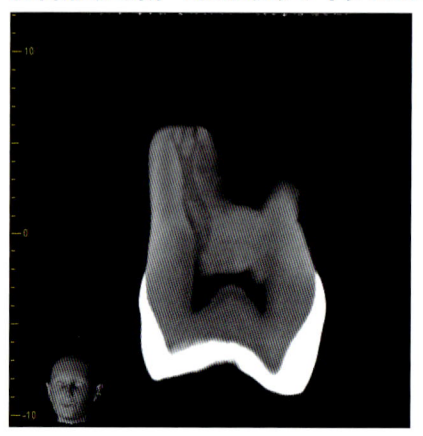

図1-17　上顎大臼歯近心根のマイクロCT像．根尖分岐を観察できる．

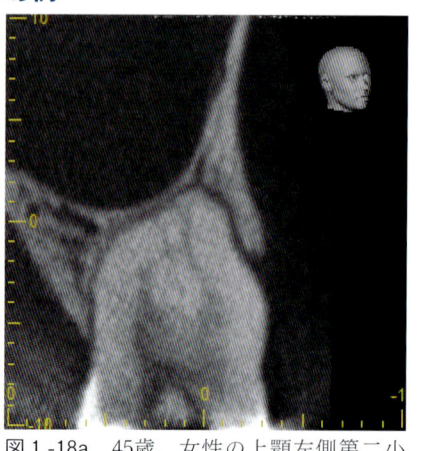

図1-18a　45歳，女性の上顎左側第二小臼歯のCBCT（Veraview X800，モリタ）歯列直交断像．複雑な癒合分岐が臨床像で観察できる．

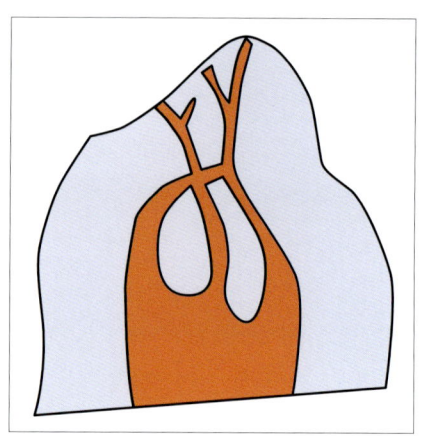

図1-18b　根管のトレース像．

すると，歯根表面で光が反射して精細な観察はできない（図1-16）．図1-17はマイクロCT（R_mCT，リガク，東京）で画素サイズ50μm，撮影時間2分の条件で撮影された抜去上顎大臼歯近心根の画像である．三つ叉に分岐した根尖を観察できる．根管の表記は1-2-1-2-3となる．図1-18aは45歳，女性の上顎左側第二小臼歯のCBCT像である．複雑な分岐癒合が見られる．トレース像（図1-18b）から，根管の表記は1-2-3-1-2-3-4-2となる．

このように，マイクロCTでは透明標本のような精細な画像が得られる．また，CBCTを用いると，臨床画像でもかなり高精細な画像を入手できるようになっている．現代の研究では，このようなCT画像を駆使した歯の解剖学の形態研究とデータベース化が期待される．

3-2．CBCTとデンタルエックス線の比較

Sousaら[23]は，根管形態の診断についてマイクロCT画像を基準として根尖撮影（デンタルエックス線写真）とCBCT診断能を比較した．根管形態はVertucci[6]の方法で分類した．その結果を図1-19に示す．

根尖撮影では87.7％がTypeⅠと判定された．歯根内部で分岐するTypeⅢとⅤは，それぞれ4.9％，5.7％であった．この3つのTypeで実に98.3％を占めている．マイクロCTではTypeⅠ，Ⅲ，Ⅴはそれぞれ49.2％，3.3％，12.3％で，合計64.8％となる．根尖撮影では実質的に多様な根管形態を評価できないといえる．一方で，CBCTはマイクロCTに近い判定結果となった．ただし，複雑な根管形態はCBCTでも正しく判定するのは困難である．

Sousaら[23]の研究では，CBCTとして「3D Accuitomo device」（モリタ製作所）を使用し，ボクセルサイズ0.08mm，4×4の撮影範囲を利用していた．本製品は，「3DXマルチイメージマイクロCT」（モリタ）の海外版である．CBCT装置どうしを比較した研究はあまり見られないが，どの装置を利用しても同じ結果となるとは限らない．

3-3．CBCTでの臨床的な根管形態の解析

図1-20aは，あるCBCT装置で撮影した64歳，女性の上顎右側第二大臼歯近心頬側根の歯列直交断像である．スライス厚さは0.72mmに設定した画像で，2根管であることがうっすらわかる．歯根のみを拡

デンタルエックス線 vs CBCT vs マイクロCT[23]

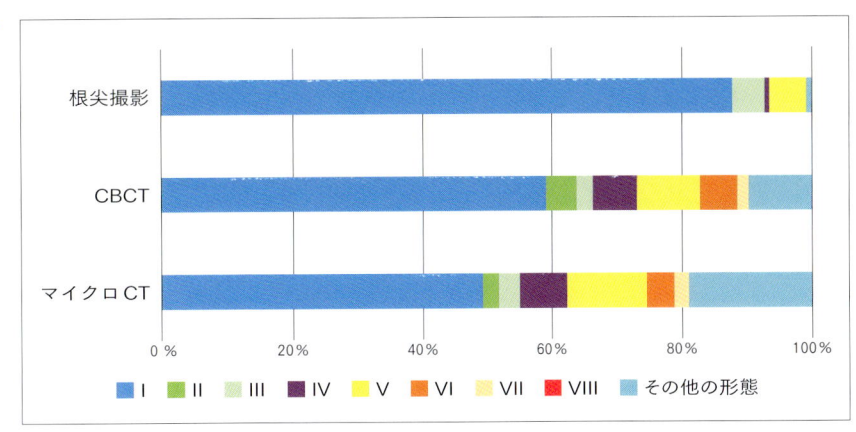

図 1 -19　根管形態の評価で，ゴールドスタンダードとなるマイクロCTに比べて根尖撮影では根管形態を正しく判定できないが，CBCTでは遜色なく判定できる．ただし，複雑な根管形態はCBCTでも正しく判定するのは困難である．

根管形態を調べるためのCBCTの例

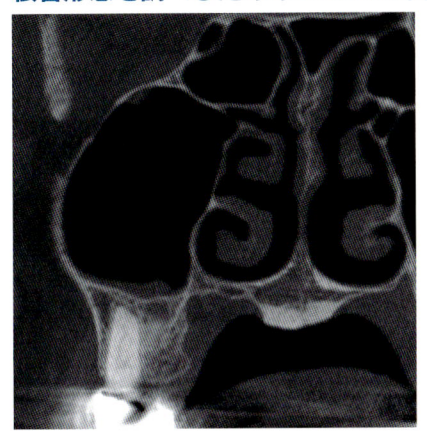

図 1 -20a　64歳，女性の上顎右側第二大臼歯近心頬側根の歯列直交断像．スライス厚さ0.72mm.

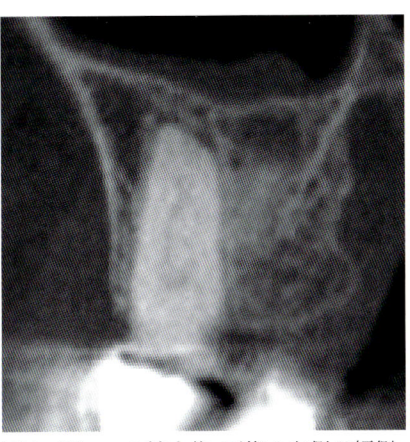

図 1 -20b　aの拡大像. 画像の左側が頬側.

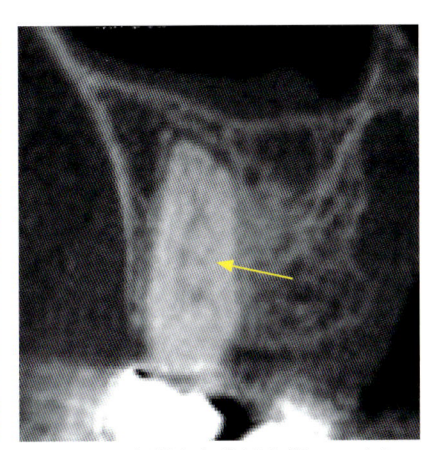

図 1 -20c　上顎大臼歯近心根のマイクロCT像．根尖分岐を観察できる.

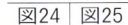

図24 ｜ 図25

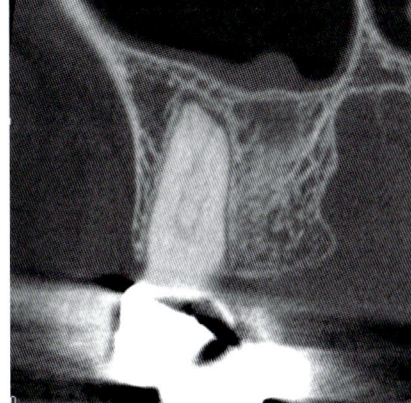

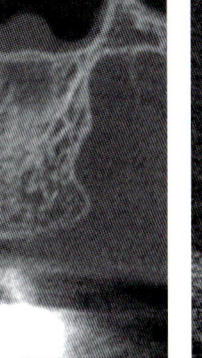

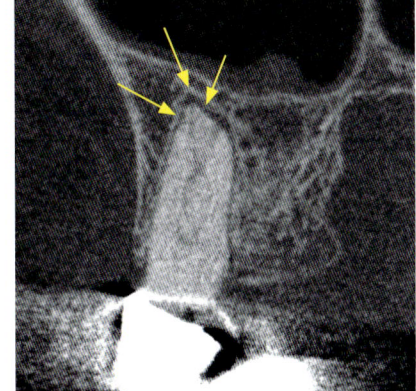

図 1 -20d　同じ部位の他の機種（Veraview X800，モリタ）による画像．スライス厚さ0.72mm.

図 1 -20e　dのスライス厚さを0.14mmに変更した像．黄矢印部は根尖分岐.

大して観察したのが図 1 -20bで，2 根管が歯根の根尖側 1 / 3 のあたりで合流しているようである．スライス厚さを0.14mmに設定変更したのが図 1 -20cで，根管ははっきり見えるようになってきた．根尖

側 1 / 3 で合流した根管は根尖に向かって分岐している．VertucciのTypeⅦであるが，歯根中央部に管間側枝（黄矢印部）が見られる．

　この歯は，精査のためにVeraview X800（モリタ）

でも撮影された．図1-20dは図1-20bとの比較のためにスライス厚さ0.72mmに設定した画像である．根管は根尖までより明瞭に観察できる．スライス厚さを0.14mmに設定する（図1-20e）と，ノイズは多くなるが頬側根管根尖に分岐（黄矢印部）を観察できる．

CBCTを用いると，臨床画像でも従来では考えられなかったような根管形態の精細な画像を得ることができる．根管の分岐癒合がわかるため，最近の研究では，臨床的にも根管をVertucciの方法で分類しているものが増えてきた．ただし，どの機種でも図1-20b, cのように撮像できるわけではない．機種は限られるし，撮影された画像を調整して最適な条件で観察しないと見えない．根管の解剖学的知識を基に，根管の正しい形態を探す必要がある．見つかっ

た根管に対して，適切な処置法を考える．歯科用顕微鏡下での処置により，かなり対応できるだろう．

第1章のまとめ

根管の解剖学的形態を体系的にまとめた成書は，古今東西のいずれにおいても見当たらない．本章ではまずその穴を埋めるべく，古典から最新のデータまでをまとめた．歯科臨床に携わる歯科医師に限らず，歯の形態の研究者にも，次章から述べていく日本人の歯の根管の解剖学的形態の特徴と世界的な位置づけを知ってもらいたい．

参考文献

1. Hess W. Formation of root-canals in human teeth. I JNDA, 8：704-734, 1921.
2. Hess W. Formation of root-canals in human teeth. II JNDA, 8：790-803, 1921.
3. 奥村鶴吉. いわゆる根管問題. 歯科学報 1911；16(7)：1-35.
4. 奥村鶴吉. 根管問題ニ関スル第二回報告. 歯科学報 1918；23(1)：1-50.
5. 葭内純史，髙橋和人，横地千仭. 真空注入法による歯髄腔の形態学的研究 第1報. 歯基礎誌 1971；13：403-427.
6. Vertucci FJ. Root canal anatomy of the human permanent teeth. Oral Surg Oral Med Oral Pathol 1984；58(5)：589-599.
7. Okumura T. Anatomy of the root canals. J Am Dent Assoc 1927；14：632-636.
8. Singh S, Pawar M. Root canal morphology of South asian Indian mandibular premolar teeth. J Endod 2014；40(9)：1338-1341.
9. 葭内純史，髙橋和人，横地千仭. 真空注入法による歯髄腔の形態学的研究. 歯基礎誌 1972；14：156-185.
10. Adorno CG, Yoshioka T, Suda H. Incidence of accessory canals in Japanese anterior maxillary teeth following root canal filling ex vivo. Int Endod J 2010；43(5)：370-376.
11. 小野寅之介. 根管（歯髄腔）解剖図鑑（第2版）. 東京：医歯薬出版, 1968.
12. 田尻滋. 顎・顔面の形態学アトラス. アートプロマン. 1999.
13. Weine FS, Healey HJ, Gerstein H, Evanson L. Canal configuration in the mesiobuccal root of the maxillary first molar and its endodontic significance. Oral Surg Oral Med Oral Pathol 1969；28(3)：419-425.
14. Weine FS. Endodontic Therapy（4 th ed）. St. Louis；Mosby-Yearbook Inc, 1989：222-223.
15. Weine FS, Hayami S, Hata G, Toda T. Canal configuration of the mesiobuccal root of the maxillary first molar of a Japanese subpopulation. Int Endod J 1999；32(2)：79-87.
16. Yoshioka T, Villegas JC, Kobayashi C, Suda H. Radiographic evaluation of root canal multiplicity in mandibular first premolars. J Endod 2004；30(2)：73-74.
17. Leoni GB, Versiani MA, Pécora JD, Damião de Sousa-Neto M. Micro-computed tomographic analysis of the root canal morphology of mandibular incisors. J Endod 2014；40(5)：710-716.
18. Sert S, Bayirli GS. Evaluation of the root canal configurations of the mandibular and maxillary permanent teeth by gender in the Turkish population. J Endod 2004；30(6)：391-398.
19. Ordinola-Zapata R, Bramante cm, Versiani MA, Moldauer BI, Topham G, Gutmann JL, Nuñez A, Duarte MA, Abella F. Comparative accuracy of the Clearing Technique, CBCT and Micro-CT methods in studying the mesial root canal configuration of mandibular first molars. Int Endod J 2017；50(1)：90-96.
20. Lee KW, Kim Y, Perinpanayagam H, Lee JK, Yoo YJ, Lim SM, Chang SW, Ha BH, Zhu Q, Kum KY. Comparison of alternative image reformatting techniques in micro-computed tomography and tooth clearing for detailed canal morphology. J Endod 2014；40(3)：417-422.
21. 村手亜佐子，吉岡隆知，小林千尋，須田英明. 穿通不能根管の出現率とその原因について. 日歯保存誌 2002；45(4)：643-648.
22. Yoshioka T, Kikuchi I, Fukumoto Y, Kobayashi C, Suda H. Detection of the second mesiobuccal canal in mesiobuccal roots of maxillary molar teeth ex vivo. Int Endod J 2005；38(2)：124-128.
23. Sousa TO, Haiter-Neto F, Nascimento EHL, Peroni LV, Freitas DQ, Hassan B. Diagnostic Accuracy of Periapical Radiography and Cone-beam Computed Tomography in Identifying Root Canal Configuration of Human Premolars. J Endod 2017；43(7)：1176-1179.

第 2 章

根管解剖の総論

本章では，根管の解剖学的形態を理解するために，基本的な根管形態および一般的な根尖孔の大きさについて解説する．また，人種間の違いについての報告を紹介する．

抜去下顎大臼歯にインジェクション法で根管充填したデンタルエックス線写真

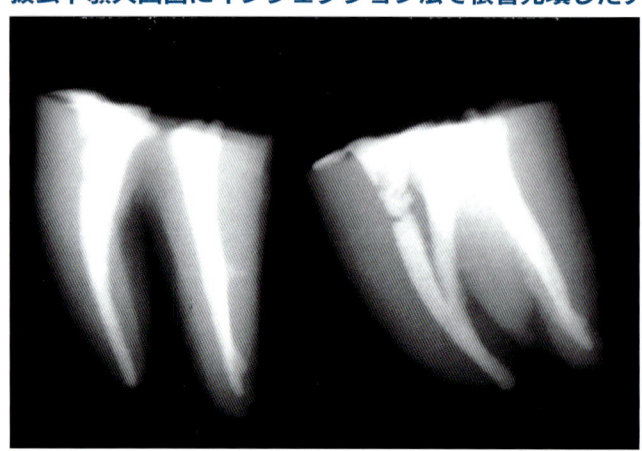
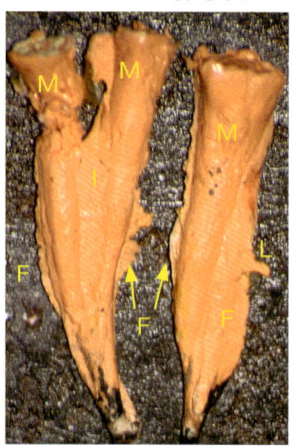

図1a｜図1b

図2-1a　下顎大臼歯にインジェクション法で根管充填したデンタルエックス線写真.左：正放線撮影，右：偏近心撮影.

図2-1b　aの歯を硝酸で溶解後，残ったガッタパーチャ.M：主根管，I：イスマス，F：フィン，L：側枝.

1.　根管の基本形態

根管形態というと，一般的には細い管があって，小枝のように側枝があるイメージをもつ人が多いかもしれない．図2-1aは，インジェクション法で根管充填した抜去下顎大臼歯のデンタルエックス線写真である．3根管であることが確認できる．この歯を硝酸で溶解して残ったガッタパーチャが図2-1bである．近心根は独立した2根管ではなく，イスマスでつながった2根管であった．幅広い扁平な根管のなかで2箇所，ファイルの挿入可能なところがあって，それを広げたら根尖は同じところに到達したという形態であった．遠心根も1根管であるが，多量のフィンが見られた．この根管充填したガッタパーチャは，Hessのゴム標本のようなものである．根管形成や根管洗浄の知見が蓄積されたわれわれは，このガッタパーチャが正確に根管形態を反映していないことを知っている．歯髄残渣や切削片が狭いところに入り込み，ガッタパーチャの侵入を妨げている．空間があっても，ガッタパーチャの流動性で細い側枝などには入っていかない．根管に何らかの材料を注入して観察する根管鋳造法や透明標本の限界

である．

根管にかかわる名称を表2-1にまとめ，根管の各部の名称を図2-2，図2-3内左に示す．根管は主根管と側枝に分けられ，側枝には管外側枝，管間側枝，根尖分岐がある．ほかに複根歯髄床底に発生する髄管もあるが，出現頻度は低い[1]．図2-1bと比べると，フィンやイスマスがないことがわかるだろう．初期の根管形態の研究には，フィンやイスマスという用語は出てこない．

根管はもともと，扁平な形態と考えるべきである．扁平な根管の中で，ファイルが通った部位が主根管と見なされる（図2-3）．根管形成により，器具が触れなかった部分がフィンやイスマスである．イスマスは2つの主根管に挟まれた部分，フィンは主根管の外側にある部分である．側枝は根管形成により取り残される（図2-4）．根尖分岐は，微細であれば根管形成に取り込まれて消失するかもしれないし（図2-3内右），側枝のように残るかもしれない（図2-4～7）．

イスマスやフィンは，可能ならば歯科用顕微鏡下で器具を挿入して処置しなければならない．そこが根管口の入り口のこともよくある．しかし，側枝や根尖分岐を非外科的根管治療で意図して処置するこ

表 2 - 1　**根管に関わる名称**

英語	日本語
main canal	主根管
lateral canal	側枝，管外側枝
transverse anastomoses	管間側枝
apical ramification	根尖分岐
apical delta	根尖分岐
accessory canal	副根管，側枝と根尖分岐の総称
furcation canal	髄管
isthmus	イスマス
fin	フィン
C-shaped canal	樋状根管

根管各部の名称①

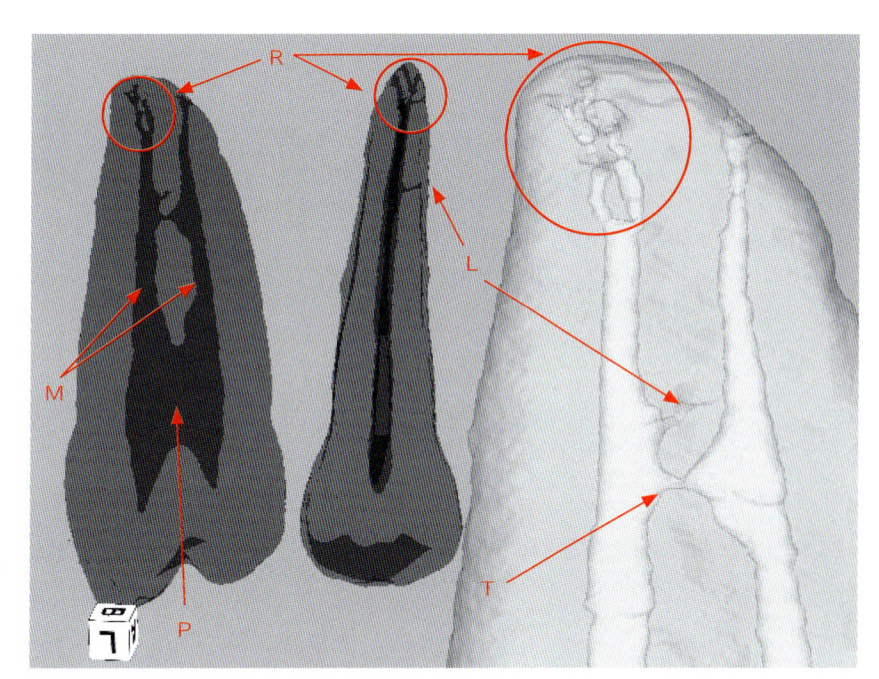

図 2 - 2　上顎小臼歯のCBCTデータよりつくられた根管形態. M：主根管，P：歯髄腔，R：根尖分岐，L：（管外）側枝，T：管間側枝.

根管各部の名称②

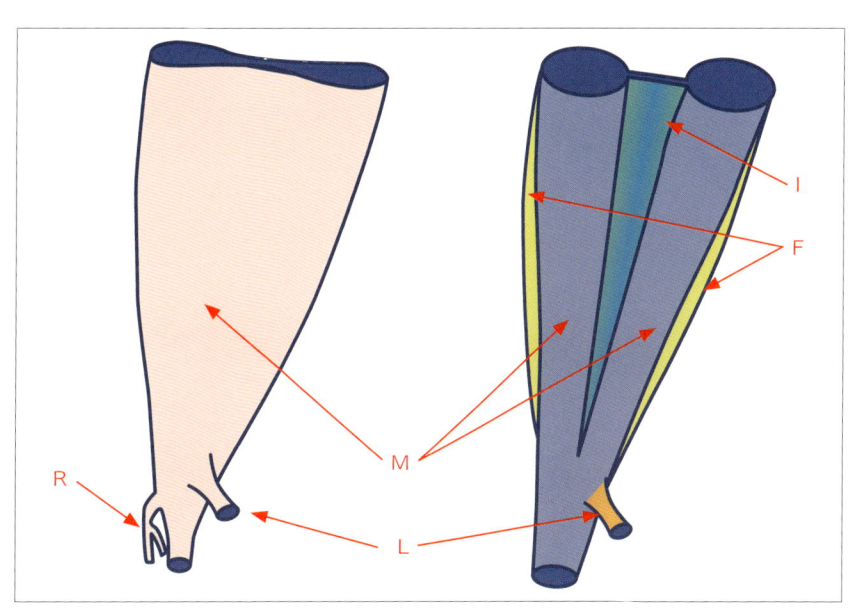

図 2 - 3　M：主根管，L：（管外）側枝，R：根尖分岐，F：フィン，I：イスマス. 左：根管形成前，右：根管形成後. 本図では，根尖分岐（R）は根管形成に取り込まれて消失した.

側枝

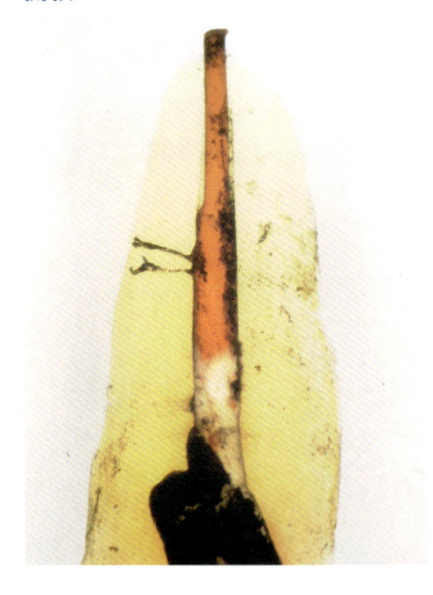

図 2 - 4　上顎中切歯の側枝の例．透明標本．

根尖分岐

標本 1

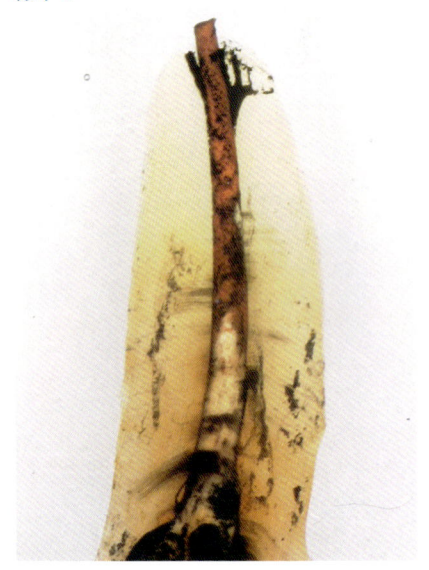

図 2 - 5　上顎側切歯の根尖分岐．透明標本．

標本 2

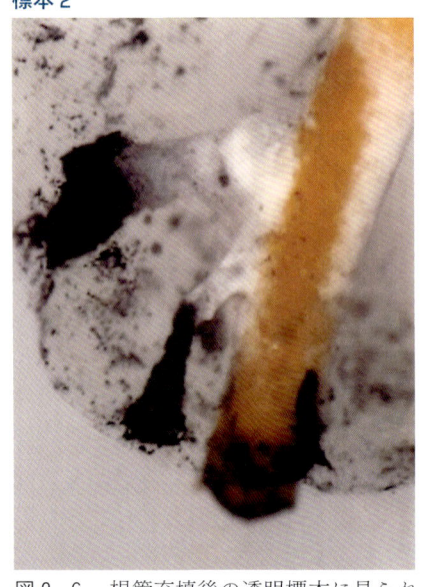

図 2 - 6　根管充填後の透明標本に見られた根尖分岐．根管形成前に注入したインディアンインクと根管充填時に使用したシーラーが入り込んでいる．この根尖分岐は，管状の形態である．

標本 3

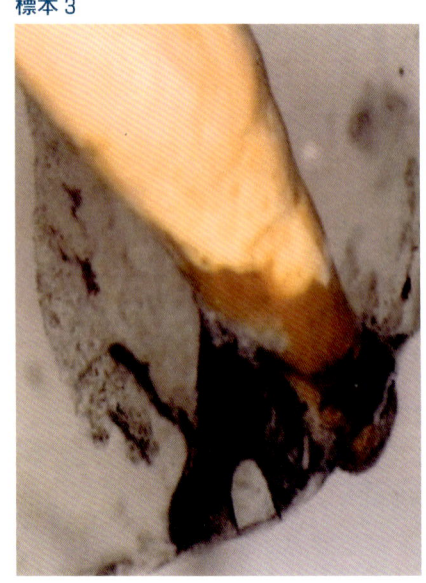

図 2 - 7　根管充填後の透明標本に見られた根尖分岐．根管形成前に注入したインディアンインクだけが見られる．この根尖分岐は，紙のように薄い平面的な構造で，シーラーも入っていない．

とは困難である．デンタルエックス線写真やCBCTで描出されるほど太くないと処置できない．これらの構造は再発の原因となり（本書「序」の図 4〔 4 ページ〕参照），逆根管治療での治療対象となる（図 2 - 8 ）．

2．根管の特殊形態

　根管治療では根管形態に興味が向くが，他にも出現率は高くはないが注意すべき形態がある．陥入歯

根尖分岐による再発に対する逆根管治療

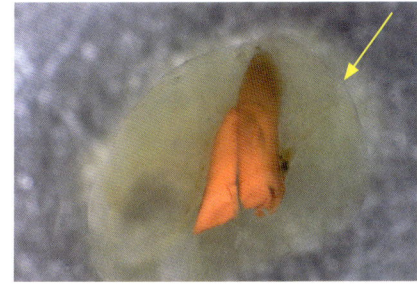

図 2-8 a　40歳，男性．上顎左側側切歯の逆根管治療時に
切除した根尖を摘出．

図 8 b 図 8 c

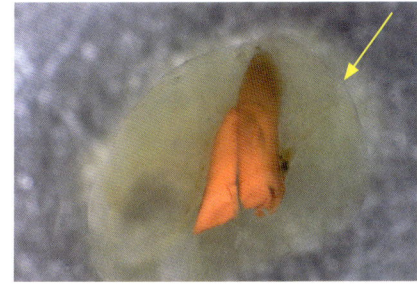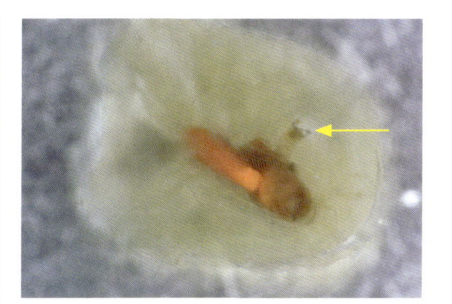

図 2-8 b　摘出した根尖を透明標本とし
た．根尖分岐（黄矢印部）が見られる．
図 2-8 c　根尖方向から撮影．根尖分岐
（黄矢印部）．

図 8 d 図 8 e

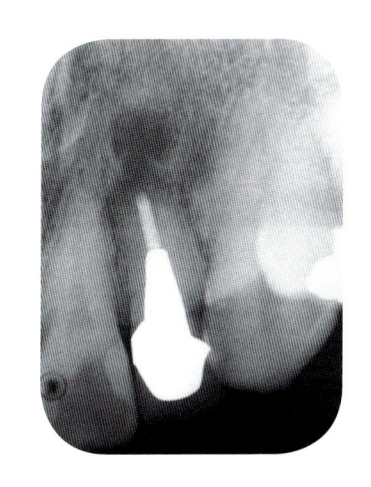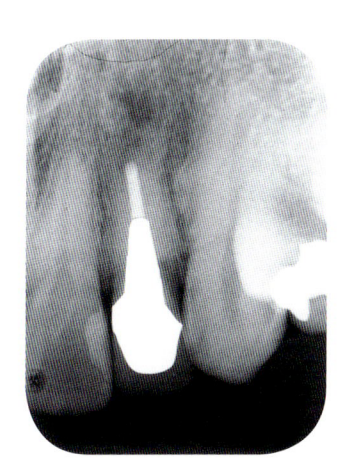

図 2-8 d　逆根管充填直後のデンタル
エックス線写真．
図 2-8 e　1 年後のデンタルエックス線
写真．根尖部透過像は縮小した．

は「歯内歯」といわれていた．すべての歯種に出現す
ることが報告されており，とくに上顎側切歯に多い．
陥入部のエナメル質の構造に欠陥があり，う蝕がな
くとも失活することがある．陥入が歯髄腔とは独立
して根尖歯周組織に開口することがあり，開口部に
根尖病変様の炎症が発症することもある．

　中心結節は上下顎小臼歯に好発する形態で，結節

内に歯髄が入り込んでいる．結節が摩耗しただけで
露髄して失活し，根尖性歯周炎が発症しやすい．副
根は上顎側切歯や大臼歯に出現する独立した根で，
治療はほとんどできない．

　フェネストレーション，根尖突出，上顎洞や下顎
管との位置関係など，根尖部と周囲組織との位置関
係も歯内療法疾患に関連する．

根尖部の模式図

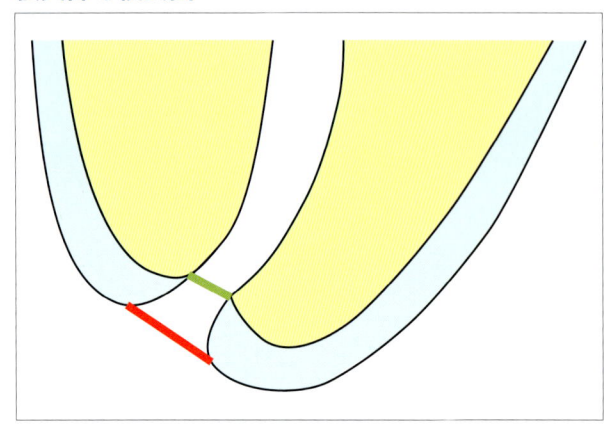

図2-9　根尖部の模式図．赤線は解剖学的根尖孔．緑線は生理学的根尖孔で，根尖狭窄部といわれる部分である．古典的にはセメント象牙境が根尖狭窄部に一致するとされていた．黄色：象牙質．水色：セメント質．

表2-2　年齢別の根尖部の径

年齢	研究者	発表年	根尖狭窄部	解剖学的根尖孔
全年代	Green[3, 4]	1956[3]，1960[4]	0.2(mm)	0.4(mm)
	Steinら[5]	1990	0.189	0.540
18〜25歳	Kuttler[6]	1955	0.306	0.502
55歳以上	Kuttler[6]	1955	0.274	0.681
	Steinら[5]	1990	0.211	0.644

3．根尖孔の大きさ

　根尖孔の直径は，どのくらいの大きさだと考えるだろうか．図2-9に示すように，根尖孔には解剖学的根尖孔と生理学的根尖孔がある．解剖学的根尖孔とは，歯根の最表層に開口している根尖孔の外形である．

　古典的には，その内部の根管には狭くなる部分があり，その最狭窄部を生理学的根尖孔と呼び，抜髄位置の基準とされてきた．生理学的根尖孔は根尖狭窄部でセメント象牙境に一致するといわれていた．現在では，多くの症例でこのような模式的な形態ではないことが明らかにされている[2]．

　年齢別の根尖狭窄部および解剖学的根尖孔の大きさを表2-2に示す．歯種を限定していないデータである．セメント質が添加すると，解剖学的根尖孔は外側に広がるので，加齢により大きくなっていく．一方，根尖狭窄部付近ではセメント質添加の影響はあまりなく，象牙芽細胞は少ないので第二象牙質もあまり添加しない．全年代を通じて0.2〜0.3mmである．これが歯髄腔が石灰化しても根尖付近の根管は開口したままであることが多い理由である．また，セメント質が根管内に入り込んで添加していくと，根尖孔は閉鎖する．

4．管間側枝

4-1．歯種別の出現率

　管間側枝(図2-10,11)は，2根管ある歯根に出現する可能性がある．上顎前歯など2根管の出現が稀な歯種を除いた管間側枝の歯種別の出現率を図2-12〜14に示す．管間側枝の出現率が高いのは，上顎は第一小臼歯，第二小臼歯，第一大臼歯近心頬側根，第二大臼歯近心頬側根および下顎は第一大臼歯，第二大臼歯である．

管間側枝

図10 | 図11

標本1　　標本2

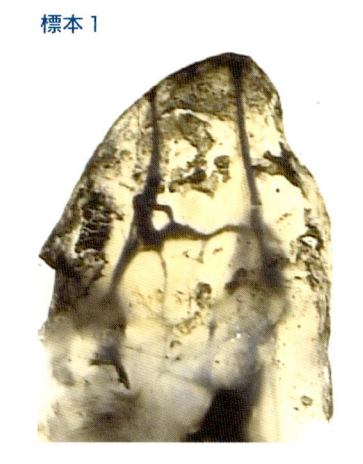
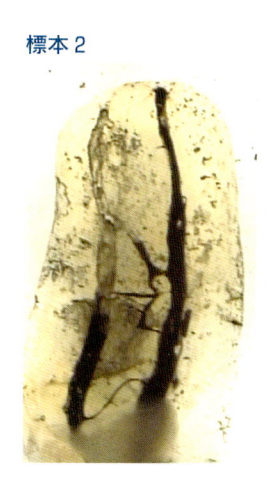

図 2 -10　近心頬側根. Vertucci Type IV. 1 つの根の中に
独立した 2 根管がある場合，多数の管間側枝が見られる.
図 2 -11　第二大臼歯近心頬側根の管間側枝.

上顎歯の管間側枝の出現率

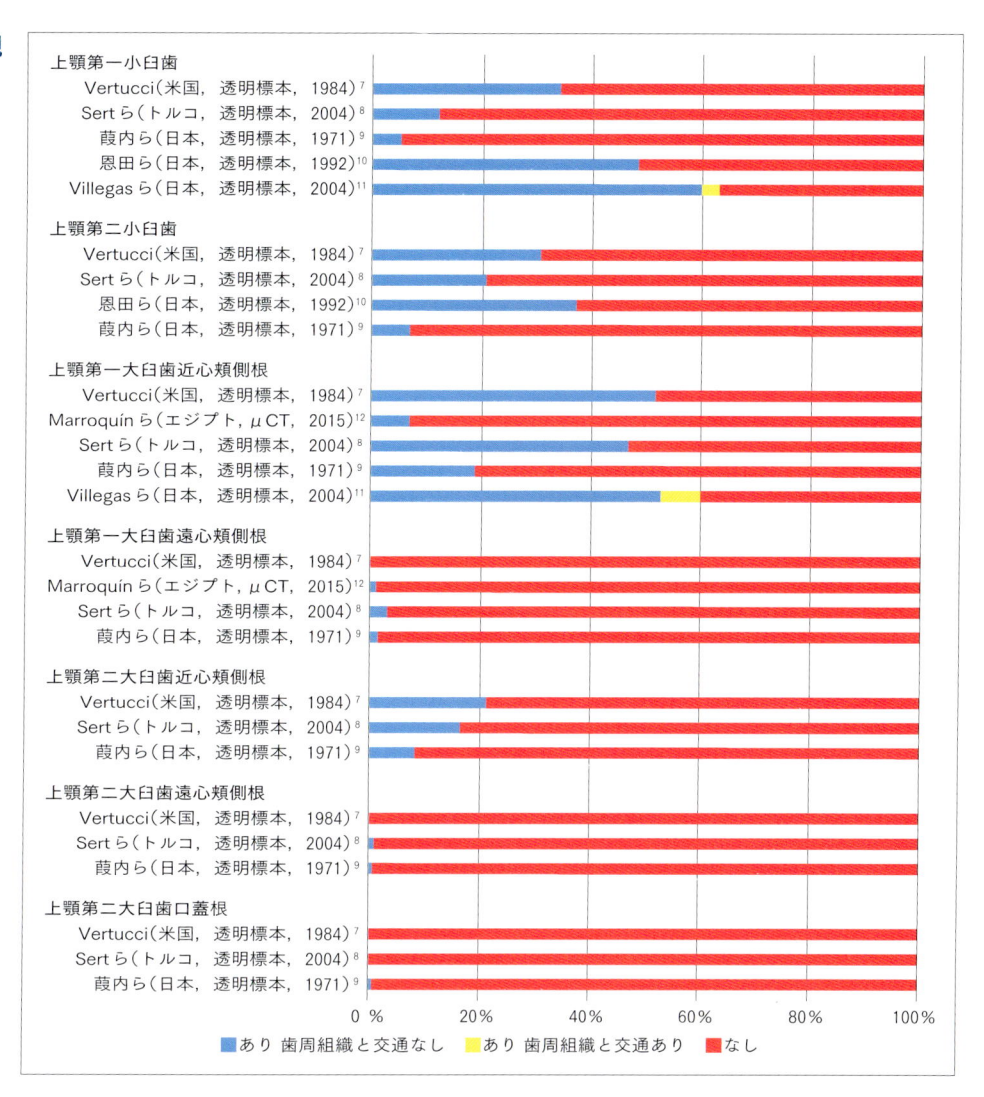

図 2 -12　上顎歯の管間側枝の
出現率.

下顎前歯・小臼歯の管間側枝の出現率

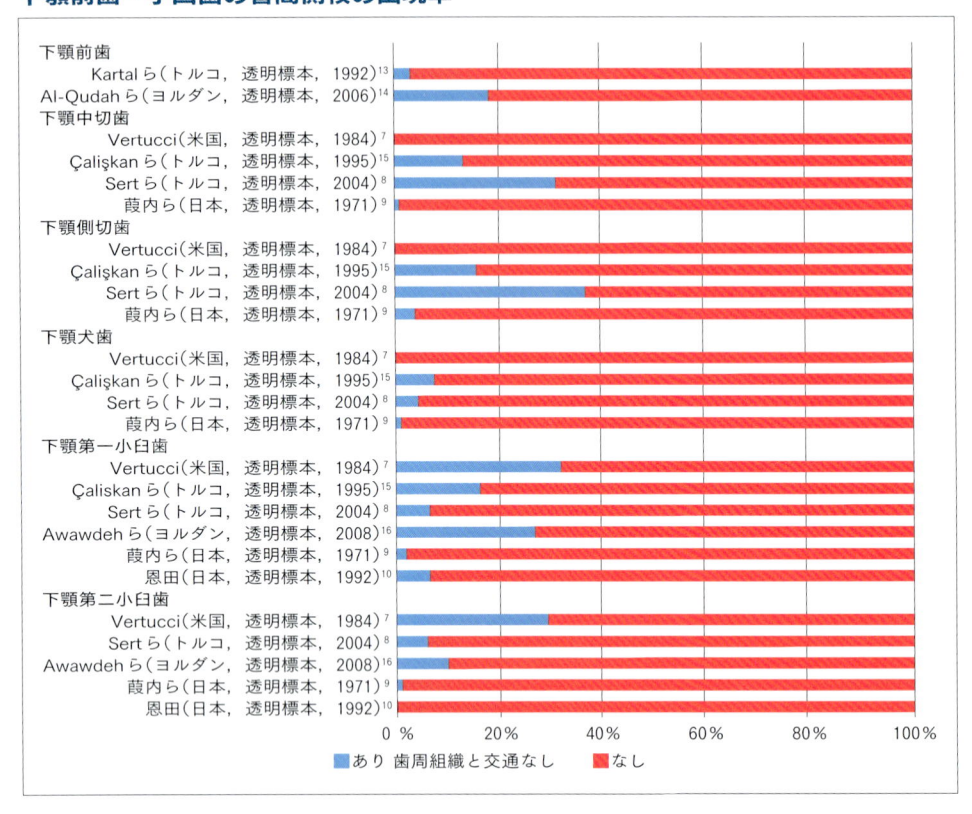

図 2-13 下顎前歯・小臼歯の管間側枝の出現率.

下顎大臼歯の管間側枝の出現率

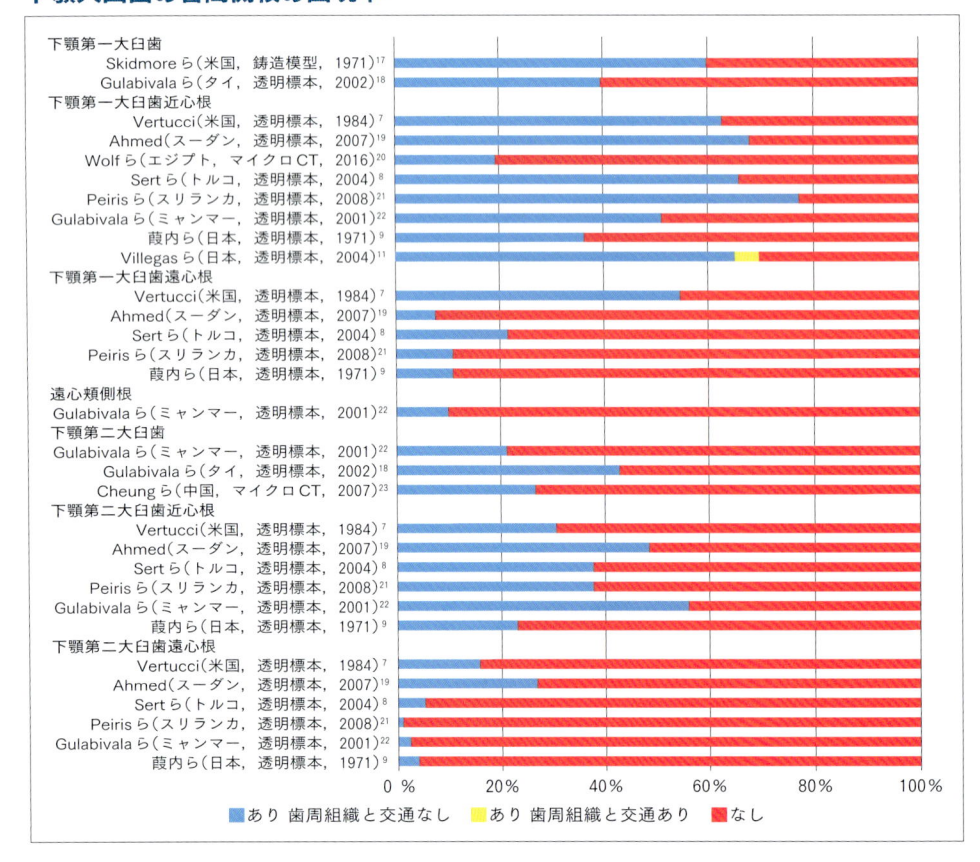

図 2-14 下顎大臼歯の管間側枝の出現率.

根尖歯周組織と交通する枝を有する管間側枝の例

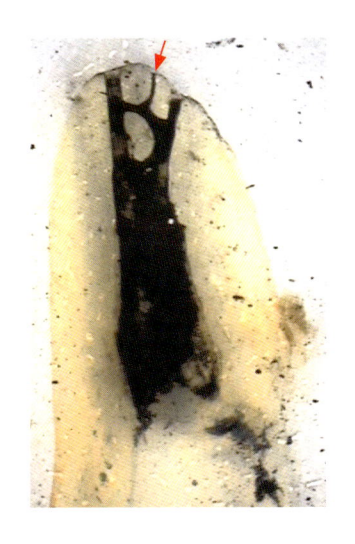

図 2 -15　第一大臼歯近心頬側根．根管形態は 1 - 2 - 1 - 3．赤矢印部はＴ字根管．

Ｔ字根管の透明標本

標本 1

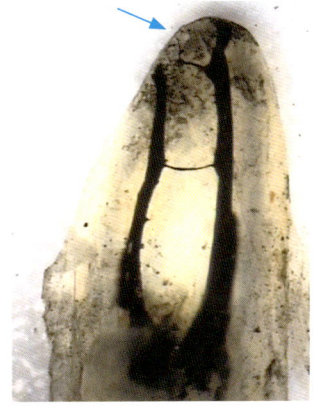

標本 2

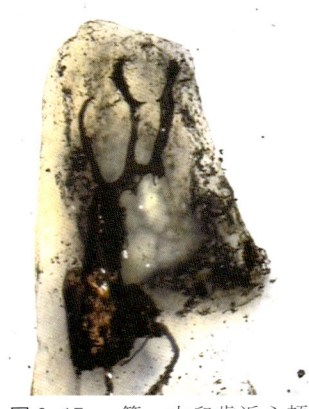

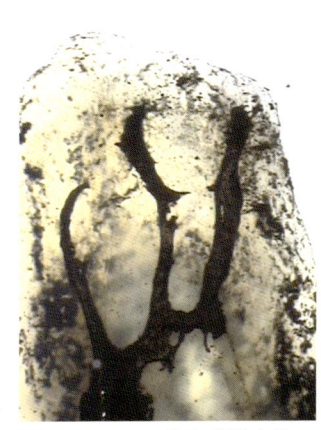

標本 3

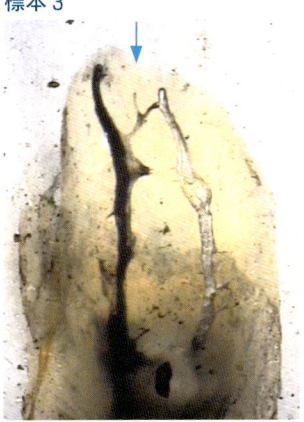

図 2 -16　上顎第一大臼歯近心頬側根．管間側枝とＴ字根管（青矢印部）．

図 2 -17a　第一大臼歯近心頬側根．根管形態は 2 - 1 - 3．

図 2 -17b　aの根尖部拡大像．

図 2 -18　上顎第一大臼歯近心頬側根．青矢印部：Ｔ字根管．

4 - 2．Ｔ字根管（管間側枝が根尖歯周組織に開口部をもつもの）

　管間側枝のなかには，根尖歯周組織と交通する枝を有するものがある．図 2 -15はそのような管間側枝の例である．このような形態は，あまり報告がない．Villegasら[11]は，日本人の上顎第一小臼歯，上顎第一大臼歯近心根，および下顎第一大臼歯近心根について，このような形態の側枝を報告している．図 2 -12,14の黄色部分が，Ｔ字根管の出現率である．

　Ｔ字根管の透明標本を図 2 -16〜18に示す．

4 - 3．Ｔ字根管の臨床での考え方

　Ｔ字根管は細いために，CBCTでの把握は困難である．根尖近くに存在することが多いため，臨床的に非外科的に探索することはほとんどできない．Ｔ字根管の存在を確定することも治療もできないが，根尖性歯周炎の原因にはなり得る．

　たとえば，図 2 -19aは50歳，男性の上顎右側第一大臼歯デンタルエックス線写真である．MB1とMB2を治療しても瘻孔が消失しなかった．この原因の 1 つとして，側枝やＴ字根管の存在を考える．

T字根管の臨床例

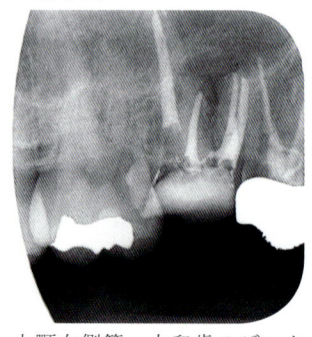 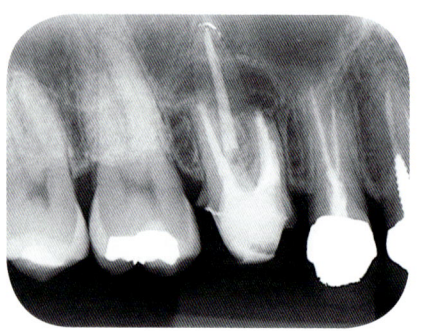 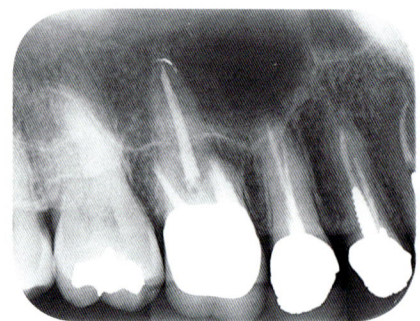

図2 -19a 上顎右側第一大臼歯のデンタルエックス線写真．偏遠心撮影．近心頬側根には独立した2根管があった．

図2 -19b 逆根管充填直後のデンタルエックス線写真．

図2 -19c 1年後のデンタルエックス線写真．

対応は逆根管治療（図2 -19b）となる．この症例の場合，根尖部透過像は1年後に縮小した（図2 -19c）．

5．イスマス（isthmus）

5 - 1．イスマスの出現率

イスマスは2つの根管の間をつなぐ，薄くて広い根管である．2根管間をつなぐという意味では，管間側枝と同様である．管間側枝は線のようであるのに対して，イスマスは帯のような空間である．イスマスは未処置根管の入り口になったり，漏洩の経路となったりする．

CBCTで調べたブラジルでのイスマスの範囲と出現率[24]を図2 -20に示す．図2 -12〜14の管間側枝の出現率に似た分布である．論文によっては，管間側枝とイスマスは区別されていないかもしれない．

非外科的根管治療では，ある程度イスマスを追求して，もう1根管を探索することが推奨されるが，逆根管治療ではイスマスを調べることは必須である．根尖を切除しなければイスマスが根尖歯周組織に曝露することはない．切除すると図2 -21のように未処置のイスマスが未処置根管とともに露出してしまう．"コンセツ"と呼ばれる従来法では，このような

未処置根管を探索し，充填するという発想がなかった．このことが，従来法での治療成績が低い理由の1つである．多くの口腔外科医の"コンセツ"は，現在でも従来法にとどまったままであると思われる．根尖切除後の歯根切断面の根管形態は，Hsuら[25]により図2 -22のように分類されている．

5 - 2．上顎大臼歯のイスマス

5 - 2 - 1．出現率

Arx[26]は，逆根管治療時に根管治療用内視鏡で上顎第一大臼歯における歯根切断面の根管形態をHsuら[25]の分類で調べた（図2 -23）．この調査では，遠心頬側根および口蓋根は1根管であった．近心頬側根では76％にイスマス（Type II - V）が見られた．

Jungら[27]は，図2 -24のような分類を提案し，根管のタイプごと，根尖からの距離ごとに切断面の根管形態出現頻度を報告している（図2 -25）．グラフの青系の色がイスマスで，WeineのType II よりもIIIのほうがイスマスの出現率は高い．

図2 -25から，歯根断面の位置によりイスマスの形態は変化することがわかる．Degernessら[28]は，抜去上顎大臼歯近心頬側根を根尖からスライスして切断面を実体顕微鏡で観察し，Hsuら[25]の方法で分類した．Type I は根尖でもっとも出現率が高

イスマスの範囲と出現率[24]

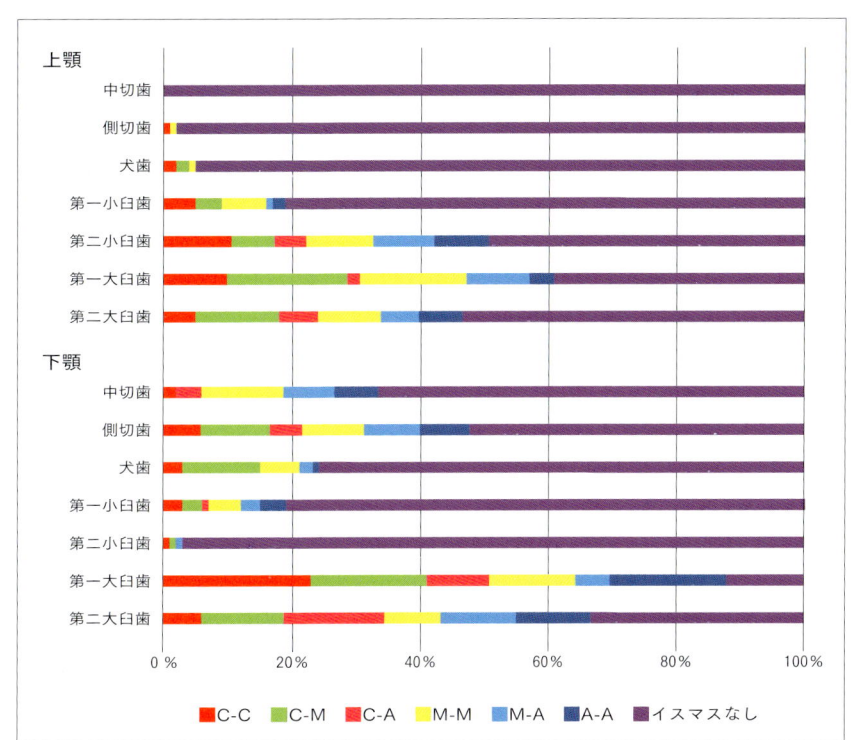

図 2 -20　CBCT水平断で調べたブラジルでの歯種別のイスマスの範囲と出現率[24]．水平断面画像を根管口から根尖孔の方向に観察して，イスマスを確認できた最初の断面と最後の断面の位置をC，M，Aで表している．C：歯根の歯冠側1/3，M：歯根中央部1/3，A：歯根の根尖側1/3．C-C：歯冠部から歯冠部，C-M：歯冠部から歯根中央部，C-A：歯冠部から根尖部，M-M：歯根中央部から歯根中央部，M-A：歯根中央部から根尖部，A-A：根尖部から根尖部．

逆根管治療時の根尖切断面

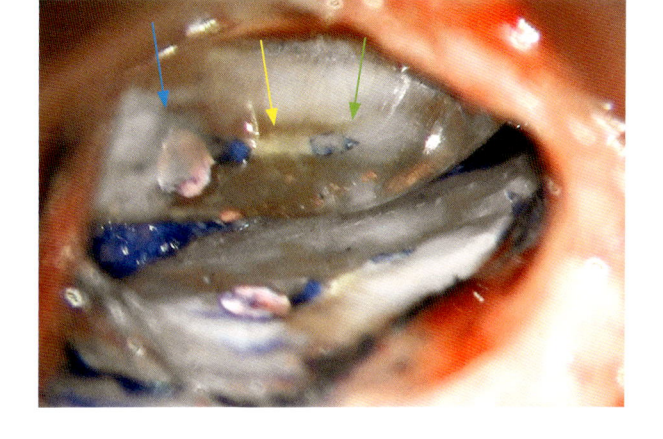

図 2 -21　上顎右側第一大臼歯近心頬側根の逆根管治療時の根尖切断面．青矢印部：根管充填されたMB1，緑矢印部：未処置のMB2，黄矢印部：未処置のイスマス．

Hsuら[25]による歯根切断面の根管形態の分類

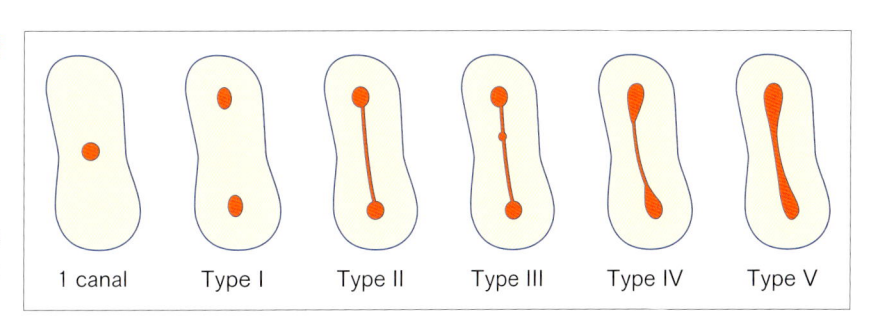

図 2 -22　Hsuら[25]による歯根切断面の根管形態の分類．TypeⅡ～Ⅴがイスマスに分類される．

上顎第一大臼歯の逆根管治療時に根管治療用内視鏡で歯根切断面を観察した結果[26]

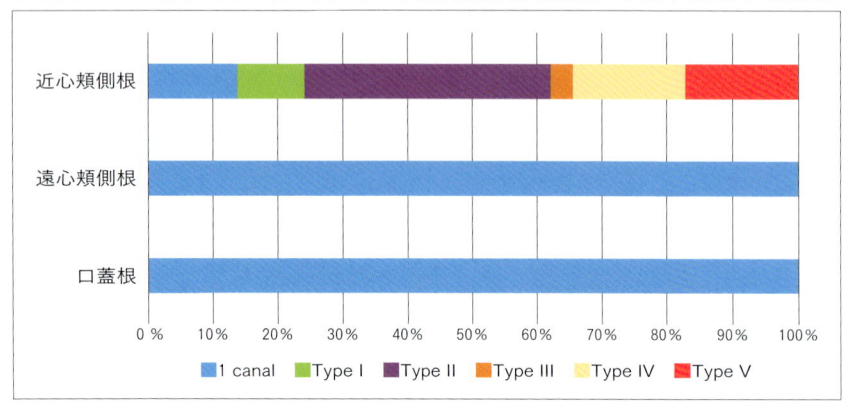

図2 -23　Arx[26]による上顎第一大臼歯における歯根切断面の根管形態．Hsuら[25]の分類に基づいた調査．TypeⅡ～Ⅴがイスマス．

Jungら[27]による歯根切断面の根管形態の分類（Jungらの分類）

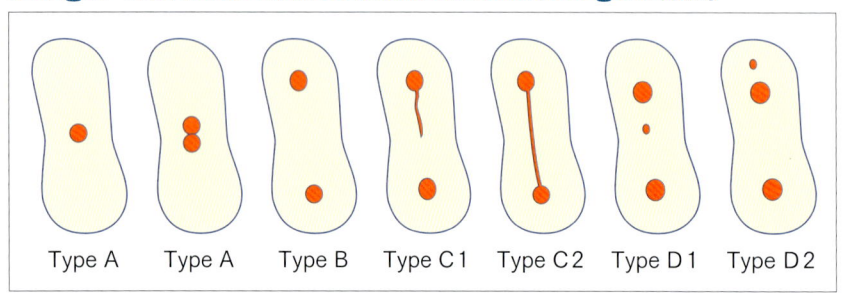

図2 -24　Jungら[27]による歯根切断面の根管形態の分類．Type C～Dがイスマスに分類される．Type A：側枝，イスマスのない１～２根管．Type B：側枝，イスマスのない２根管．Type C 1：断裂したイスマス．Type C 2：つながったイスマス．Type D 1：根管間に側枝．Type D 2：根管間の外側に側枝．

上顎第一大臼歯近心頬側根歯根切断面の根尖からの距離ごとの根管形態[27]

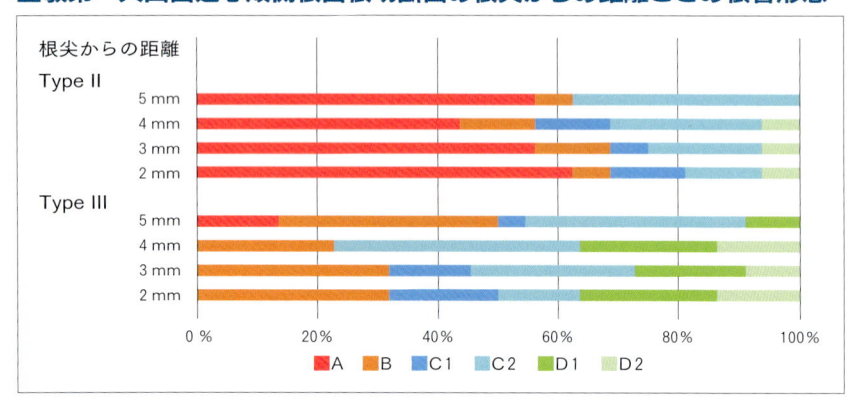

図2 -25　WeineのTypeⅡ（２根管１根尖孔）およびⅢ（２根管２根尖孔）での，上顎第一大臼歯近心頬側根歯根切断面における根管形態[27]．図2 -24に基づいた分類．根尖からの距離ごとに実体顕微鏡で観察．

2 根管歯での各レベルでの根尖からの距離ごとの根管形態[29]

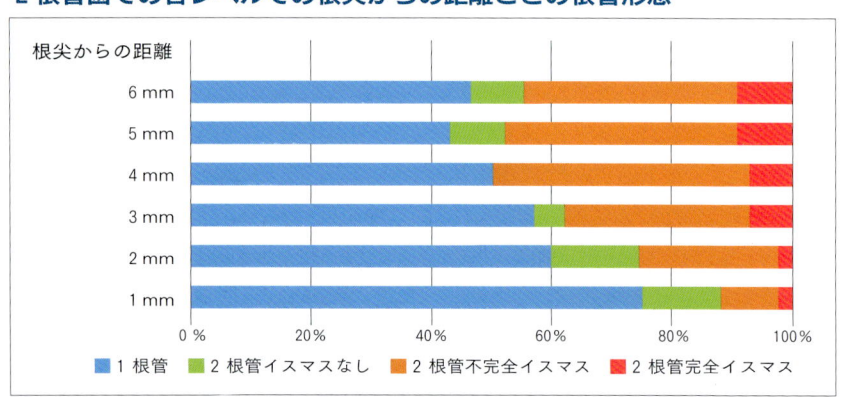

図2 -26　抜去歯で調べた上顎第一大臼歯近心頬側根の根尖からの距離ごとの歯根切断面の根管形態[29]．

上顎第一大臼歯のイスマス出現率[30]

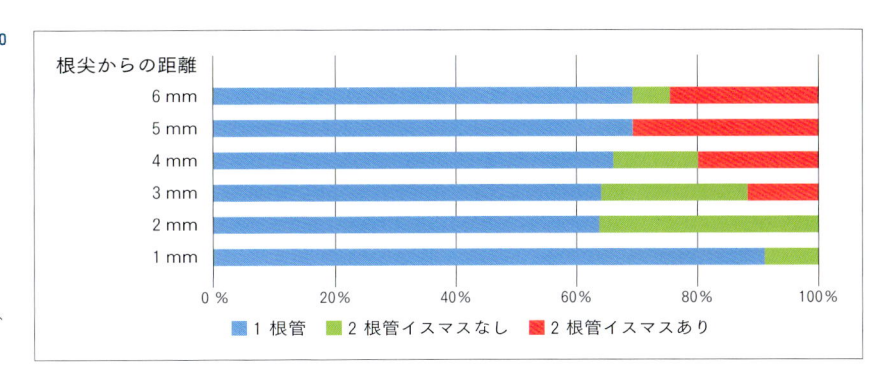

図 2 -27　Teixeiraら[30]による，抜去歯で調べた上顎第一大臼歯のイスマス出現率.

イスマスを有する歯根の透明標本

標本 1

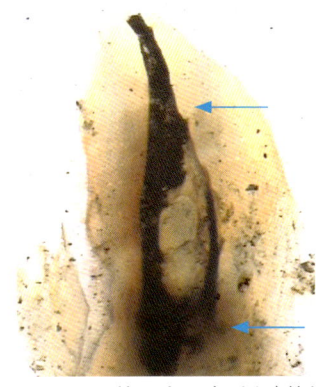

図 2 -28　第一大臼歯近心頬側根 Vertucci Type II．青矢印の間がイスマス.

標本 2

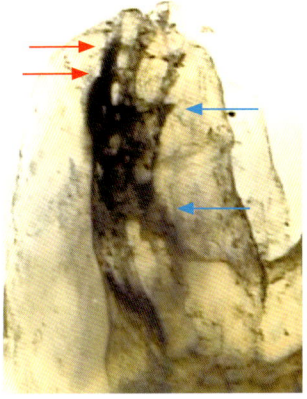

図 2 -29a　近心頬側根．根管形態は 2 - 1 - 3 ．青矢印の間がイスマス．赤矢印部は管間側枝.

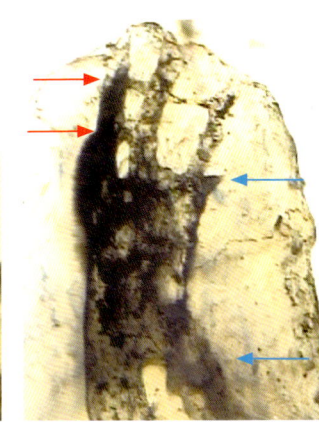

図 2 -29b　aの拡大像.

標本 3

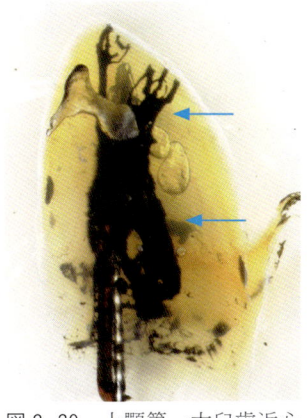

図 2 -30　上顎第一大臼歯近心頬側根．VertucciのType VI．多数の根尖分岐が認められる．青矢印の間がイスマス.

く，歯冠側に向かうにつれて急激に減少した．逆に，TypeIVおよびVは歯冠側に向かって増加した．Type II およびIIIはほとんど見られなかった．

　米国のWellerら[29]は，由来不明の抜去上顎第一大臼歯近心頬側根の歯根切断面の根管形態を調べた．この研究では，Jungら[27]のType C1，D1およびD2を不完全イスマス，C2を完全イスマスと定義した．根尖からの距離ごとの根管形態を図 2 -26に示す．図 2 -25と比べると，完全イスマス(C2)が少ない．

　ブラジルのTeixeiraら[30]は，やはり由来不明の抜去

上顎第一大臼歯近心頬側根の歯根切断面の根管形態を調べている(図 2 -27)．この報告では，根尖近くでの 1 根管が多くイスマスの出現も少ない．図 2 -25のように，1 根尖孔か 2 根尖孔かという根管形態ごとに分けて調べていないことが影響していると思われる．

5 - 2 - 2 ．透明標本

　上顎大臼歯にイスマスを有する歯根の透明標本を図 2 -28〜30に示す.

イスマスの画像診断

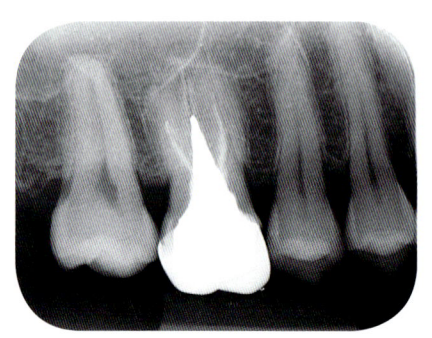

図2-31a　45歳，女性の上顎右側第二大臼歯デンタルエックス線写真．

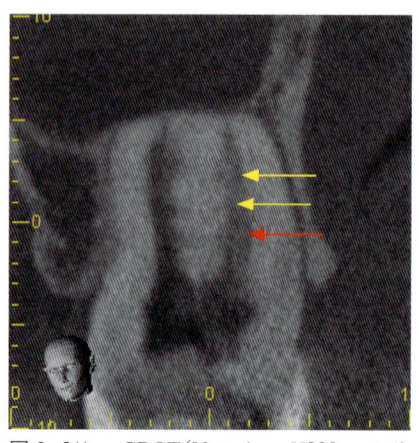

図2-31b　CBCT（Veraview X800，モリタ）歯列直交断像．1根2根管であった．黄矢印部は管間側枝．

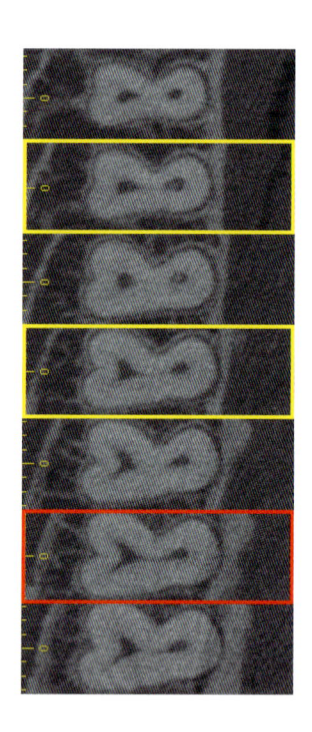

図2-31c　CBCT水平断像．根尖から歯冠側に向かって並べてある．黄色枠は管間側枝の部分．赤枠の部分はイスマスで髄室とつながっている．

イスマスの処置法

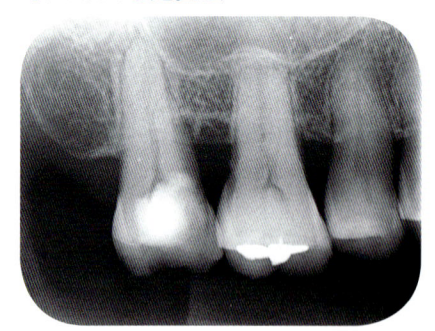

図2-32a　65歳，女性の上顎右側第二大臼歯デンタルエックス線写真．

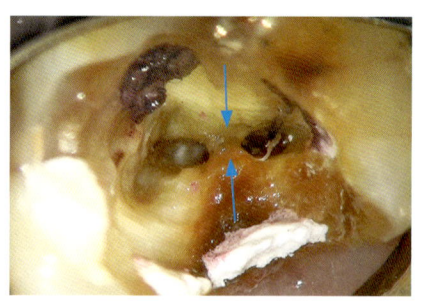

図2-32b　根管上部形成後．根管口は2つだが，中で根管は合流している．頬側根管と口蓋側根管の間には梁のような歯質が残っている．よく見ると，近心と遠心で歯質の色が異なり，線状のイスマスが確認できる．

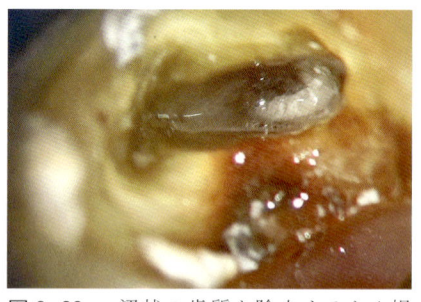

図2-32c　梁状の歯質を除去すると1根管となった．このほうが根管洗浄，根管充填は行いやすくなる．

5-3．上顎大臼歯のイスマスの臨床例

5-3-1．画像診断

　図2-31aは45歳，女性の上顎右側第二大臼歯デンタルエックス線写真である．CBCT歯列直交断像（図2-31b）では2根管で，管間側枝が確認できる．水平断面像（図2-31c）では，管間側枝とイスマスが見られる．管間側枝の見られない部分でもイスマスはあると考えるべきである．

5-3-2．処置

　イスマスの処置法の例を以下に提示する．非外科的根管治療では，イスマスに相当する部分が梁のように残ることがある．この部分は梁ではなく，近遠心からの歯質が遭遇しているだけで一体化しているわけではない．これを除去しても歯質が極端に弱くはならないだろう（図2-32）．

MB2の探索

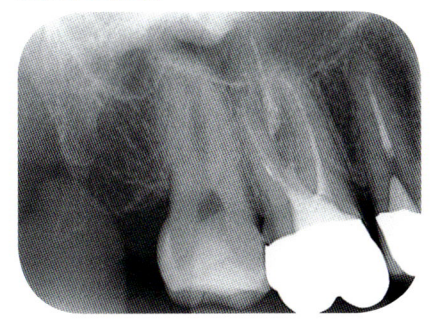

図 2 -33a　37歳，女性の上顎右側第一大臼歯デンタルエックス線写真．

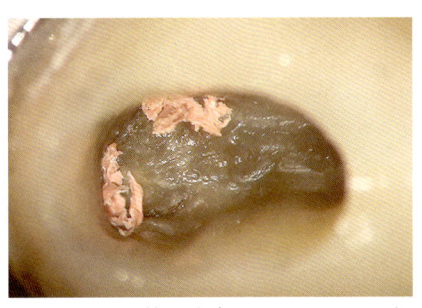

図 2 -33b　以前の治療により，MB2は処置されていなかった．

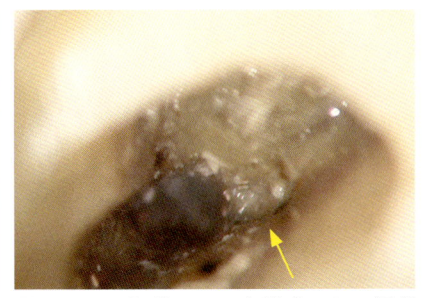

図 2 -33c　まず，MB1を形成した．写真の右側が口蓋側．口蓋側に黒い線（黄矢印部）が見える．これがイスマスでありMB2の入り口である．この部分を強拡大で観察しながらMB2形成していく．

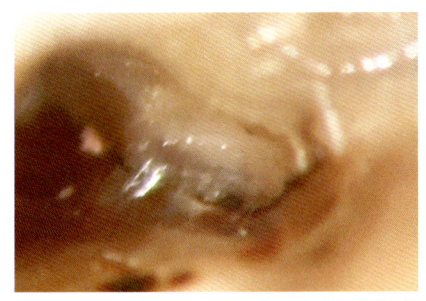

図 2 -33d　ソルフィーF（モリタ）用超音波チップ（E1，モリタ）で象牙質を削除する．黒い線のもっとも口蓋側端に21mm#20Kファイル（Zipperer，茂久田商会）が挿入できるかを確かめる．挿入できた部分がMB2である．

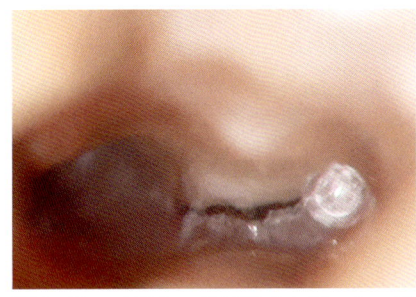

図 2 -33e　MB2の根管形成を行った．訓練された歯科医師であれば#20Kファイルが挿入できれば形成は容易である．イスマスは超音波チップE1で可及的に形成して，MB1とMB2の間にもう 1 根管ないかを調べる．

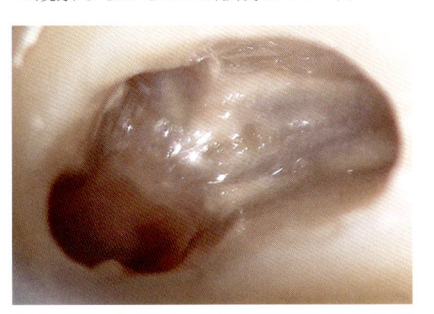

図 2 -33f　弱拡大で近心頬側根管の全体を確認する．

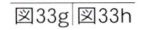

図33g│図33h

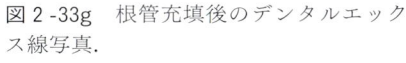

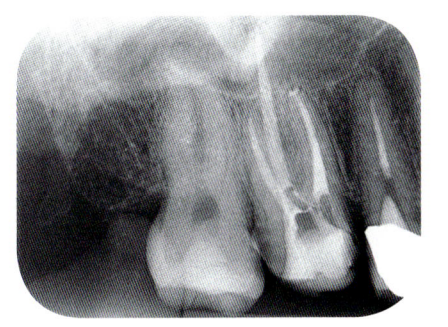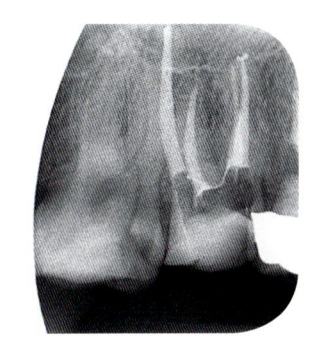

図 2 -33g　根管充填後のデンタルエックス線写真．
図 2 -33h　偏遠心撮影．MB1とMB2は根尖で分離していることが確認できる．

5-3-3．MB2の探索

　MB2を探索する場合，イスマスを頼りに根管象牙質を切削する．図 2 -33aは37歳，女性の上顎右側第一大臼歯デンタルエックス線写真である．再根管治療時にMB2を発見して根管充填を行った（図 2 -33b〜h）．

5-3-4．逆根管治療

　MB2が先に見つかり，MB1が未処置となってしまう例がある．図 2 -34aは30歳，女性の上顎右側第一大臼歯近心根デンタルエックス線写真である．根尖性歯周炎のために逆根管治療が必要となった．

　CBCT歯列直交断像（図 2 -34b）では，MB2は根管充填されているがMB1は未処置であった．根尖切

逆根管治療によるイスマスへの処置

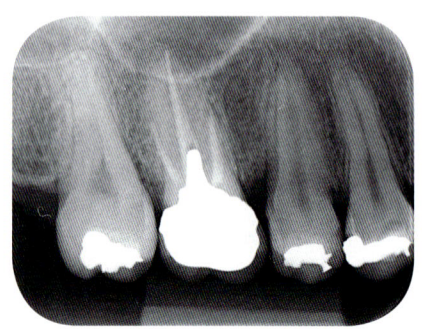

図2-34a　30歳，女性の上顎右側第一大臼歯近心根デンタルエックス線写真．

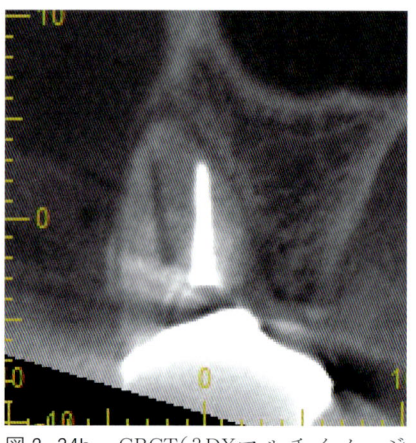

図2-34b　CBCT（3DXマルチイメージマイクロCT，モリタ）歯列直交断像．MB2は根管充填されているが，MB1は未処置であった．炎症は頬側骨表面に広がったために，頬側の歯槽骨は消失していた．

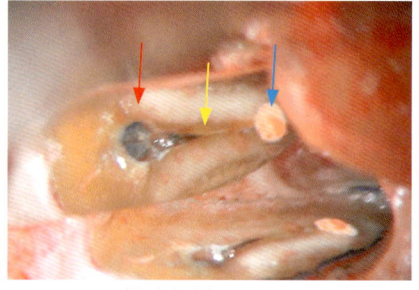

図2-34c　根尖切除をすると，未処置MB1（赤矢印部）とイスマス（黄矢印部）が確認できた．MB2は根管充填されていた（青矢印部）．

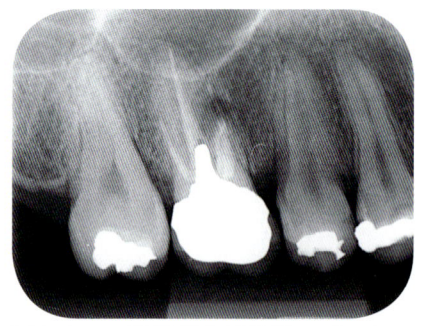

図2-34d　逆根管充填確認のデンタルエックス線写真．

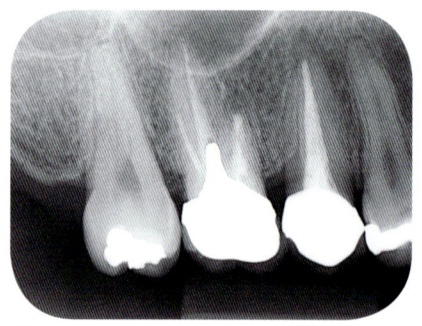

図2-34e　1年後のデンタルエックス線写真．

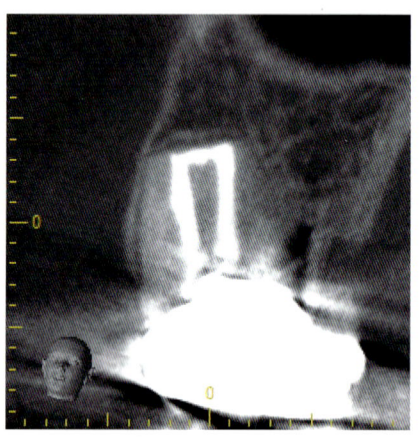

図2-34f　1年後のCBCT歯列直交断像．根尖部に骨が再生している．

除（図2-34c）を行うと，未処置MB1とイスマスを確認できた．逆根管充填を行い（図2-34d），1年後に根尖部透過像は消失していた（図2-34e）．1年後のCBCT歯列直交断像（図2-34f）では，イスマスへの逆根管充填を確認でき，頬側の骨欠損も骨により修復されていた．

5-3-5. イスマスがある歯の逆根管治療の成績

Hsuら[25]のTypeⅠ，Jungら[27]のTypeBでは，本当にイスマスはないと判断してよいのだろうか．図2-35aは，上顎左側第一小臼歯の逆根管治療時の歯根切断面である．イスマスがないHsuら[25]のTypeⅠと判断して，根管だけ逆根管充填した．

ところが，2年6か月後に再発したためにリエントリーを行うと，今度ははっきりとしたイスマスが確認できた（図2-35b）．この間にイスマスの離開幅が大きくなったのだろうか．ごく細い（薄い）イスマスはメチレンブルーなどの染色液を用いて歯科用顕微鏡下で観察しても確認できるとは限らない．歯の形成過程を考えると，象牙芽細胞が近心と遠心から歯根象牙質をつくりながら移動してきて，これらが

イスマスの有無

図35a｜図35b

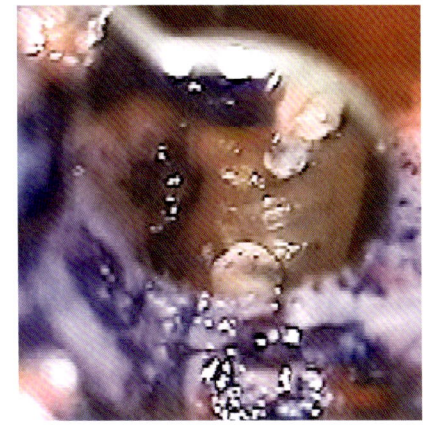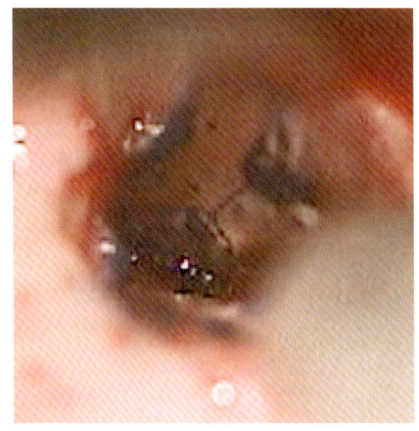

図 2 -35a　上顎左側第一小臼歯，逆根管治療時の歯根切断面．根管間に染色されたイスマスを確認できずイスマスなしと判断した．

図 2 -35b　2 年 6 か月後に再発し，リエントリーした．今度はイスマスを確認できた．

イスマスの有無での逆根管治療の成績[31]

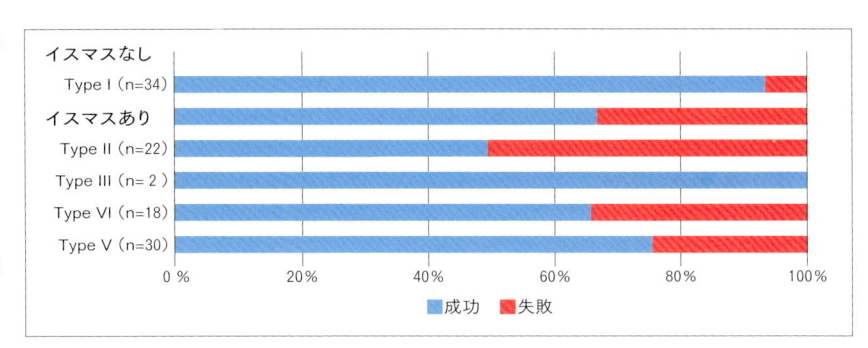

図 2 -36　Kimら[31]によるイスマスの有無での逆根管治療の成績．「イスマスあり」はType Ⅱ - Ⅴの総和．

遭遇した部分がイスマスとなる．イスマスは狭くても歯髄を含む部分である．歯根象牙質として一体化しているとは考えにくい．そうであれば，逆根管治療時にイスマス相当部は形成すべきである．

　韓国のKimら[31]は，上下顎第一大臼歯の逆根管治療の治療成績をイスマスの形態ごとに調べた．イスマスの形態は，Hsuら[25]の分類（図 2 -22）に従った．

その結果，イスマスのある歯は有意に治療成績が悪かった（図 2 -36）．イスマスの形成により，歯質が脆弱化した可能性があり，イスマス形成については改良が求められると結論づけられている．

　図 2 -35の症例のことを考え合わせると，イスマスへの対応をどうすべきか悩ましい．

下顎大臼歯のイスマス

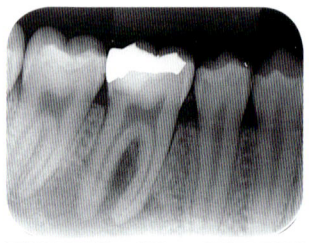

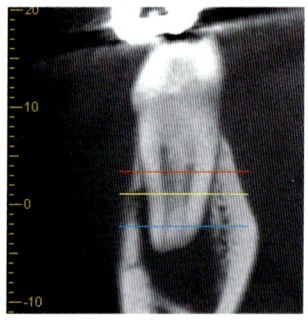

図37a
図37b 図37c 図37d 図37e

図2-37a〜e　a：19歳，女性の下顎右側第一大臼歯デンタルエックス線写真．b：近心根の CBCT（Veraview X800，モリタ）歯列直交断像．近心根は2根管で，根尖側1/3のあたりにイスマスが見られる．c：b内の赤線でのCBCT水平断像．2根管間のイスマスは明瞭ではない．d：b内の黄線でのCBCT水平断像．2根管間にイスマスがある．e：b内の青線でのCBCT水平断像．2根管間にイスマスは見られない．

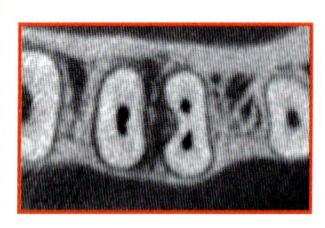
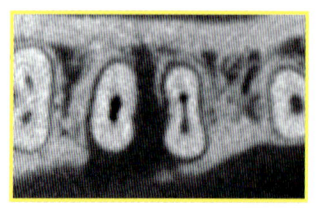
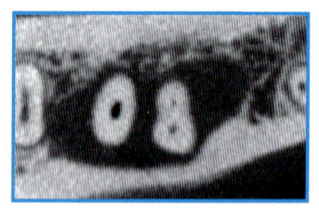

逆根管治療時の下顎第一大臼歯歯根切断面でのイスマス出現率

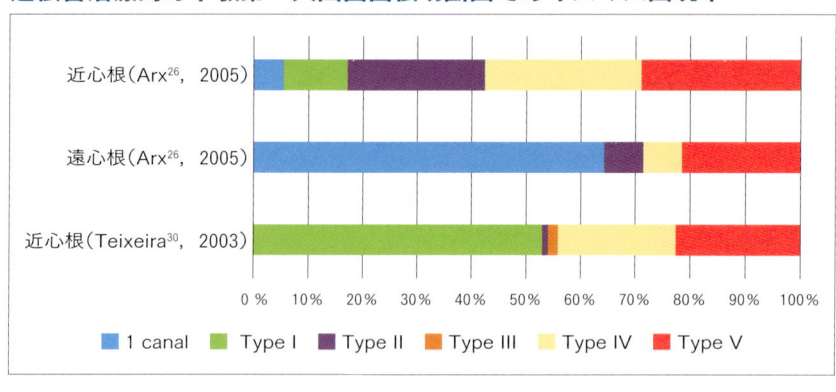

図2-38　下顎第一大臼歯歯根切断面でのイスマス出現率．Hsuら[25]の分類に基づくArx[26]のデータは，逆根管治療時の根管治療用内視鏡を用いた調査．Teixeira[30]のデータは抜去歯での調査．Type II〜Vがイスマス．

5-4．下顎大臼歯のイスマス
5-4-1．出現率

　イスマスは，下顎大臼歯においても重要な構造である（図2-37）．非外科的根管治療では，未処置根管とつながっていることがあり，確認が必要である．逆根管治療では，根尖を切除すると出現するので，下顎大臼歯でも漏洩を防ぐために逆根管充填を行わなければならない．

　イスマスは，歯根の断面により見え方が異なる．Hsuら[25]の分類に基づいて，Arx[26]は下顎第一大臼歯の歯根切断面を調査した（図2-38）．イスマスは近心根で83％，遠心根で36％の出現率であった．Teixeiraら[30]の報告では，近心根でのイスマスの出現率は50％以下とやや少ない．

　Jungら[27]の分類（図2-24）による根管形態別のイスマス出現率を図2-39aに示す．図2-39b,cのような形態を評価した．根尖からの距離により多少出現率は異なるが，ほぼ70％前後の出現率である．

　英国のMannocci[33]らは，下顎第一大臼歯近心根の根尖を1mmずつ切除した断面でイスマスの出現率を調べた（図2-40）．この報告だと，イスマス出現率は50％以下で，図2-38とは異なる．

　Teixeiraら[30]は，抜去下顎第一大臼歯近心根の根尖から1mmずつ削除して，根管数とイスマスを調べた（図2-41）．根尖から離れると，イスマスは増えていき，4mm以上では30％程度となる．

Jungら[27]の分類による根管形態別のイスマス出現率とそのイメージ透明標本

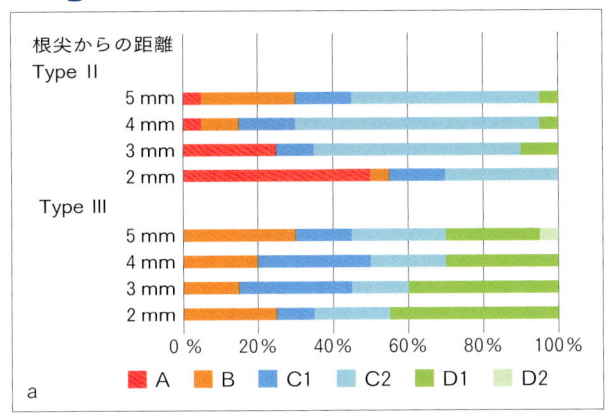

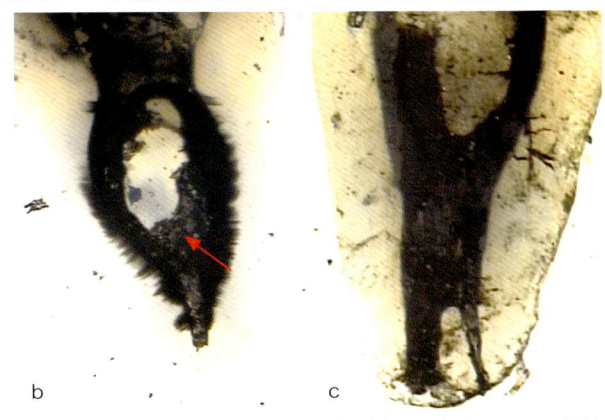

図2-39a～c WeineのType II（2根管1根尖孔）およびⅢ（2根管2根尖孔）での下顎第一大臼歯近心根歯根切断面における根管形態の分類．b, cのような形態を評価したJungら[27]の報告．根尖からの距離ごとに実体顕微鏡で観察．Type Sをイスマスと判定．Type S：＝C1＋C2＋D1＋D2．b：WeineのType II．赤矢印部がイスマス．c：WeineのType Ⅲ, VertucciのType VI（2‐1‐2）．

根尖からの距離（mm）ごとのイスマス出現率[27, 30]

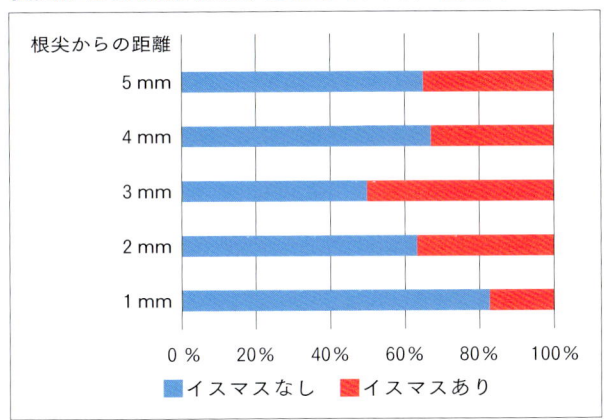

図2-40 下顎第一大臼歯近心根における根尖からの距離（mm）ごとのイスマス出現率[30]．

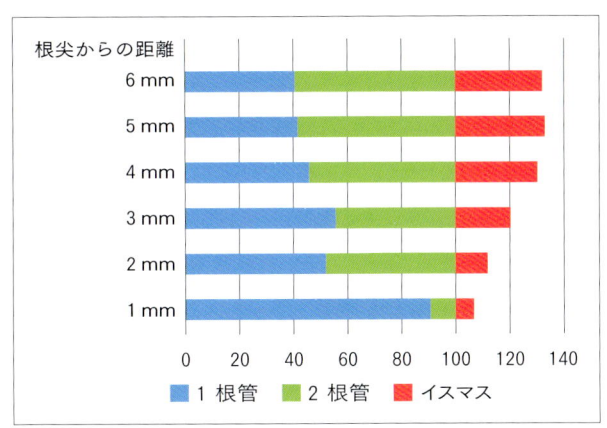

図2-41 下顎第一大臼歯近心根の根尖から距離ごとの断面での根管数とイスマス[27]．

Fanら[34]は，中国人の下顎大臼歯をマイクロCTで撮影し，近心根でのイスマス出現率を調べた（図2-42）．この報告だと，イスマス出現率は80％以上となっている．さらに，イスマスの形状を断面ではなく，立体的に分類した（図2-43）．それぞれの形状の出現率は，図2-44に示すようにほぼ均等となっている．

Guら[35]は，下顎第一大臼歯のイスマスをマイクロ CTで調べた（図2-45）．イスマスの出現率は，20～39歳で50％，40～59歳で41％，60歳以上で24％と，加齢にともない減少する．根管の石灰化が原因と考えられる．

5‐4‐2．透明標本

下顎大臼歯のイスマスの透明標本を図2-46～51に示す．

近心根のイスマス出現率[34]

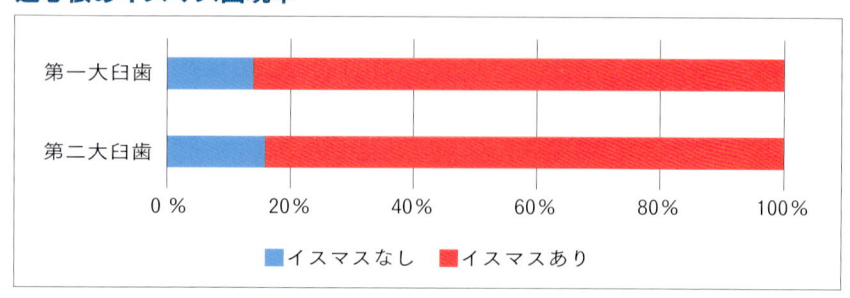

図2 -42　Fanら[34]による近心根のイスマス出現率.

イスマスの形態分類[34]（Fanらのイスマスの分類）

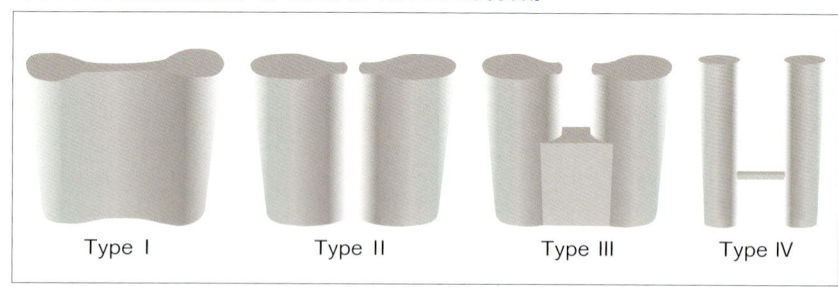

図2 -43　Fanら[34]によるイスマスの形態分類. Type I：連続したシート状の形態. Type II：分離したシート状の形態. Type III：連続と分離の混在した形態. Type IV：管間側枝.

近心根のイスマス形状の出現率[34]

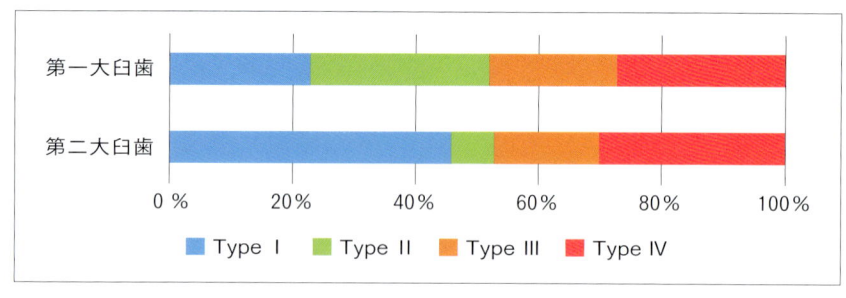

図2 -44　Fanら[34]による近心根のイスマス形状の出現率.

近心根のイスマス形状の出現率[35]

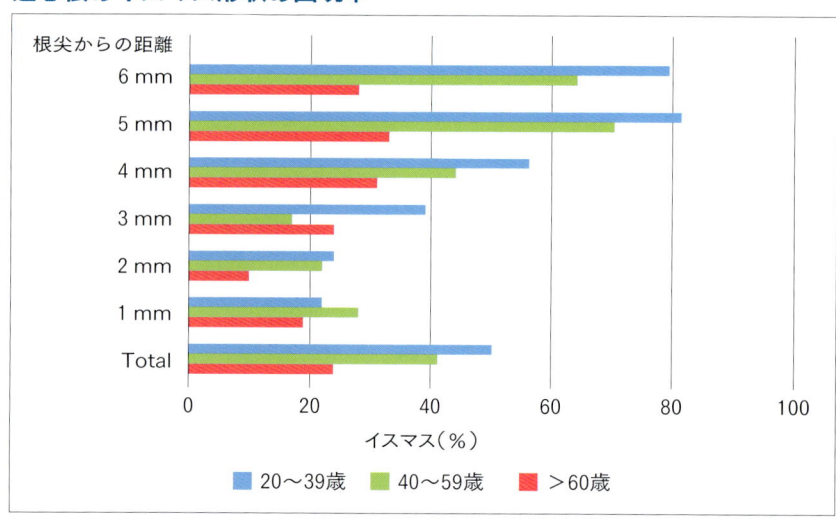

図2 -45　年齢ごとの，根尖からの距離ごとのイスマス出現率[35].

イスマスの透明標本

標本 1

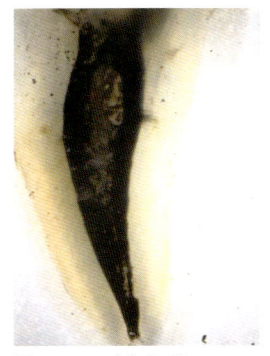

図 2 -46　近心根．Type
Ⅱ．根管間はイスマス．

標本 2

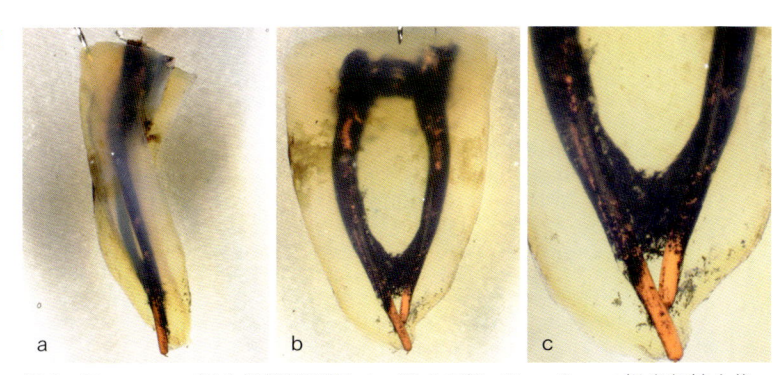

a

b

c

図 2 -47a〜c　a：近心根頬側面観．b：近心面観．Type Ⅱ．c：根尖部拡大像．
未処置の癒合部（イスマス）の領域が案外広い．

標本 3

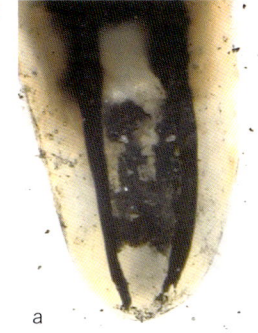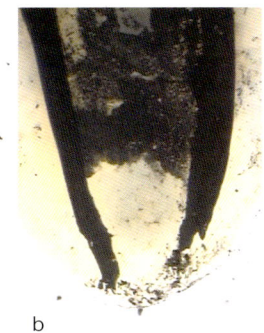

a

b

図 2 -48a, b　a：Type Ⅳでイスマスあり．b：根尖部の拡大像．

標本 4

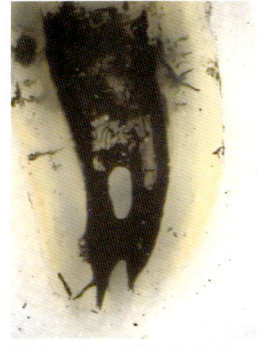

図 2 -49　2 根管がイス
マスでつながっている．

標本 5

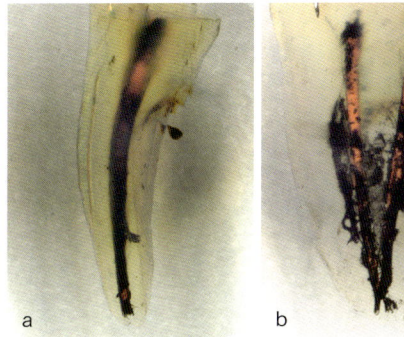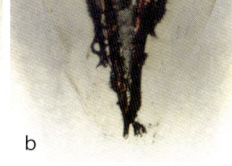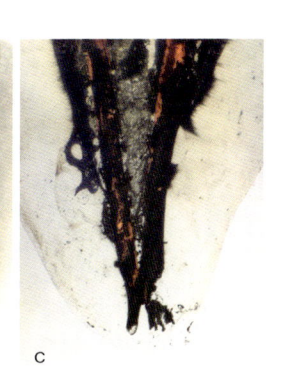

a

b

c

図 2 -50a〜c　a：頬側面観．b：近心面観．Type Ⅱ．ガッタパーチャポイン
トを挿入した周囲にはフィンやイスマスが見られる．c：根尖部拡大像．

標本 6

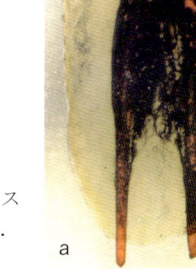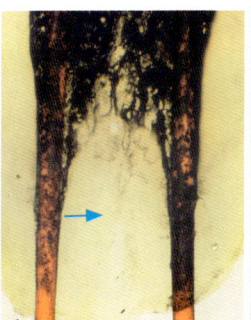

a

b

c

図 2 -51a〜c　a：近心根近心面観．b：イスマス
部の拡大像．イスマスからMM根管が出ている．
c：MM根管拡大像．

上顎歯の歯種別の歯根数

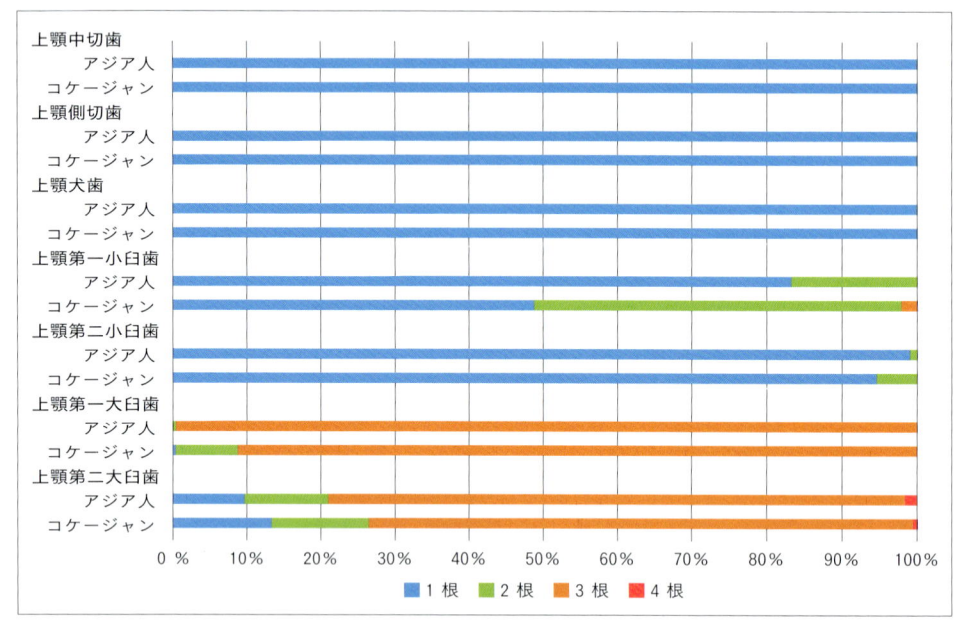

図 2 -52　上顎歯の歯種別の歯根数.

下顎歯の歯種別の歯根数

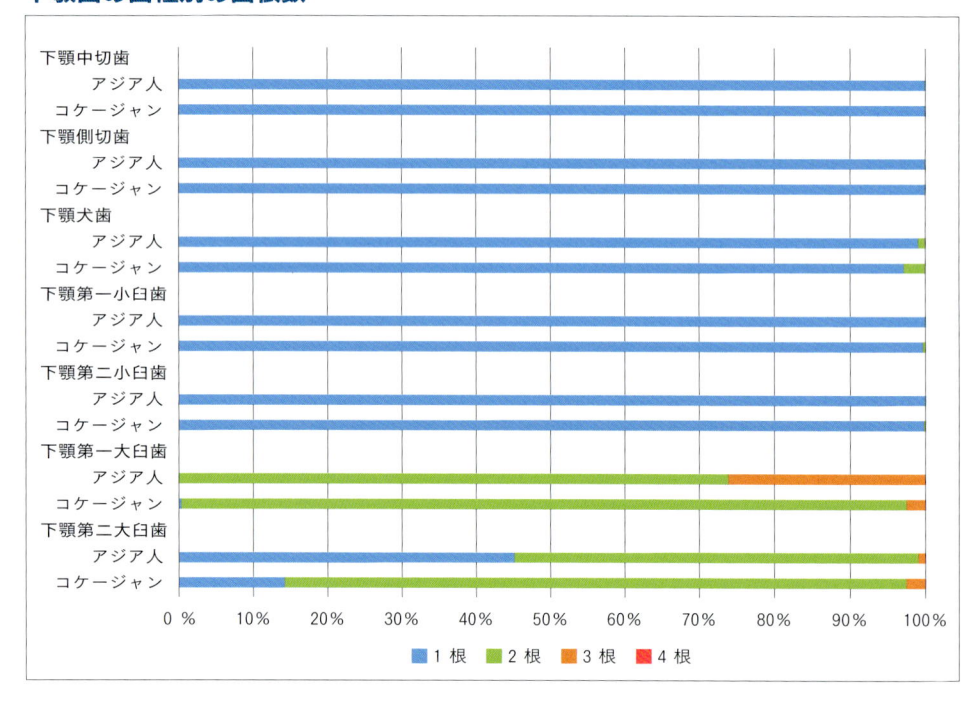

図 2 -53　下顎歯の歯種別の歯根数.

6．人種差について

海外の症例報告を見て，歯の長さ，湾曲，根管数など，日本人とは異なる形態が気になったことはないだろうか．専門医が治療するから，そのような形態に見えるのか，それとも人種差があるのか，素朴に疑問を感じることがある．これらについて，比較した報告がある．

6-1．歯の形態

Martinsら[36]は，アジア人（中国，蘇州）とコケージャ

上顎歯の歯根ごとの根管数

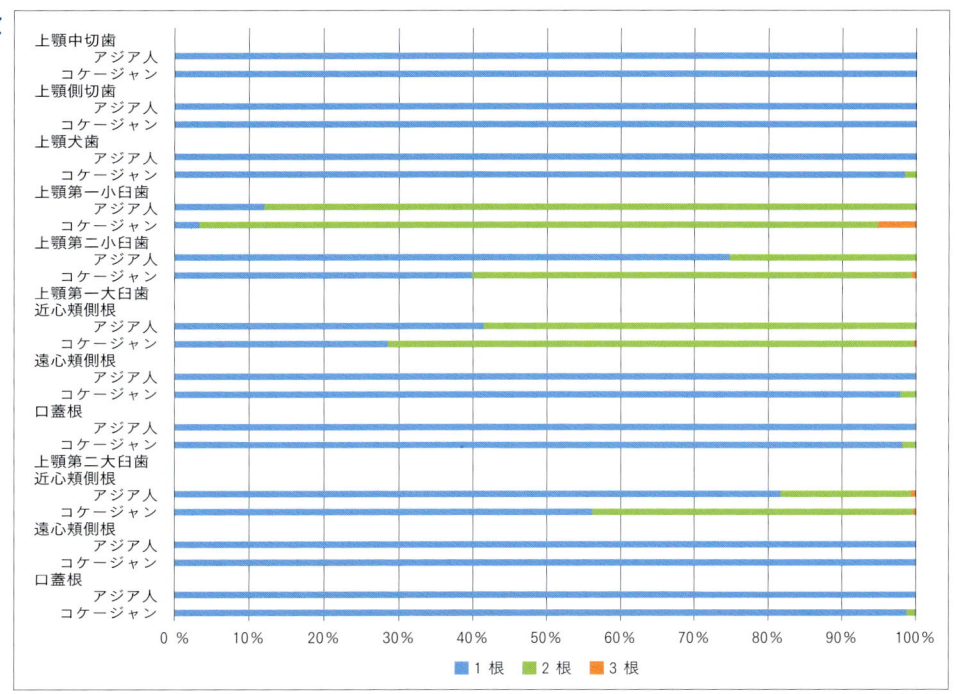

図 2 -54　上顎歯の歯根ごとの根管数.

下顎歯の歯根ごとの根管数

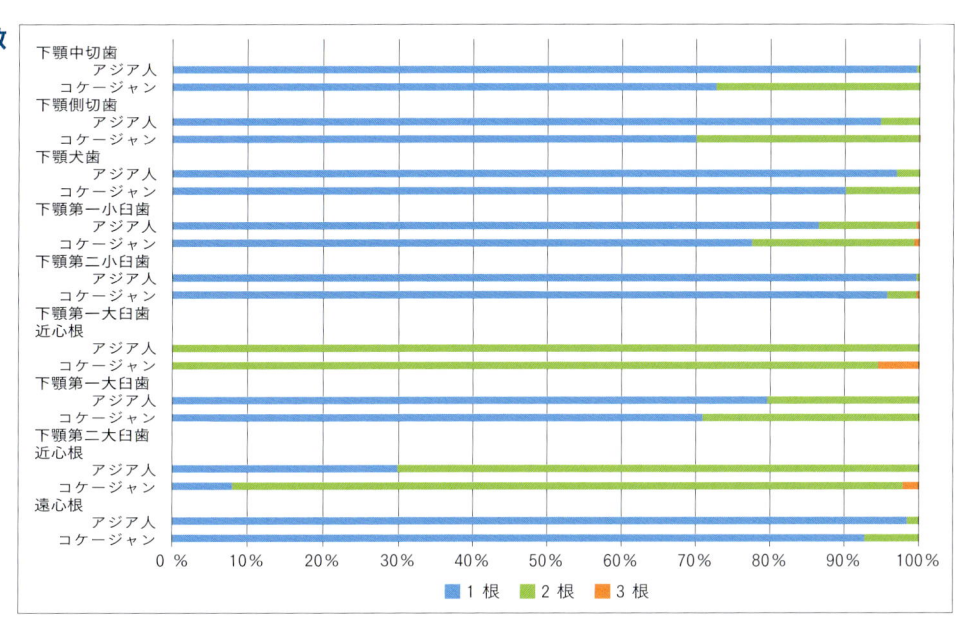

図 2 -55　下顎歯の歯根ごとの根管数.

ン(ポルトガル，リスボン)の歯根数，根管数および根管形態をCBCTで調べ，比較している(図 2 -53〜57).

　アジア人は，上顎第一小臼歯(83.2%)，下顎第二大臼歯(45.4%)で単根が多く，コケージャンはそれぞれ48.7%，14.3%であった．下顎第一大臼歯の 3 根は，アジア人が25.9%に対してコケージャンは2.6%であった．上顎第一大臼歯のMB 2 は，アジア

人が58.4%に対してコケージャンは71.3%であった．下顎第二大臼歯では，樋状根はアジア人が43.3%に対してコケージャンは8.7%であった．

　アジア人はVertucci Type I が多く，コケージャンは複根管が多いが，だからといってアジア人の根管治療が簡単なわけではない．下顎大臼歯の 3 根，樋状根があるからである．

上顎歯の歯根ごとの根管形態

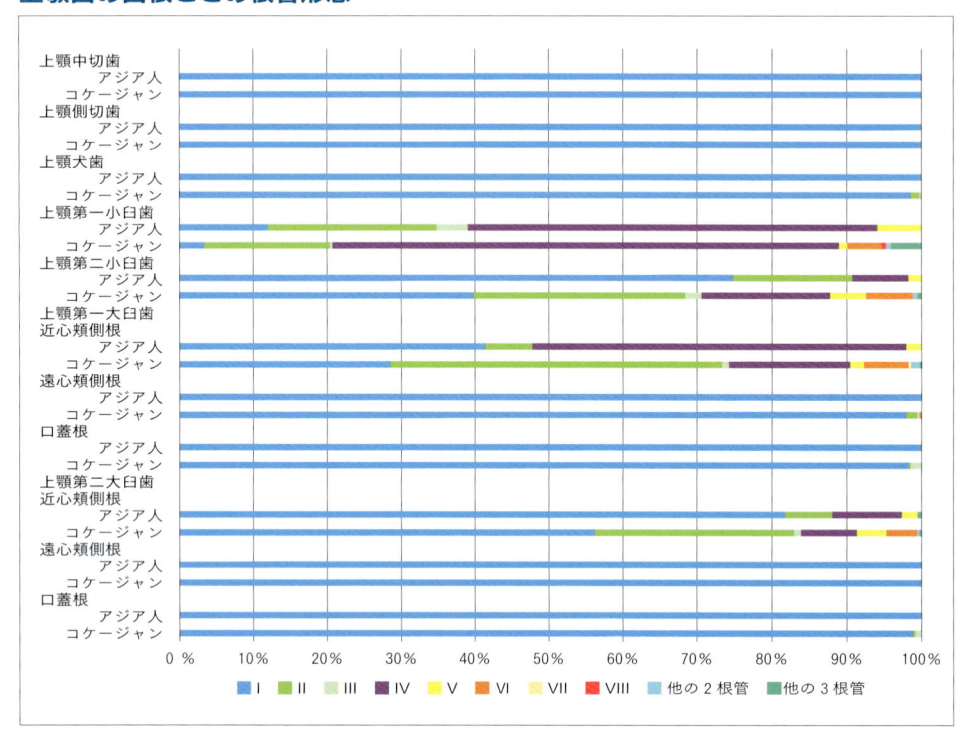

図 2 -56　上顎歯の歯根ごとの根管形態.

下顎歯の歯根ごとの根管形態

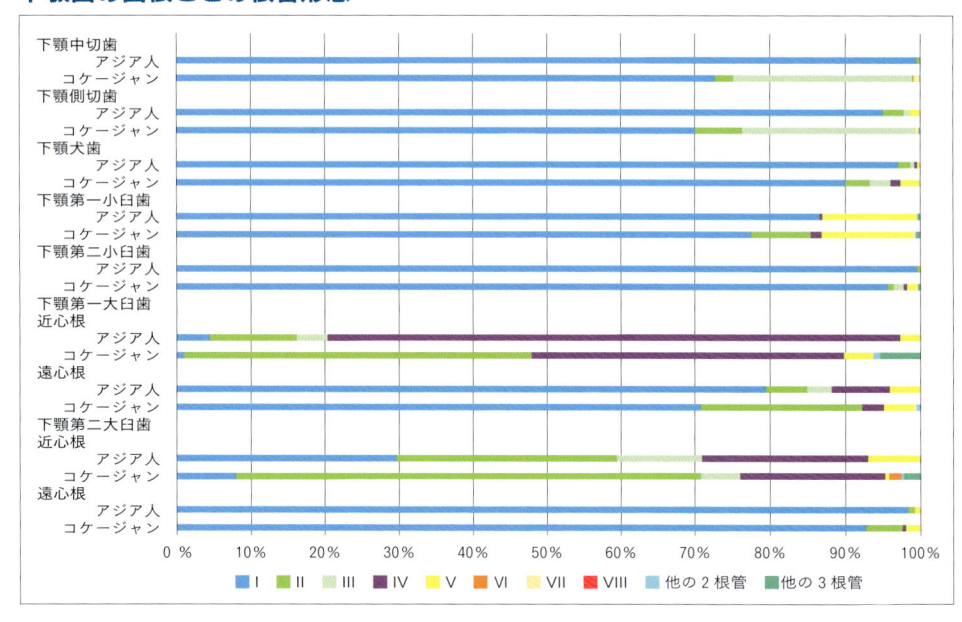

図 2 -57　下顎歯の歯根ごとの根管形態.

6 - 2．根管長

アジア人とコケージャンとで，根管長に差があるか，Kimら[37]は延世大学(ソウル，韓国)とペンシルベニア大学(フィラデルフィア，米国)でのデータを基に比較した．両者とも根管治療時に電気的根管長測定器(Root ZX，モリタ)で作業長を測定し，デンタルエックス線写真で調整して根管長を決定した．

その結果を図2 -58,59に示す．その差は 0 ～2.5mmで，根管長はアジア人ではコケージャンに比べて短かった．

上顎歯の歯根ごとの根管長

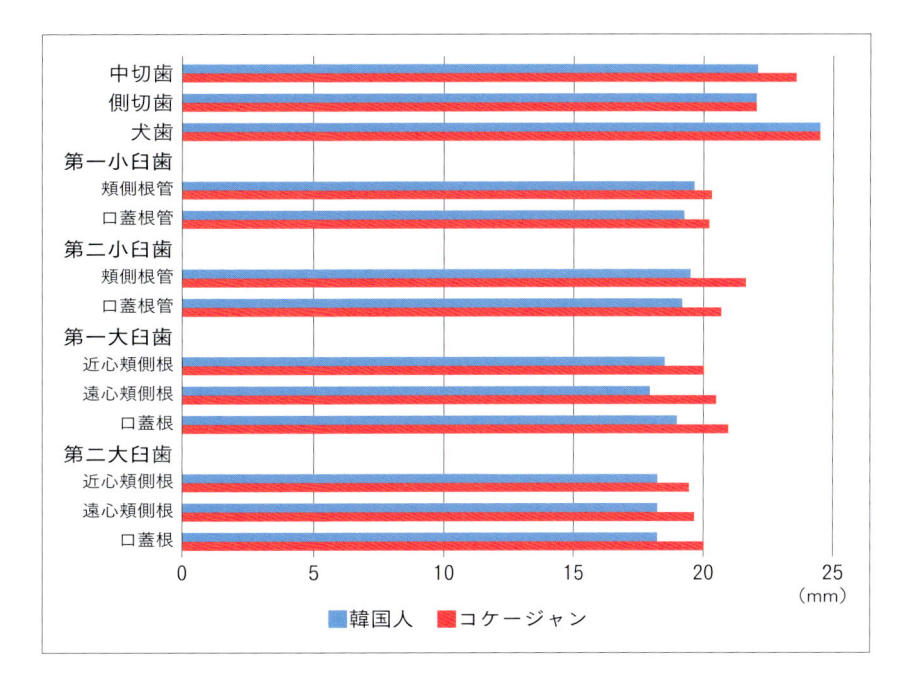

図 2-58　上顎歯の歯根ごとの根管長.

下顎歯の歯根ごとの根管長

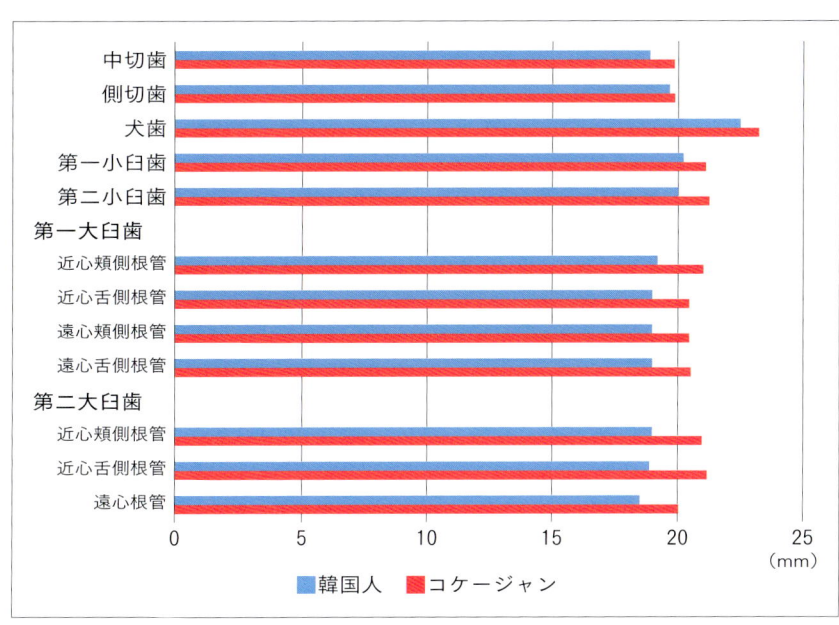

図 2-59　下顎歯の歯根ごとの根管長.

6-3．人種差はあるのか

　根管長はコケージャンに比べてアジア人のほうが短い．これは，長さが短いだけで近遠心方向や頬舌方向の大きさは同じなのか，それとも相似形に小さいのか，という点で比較した研究は見当たらない．樋状根や下顎第一大臼歯遠心舌側根のような形態的な違いは別にして，アジア人の歯の大きさが相似形にコケージャンよりも小さいとしたなら，根管形態に違いが見られたのはCBCTの解像度が原因かもしれない．

　つまり，「アジア人の歯が小さくて根管の分岐などが細かすぎてCBCTでは撮像しきれなかった」という可能性を考えなければならない．μCTや透明標本で調べれば，根管形態に違いはないかもしれない．

　しかし，歯根形態のように，根管形態にも人種的な差があるのかもしれない．差があるとすれば，治

CBCT断面画像から根管形態全体を把握する

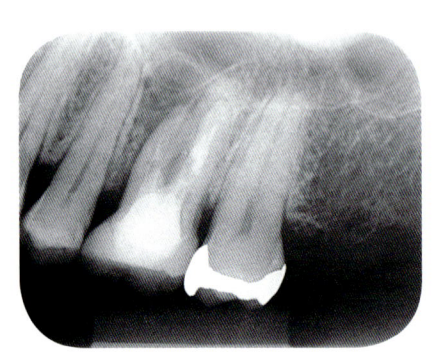

図2-60a　53歳，女性の上顎第二大臼歯デンタルエックス線写真．

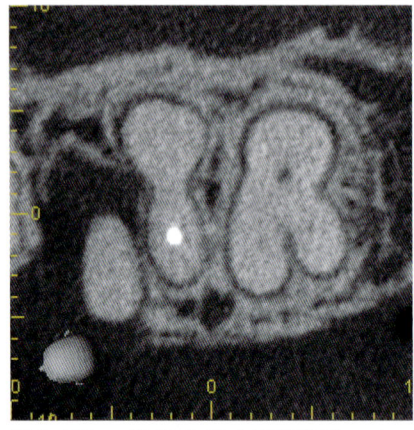

図2-60b　歯根上部のCBCT（Veraview X800，モリタ）水平断像．3根管が見られる．

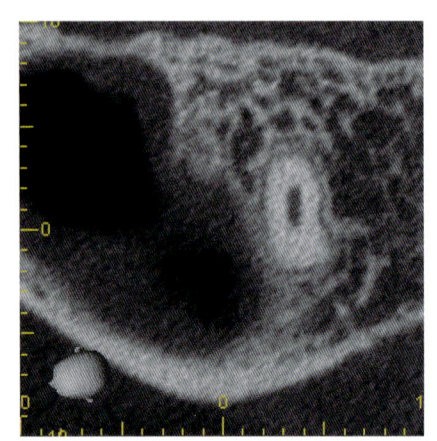

図2-60c　根尖1/3付近のCBCT水平断像．3根管が合流して，太い1根管となっている．

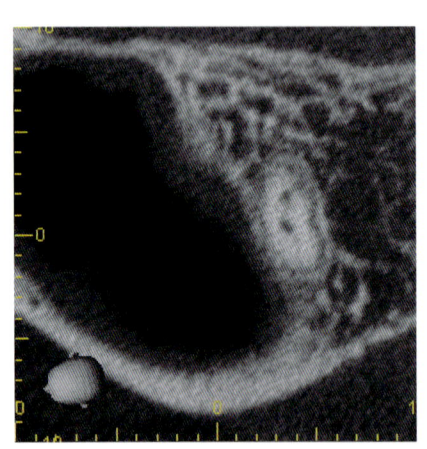

図2-60d　根尖付近のCBCT水平断像．根管は根尖部で2つに分岐している！

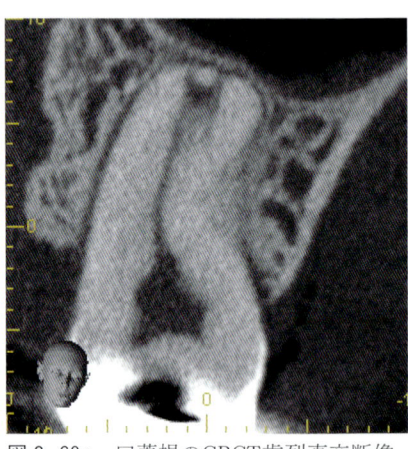

図2-60e　口蓋根のCBCT歯列直交断像．根尖付近で癒合した根管が太く，根尖部で分岐している様子がわかる．

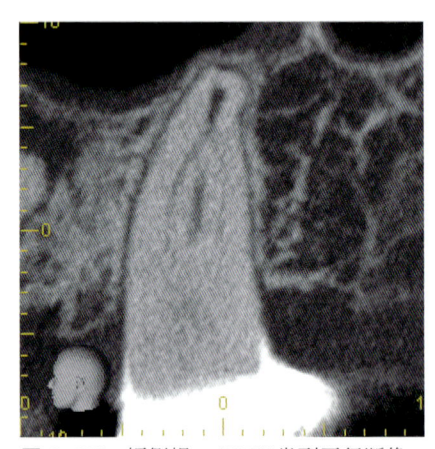

図2-60f　頬側根のCBCT歯列平行断像．根尖部での根管癒合の様子がわかる．

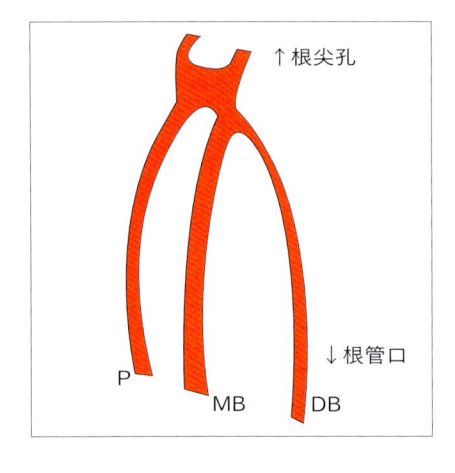

図2-61　CBCTより明らかとなった根管形態の模式図．

療上の注意が必要なのはもちろんである．人類学的にも興味をそそる．アフリカで発生した人類が世界中に拡散する過程で，どのような理由で根管形態に違いが出たのであろうか．モンゴロイドに樋状根や下顎第一大臼歯遠心舌側根が出現した理由は何なのだろうか．大きい，小さいであれば気候などの環境

CBCT撮影ではじめてわかる根管形態の例

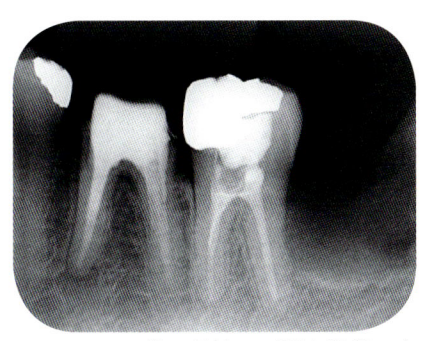

図2-62a　46歳，男性の下顎左側第二大臼歯近心根のデンタルエックス線写真．「歯が浮いた感じがする」との主訴．デンタルエックス線写真では，根管充填は良好で，歯根膜腔の拡大が見られるだけである．

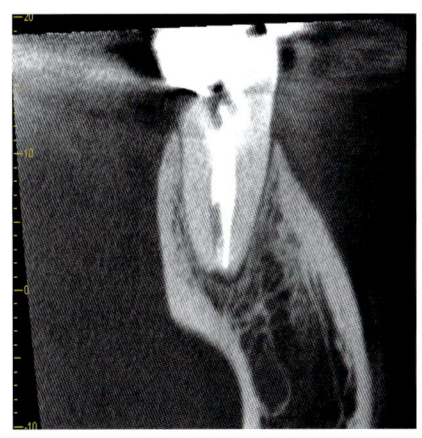

図2-62b　下顎左側第二大臼歯近心根のCBCT（Veraview X800，モリタ）歯列直交断像．図の右が頬側．歯根中央部より根尖側に未処置の舌側根管がある．

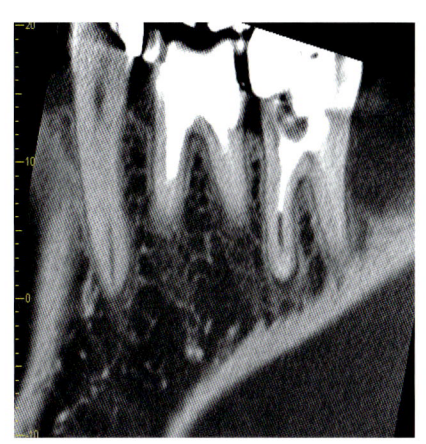

図2-62c　bの近心舌側根管の歯列平行断像．

に原因を求められるかもしれない．

　しかし，根管形態に影響を及ぼす因子はなんなのだろう？　興味は尽きない．

7．CBCTの情報について

　今や，根管治療にとってCBCTからの情報は欠かせないといってもよい．デンタルエックス線写真ではわからない形態を明らかにしてくれる．

　しかし，CBCT画像は断面で根管の位置を確認できるだけである．ソフトウェアによっては，根管の立体像を構築できるものもあるかもしれないが，一般的には任意の断面画像から全体像を把握しなければならない．

　図2-60aは53歳，女性の上顎第二大臼歯デンタルエックス線写真で，図2-60b〜fはそのCBCT断面像である．3根管が根尖に向かって1根管となり，根尖部で2根管となっている．これらの断面像から，図2-61のような全体像を理解する．3根管に挿入した器具は根尖近くまでは届くとも思われるが，2つに分岐した根尖孔に正確に器具を挿入するのは困難かもしれない．また，このような形態を理解しな

いと，癒合し，再び分岐した部分に詰め込まれた削片を除去して根管清掃することは難しそうである．

　根管形態は典型例について理解され，特異的な形態や変異した形態があることは予想されない．この症例でも，3根管が根尖で癒合することは予想しないだろう．さらに，癒合のすぐ先で2つに分かれることは考えもつかないだろう．典型例を基準にして，なるべく簡単な形態として想像するのが普通ではないか．そのような先入観を捨て，かつ典型例を念頭に置きつつ，変異した形態あるいは特殊な形態の出現を解釈しなければならない．

第2章のまとめ

　歯種ごとに，特徴的な形態が出現する．めずらしい特徴的な形態の出現率は高くないが，種類が多い．CBCTを撮影しないと判明しない構造も多い（図2-62）．これらを知っておくことは正確な診断につながり，難治性疾患でも治療が可能となる．

　本書では次章以降，歯内療法で留意すべき基本的な根管形態および特殊な形態を，歯種ごとに紹介していく．

参考文献

1．葭内純史，高橋和人，横地千仞．真空注入法による歯髄腔の形態学的研究第2報．歯基礎誌 1972；14（2）：156-185.

2．Alves MM, Alves FR, Mendes Dde M, Provenzano JC. Micro-Computed Tomography Analysis of the Root Canal Morphology of Palatal Roots of Maxillary First Molars. J Endod 2016；42（2）：280-283.

3．Green D. A stereomicroscopic Study of the Root Apices of 400 Maxillary and Mandibular Anterior Teeth. Oral Surg Oral Med Oral Pathol 1956；9(11)：1224-1232.

4．Green D. Stereomicroscopic Study of 700 Root Apices of Maxillary and Mandibular Posterior Teeth. Oral Surg Oral Med Oral Pathol 1960；13：728-733.

5．Stein TJ, Corcoran JF. Anatomy of the root apex and its histologic changes with age. Oral Surg Oral Med Oral Pathol 1990；69（2）：238-242.

6．Kuttler Y. Microscopic Investigation of Root Apexes. J Am Dent Assoc 1955；50（5）：544-552.

7．Vertucci FJ. Root canal anatomy of the human permanent teeth. Oral Surg Oral Med Oral Pathol 1984；58（5）：589-599.

8．Sert S, Bayirli GS. Evaluation of the root canal configurations of the mandibular and maxillary permanent teeth by gender in the Turkish population. J Endod 2004；30（6）：391-398.

9．葭内純史，高橋和人，横池千仞．真空注入法による歯髄腔の形態学的研究第1報．歯基礎誌 1971；13（4）：403-427.

10．恩田千爾，正木岳馬．小臼歯の根管の解剖．松本歯学 1992；18（1）：1-17.

11．Villegas JC, Yoshioka T, Kobayashi C, Suda H. Frequency of Transverse Anastomoses with and without Apical Communication in Japanese Population Teeth. Aust Endod J 2004；30（2）：50-52.

12．Marroquín BB, Paqué F, Maier K, Willershausen B, Wolf TG. Root Canal Morphology and Configuration of 179 Maxillary First Molars by Means of Micro-computed Tomography：An Ex Vivo Study. J Endod 2015；41(12)：2008-2013.

13．Kartal N, Yanikoğlu FC. Root canal morphology of mandibular incisors. J Endod 1992；18(11)：562-564.

14．Al-Qudah AA, Awawdeh LA. Root canal morphology of mandibular incisors in a Jordanian population. Int Endod J 2006；39(11)：873-877.

15．Çalişkan MK, Pehlivan Y, Sepetçioğlu F, Türkün M, Tuncer SS. Root canal morphology of human permanent teeth in a Turkish population. J Endod 1995；21（4）：200-204.

16．Awawdeh LA, Al-Qudah AA. Root form and canal morphology of mandibular premolars in a Jordanian population. Int Endod J 2008；41（3）：240-248.

17．Skidmore AE, Bjorndal AM. Root canal morphology of the human mandibular first molar. Oral Surg Oral Med Oral Pathol 1971；32（5）：778-784.

18．Gulabivala K, Opasanon A, Ng YL, Alavi A. Root and canal morphology of Thai mandibular molars. Int Endod J 2002；35（1）：56-62.

19．Ahmed HA, Abu-bakr NH, Yahia NA, Ibrahim YE. Root and canal morphology of permanent mandibular molars in a Sudanese population. Int Endod J 2007；40(10)：766-771.

20．Wolf TG, Paqué F, Zeller M, Willershausen B, Briseño-Marroquín B. Root Canal Morphology and Configuration of 118 Mandibular First Molars by Means of Micro-computed Tomography：An Ex Vivo Study. J Endod 2016；42（4）：610-614.

21．Peiris HR, Pitakotuwage TN, Takahashi M, Sasaki K, Kanazawa E. Root canal morphology of mandibular permanent molars at different ages. Int Endod J 2008；41(10)：828-835.

22．Gulabivala K, Aung TH, Alavi A, Ng YL. Root and canal morphology of Burmese mandibular molars. Int Endod J 2001；34（5）：359-370.

23．Cheung GS, Yang J, Fan B. Morphometric study of the apical anatomy of C-shaped root canal systems in mandibular second molars. Int Endod J 2007；40（4）：239-246.

24．Estrela C, Rabelo LE, de Souza JB, Alencar AH, Estrela CR, Sousa Neto MD, Pécora JD. Frequency of Root Canal Isthmi in Human Permanent Teeth Determined by Cone-beam Computed Tomography. J Endod 2015；41（9）：1535-1539.

25．Hsu YY, Kim S. The resected root surface. The issue of canal isthmuses. Dent Clin North Am 1997；41（3）：529-540.

26．von Arx T. Frequency and type of canal isthmuses in first molars detected by endoscopic inspection during periradicular surgery. Int Endod J 2005；38（3）：160-168.

27．Jung IY, Seo MA, Fouad AF, Spångberg LS, Lee SJ, Kim HJ, Kum KY. Apical anatomy in mesial and mesiobuccal roots of permanent first molars. J Endod 2005；31（5）：364-368.

28．Degerness RA, Bowles WR. Dimension, anatomy and morphology of the mesiobuccal root canal system in maxillary molars. J Endod 2010；36（6）：985-989.

29．Weller RN, Niemczyk SP, Kim S. Incidence and position of the canal isthmus. Part 1. Mesiobuccal root of the maxillary first molar. J Endod 1995；21（7）：380-383.

30．Teixeira FB, Sano CL, Gomes BP, Zaia AA, Ferraz CC, Souza-Filho FJ. A preliminary in vitro study of the incidence and position of the root canal isthmus in maxillary and mandibular first molars. Int Endod J 2003；36（4）：276-280.

31．Kim S, Jung H, Kim S, Shin SJ, Kim E. The Influence of an Isthmus on the Outcomes of Surgically Treated Molars：A Retrospective Study. J Endod 2016；42（7）：1029-1034.

32．Weine FS, Healey HJ, Gerstein H, Evanson L. Canal configuration in the mesiobuccal root of the maxillary first molar and its endodontic significance. Oral Surg Oral Med Oral Pathol 1969；28（3）：419-425.

33．Mannocci F, Peru M, Sherriff M, Cook R, Pitt Ford TR. The isthmuses of the mesial root of mandibular molars：a micro-computed tomographic study. Int Endod J 2005；38（8）：558-563.

34．Fan B, Pan Y, Gao Y, Fang F, Wu Q, Gutmann JL. Three-dimensional morphologic analysis of isthmuses in the mesial roots of mandibular molars. J Endod 2010；36(11)：1866-1869.

35．Gu L, Wei X, Ling J, Huang X. A microcomputed tomographic study of canal isthmuses in the mesial root of mandibular first molars in a Chinese population. J Endod 2009；35（3）：353-356.

36．Martins JNR, Gu Y, Marques D, Francisco H, Caramês J. Differences on the Root and Root Canal Morphologies between Asian and White Ethnic Groups Analyzed by Cone-beam Computed Tomography. J Endod 2018；44（7）：1096-1104.

37．Kim E, Fallahrastegar A, Hur YY, Jung IY, Kim S, Lee SJ. Difference in root canal length between Asians and Caucasians. Int Endod J 2005；38（3）：149-151.

第3章

上顎前歯

本章では，上顎前歯根管の解剖学的形態について解説する．

上顎前歯の形態は，側枝を除けば比較的単純な形態である．しかし，注意すべき解剖学的問題がある．1つは歯の特殊形態で，もう1つは根尖の歯槽骨面からの突出である．これらは上顎前歯に限定して出現するのではなく，どの歯にも見られる可能性はあるが，とくに上顎前歯に多く見られる．

【3〜9章の基本構成】

本章から第9章までは，全歯種の解剖学的形態について，論文ベースのデータと筆者がこれまでに製作した透明標本，および臨床で得られたCBCT画像・臨床画像を基にして体系的に解説している．そこでは，各歯種・歯根をその「基本形態」と「特殊形態」とに分けて解説し，「基本形態」については，章ごとに多少異なるものの，基本的には以下の項目ごとにまとめた．

・歯根形態
・根管形態分類別の出現率
・側枝・根尖分岐
・管間側枝
・根尖孔径と根尖部のテーパー

特殊形態については，歯種ごとに，基本形態には含まれない形態をまとめた．また，同一の研究者が全歯種の形態を透明標本で調べた研究のなかから，根管形態の分類で有名なVertucci[1]（第1章図1-8，19ページ）および日本人の歯を調べた蔦内ら[2,3]のデータを基調として，他に歯種別の形態を調べた研究成果を歯種ごとに紹介し，それらの形態に対する臨床的対応法も併せて紹介している．

ex vivoでの評価（抜去歯での評価ということ）としては，透明標本あるいはマイクロCTなど，in vivoでの評価（臨床での評価ということ）としてはCBCTなどで調査が行われている．グラフでは，各データを地域あるいは人種別に列挙した．日本人のデータはグラフ下段にまとめた．各章をとおして歯内療法における根管形成，根管治療に関する戦略がこれらの根管の解剖と矛盾しないか，解剖学的に妥当か，これらを検討するためのたたき台となることを期待する．

上顎側切歯の歯髄腔形態

症例1

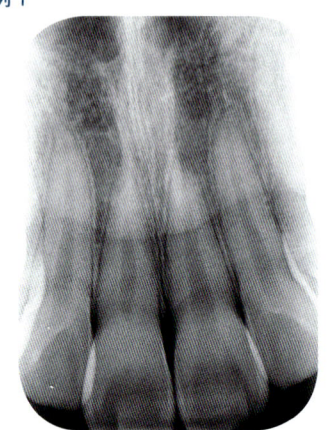 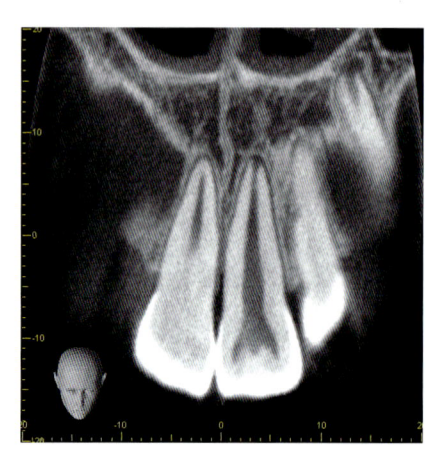

図1a　図1b

図3-1a　14歳，女児の上顎左側中切歯デンタルエックス線写真.
図3-1b　CBCT（Veraview X800，モリタ）では，デンタルエックス線写真での印象とは異なり，髄角が大きく広がっている.

症例2

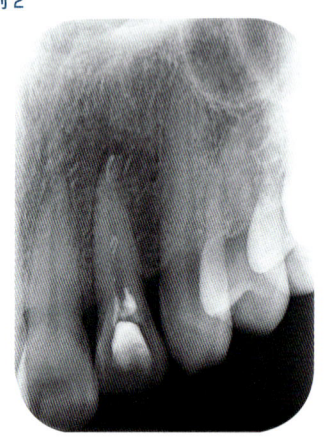 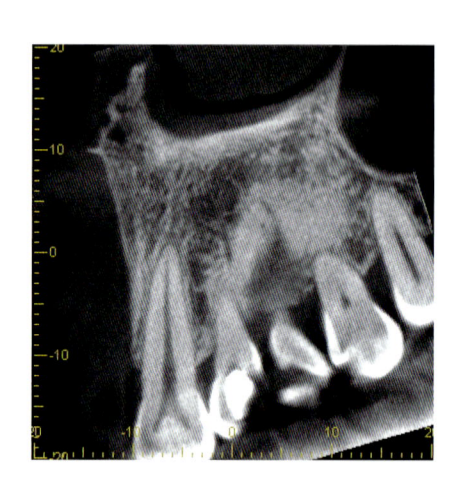

図2a　図2b

図3-2a　46歳，女性の上顎左側中切歯デンタルエックス線写真.
図3-2b　図3-1bの症例よりも30歳くらい年長の症例である．CBCT（3DXマルチイメージマイクロCT，モリタ）では，根管は細くなってきているが，やはり髄角が張り出して見える.

1．基本形態

上顎前歯は1根管で湾曲がなく，比較的単純な形態だと考えられている．そのために，根管治療を行う際にも，大臼歯のようなストレスを感じない．う蝕などの病的理由以外に審美的な目的で歯科的侵襲が加わることがある．その結果，不可逆性歯髄炎や歯髄壊死となれば根管治療が必要となる.

図3-1，2は，上顎中切歯の歯髄腔形態をデンタルエックス線写真とCBCTで観察したものである．14歳と46歳の症例であるが，デンタルではどちらも髄角の形態を読み取ることはできない．しかし，CBCTでは髄角がずいぶんと張り出していることがわかる．加齢によって髄角の張り出しが減るとは限

らない．Ⅱ級のう蝕治療や有髄歯での歯冠形成により，術者の予想よりも歯髄腔を覆う象牙質は薄くなってしまう．治療後に歯髄症状が出現する理由の1つだと考えられる.

1-1．根管数

上顎前歯の根管数は，中切歯，側切歯，犬歯とも1根管が100％というのが一般的な理解である．ところが，図3-3に示すように中切歯で数パーセント，側切歯で10％弱，犬歯で最大25％が2根管と報告されている．人種差があるのかどうか，にわかには断言できないので，今後の調査を待ちたい．上顎前歯には口蓋側根面溝palato-radicular grooveが出現することがあり，この溝が深いと根が分離して2根のように見えることがある．口蓋側根面溝につい

上顎前歯部の根管数

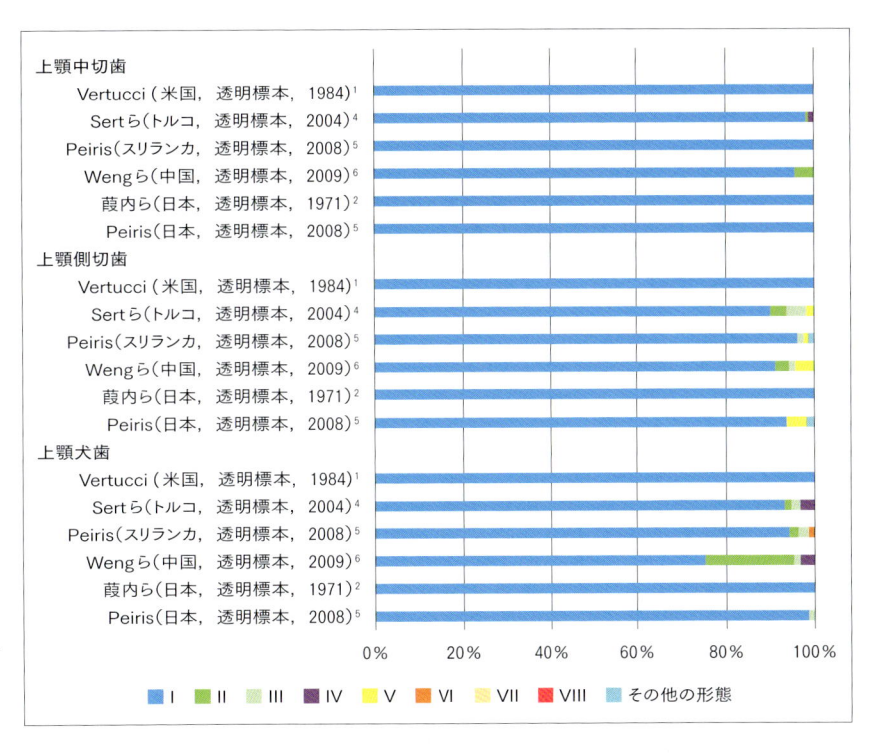

図3-3　上顎前歯部の根管数. 上顎前歯の根管数は中切歯, 側切歯, 犬歯とも1根管が100％である.

ては, 本章2-1で解説する.

上顎前歯部の2根あるいは2根管の症例報告は, ときどき見かける. 症例報告での上顎前歯部の2根は口蓋側根面溝が関与していないものもあるが, これらの形態が日本人にも出現するのかどうかは不明である. 筆者はまだ遭遇したことはない.

1-2. 中切歯
1-2-1. 主根管の透明標本

上顎前歯のうち, 側枝・根尖分岐のない中切歯の透明標本を図3-4, 5に示す. 根管には, インディアンインクを注入してある. 歯根中央部は膨らみ, 根尖に向かって細くなる. しかし, 根尖近くの数ミリは同じ径で, 根尖孔に到達する例もある(図3-4).

図3-6～10は, インディアンインクを根管内に注入後に根管形成し, シーラーを使用せずに根管充填して作成した透明標本である. 図3-6では見えないが, 図3-7, 8はインディアンインクにより象牙細管*が観察できる. 同一条件で作成した標本であるが, 象牙細管の太さに違いがあるのだろうか. インディアンインクが正確に細菌の侵入径路をシミュレーションするわけではないが, このような象

*象牙細管. 図は下顎大臼歯の透明標本で見られた象牙細管. 象牙細管の分布密度は部位により異なることがわかる. A：遠心根頬側面観. A'：歯根上部の象牙細管. 密集している. B：遠心面観. B'：歯根中央部の象牙細管. A'に比べると象牙細管の密度は疎である.

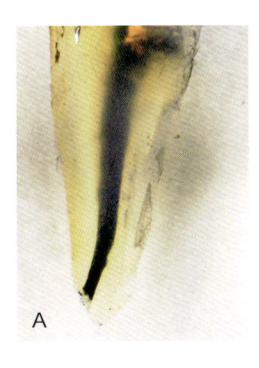
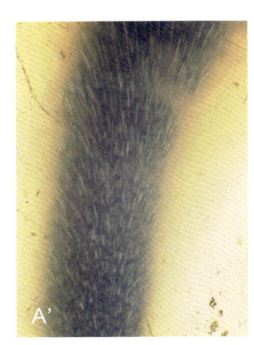
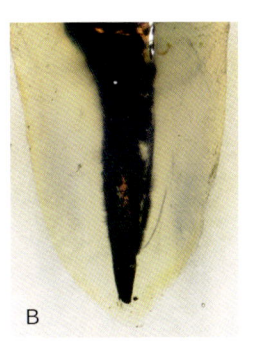
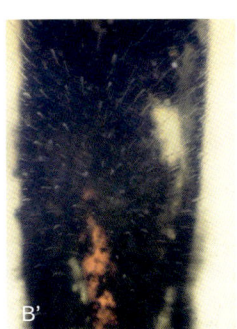

側枝・根尖分岐のない上顎中切歯根管の透明標本

標本1　　　　　　　　標本2

図4｜図5

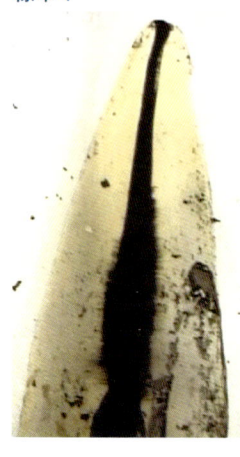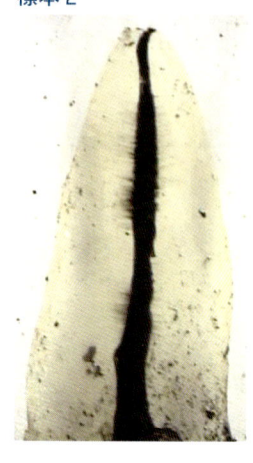

図3-4　根管中央部が膨らみ，根尖に向かって徐々に細くなるが，根尖数ミリは同じ径で根尖孔に至る．このように，色素を注入してから根管形成，根管充填を行うことにより，処置できなかった根管，側枝，根尖分岐，フィン，イスマスの存在を明らかにすることができる．

図3-5　根管中央部の根管の膨らみはない．根尖近くまでほぼ同じ径で，そこから一段と細くなって根尖孔に至る．根尖近くで湾曲している．

上顎中切歯根管象牙細管の透明標本による観察

標本1　　　　　標本2　　　　　標本3

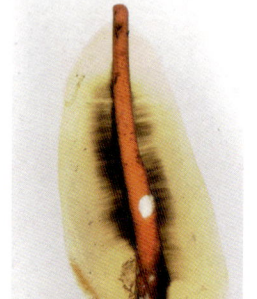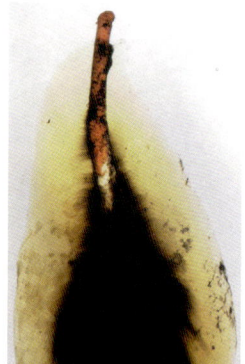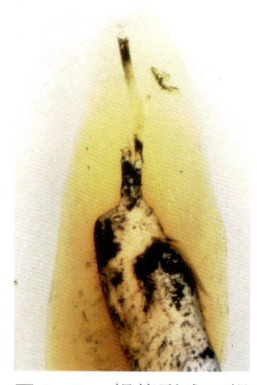

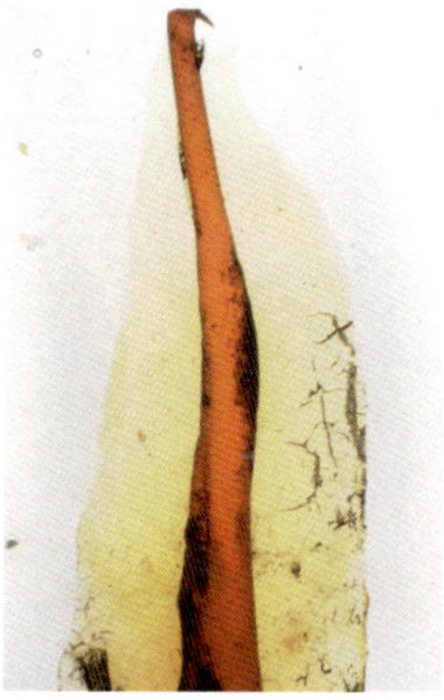

図3-6　近心面観．象牙細管がほとんど見えない例．

図3-7　遠心面観．歯根全長にわたり，頬舌側に見られる象牙細管．

図3-8　近心面観．象牙質のほとんどの象牙細管が染まっている．

2根管を有する上顎中切歯根管の透明標本

標本1　　　　　標本2

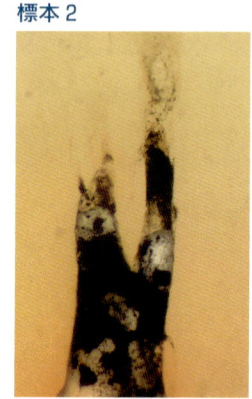

図3-9　根管形成で根管が細くてファイルが入らず，閉塞と判断して根管充填した．

図3-10　閉塞していた部分を拡大してみると，分岐して2根管になっていた．

牙細管の浸透性の違いは「根尖性歯周炎の発症や根管治療の予後に何らかの影響があるのではないか」という疑問となる．ただし，根尖部は象牙細管がほとんどないためか染まっていない．象牙細管の解剖や機能については，まだまだ未解明な部分は多い．

図3-9は透明標本に見られた上顎中切歯の2根管である．根管途中でファイルは進まなくなり，そこまで根管充填した．閉塞だった理由は，ファイルが到達したところで根管が2本の根管に分岐しており（図3-10），細い根管にファイルが追随できなかったためと思われる．もし根管が探索できたとしても，

根管は近接しているのでもう1つの根管も根管形成に含まれてしまい1根管になるだろう．臨床的には，少し狭窄した1根管として認識され，2根管であることはわからないかもしれない．

1-2-2．側枝・根尖分岐の出現率

上顎中切歯側枝および根尖分岐の出現率を図3-11に示す．日本人では，他人種に比べると出現率は高い傾向が見られた．側枝・根尖分岐ともに見られないのは40％前後であった．

上顎中切歯における側枝・根尖分岐の出現率

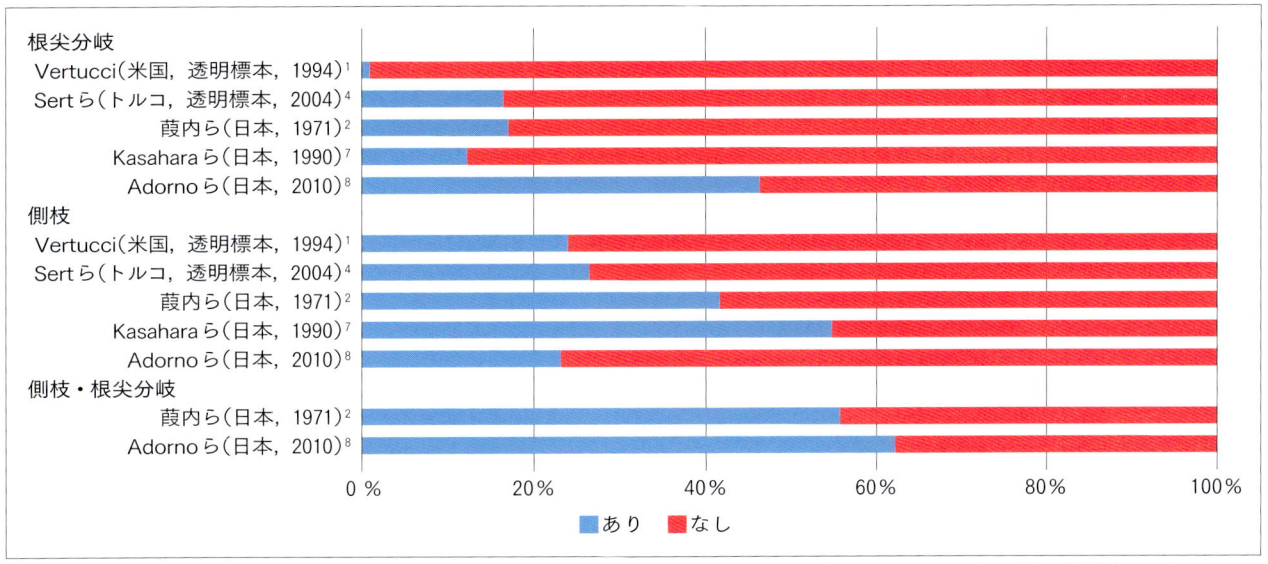

図 3 -11　上顎中切歯における側枝・根尖分岐の出現率．図内の文字は最初に報告者を示し，括弧内は順に被験者の国あるいは人種，調査方法，発表年である．

上顎中切歯における側枝・根尖分岐の垂直分布

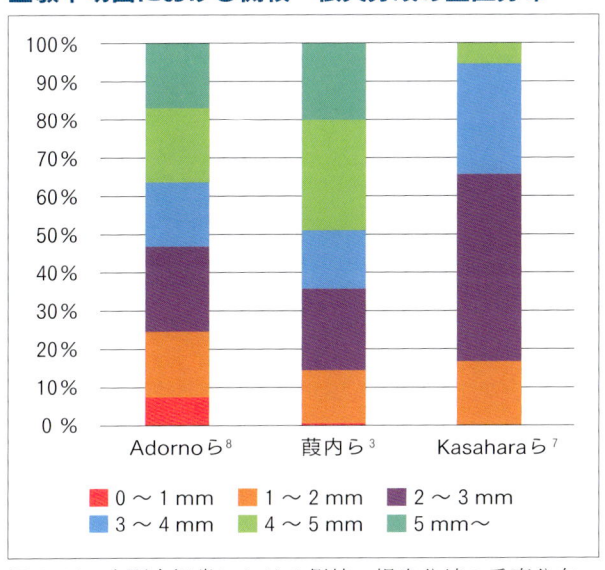

図 3 -12　上顎中切歯における側枝・根尖分岐の垂直分布．3 つの報告での根尖からの距離の定義は 1 章（17 ページ）を参照．

上顎中切歯における側枝・根尖分岐の水平分布

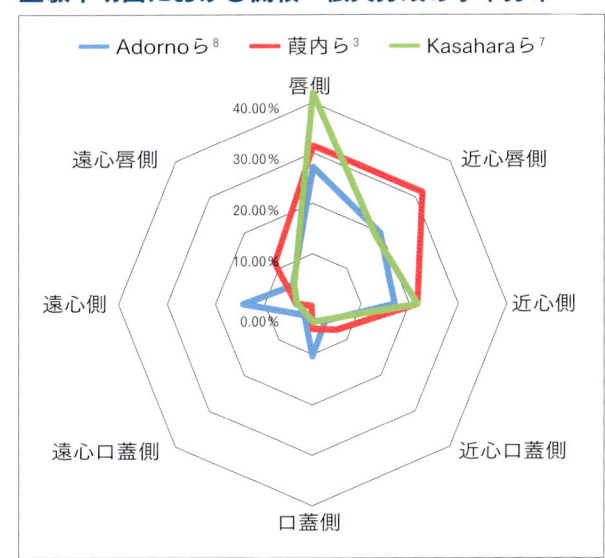

図 3 -13　上顎中切歯における側枝・根尖分岐の水平分布．3 つの報告での水平分布の定義は 1 章（17 ページ）を参照．

1 - 2 - 3．側枝・根尖分岐の垂直分布

　垂直分布を図 3 -12 に示す．50％前後は根尖から 3 mm 以内に出現していたが，根尖から 3 mm 以上歯冠側の歯根中央部にも多く出現する．

1 - 2 - 4．側枝・根尖分岐の水平分布

　水平分布を図 3 -13 に示す．3 つの報告での分布はほぼ一致しており，近心から唇側にかけての出現が多い．

上顎中切歯の側枝を有する透明標本

標本 1

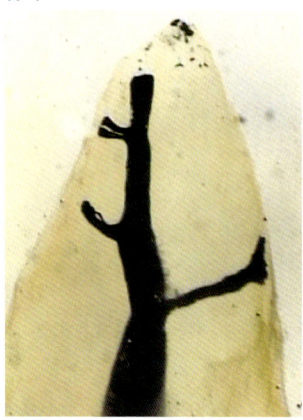

図3-14　未処置根管に見られた側枝.

標本 2

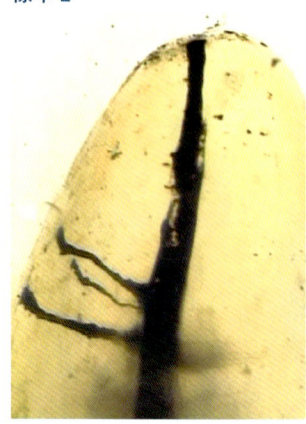

図3-15　未処置根管に見られた側枝.

標本 3

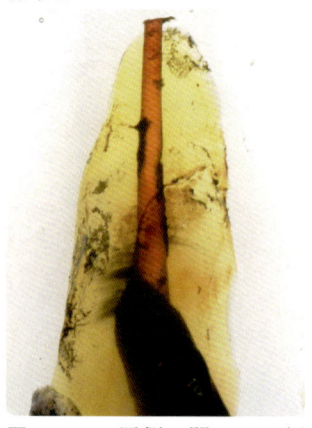

図3-16a　唇側に開口した側枝.

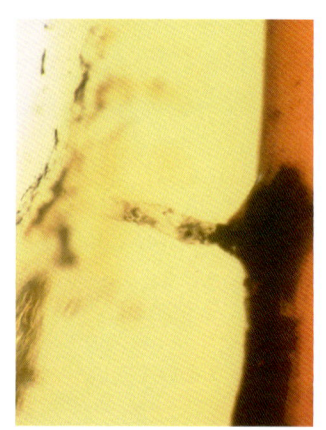

図3-16b　aの側枝の拡大像.

標本 4

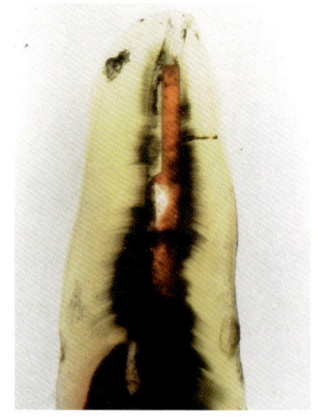

図3-17a　唇側に開口した側枝.

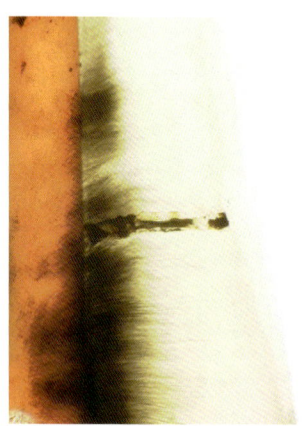

図3-17b　aの側枝および象牙細管の拡大像.

標本 5

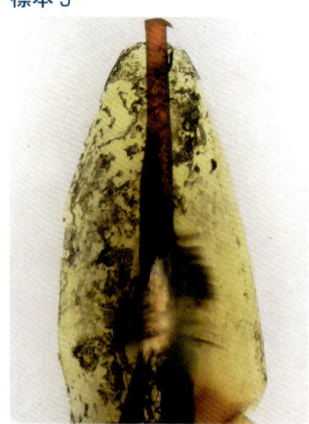

図3-18a　根尖分岐.

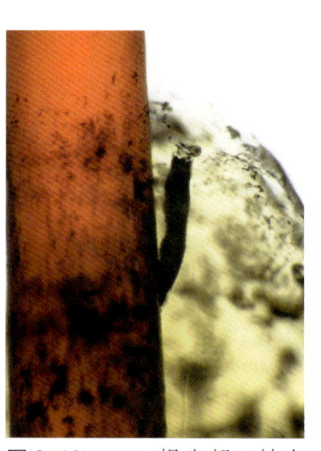

図3-18b　aの根尖部の拡大像.　根管形成に取り込まれずに残ってしまった根尖分岐.

標本 6

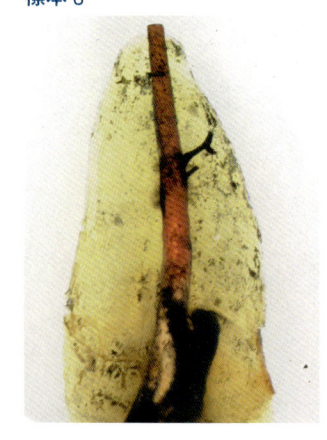

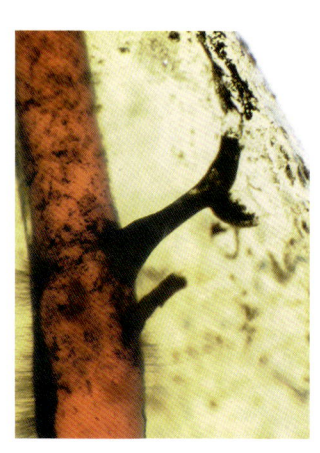

図19a｜図19b

図3-19a　歯根中央部の唇側を向いた側枝.
図3-19b　aの側枝の拡大像. 側枝は根表付近で分岐している.

標本 7

図20a 図20b 図20c

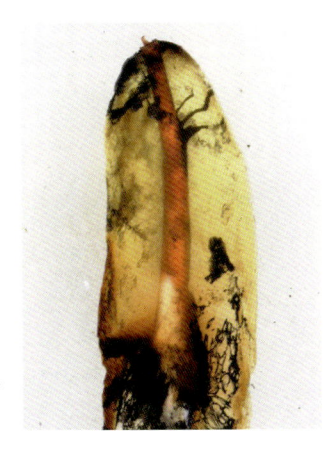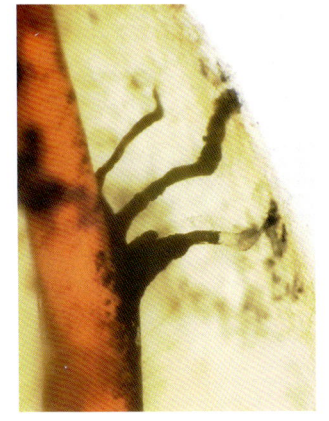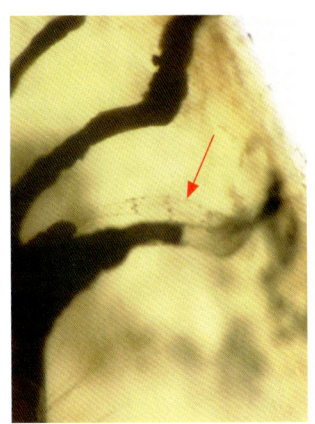

図 3 -20a　近心を向いた側枝.
図 3 -20b　aの拡大像．３本の側枝が見える.
図 3 -20c　aの拡大像．インディアンインクが入っていない４本目の側枝(赤矢印部)が観察できる.

標本 8

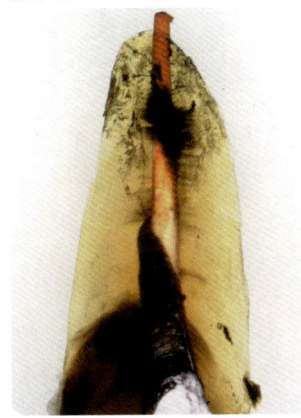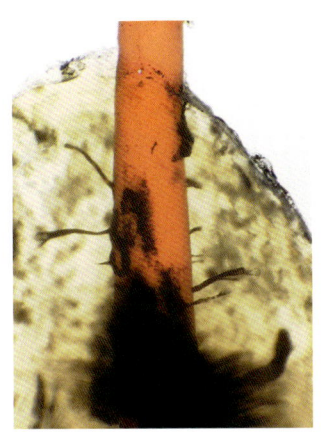

図 3 -21a　根尖部の側枝と象牙細管.

図 3 -21b　aの根尖部の拡大像．細い側枝が何本も認められた.

標本 9

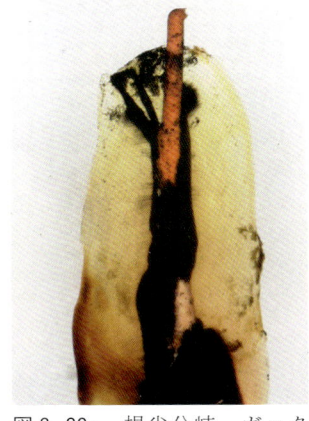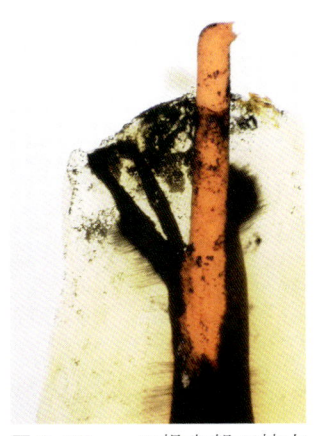

図 3 -22a　根尖分岐．ガッタパーチャ周囲に染まった部分は根管形成で未処置となった部分.

図 3 -22b　aの根尖部の拡大像．典型的な根尖分岐である.

標本10

図23a 図23b

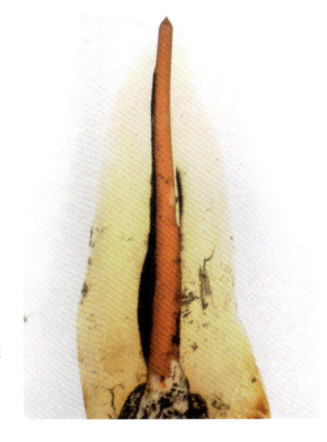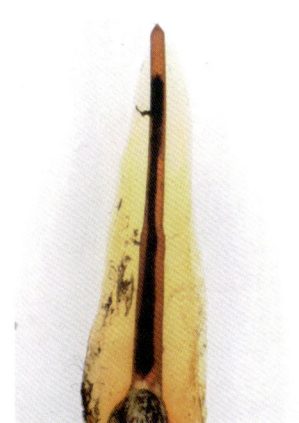

図 3 -23a　ガッタパーチャ舌側に沿った染色帯はフィンである．根管形成を行ったために未処置根管がフィンとして残った.
図 3 -23b　aを舌側から見ると，近心に側枝が認められる．根管充填されたガッタパーチャに重なって見えるフィンの薄さに注目.

1 - 2 - 5．側枝・根尖分岐の透明標本

　図 3 -14〜23に上顎中切歯の側枝を有する透明標本を示す.

側枝による歯根側方病変の症例

症例1

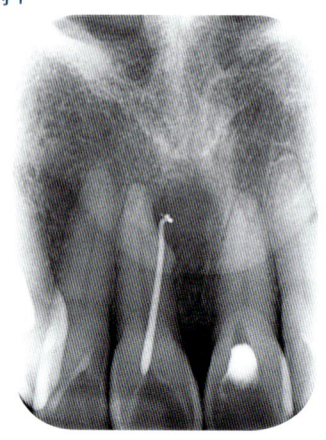
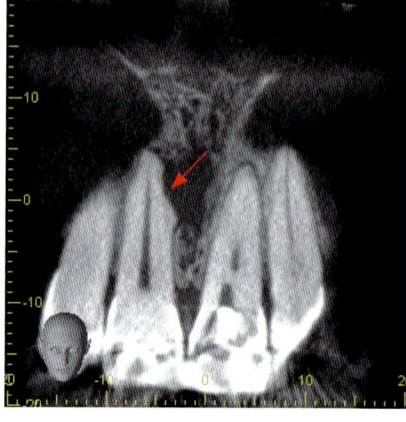

図24a 図24b

図3-24a 66歳，男性の上顎右側中切歯の歯根側方病変．外傷の既往があり，失活していた．

図3-24b CBCT（3DXマルチイメージマイクロCT，モリタ）歯列平行断像．病変の中央に細い側枝が見える．側枝開口部周囲の歯根は陥凹した形態となっている．上顎中切歯では，歯根が根尖を頂点とした円錐形ではなく，このように陥凹した形態が見られることがあり，側枝の存在を疑わなければならない．

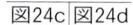

図24c 図24d

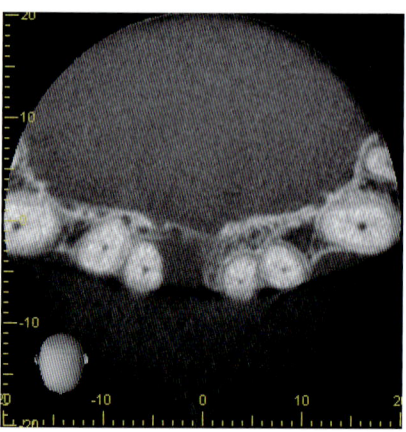
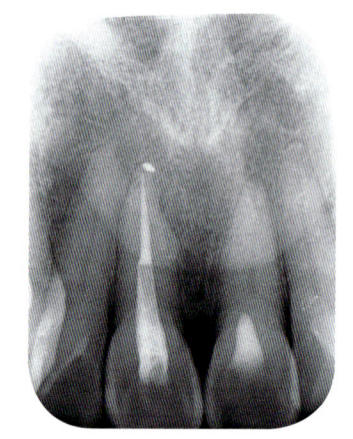

図3-24c CBCT水平断像．側枝と病変の広がりがよくわかる．側枝は近心面にある．

図3-24d 根管充填1年後．側枝にはシーラーが入っていると思われるが，側枝が細いためにエックス線写真には写っていない．歯根側方病変は消失している．

症例2

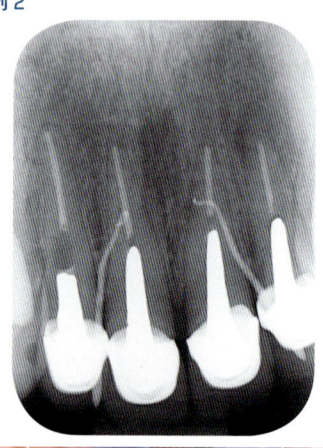

図25a
図25b 図25c 図25d

図3-25a 40歳，女性の上顎左右中切歯には瘻孔が見られた．病変による透過像は認められない．側枝による病変と思われた．

図3-25b 逆根管治療を行ったところ，右側中切歯には唇側に向いた側枝があった．

図3-25c 左側中切歯にも唇側に向いた側枝が認められた．

図3-25d 逆根管充填後．中切歯の側枝は左右対称に認められた．

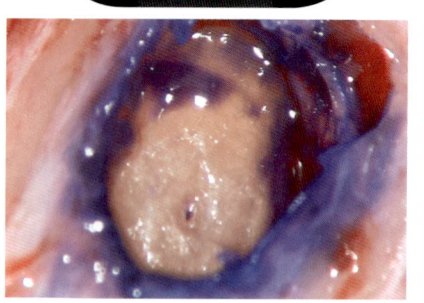
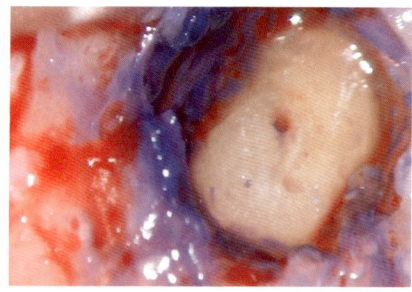
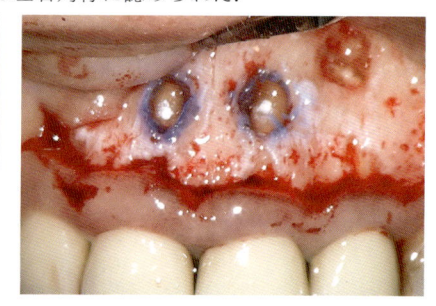

図25e│図25f

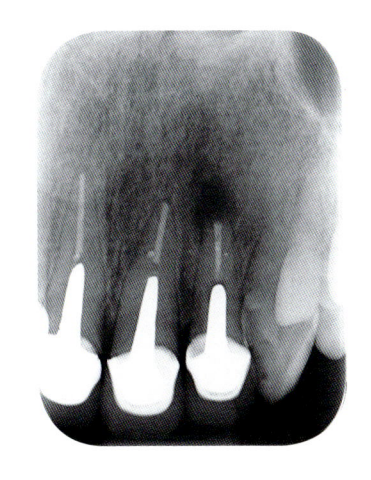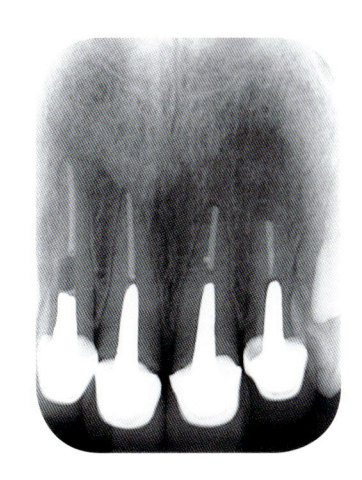

図 3 -25e　逆根管充填直後のデンタル
エックス線写真.
図 3 -25f　3 年 9 か月後のデンタルエック
ス線写真.側枝による病変は唇側の骨
を破り広がっていた.術前の病変が見ら
れなかったため,術後のデンタルエック
ス線写真でも治癒状況を確認できない
が,瘻孔がないことが経過良好の判断材
料となる.

症例 3

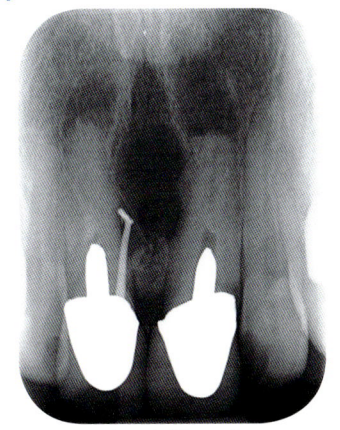

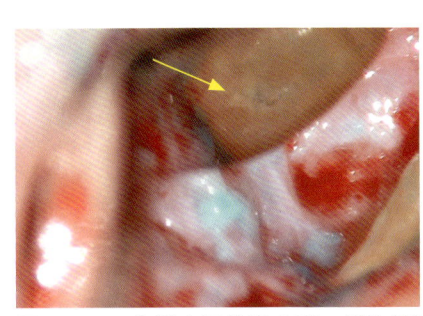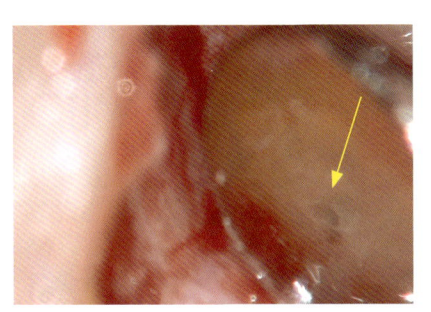

図 3 -26a　42歳,女性のデンタルエック
ス線写真.左右中切歯には根尖と近心に,
左右対称の病変が認められた.根尖は通
法どおり逆根管治療を行った.中央の病
変では,両中切歯近心面の側枝の存在が
疑われた.

図 3 -26b　右側中切歯近心面の側枝(黄
矢印部,ミラー像).

図 3 -26c　左側中切歯近心面の側枝(黄
矢印部,ミラー像).

図26d│図26e

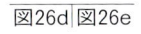

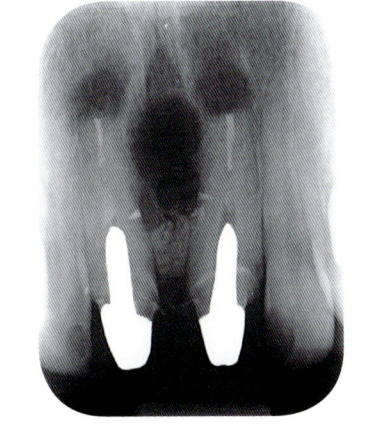

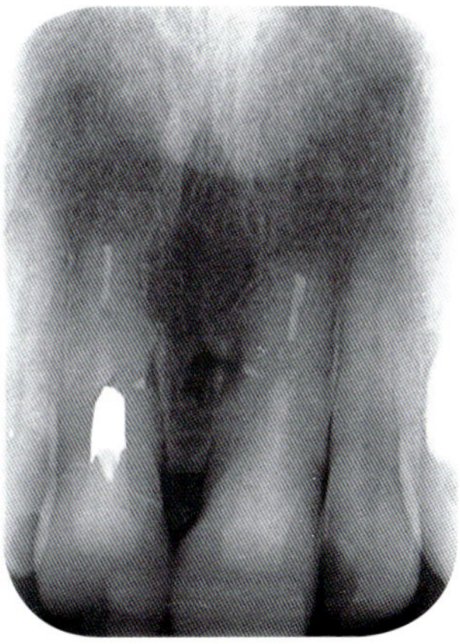

図 3 -26d　逆根管充填直後.
図 3 -26e　5 年 4 か月後.透過像は縮小
している.唇側の側枝による病変に比べ
て,近心の側枝による病変は経過を観察
しやすい.

1 - 2 - 6 ．臨床例

　図 3 -24〜26に側枝による歯根側方病変の症例を
提示する.上顎中切歯では,側枝の水平分布に示す

とおり,唇側や近心に側枝による病変が出現するこ
とが多い.

上顎前歯の根管形態

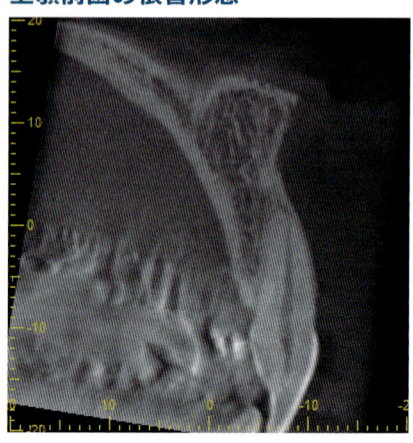 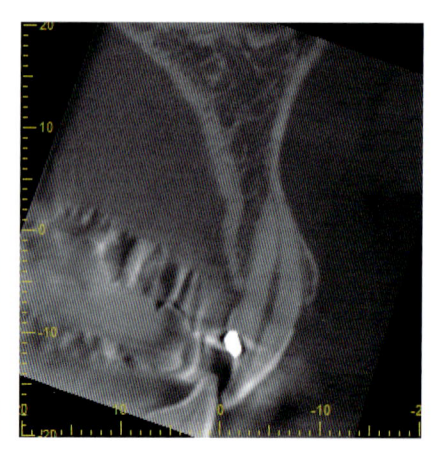

図27 ｜ 図28

図3-27　上顎左側中切歯歯列直交断画像（3DXマルチイメージマイクロCT，モリタ）の一例．根管はまっすぐである．

図3-28　上顎右側側切歯歯列直交断画像（3DXマルチイメージマイクロCT，モリタ）の一例．根管は歯冠部から弧を描くように湾曲している．

上顎側切歯における側枝・根尖分岐の出現率

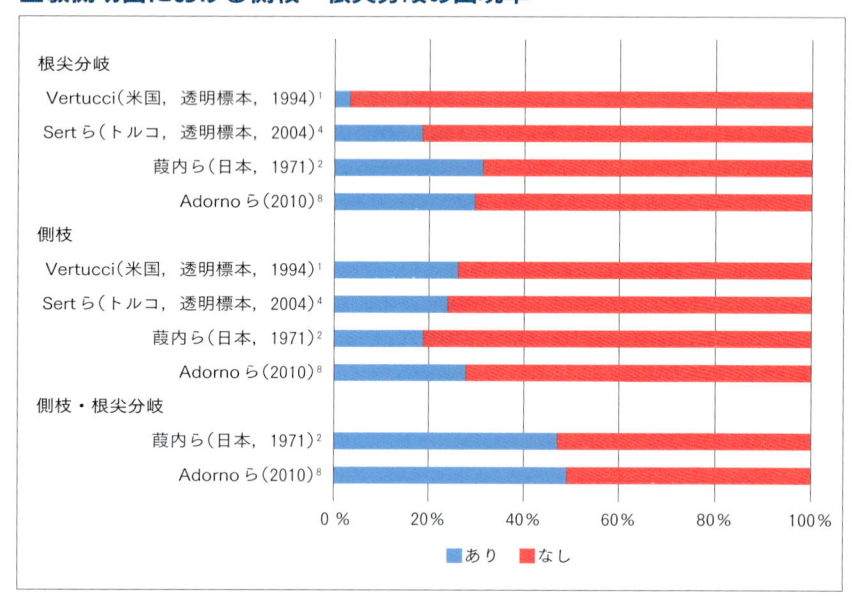

図3-29　上顎側切歯における側枝・根尖分岐の出現率．

1-3．側切歯

1-3-1．主根管の透明標本

　上顎前歯は，基本的にまっすぐな根管（図3-27）を有していると思われがちであるが，側切歯はそうではない場合がある．

　図3-28に示すように，歯冠から根尖まで弧を描くように湾曲している場合がある．根管形成時には，ファイルに加わる抵抗力が強くなり，形成しにくかったり，ファイル破折を起こしたりする．このような湾曲はデンタルエックス線写真ではわからないので，CBCT撮影で確認するか，湾曲しているものとして対応すべきである．

1-3-2．側枝・根尖分岐の出現率

　上顎側切歯の側枝・根尖分岐は，中切歯に比べて若干少ないようである（図3-29）．側枝・根尖分岐が存在しない割合は，ほぼ50％である．

1-3-3．側枝・根尖分岐の垂直分布

　垂直分布を図3-30に示す．側枝の7割が根尖から3mm以内に存在する．

1-3-4．側枝・根尖分岐の水平分布

　水平分布を図3-31に示す．水平的には唇側と口蓋側の出現率が高い．中切歯とは異なる分布である．

上顎側切歯における側枝・根尖分岐の垂直分布

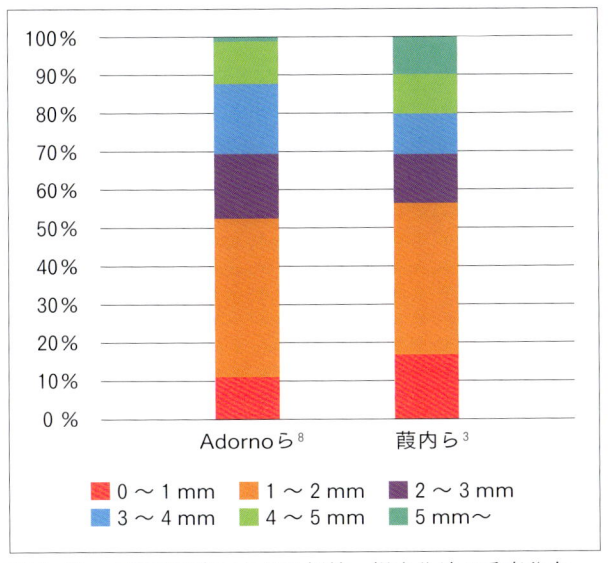

図 3 -30　上顎側切歯における側枝・根尖分岐の垂直分布.

上顎側切歯における側枝・根尖分岐の水平分布

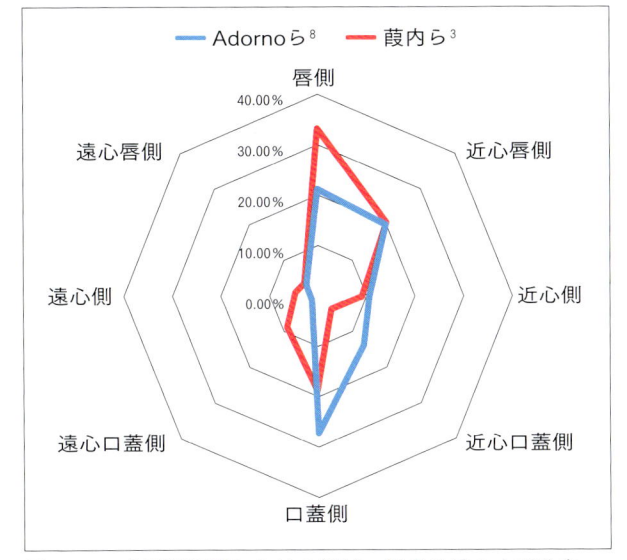

図 3 -31　上顎側切歯における側枝・根尖分岐の水平分布.

上顎側切歯の側枝を有する透明標本

標本 1

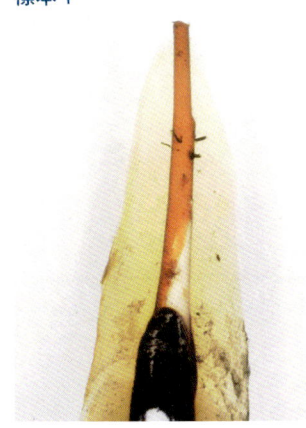

図 3 -32a　舌側面観.根尖
1/3 に見られた複数の側枝.

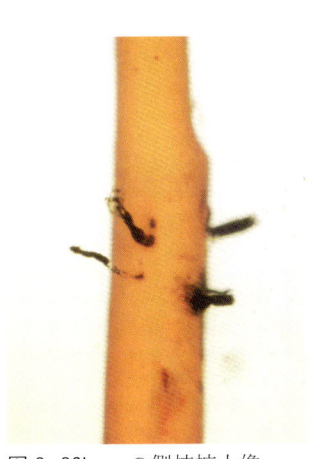

図 3 -32b　aの側枝拡大像.

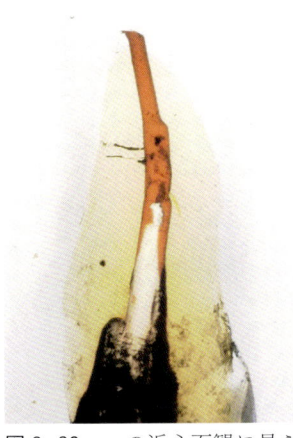

図 3 -32c　aの近心面観に見ら
れた舌側に向かう側枝.

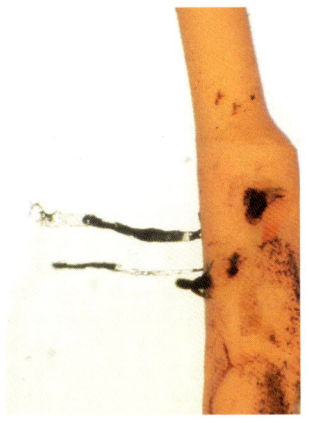

図 3 -32d　cの側枝の拡大像.
近い場所に複数の側枝が見ら
れることは多い.

標本 2

図33a｜図33b

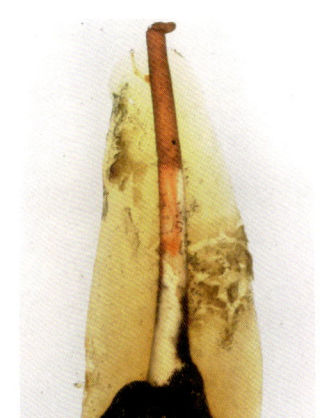

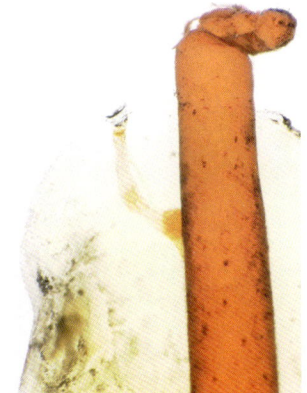

図 3 -33a　根尖分岐.
図 3 -33b　aの拡大像.根尖分岐であるが,インディアンイン
クは入っていない.石灰化しているのかもしれない.

標本 3

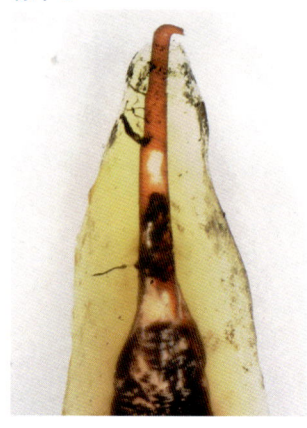 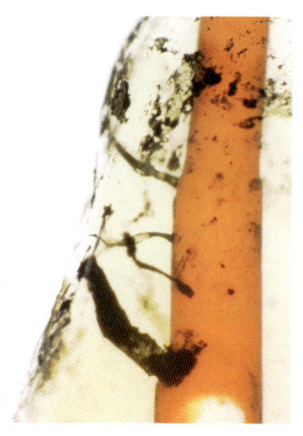 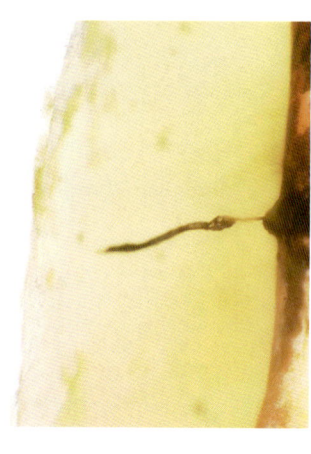

図34a 図34b 図34c

図 3 -34a　根尖付近および歯根中央部の側枝で，いずれも近心を向いている.

図 3 -34b　aの根尖付近の拡大像．複数の太さの異なる側枝が見られる.

図 3 -34c　aの歯根中央部の拡大像.

標本 4

標本 5

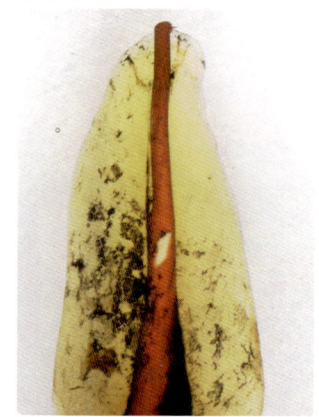 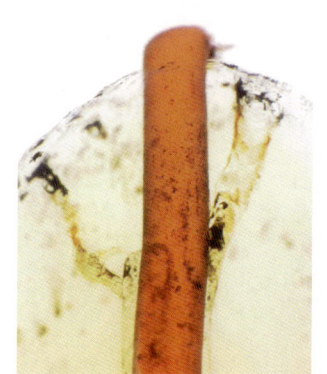 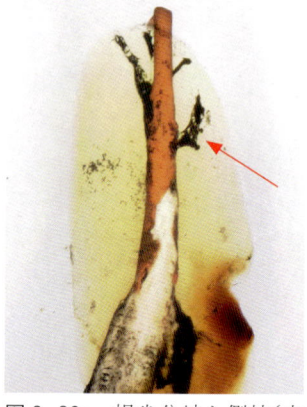 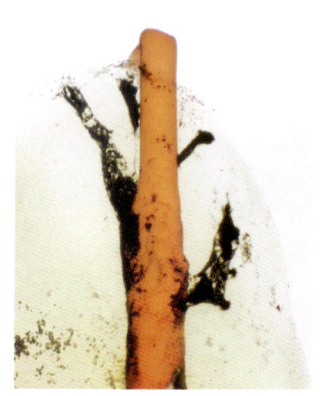

図 3 -35a　根尖分岐.

図 3 -35b　aの拡大像．根尖分岐であるが，インディアンインクは入っていない.

図 3 -36a　根尖分岐と側枝（赤矢印部）.

図 3 -36b　aの根尖部の拡大像.

標本 6

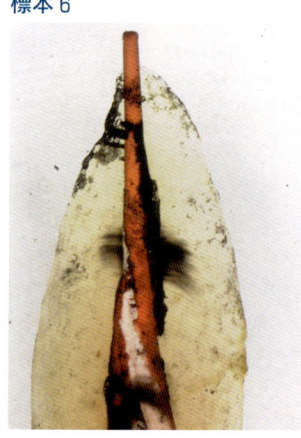 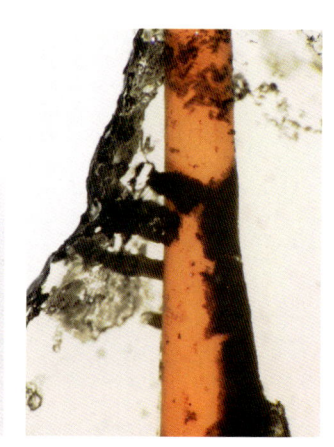

図37a 図37b

図 3 -37a　フィン，象牙細管，および根尖部の複数の側枝.

図 3 -37b　aの側枝部の拡大像.

1 - 3 - 5 ．側枝・根尖分岐の透明標本

　図 3 -32〜41に側切歯の側枝・根尖分岐の透明標本を示す.

標本 7

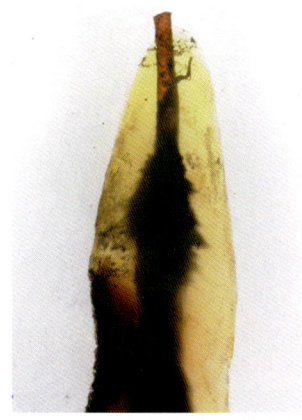

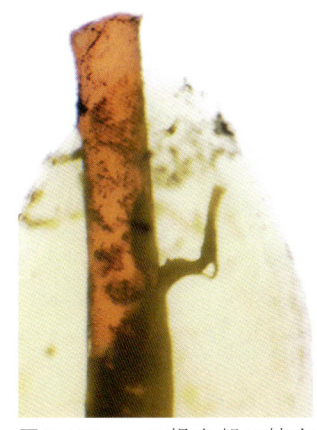

図 3 -38a　象牙細管と根尖部の側枝.

図 3 -38b　a の根尖部の拡大像.側枝途中で分岐が見られる.

標本 8

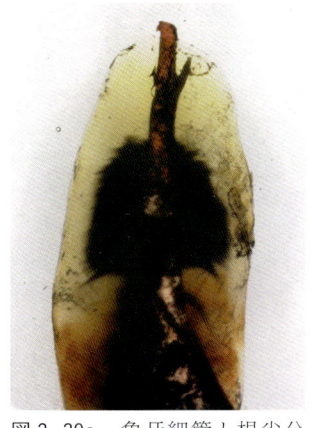

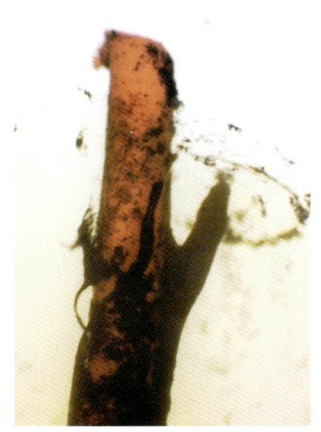

図 3 -39a　象牙細管と根尖分岐.

図 3 -39b　a の根尖部の拡大像.

標本 9

| 図40a | 図40b | 図40c |

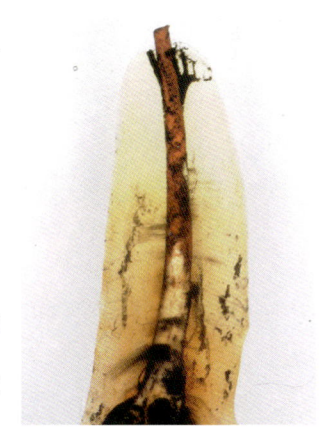

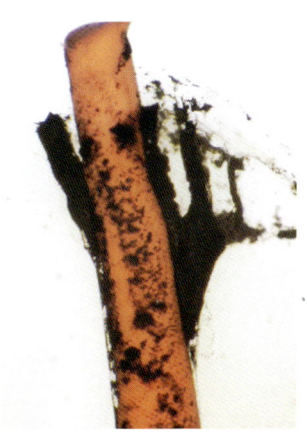

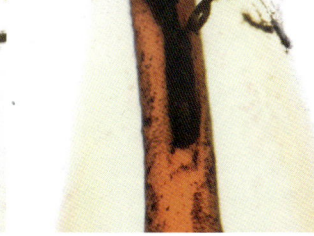

図 3 -40a　根尖分岐.

図 3 -40b　a の拡大像.遠心面観.

図 3 -40c　a の唇側面観.側枝の方向はさまざまである.

標本10

| 図41a | 図41b | 図41c |

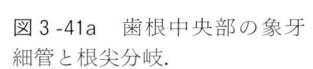

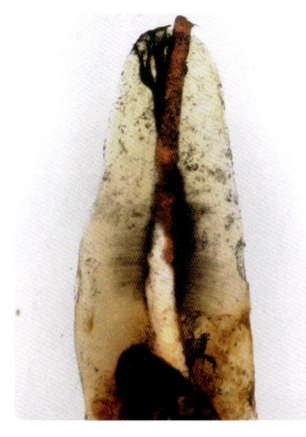

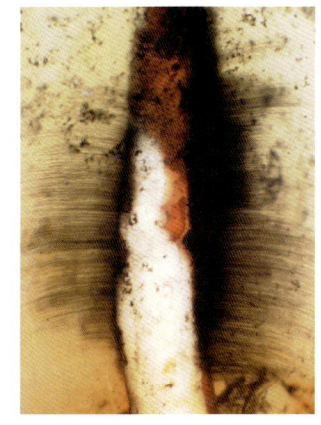

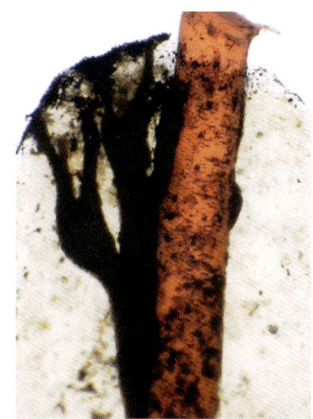

図 3 -41a　歯根中央部の象牙細管と根尖分岐.

図 3 -41b　a の象牙細管拡大像.

図 3 -41c　a の根尖分岐拡大像.根管からフィンを介して2つに分岐した根尖分岐はさらにそれぞれ分岐しており,主根管以外に 4 つの根尖孔となっている.

上顎犬歯における側枝・根尖分岐の出現率

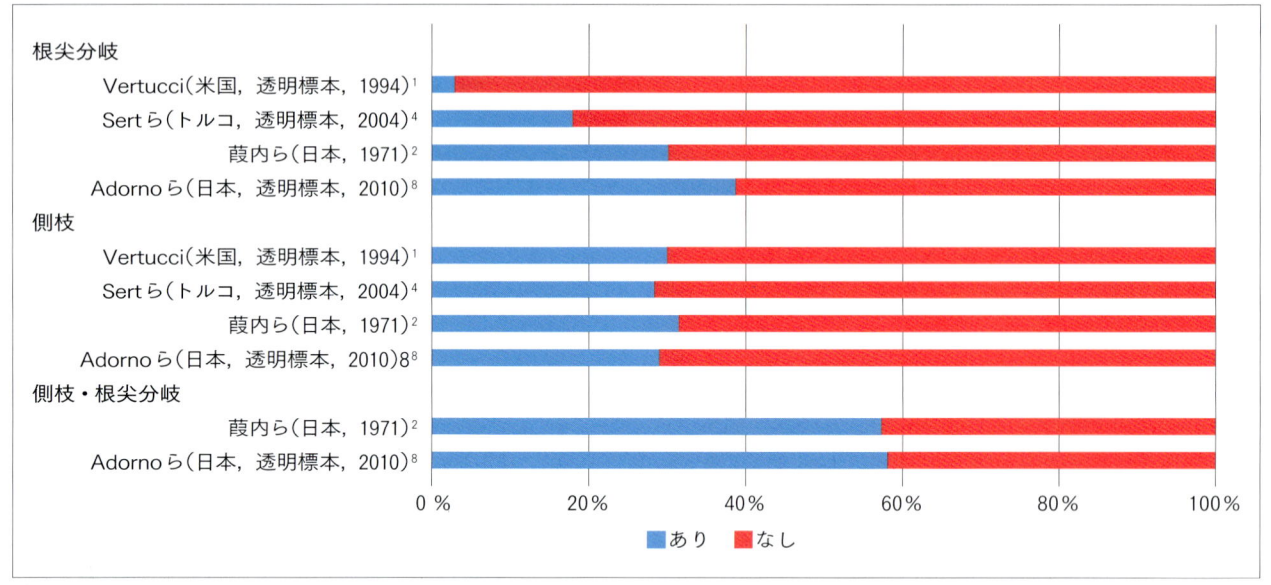

図3-42　上顎犬歯における側枝・根尖分岐の出現率.

上顎犬歯における側枝・根尖分岐の垂直分布

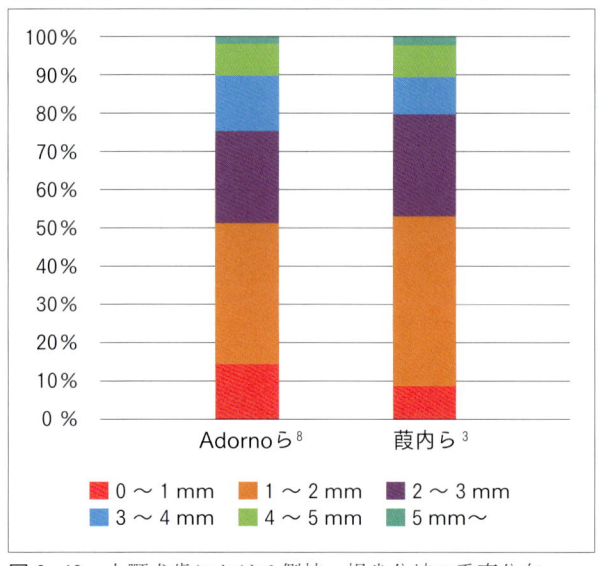

図3-43　上顎犬歯における側枝・根尖分岐の垂直分布.

上顎犬歯における側枝・根尖分岐の水平分布

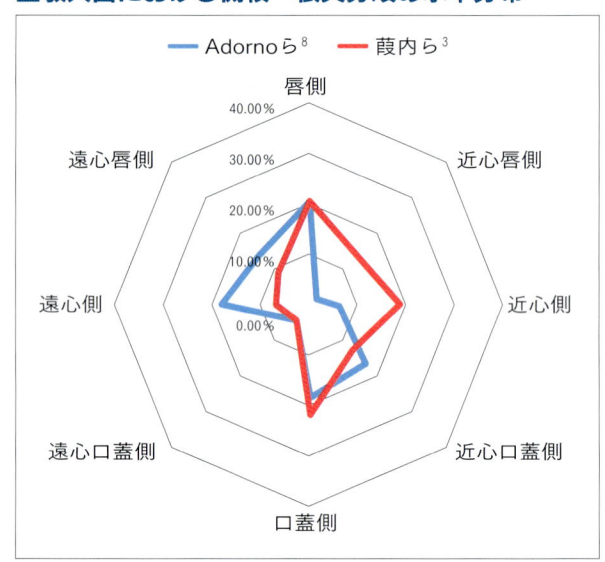

図3-44　上顎犬歯における側枝・根尖分岐の水平分布.

1-4．犬歯

　犬歯根管の特徴は，根管長が他歯に比べて長いこと，根尖や根尖孔が歯槽骨から飛び出す場合（根尖突出，第10章で解説）がめずらしくないことである．

1-4-1．側枝・根尖分岐の出現率

　犬歯の側枝・根尖分岐出現率はほぼ3割である（図3-42）.

1-4-2．側枝・根尖分岐の垂直分布

　側枝・根尖分岐の垂直分布を図3-43に示す．垂直的には，根尖から3mm以内には8割程度が存在する.

1-4-3．側枝・根尖分岐の水平分布

　側枝・根尖分岐の水平分布を図3-44に示す．水平的には唇側～遠心，近心～口蓋側に分布している.

上顎犬歯の側枝を有する透明標本

標本1

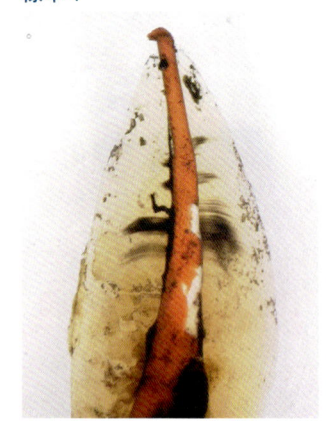

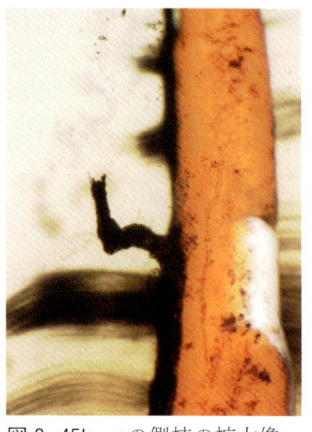

図3-45a　歯根中央部の側枝.

図3-45b　aの側枝の拡大像. フィンから側枝がでているように見える.

標本2

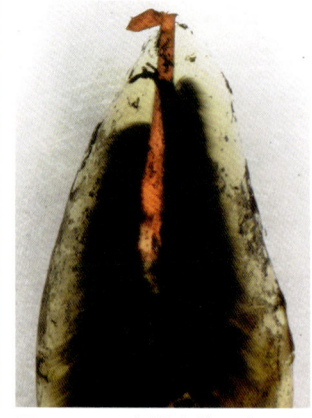

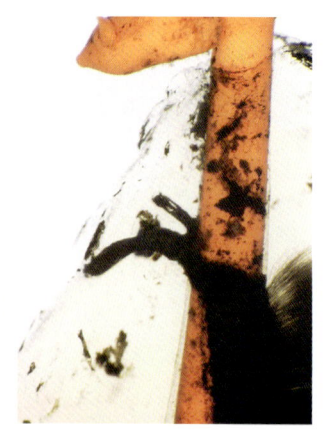

図3-46a　歯根全体に象牙細管が染まり，根尖には側枝が見られた.

図3-46b　aの側枝の拡大像.

標本3

図47a｜図47b

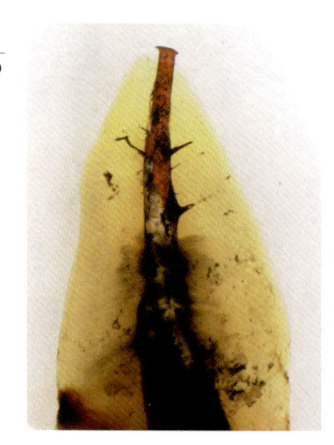

図3-47a　複数の側枝.
図3-47b　aの拡大像.

標本4

図48a｜図48b｜図48c

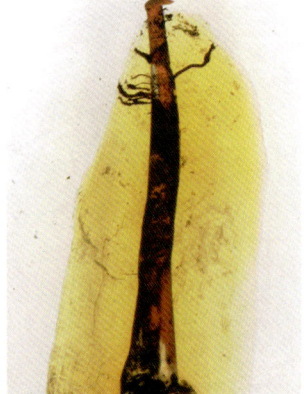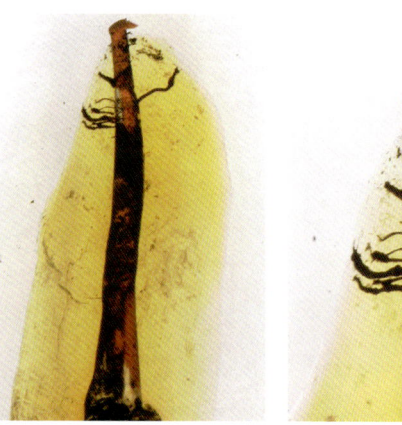

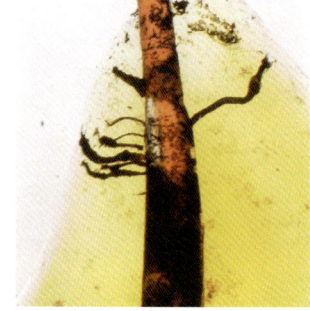

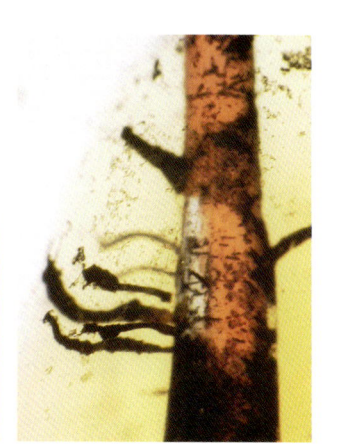

図3-48a　根尖部の多数の側枝.

図3-48b　aの拡大像. 写真左側が唇側で，この例では唇側に側枝が集中している.

図3-48c　bの拡大像.

1-4-4. 側枝・根尖分岐の透明標本

　図3-45〜48に側切歯の側枝・根尖分岐の透明標本を示す.

上顎前歯根尖から1mmでの根管径

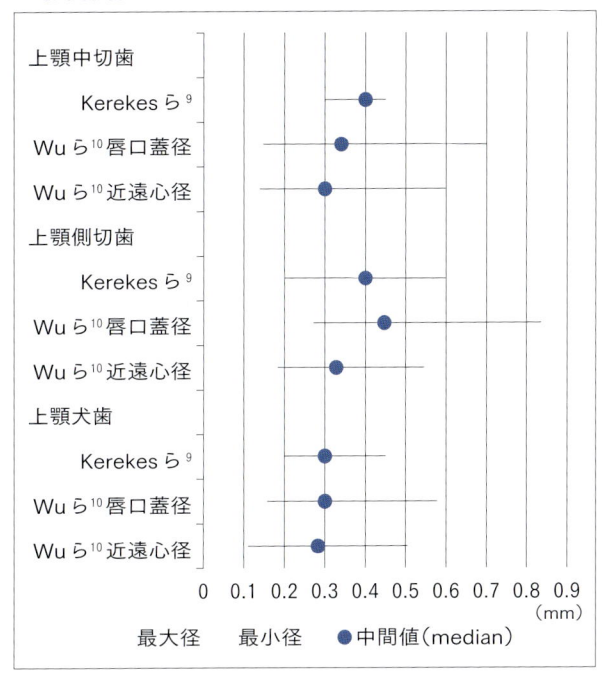

図3-49 上顎前歯根尖から1mmでの根管径．Kerekesら[9]のデータには根管の方向の表示はないが，Wuら[10]のデータは唇口蓋径と近遠心径に分けて報告されている．グラフの青丸は平均値ではなく，中間値(median)であることに注意．

根尖5mmにおける根管のテーパー[10]

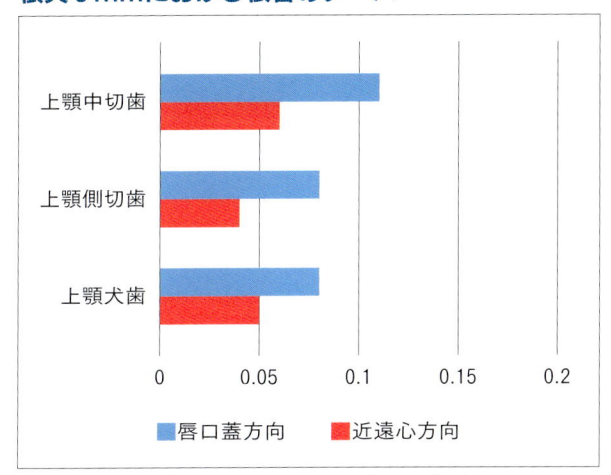

図3-51 Wuら[10]のデータを基に計算した根尖5mmにおける根管のテーパー．

1-5．根尖部の形態
1-5-1．根尖孔径

　図3-49に上顎前歯における根尖から1mmでの根管径を示す．この位置は根管形成においてMaster Apical File(MAF)を決定する位置と見なしてよい．

上顎前歯の根尖孔径[11]

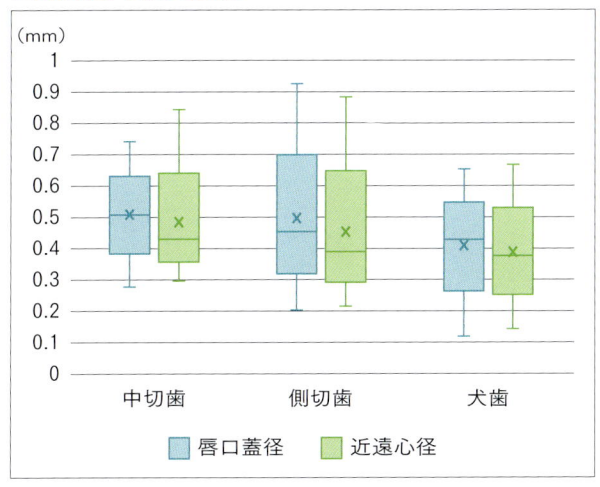

図3-50 Mizutaniら[11]による日本人の歯における上顎前歯の根尖孔径．×は平均値，四角枠内の横線は中間値．

第2章の表2-2(30ページ)の根尖狭窄部と同じか，やや太いことがわかる．また，図3-50には日本人の歯における上顎前歯の根尖孔径を示す．こちらは表2-2の根尖狭窄部よりも大きい．どの歯も唇口蓋径のほうがやや大きい．根尖孔径にはばらつきがあり，0.6mm以上のものもめずらしくないことがわかる．とくに側切歯では図3-28に示すような湾曲があるので，根管形成中にはファイルに感じる抵抗感が強く，この根尖孔径を正しく測定することが困難な場合が少なくないだろう．太い根管に細く根管充填を行うことで，漏洩の径路が形成され，再発の原因となるかもしれない．

1-5-2．根尖部根管のテーパー

　図3-51は上顎前歯の根尖部5mmにおける根管のテーパーである．近遠心方向で5/100程度であるが，唇口蓋的には8/100程度である．テーパーの大きなNiTiファイルを使用したとき所定の根尖孔径とテーパーで形成できるかどうかは，これらの解剖学

側切歯に出現しやすい特殊形態

・口蓋側根面溝
・過剰根
・盲孔
・陥入歯

図3-52　側切歯に出現しやすい特殊形態.

Gu[15]による口蓋側根面溝の分類（Guの分類）

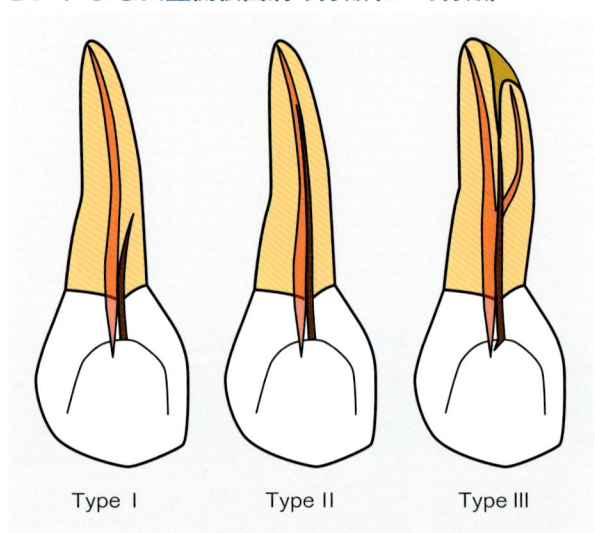

Type I　　　　Type II　　　　Type III

図3-53　Gu[15]による口蓋側根面溝（茶色）の分類（赤：根管）.
Type I：溝の長さは短く，歯根の歯冠側1/3を超えない.
Type II：溝は長く，歯根の歯冠側1/3を超えるが，浅いために根管形態に影響を及ぼさない.
Type III：溝は長く，歯根の歯冠側1/3を超え，深いために根管形態が複雑化している.

Tanら[16]による口蓋側根面溝の分類（Tanらの分類）

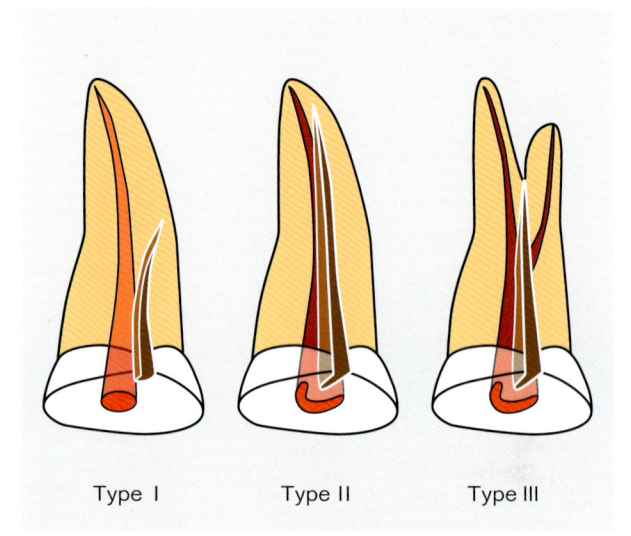

Type I　　　　Type II　　　　Type III

図3-54　Tanら[16]による口蓋側根面溝（茶色）の分類（赤：根管）.
Type I：溝は浅く，根管は正常.
Type II：中等度の溝で，樋状根管（C-shaped）となっている.
Type III：深い根面溝が唇面溝とつながって歯根は分離し，根管も分岐してそれぞれが正常な形態の根尖を有する.

的な大きさを考えると，自ずとわかるであろう.

　ただし，これらのデータは調査する対象が異なれば別な結果が出るかもしれない. たとえば，Kuttler[12]が報告するように年齢により異なるかもしれないし，う蝕や歯髄炎などの病理的な影響で修飾を受けるかもしれない. あくまでも目安である.

2．特殊形態

　上顎前歯のなかでも，側切歯には図3-52に示すような特殊形態が出現しやすい[13]. ただ，他の歯に比べれば，出現率は高いとはいえ滅多に見られるものではない. これらの形態は，歯の外表面が歯の内部に陥入して生じる. 主として歯冠部で陥入すると盲孔や陥入歯となり，歯根部で陥入すると口蓋側根面溝（palato- radicular groove）となる. 根面溝の陥入の程度が著しいと過剰根となる.

2-1．根面溝
2-1-1．口蓋側根面溝

　口蓋側根面溝は，上顎側切歯に好発する歯冠の口蓋側歯頸部から歯根にかけて発生する溝である. 中切歯に見られることもある. 稀に大臼歯にも出現するようである[14]. エナメル質から歯根にかけて，表面が歯の内部に向かって陥入した形態となる.

①分類

　Gu[15]は，この形態をマイクロCTで調べ，溝の深さ，

根尖性歯周炎に罹患した抜去歯

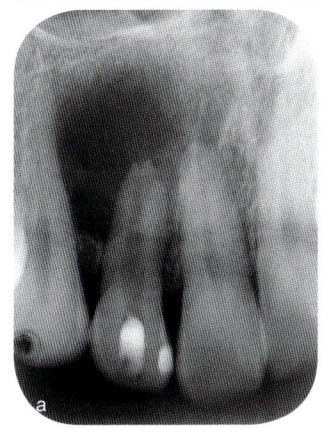
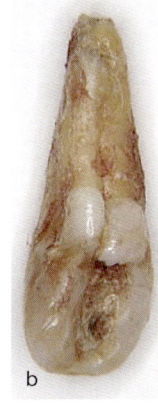
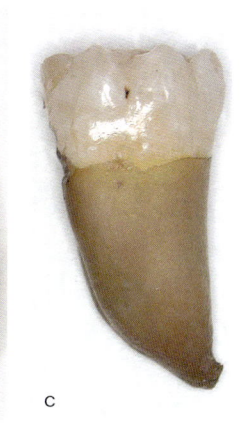
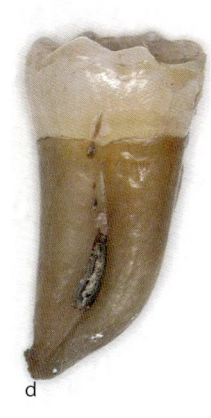

図 3 -55a　50歳，男性の上顎右側側切歯のデンタルエックス線写真．根尖部透過像が認められ，根管治療が行われていた．
図 3 -55b　抜去された上顎右側側切歯．口蓋側根面溝が細菌の侵入径路となっていた．
図 3 -55c　抜去された下顎第二大臼歯頰側面．
図 3 -55d　同，舌側面．舌側面溝は歯頸部には認められない．bと比較すると違いがわかる．

歯周治療による口蓋側根面溝の治療

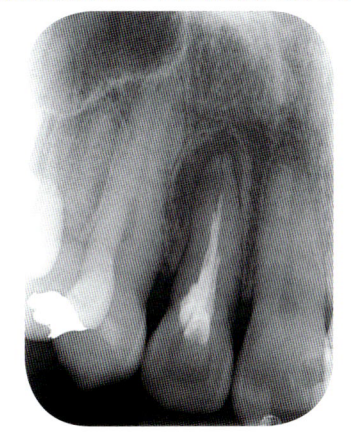
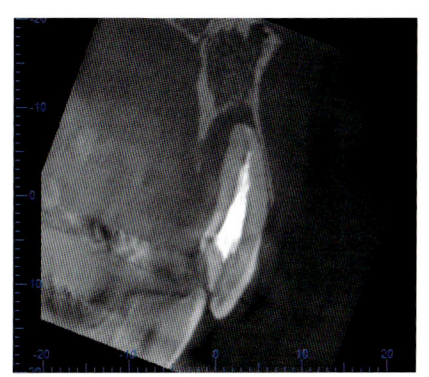
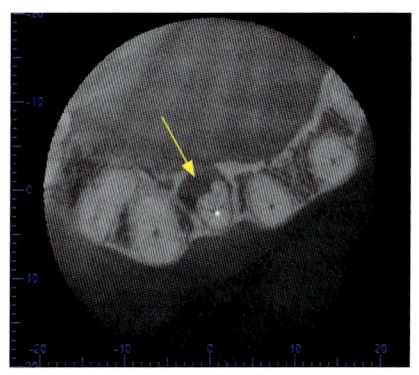

図 3 -56a　59歳，女性の上顎右側側切歯デンタルエックス線写真．根尖部透過像が認められた．

図 3 -56b　CBCT（3DXマルチイメージマイクロCT，モリタ）歯列直交断像では，根尖部から口蓋側にかけて骨欠損が認められた．

図 3 -56c　CBCT水平断像では，口蓋側根面溝による根面の切れ込み（黄矢印部）があり，周囲の骨が欠損していた．

図 3 -56d　口蓋側歯頸部には前医によるレジン充填が施され，形態が不明だった．写真はレジンを除去した状態．この部分の歯周ポケットは約10mmであった．口蓋側歯頸部にこのような切れ込みが見つかった場合，深い限局性の歯周ポケットの有無を確認する必要がある．CBCTを撮影して形態を確認すべきである．

図 3 -56e　根管治療および口蓋側の歯周初期治療を行って 2 年 3 か月後のデンタルエックス線写真．根尖部透過像は縮小し，歯周ポケットは 6 mm程度に減少した．口蓋側根面溝が比較的浅かったため，歯周初期治療のみで改善してきた．

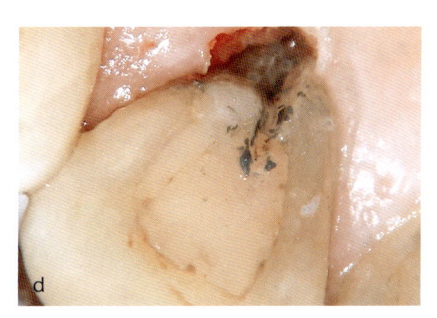
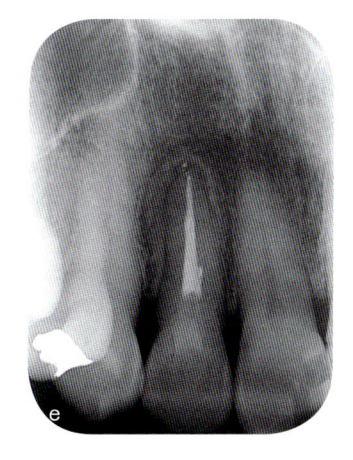

長さ，および根管形態への影響の観点から図 3 -53のように 3 分類した．Tanら[16]はCBCTで診断し，溝の深さと根管形態への影響の観点で図 3 -54のように 3 分類した．

この形態の存在に気がつかないと，根管治療だけを行っても治癒しないため，難治症例と誤解されて

上顎中切歯に見られた唇側根面溝

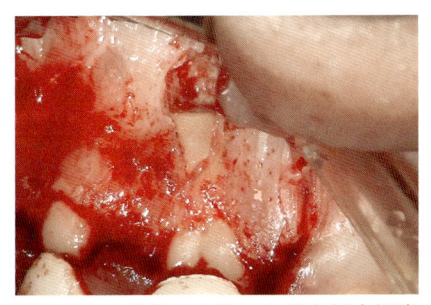

図 3 -57a　43歳，女性の上顎右側中切歯の逆根管治療時に見られた唇側根面溝.

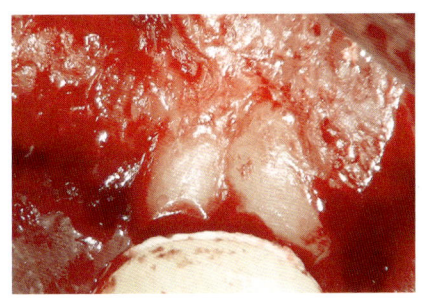

図 3 -57b　拡大像．根面溝の切れ込みはそれほど深くない．この症例では，根面溝に対してとくに処置をしなかった.

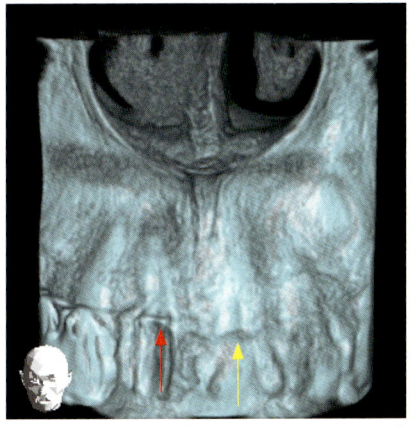

図 3 -57c　CBCT（3DXマルチイメージマイクロCT，モリタ）所見．右側中切歯の根面溝（赤矢印部）は，根管内の材料によるアーチファクトにより不明瞭であるが，左側中切歯では明らかである（黄矢印部）．左右対称に出現していた.

しまう可能性がある．図 3 -55aは根尖性歯周炎として根管治療が行われた症例であるが，口蓋側根面溝に相当する部位で根尖まで到達する歯周ポケットが存在した．治療による改善は困難と判断して抜歯となった．抜去した歯を観察すると，口蓋側根面溝の様子がよくわかる（図 3 -55b）.

　溝周囲の歯周組織は細菌の侵入により破壊されやすく，歯周病様の症状を呈する．このような口蓋側根面溝は，下顎第二大臼歯などの樋状根に見られる形態に似ている（図 3 -55c, d）．しかし，決定的に異なるのは，樋状根では溝は歯根に限局しており，歯頸部および歯冠は正常な形態で，溝陥入の影響はないことである.

　口蓋側根面溝は歯冠から根にかけて陥入が見られる．樋状根では，歯周病が進行して歯周組織の破壊が舌側の溝まで進行しないと，溝による影響は見られない．口蓋側根面溝では，歯周病がなくとも溝に沿って細菌が容易に侵入するために，歯周組織の破壊が進行してしまう.

②治療法

　根管治療が必要な歯が口蓋側根面溝を有している場合，歯内歯周病変のような症状を呈する．根管治療後に根面溝に対する処置が必要である．いくつか

症例報告があり，歯周治療で対応するものと意図的再植で対応するものに大別される.

A．歯周治療での対応
・歯周外科を含む歯周治療を行った[17].
・歯周外科で溝にグラスアイオノマーセメントを充填した[18].
・エムドゲインを適用した[19].

　図 3 -56に，歯周初期治療で対応した症例を提示する.

B．意図的再植法での対応
・意図的再植を行い，逆根充した[16].
・意図的再植をして溝を接着性レジンセメントで充填した[20].
・意図的再植時に溝部分をダイヤモンドバーで除去してエムドゲインを塗布して再植した[21, 22].

2 - 1 - 2 ．唇側根面溝

　根面溝は唇側に出現することもある．Kerezoudisら[23]は，左右両側の上顎中切歯に見られた唇側根面溝に対して逆根管治療を行い，その際，溝を平坦に削って 2 年後に良好な結果を得たことを報告している．図 3 -57に，唇側根面溝の自験例を提示する.

歯周病に罹患し抜去された過剰根を有する上顎右側側切歯

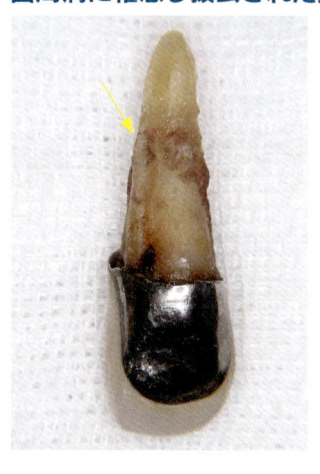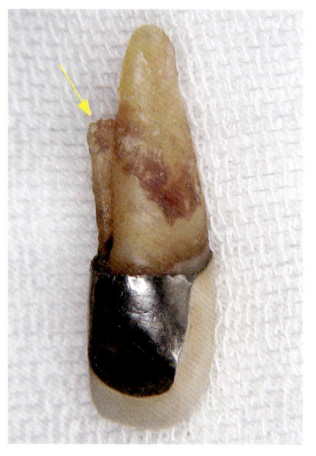

図58a｜図58b

図3-58a　歯周病のために抜歯された52歳，男性の上顎右側側切歯．近心に過剰根が認められた（黄矢印部）．副根は歯根と癒合しており，口蓋側根面溝を形成していた．
図3-58b　方向を変えた観察．

過剰根を有する上顎右側側切歯

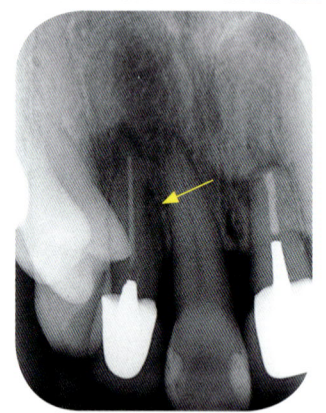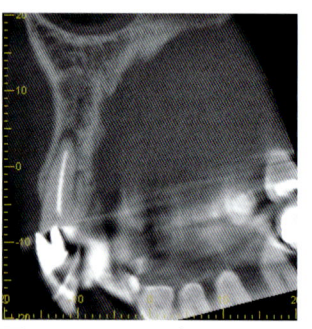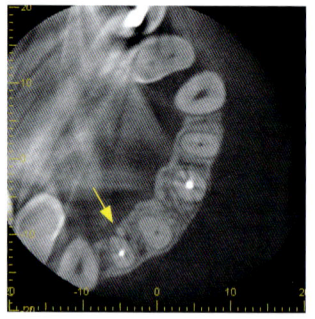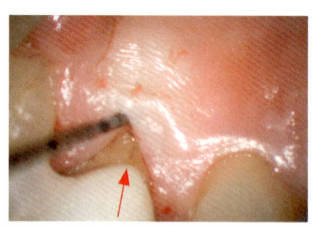

図3-59a　51歳，女性の上顎右側側切歯デンタルエックス線写真．黄矢印部の先に副根が見える．

図3-59b　CBCT（3DXマルチイメージマイクロCT，モリタ）歯列直交断像で副根を明瞭に確認できた．

図3-59c　CBCT水平断像．副根周囲の骨（黄矢印部）は吸収している．

図3-59d　口蓋側には歯周ポケットがあり，歯頸部には歯周ポケットの原因となる切痕が見られた（赤矢印部）．前医は，舌面溝の存在に気づかずに補綴治療を行ったものと思われた．

2-2．過剰根

　口蓋側根面溝が著しく発達した場合，過剰根として歯根が分岐する．Gu[15]のType Ⅲは，歯根の分岐はなく根管だけが分岐したものであるが，Tanら[16]のType Ⅲは歯根が分岐している．過剰根に対しては外科的に切除で対応するとの報告[24,25]がある一方，頬側根面溝部に6mmの歯周ポケットを有する2根3根管の上顎中切歯を根管治療だけで対応した症例報告[26]もある．

　乳前歯の外傷の後遺症として，稀ではあるが後続永久前歯にエナメル質の変色，形成不全が起こり，歯冠や歯根の湾曲，そして歯根の複根化が見られることがあるという．とくに2歳の頃に受傷すると，後続永久歯の2根化が誘発されるという報告[27,28]がある．ブラジルのCoutinhoら[27]は，2歳の時に三輪車から落ちて乳前歯が陥入した既往のある11歳女児の上顎中切歯の2根を報告している．Kangら[28]の報告でも，2歳の時に顔面から落ちて，中切歯が2

深い口蓋側根面溝のために 2 根となっていた上顎左側側切歯

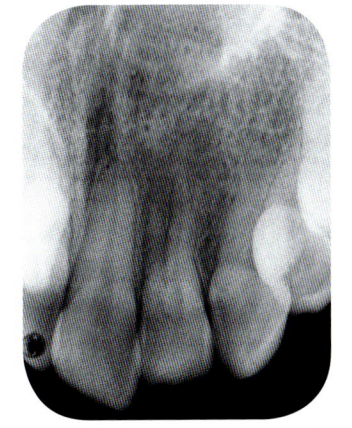

図 3 -60a　27歳，女性の上顎左側側切歯デンタルエックス線写真．2 根に見える．

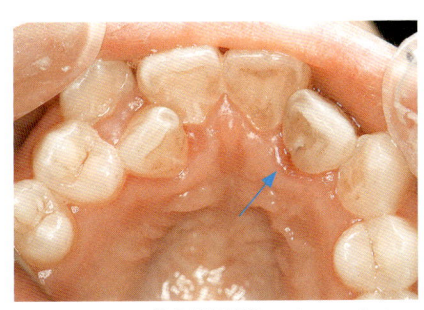

図 3 -60b　口蓋側歯頸部には，エナメル質に切れ込み（切痕）がある（青矢印部）．

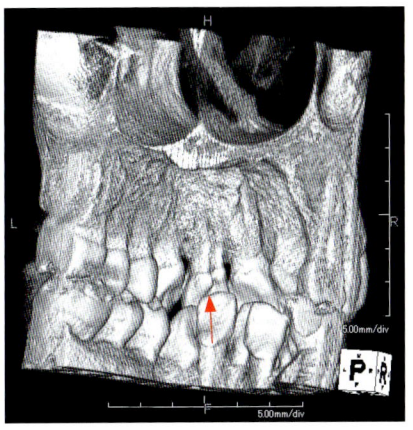

図 3 -60c　CBCT（ファインキューブ，ヨシダ）の三次元構築像口蓋側面観．歯頸部から分岐している（赤矢印部）様子がわかる．

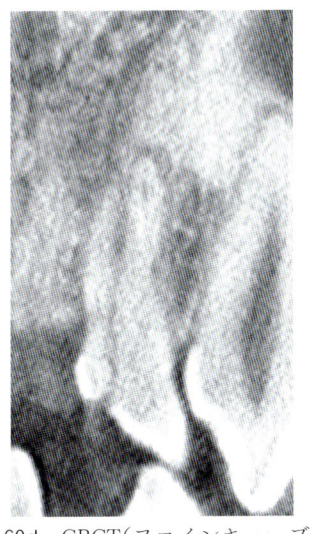

図 3 -60d　CBCT（ファインキューブ，ヨシダ）歯列平行断像．歯根と過剰根は口蓋側根面溝で分離している．

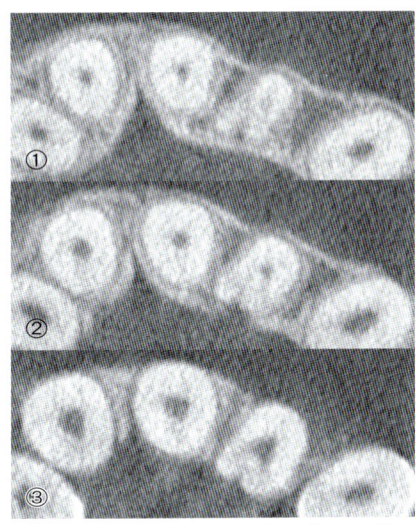

図 3 -60e　CBCT水平断像．①から③にかけて，根尖から歯冠側の断面を示す．口蓋側面に溝を形成しながら歯頸部から根尖方向に向かって副根が分岐していく様子がわかる．

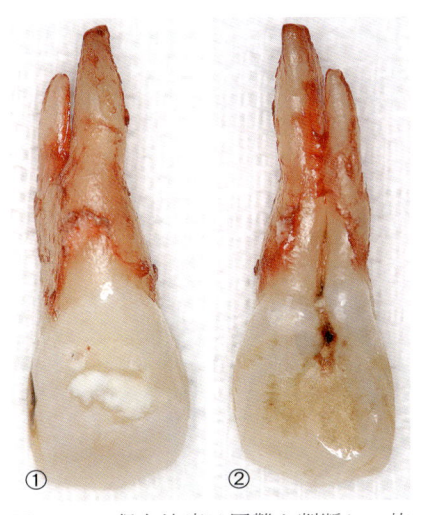

図 3 -60f　保存治療は困難と判断し，抜歯した．①は，抜去後の唇側面観．唇側歯頸部には重篤な歯根の切れ込みはない．②は，抜去後の口蓋側面観．口蓋側面の溝は深く，この部位に歯周ポケットが形成されると治癒しないために抜歯となる．

根になった14歳，女児の例を報告している．前者では歯周ポケットはなく，歯根の分岐だけが見られているようであるが，後者の報告では根面溝と歯周ポケットがあったようである．

　図 3 -58に，歯周病のために抜去された過剰根を有する上顎右側側切歯を示す．図 3 -59に上顎右側側切歯過剰根の症例を示す．図 3 -60は，深い口蓋側根面溝のために 2 根となっていた上顎左側側切歯の症例である．

Gu[15]のTypeⅢ症例

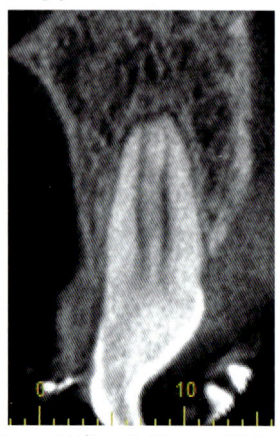

図3-61a　14歳，女児の上顎左側中切歯．CBCT（3DXマルチイメージマイクロCT，モリタ）画像上で，2根管である．

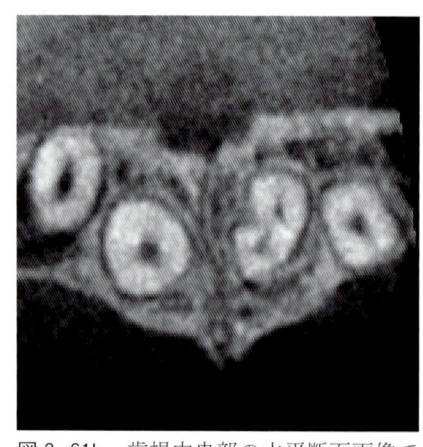

図3-61b　歯根中央部の水平断面画像では，口蓋側根面溝により根管が分離していることがわかる．

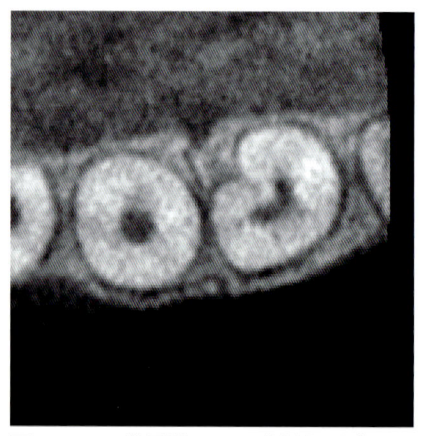

図3-61c　歯冠側では口蓋側根面溝による切れ込みはあるが，歯髄腔は分離していない．

表3-1　**上顎中切歯の特殊形態**

発表者	国	発表年	特徴
Genoveseら[34]	イタリア	2003	60歳，女性．口蓋側根面溝を有する2根
González-Plata-Rら[35]	メキシコ	2003	29歳，女性．2根
Linら[36]	台湾	2006	17歳，女性．2根
Sponchiadoら[37]	ブラジル	2006	27歳，女性．2根
Gondim Jr ら[26]	米国	2009	55歳，男性．口蓋側根面溝，2根3根管
Coutinhoら[27]	ブラジル	2011	11歳，女児．2根
Calvert ら[30]	英国	2014	53歳，男性．1根管2根尖孔
Kangら[28]	韓国	2014	14歳，女性．2根
Portolesら[33]	オランダ	2015	13歳，女児．1根4根管
Byunら[29]	韓国	2015	12歳，男児．左右上顎中切歯の異常形態
Levinら[38]	イスラエル	2015	20歳，男性．2根
Ahmedら[13]	エジプト	2016	1根3根尖孔
Chaniotisら[31]	ギリシャ	2017	23歳，女性．1根2根管，側枝

上顎中切歯の症例報告に見る特殊形態．2根あるいは2〜4根管という複数根管の報告が散見される．

2-3．複根管

　Byunら[29]は，生後4か月で脳髄膜炎，6か月で大脳硬膜下膿瘍のために頭部外科手術と1年間の抗けいれん薬投与の既往がある12歳，男児の上顎左右中切歯の症例を報告している．異常屈曲などの歯根形態異常があり，CBCTから3Dプリンターで製作された歯の模型を参考にして根管治療を行った．乳幼児期に何らかのストレスが加わると，歯の形態異常が出現する可能性がある．

　上顎前歯の過剰根あるいは2根となる場合，根面溝が発達して根が分岐する場合と，2歳頃の外傷の後遺症で根が分岐する場合があるようである．しかし，根の分岐がないにもかかわらず，歯根内で根管が分岐して2根管[30,31]，3根管[32]，4根管[33]となっている症例が報告されている．図3-9，10（56ページ）の透明標本がその一例である．図3-61aは，上顎右側中切歯で2根管に見えるが，図3-61b, cを見ればわかるように口蓋側根面溝によるもので，Gu[15]のTypeⅢである．

表3-2　**上顎側切歯の特殊形態**

発表者	国	発表年	特徴
Peix-Sánchezら[32]	スペイン	1999	19歳，女性．1根3根管
Tsurumachiら[39]	日本	2003	10歳，男児．癒合歯
Yücelら[40]	トルコ	2006	21歳，男性．癒合歯
Indraら[41]	インド	2006	27歳，女性．癒合歯
Karabucakら[42]	米国	2008	68歳，男性．異常形態
Sivolellaら[43]	イタリア	2008	9歳，男児．癒合歯
Pekerら[44]	トルコ	2009	21歳，女性．巨大歯
Kimら[45]	韓国	2011	8歳，男児．癒合歯
Dudeja[46]	インド	2016	26歳，女性．異常形態

上顎側切歯の症例報告に見る特殊形態．癒合歯や巨大歯といった歯の形態に関する問題が報告されている．

2-4．特殊形態の報告

　上顎前歯の複根管，癒合歯などの特殊形態は，症例報告が行われている．口蓋側根面溝および陥入歯を除くものについて，表3-1，2に示す．

2-5．陥入歯

　歯内歯は英語で"dens in dente"という．歯の中に歯が入れ子構造で入っていると考えられて，「歯の中の歯」という意味で歯内歯と呼ばれていた．しかし，その構造は歯の中に小さな歯が入っているのではなく，歯の発生過程でエナメル器が歯乳頭に陥入して成立したものである．Dens invaginatus，陥入歯というのが正しい呼び方である．

　陥入歯は上顎側切歯が好発部位であるが，すべての歯種に出現しうる．歯冠部表層が歯冠部に陥入したもので，陥入部内面がエナメル質で縁取られている．エナメル器やHertwigの上皮鞘の細胞に異常な方向への増殖が起こったことが原因[47]と考えられている．Oehlersは陥入歯を以下のように分類し[48,49]（Oehlersの分類），この分類が広く用いられている．

Type 1：陥入が歯冠部にとどまり，エナメルセメント境を越えない（図3-62）．
Type 2：陥入が歯根に侵入しており，先端は閉じた盲管となっている．陥入部が歯髄腔と交通する場合がある（図3-63）．
Type 3：陥入が歯根を貫通して歯周組織と交通している．陥入部と歯髄腔に交通がない（図3-64,65）．

　陥入歯の出現率は0.25〜38.5％と報告されている[50]が，このなかには盲孔をType 1に含んでいるデータが混在している．上顎前歯部が陥入歯の好発部位で，筆者らの調査では，中切歯0.3％，側切歯2.8％および犬歯0.1％であった[51]．根尖撮影されたヨルダン人のデンタルエックス線写真による報告では，口腔内全体の9,377歯中0.65％の出現率であった[52]．この調査での陥入歯の出現はすべて上顎のみで，側切歯で8.7％，犬歯，第一小臼歯，および第三大臼歯でそれぞれ2本（0.3％）ずつ見つかった．トルコ人上顎前歯での陥入歯出現率は12％で，このうち84％は1人に複数の陥入歯を認めた[53]．陥入歯は両側で出現することもめずらしくない．陥入歯を有する患者では，反対側同名歯をはじめとして他部位にも出現していないかを調べる必要がある．小野寺[47]は過去の文献を渉猟し，下顎犬歯以外のすべての歯種に陥入歯の出現を見いだした．また，トルコのCaparら[54]は下顎犬歯の陥入歯も発見しているので，結局，すべての歯において陥入歯の出現報告がある．

　陥入歯の治療についての症例報告は多い．ほとんどは陥入部および根管を治療した報告である．Ikedaら[55]は，Type 3で歯髄は生活のまま陥入部だけの処置で治癒が得られた症例を報告している．筆者らは，上顎前歯の複数の陥入歯（図3-66）およびその患者に見られた上顎第一大臼歯の陥入歯（図3-67）を報告した[56]．

陥入歯（Oehlersの分類）
OehlersのType 1

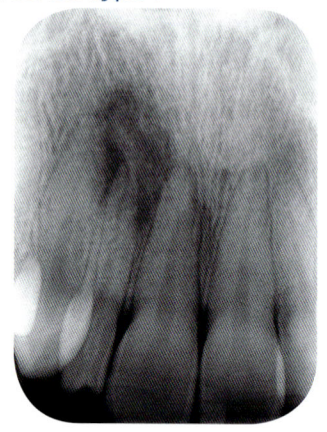

図3-62a 32歳，女性の上顎右側側切歯デンタルエックス線写真．歯冠部にエナメル質の陥入が認められた．

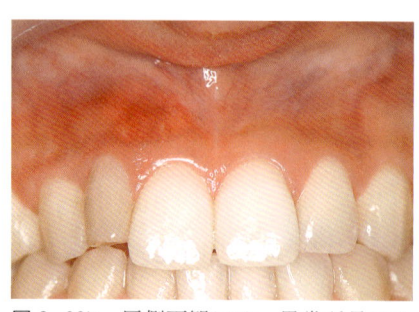

図3-62b 唇側面観には，異常所見はない．

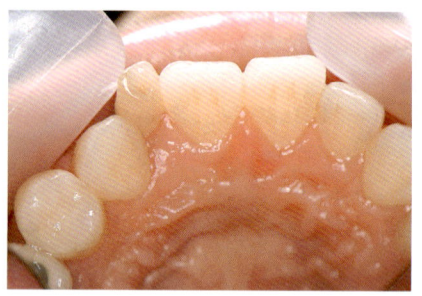

図3-62c 咬合面観では，口蓋側の形態が樽状で，通常の形態とは異なっていた．

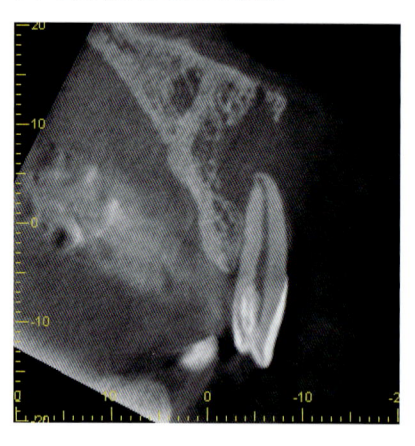
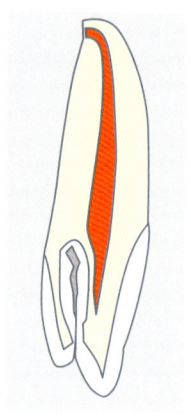

図62d｜図62e

図3-62d, e CBCT（3DXマルチイメージマイクロCT，モリタ）では，歯髄腔の口蓋側にエナメル質の陥入が確認でき，セメントエナメル境を越えていないのでOehlersのType 1と判定できる．eは模式図．エナメル質の陥入部内腔は空洞で，構造欠陥のために歯髄腔と交通している可能性を考えなければならない．その部分からの細菌侵入により歯髄が失活する可能性がある．根管治療する際，超音波チップで切削し，陥入部を除去したほうがよい．

OehlersのType 2

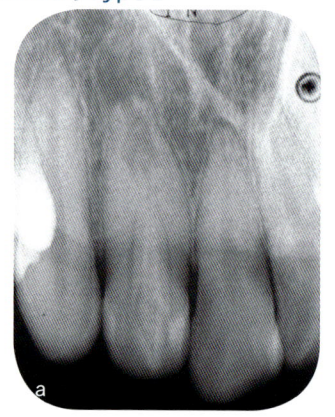
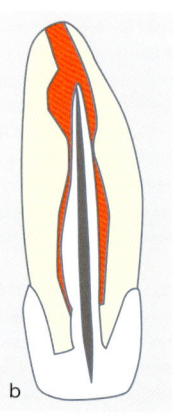

図3-63a, b 22歳，男性の上顎右側側切歯デンタルエックス線写真．歯冠部から歯根中央部にかけてエナメル質が陥入していた．bは模式図．

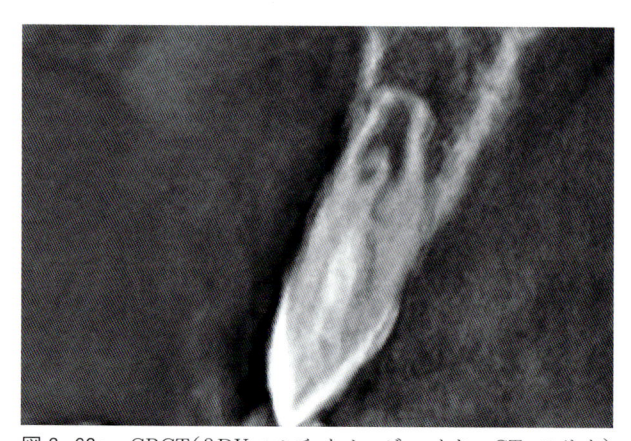

図3-63c CBCT（3DXマルチイメージマイクロCT，モリタ）歯列直交断像では，翻転したエナメル質が歯髄腔内にエナメル象牙境を越えて侵入している様子がわかる．OehlersのType 2と判定できる．陥入部の先端の構造は明瞭ではなく，「構造欠陥があるのかもしれない」と想像させる．

図 3 -63d　患歯の咬合面観．エナメル質の突出があり，頂点に陥入の入り口が見られる．

図 3 -63e　CBCT（3 DX マルチイメージ マイクロCT，モリタ）水平断像．歯髄腔の中にもう 1 つ歯根があるように見える．このような所見が，歯の中の歯，歯内歯の語源となった．この図ではエナメル質は見えないが，中心の根管のようにみえる部分（黄矢印部）は根管ではなく，陥入部で，歯の外になる．根管治療の際には陥入部を根管と同様に処置しなければならない．併せて，周囲の輪状の根管処置も必要である．陥入部を除去してもよいが，困難なことが多い．

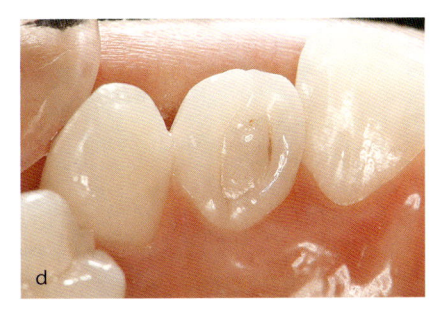
d

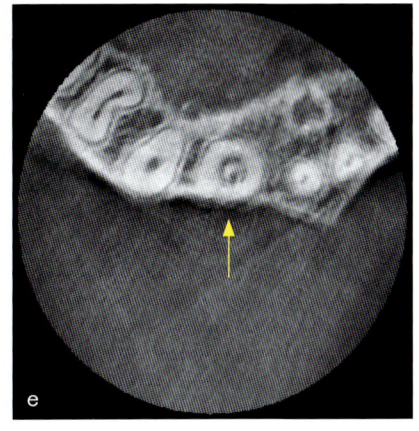
e

OehlersのType 3
症例 1

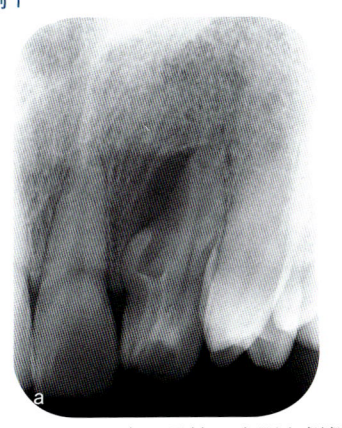
a

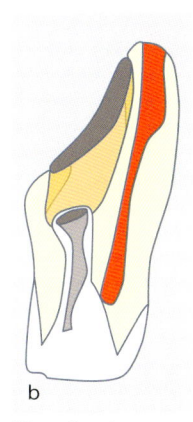
b

図 3 -64a, b　31歳，男性の上顎左側側切歯．デンタルエックス線写真より，陥入が歯根を貫通して歯周組織と交通し，開口部に病変をつくっている．陥入部と歯髄腔との交通はないようで，歯髄は生活している．OehlersのType 3 と診断された．歯髄腔が健常であれば，治療は陥入部だけでよい．

症例 2

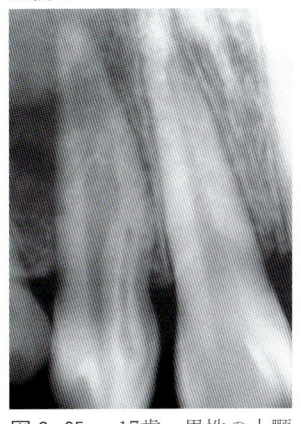

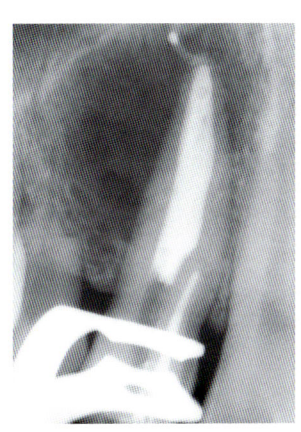

図 3 -65a　17歳，男性の上顎右側犬歯．OehlersのType 3 であるが，根尖病変があり，陥入部と根管両者の処置が必要となる．

図 3 -65b　根管充填後のデンタルエックス線写真．

上顎前歯の複数の陥入歯

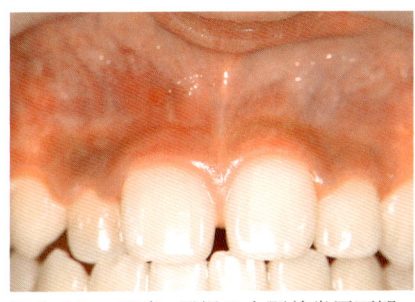

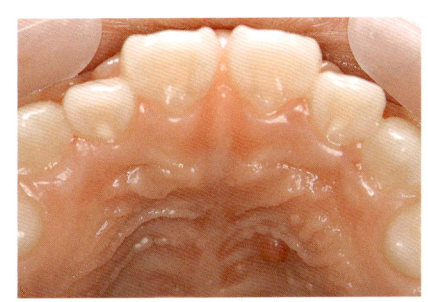

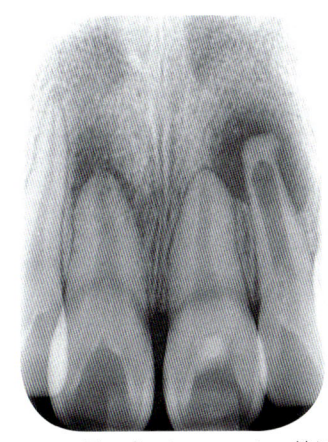

図 3 -66a　12歳，男児の上顎前歯唇面観．上顎右側中切歯根尖相当部歯肉に瘻孔がある（図 3 -66 は参考文献56の版元より許可を得て引用）．

図 3 -66b　同，咬合面観．上顎左側側切歯根尖相当部に瘻孔がある．

図 3 -66c　同，デンタルエックス線写真．上顎右側中切歯および左側側切歯に根尖部透過像が認められた．歯冠部にエナメル質の陥入は見られたが，う蝕や修復痕は認められなかった．

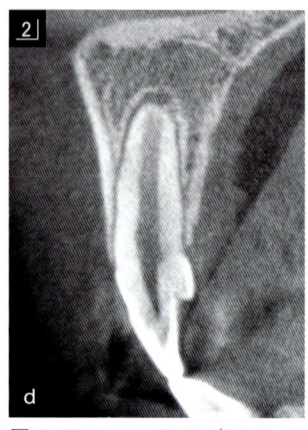
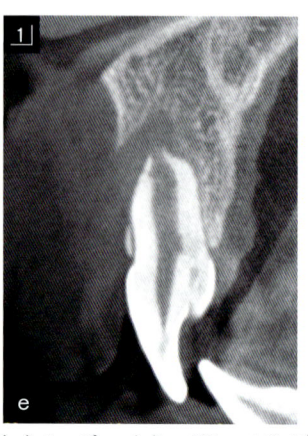
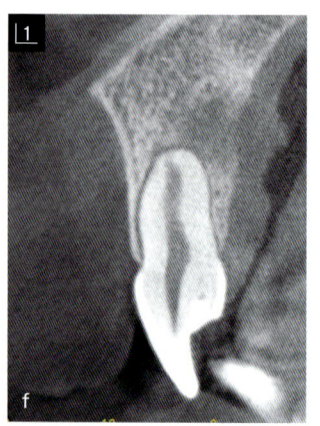
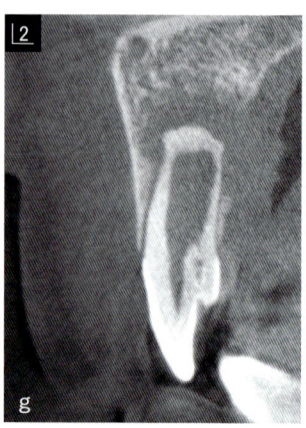

図3 -66d〜g　CBCT（3DXマルチイメージマイクロCT，モリタ）での上顎前歯部4本の歯列直交断像．上顎右側側切歯を除く3本はいずれもType 1の陥入歯であった．上顎右側側切歯は健全歯で，エナメル質の陥入は見られなかった．

図66h｜図66i

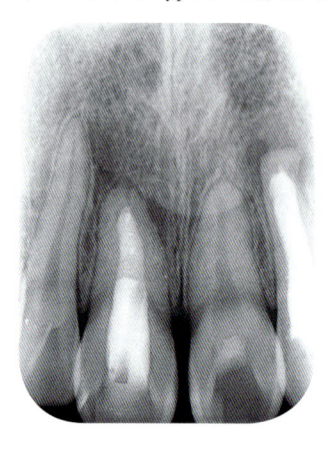
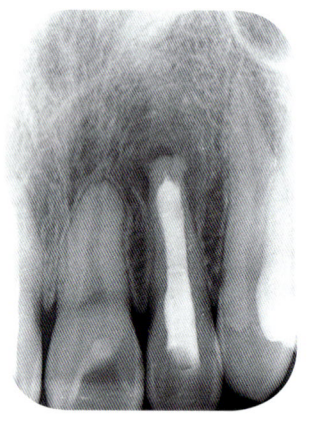

図3 -66h　根管治療3年後（15歳）の上顎右側中切歯．根尖部は石灰化により閉塞しているようで，根尖部透過像は消失していた．近心根尖部の歯根膜腔の拡大が亢進している．側枝の影響かもしれない．

図3 -66i　根管治療3年後（15歳）の上顎左側切歯．根尖部透過像は完全に消失していないが，縮小していた．

上顎第一大臼歯の陥入歯

図67a｜図67b

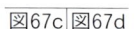
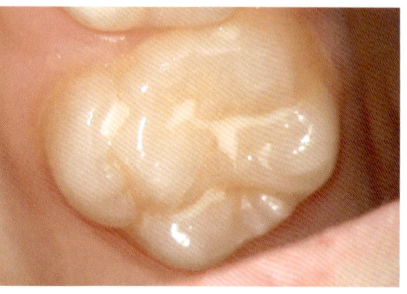
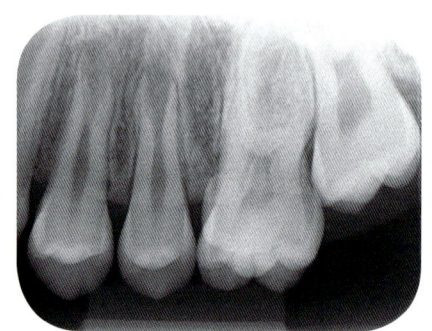

図3 -67a　上顎左側第一大臼歯の歯冠．大きなカラベリ結節が見られた．

図3 -67b　初診時のデンタルエックス線写真では，歯質の陥入は明確ではないが，菲薄な歯根形態は読影できた（図3 -67b〜dは，参考文献56の版元より許可を得て引用）．

図67c｜図67d

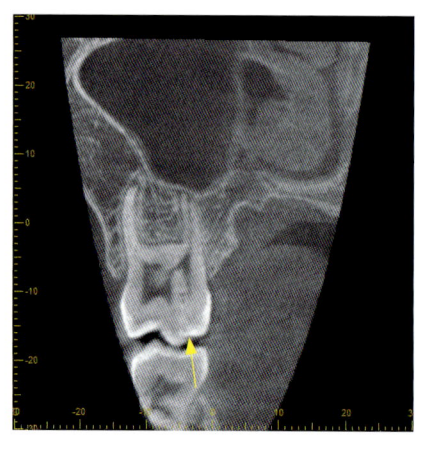
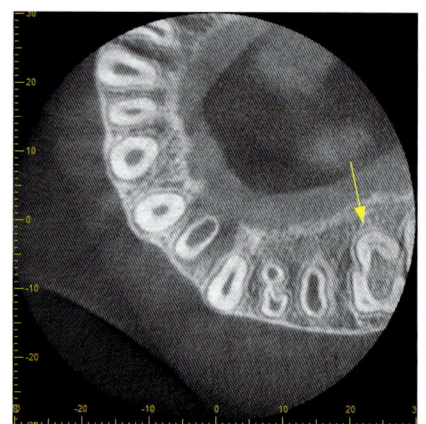

図3 -67c　CBCT歯列直交断像に撮像されていた上顎左側第一大臼歯に陥入を認めた．上顎第一大臼歯には，陥入歯の報告が少ない．

図3 -67d　この歯の歯根は，水平断面像ではきわめて薄い形状であった．陥入歯は構造欠陥などにより失活する可能性が高いが，これほど薄い歯根で，根管治療ができるであろうか．第三大臼歯があるのであれば，自然萌出や矯正的萌出を期待して戦略的に抜歯することの検討が必要であろう．

陥入歯では，陥入部エナメル質の断裂[57]や象牙質の構造欠陥[51]などが原因で口腔と歯髄腔が交通することがあり，細菌侵入により歯髄死につながる．図3-66cの右側中切歯および左側側切歯は，そのために失活したと考えられる．

陥入歯の症例報告は根管治療に関するものが多く[58]，根管処置をせずに経過を追跡した報告はほとんどない．左側中切歯は失活せずに根尖が完成していた（図3-66d〜g）が，今後失活する可能性がある．歯髄の経過について長期的な観察が必要である．

第3章のまとめ

上顎前歯の解剖学的なデータを紹介した．思っていたより根尖孔は広いことに少し驚いたのではないだろうか．上顎中切歯では，側枝が病変をつくっていることがめずらしくない．

逆根管治療では側枝への対応をすることが多い．これらの側枝をすべて非外科的に対処できるとは考えづらい．今でも逆根管治療を否定する歯科医師が存在するようであるが，これらの形態を理解してもそういえるだろうか．また，非外科的根管治療，逆根管治療は，これらの形態に対処するものであることを診断の際には思い出してほしい．

また，上顎前歯に見られる特殊形態として口蓋側根面溝および陥入歯について解説した．両者は陥入の位置は異なるものの，「同一のメカニズムで陥入して表現された形態なのではないか」と思わせる．好発部位が重なっていることも理由の1つである．これらの形態は，英文の専門誌には毎年のように報告があるが，日本ではあまり見かけない．知らない歯科医師が多いからだろうか．知っていると，気づいたことに喜びを感じるし，患者に説明すればより深い信頼を勝ち取れるだろう．最近はスタディクラブなどで発表・講演する歯科医師も増えていると思うが，これらの症例を見かけたらぜひ報告してほしい．そして，治療して経過観察したならば専門誌に投稿して記録として残すのが，科学的な教育を受けた歯科医師の務めである．

参考文献

1．Vertucci FJ. Root canal anatomy of the human permanent teeth. Oral Surg Oral Med Oral Pathol 1984；58（5）：589-599.

2．葭内純史，高橋和人，横地千仭．真空注入法による歯髄腔の形態学的研究 第1報．歯基礎誌 1971；13（4）：403-427.

3．葭内純史，高橋和人，横地千仭．真空注入法による歯髄腔の形態学的研究 第2報．歯基礎誌 1972；14（2）：156-185.

4．Sert S, Bayirli GS. Evaluation of the root canal configurations of the mandibular and maxillary permanent teeth by gender in the Turkish population. J Endod 2004；30（6）：391-398.

5．Peiris R. Root and canal morphology of human permanent teeth in a Sri Lankan and Japanese population. Anthropol Sci 2008；116（2）：123-133.

6．Weng XL, Yu SB, Zhao SL, Wang HG, Mu T, Tang RY, Zhou XD. Root canal morphology of permanent maxillary teeth in the Han nationality in Chinese Guanzhong area：a new modified root canal staining technique. J Endod 2009；35（5）：651-656.

7．Kasahara E, Yasuda E, Yamamoto A, Anzai M. Root canal system of the maxillary central incisor. J Endod 1990；16（4）：158-161.

8．Adorno CG, Yoshioka T, Suda H. Incidence of accessory canals in Japanese anterior maxillary teeth following root canal filling ex vivo. Int Endod J 2010；43（5）：370-376.

9．Kerekes K, Tronstad L. Morphometric observations on root canals of human anterior teeth. J Endod 1977；3（1）：24-29.

10．Wu MK, R'oris A, Barkis D, Wesselink PR. Prevalence and extent of long oval canals in the apical third. Oral Surg Oral Med Oral Pathol Oral Radiol Endod 2000；89（6）：739-743.

11．Mizutani T, Ohno N, Nakamura H. Anatomical study of the root apex in the maxillary anterior teeth. J Endod 1992；18（7）：344-347.

12．Kuttler Y. Microscopic investigation of root apexes. J Am Dent Assoc 1955；50（5）：544-552.

13．Ahmed HM, Hashem AA. Accessory roots and root canals in human anterior teeth：a review and clinical considerations. Int Endod J 2016；49（8）：724-736.

14．Benenati FW. Maxillary second molar with two palatal canals and a palatogingival groove. J Endod 1985；11（7）：308-310.

15．Gu YC. A micro-computed tomographic analysis of maxillary lateral incisors with radicular grooves. J Endod 2011；37（6）：789-792.

16．Tan X, Zhang L, Zhou W, Li Y, Ning J, Chen X, Song D, Zhou X, Huang D. Palatal Radicular Groove Morphology of the Maxillary Incisors：A Case Series Report. J Endod 2017；43（5）：827-833.

17．Cho YD, Lee JE, Chung Y, Lee WC, Seol YJ, Lee YM, Rhyu IC, Ku Y. Collaborative Management of Combined Periodontal-endodontic Lesions with a Palatogingival Groove：A Case Series. J Endod 2017；43（2）：332-337.

18．Attam K, Tiwary R, Talwar S, Lamba AK. Palatogingival groove：endodontic-periodontal management–case report. J Endod 2010；36（10）：1717-1720.

19．Castelo-Baz P, Ramos-Barbosa I, Martín-Biedma B, Dablanca-Blanco AB, Varela-Patiño P, Blanco-Carrión J. Combined Endodontic-Periodontal Treatment of a Palatogingival Groove. J Endod 2015；41（11）：1918-1922.

20. Garrido I, Abella F, Ordinola-Zapata R, Duran-Sindreu F, Roig M. Combined Endodontic Therapy and Intentional Replantation for the Treatment of Palatogingival Groove. J Endod 2016；42（2）：324-328.

21. Al-Hezaimi K, Naghshbandi J, Simon JH, Oglesby S, Rotstein I. Successful treatment of a radicular groove by intentional replantation and Emdogain therapy. Dent Traumatol 2004；20（4）：226-228.

22. Al-Hezaimi K, Naghshbandi J, Simon JH, Rotstein I. Successful treatment of a radicular groove by intentional replantation and Emdogain therapy：four years follow-up. Oral Surg Oral Med Oral Pathol Oral Radiol Endod 2009；107（3）：e82-85. doi：10.1016/j.tripleo.2008.11.012. Epub 2009 Jan 25.

23. Kerezoudis NP, Siskos GJ, Tsatsas V. Bilateral buccal radicular groove in maxillary incisors：case report. Int Endod J 2003；36(12)：898-906.

24. 池永英彰，吉田匡宏，戸田忠夫. 過剰根に起因する辺縁性歯槽膿瘍を伴った上顎側切歯の外科的歯内療法. 日歯保存誌 1997；40（1）：234-239.

25. Gandhi A, Kathuria A, Gandhi T. Endodontic-periodontal management of two rooted maxillary lateral incisor associated with complex radicular lingual groove by using spiral computed tomography as a diagnostic aid：a case report. Int Endod J 2011；44（6）：574-582.

26. Gondim E Jr, Setzer F, Zingg P, Karabucak B. A maxillary central incisor with three root canals：a case report. J Endod 2009；35(10)：1445-1447.

27. Coutinho T, Lenzi M, Simões M, Campos V. Duplication of a permanent maxillary incisor root caused by trauma to the predecessor primary tooth：clinical case report. Int Endod J 2011；44（7）：688-695.

28. Kang M, Kim E. Unusual morphology of permanent tooth related to traumatic injury：a case report. J Endod 2014；40(10)：1698-1701.

29. Byun C, Kim C, Cho S, Baek SH, Kim G, Kim SG, Kim SY. Endodontic Treatment of an Anomalous Anterior Tooth with the Aid of a 3-dimensional Printed Physical Tooth Model. J Endod 2015；41（6）：961-965.

30. Calvert G. Maxillary central incisor with type V canal morphology：case report and literature review. J Endod 2014；40(10)：1684-1687.

31. Chaniotis A, Filippatos CG. The Use of a Novel Approach for the Instrumentation of a Cone-beam Computed Tomography-discernible Lateral Canal in an Unusual Maxillary Incisor：Case Report. J Endod 2017；43（6）：1023-1027.

32. Peix-Sánchez M, Miñana-Laliga R. A case of unusual anatomy：a maxillary lateral incisor with three canals. Int Endod J 1999；32（3）：236-240.

33. Portoles CA, Moinzadeh AT, Shemesh H. A Central Incisor with 4 Independent Root Canals：A Case Report. J Endod 2015；41(11)：1903-1906.

34. Rao Genovese F, Marsico EM. Maxillary central incisor with two roots：a case report. J Endod 2003；29（3）：220-221.

35. González-Plata-R R, González-Plata-E W. Conventional and surgical treatment of a two-rooted maxillary central incisor. J Endod 2003；29（6）：422-424.

36. Lin WC, Yang SF, Pai SF. Nonsurgical endodontic treatment of a two-rooted maxillary central incisor. J Endod 2006；32（5）：478-81.

37. Sponchiado EC Jr, Ismail HA, Braga MR, de Carvalho FK, Simões CA. Maxillary central incisor with two root canals：a case report. J Endod 2006；32(10)：1002-1004.

38. Levin A, Shemesh A, Katzenell V, Gottlieb A, Ben Itzhak J, Solomonov M. Use of Cone-beam Computed Tomography during Retreatment of a 2-rooted Maxillary Central Incisor：Case Report of a Complex Diagnosis and Treatment. J Endod 2015；41(12)：2064-2067.

39. Tsurumachi T, Kuno T. Endodontic and orthodontic treatment of a cross-bite fused maxillary lateral incisor. Int Endod J 2003；36（2）：135-142.

40. Yücel AC, Güler E. Nonsurgical endodontic retreatment of geminated teeth：a case report. J Endod 2006；32(12)：1214-1216.

41. Indra R, Srinivasan MR, Farzana H, Karthikeyan K. Endodontic management of a fused maxillary lateral incisor with a supernumerary tooth：a case report. J Endod 2006；32(12)：1217-1219.

42. Karabucak B, Ishii H, Kratchman SI. Conventional and surgical endodontic retreatment of a maxillary lateral incisor with unusual anatomy. Int Endod J 2008；41（6）：524-531.

43. Sivolella S, Bressan E, Mirabal V, Stellini E, Berengo M. Extraoral endodontic treatment, odontotomy and intentional replantation of a double maxillary lateral permanent incisor：case report and 6-year follow-up. Int Endod J. 2008；41（6）：538-546.

44. Peker I, Kayaoglu G. A case of Ekman-Westborg-Julin trait：endodontic treatment of a macrodontic incisor. Oral Surg Oral Med Oral Pathol Oral Radiol Endod 2009；107（5）：e89-92.

45. Kim SY, Choi SC, Chung YJ. Management of the fused permanent upper lateral incisor：a case report. Oral Surg Oral Med Oral Pathol Oral Radiol Endod. 2011；111（5）：649-652.

46. Dudeja PG, Dudeja KK, Garg A, Srivastava D, Grover S. Management of a Previously Treated, Calcified, and Dilacerated Maxillary Lateral Incisor：A Combined Nonsurgical/Surgical Approach Assisted by Cone-beam Computed Tomography. J Endod 2016；42（6）：984-988.

47. 小野寺章. 歯内歯の病理組織学的研究. 歯基礎誌 1971；13（4）：428-464.

48. Oehlers FA. Dens invaginatus (dilated composite odontome). I. Variations of the invagination process and associated anterior crown forms. Oral Surg Oral Med Oral Pathol 1957；10(11)：1204-1218.

49. Oehlers FA. Dens invaginatus (dilated composite odontome). II. Associated posterior crown forms and pathogenesis. Oral Surg Oral Med Oral Pathol 1957；10(12)：1302-1316.

50. Hülsmann M. Dens invaginatus：aetiology, classification, prevalence, diagnosis, and treatment considerations. Int Endod J 1997；30（2）：79-90.

51. 吉岡隆知，池田英治，須田英明. ヒト上顎前歯における盲孔および歯内歯の出現率. 日歯保存誌 1995；38（2）：453-458.

52. Hamasha AA, Alomari QD. Prevalence of dens invaginatus in Jordanian adults. Int Endod J 2004；37（5）：307-310.

53. Kirzioğlu Z, Ceyhan D. The prevalence of anterior teeth with dens invaginatus in the western Mediterranean region of Turkey. Int Endod J 2009；42（8）：727-734.

54. Capar ID, Ertas H, Arslan H, Tarim Ertas E. A retrospective comparative study of cone-beam computed tomography versus rendered panoramic images in identifying the presence, types, and characteristics of dens invaginatus in a Turkish population. J Endod 2015；41（4）：473-478.

55. Ikeda H, Yoshioka T, Suda H. Importance of clinical examination and diagnosis. A case of dens invaginatus. Oral Surg Oral Med Oral Pathol Oral Radiol Endod 1995；79（1）：88-91.

56. 吉岡隆知，堀江彰久. 複数の陥入歯を有する症例. 日歯内療誌 2017；38（2）：99-106.

57. Alani A, Bishop K. Dens invaginatus. Part 1：classification, prevalence and aetiology. Int Endod J 2008；41(12)：1123-1136.

58. 武市収，澤田久仁彦，小木曾文内. 彎曲根管を伴うOehlers 3型陥入歯への歯内治療. 日歯内療誌 2018；39（3）：158-165.

第4章

上顎小臼歯

本章では，上顎小臼歯根管の解剖学的形態について解説する．

上顎小臼歯は，変異の少ない比較的単純な形態をしている．歯根は第一，第二小臼歯ともに1根，根管数は第一小臼歯が2根管，第二小臼歯が1根管というのが一般的な理解であろう．治療は比較的容易かもしれない．

しかし，近遠心幅が狭く，切削する方向を間違えると穿孔する恐れがある．また，垂直性歯根破折の好発部位であり，できれば根管治療は避けたい．

上顎小臼歯部の歯根形態の分類（Turnerの分類）

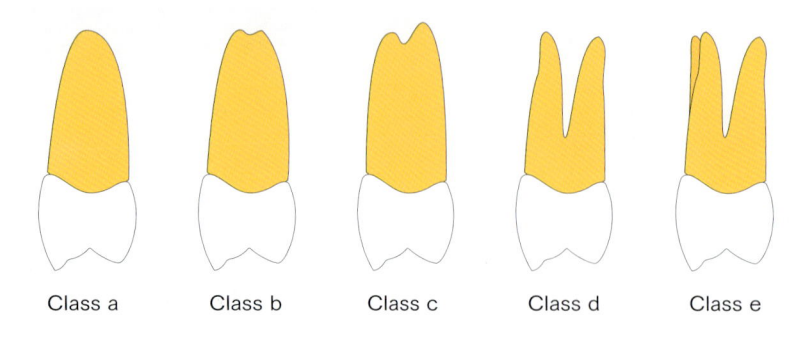

Class a　　Class b　　Class c　　Class d　　Class e

図4-1　上顎小臼歯の歯根形態の分類[1,2]．単純な1根，根尖が分岐した1根，完全に2根，あるいは3根に分岐というバリエーションがある．上顎小臼歯の3根はClass eのような形態で，頬側が2根となる．上顎大臼歯を縮めたような形態である．

頬舌的に分岐した2根歯で，歯根の陥凹が見られる上顎小臼歯

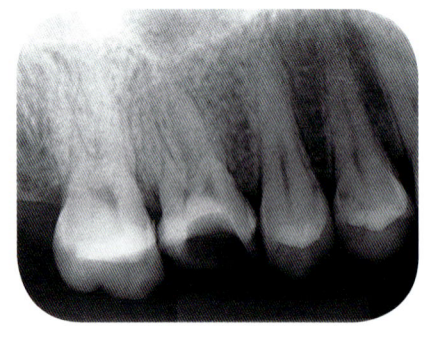

図4-2a　36歳，男性の上顎右側臼歯部デンタルエックス線写真．

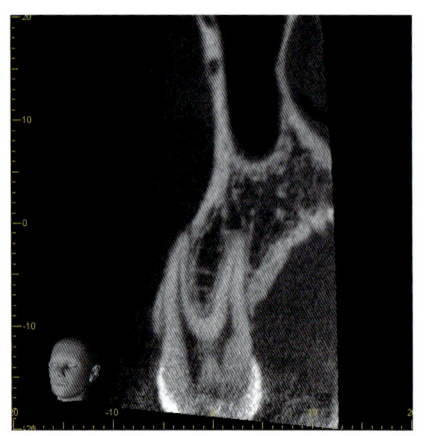

図4-2b　上顎第一小臼歯の歯列直交断像．2根．

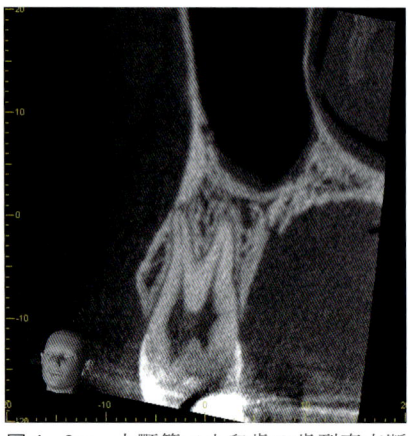

図4-2c　上顎第二小臼歯の歯列直交断像．2根．

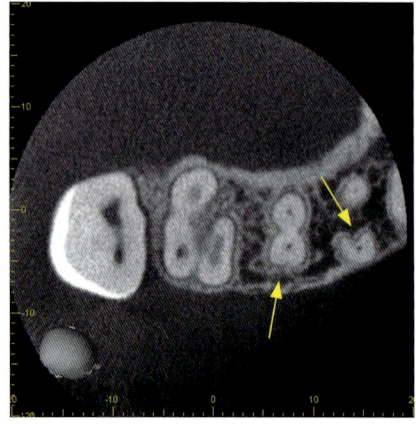

図4-2d　CBCT水平断像では，第一小臼歯頬側根口蓋側面および第二小臼歯頬側面にそれぞれ陥凹（黄矢印部）が見られる．

1．基本形態

1-1．歯根形態

　歯根形態は図4-1のように分類されている[1,2]．歯根は必ずしも単根ではなく，2根，3根が見られる．図4-2aは36歳，男性の上顎右側臼歯部デン

タルエックス線写真である．CBCT（Veraview X800，モリタ）歯列直交断像で見ると，上顎第一小臼歯（図4-2b），第二小臼歯（図4-2c）ともに頬舌的に分岐した2根歯であった．2根というだけでなく，さらなる注目点は，水平断面像（図4-2d）に見られる歯根の陥凹である．

上顎第一小臼歯の歯根数

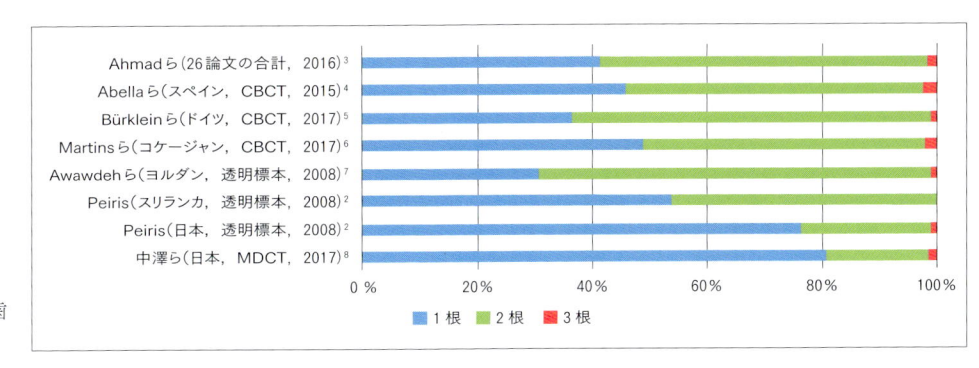

図 4 - 3　上顎第一小臼歯の歯根数.

上顎第一小臼歯部の根管形態分類別の出現率

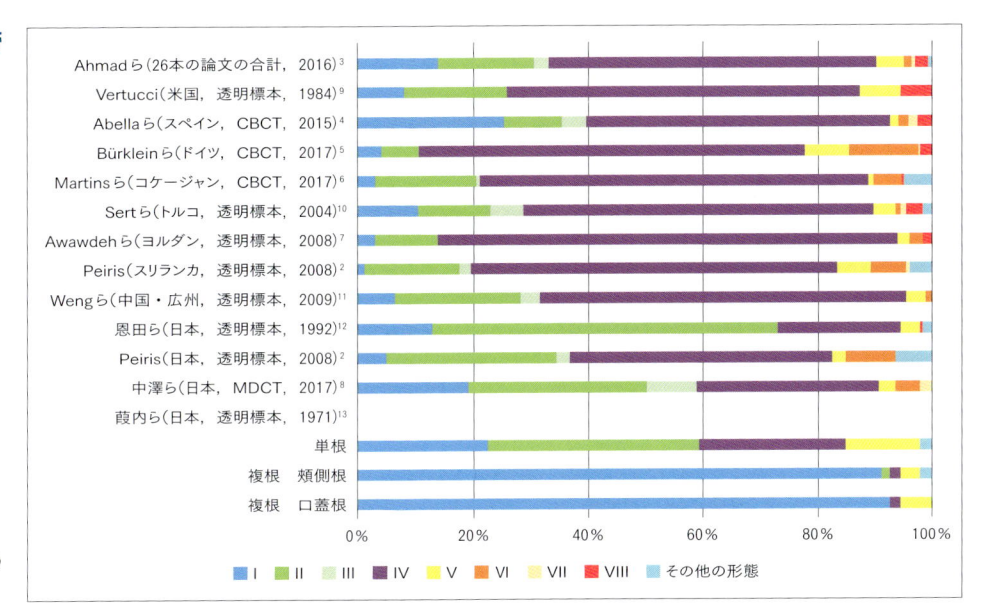

図 4 - 4　上顎第一小臼歯部の根管形態分類別の出現率.

1 - 2．第一小臼歯

1 - 2 - 1．歯根数

　上顎第一小臼歯の歯根数を図 4 - 3 に示す．26論文のさまざまな人種のデータをまとめた報告[3]では，4 割強が 1 根であった．日本人のデータは 2 つ[2,8]出ているが，どちらも 7 割強が 1 根であるのに対し，ヨルダン[7]，スリランカ[2]，スペイン[4]，ドイツ[5]，およびコケージャン[6]では 3 ～ 5 割が 1 根であった．日本人に比べて 2 根の割合が高い．3 根歯は，日本人を含むいずれの報告でも数パーセントである．

1 - 2 - 2．根管形態分類別の出現率

　上顎第一小臼歯の根管形態をVertucci[9]の方法で分類した出現率を図 4 - 4 に示す．他のデータと比較すると，日本人では 2 根管より 1 根管のほうが多

い．日本人での形態の特徴は，次のとおりである．

・Type Ⅰ＋Ⅱ＋Ⅲが多い傾向があり，約 4 ～ 6 割が 1 根尖孔．

・2 根尖孔(TypeⅣ～Ⅶ)は，約 4 ～ 6 割である．

・分岐位置が根尖に近いType Ⅴ＋Ⅵ＋Ⅶは 1 割程度．

・2 根に分かれている場合，頬側根と口蓋根はそれぞれ 1 根管(Type Ⅰ)がほとんど．

・3 根管は数パーセント．

1 - 2 - 3．側枝，根尖分岐の出現率

　上顎小臼歯にも側枝・根尖分岐は出現し，病変の原因となったり，根管治療の問題となったりする．

　図 4 - 5 aは39歳，女性の上顎右側臼歯部デンタルエックス線写真で，小臼歯根尖は単純な形態に見

CBCTでもわかりにくい側枝・根尖分岐

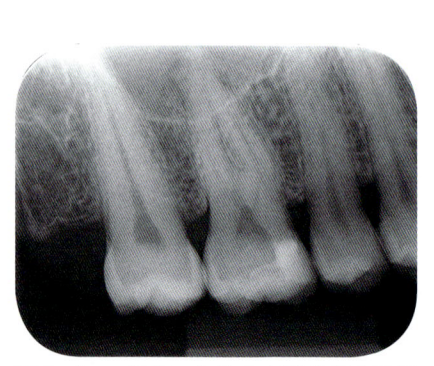

図4-5a　39歳，女性の上顎右側小臼歯デンタルエックス線写真．

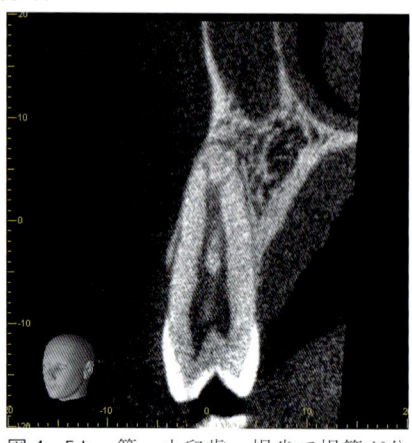

図4-5b　第一小臼歯．根尖で根管が分岐していると見るか，根尖分岐と見るか判断に迷う形態である．

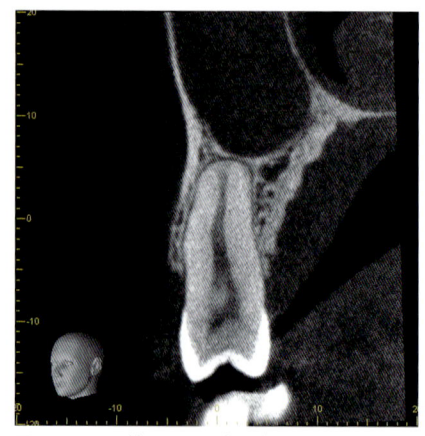

図4-5c　第二小臼歯．根尖孔がラッパ状に広がっている．根尖分岐のように見える．

上顎第一小臼歯の側枝・根尖分岐の出現率

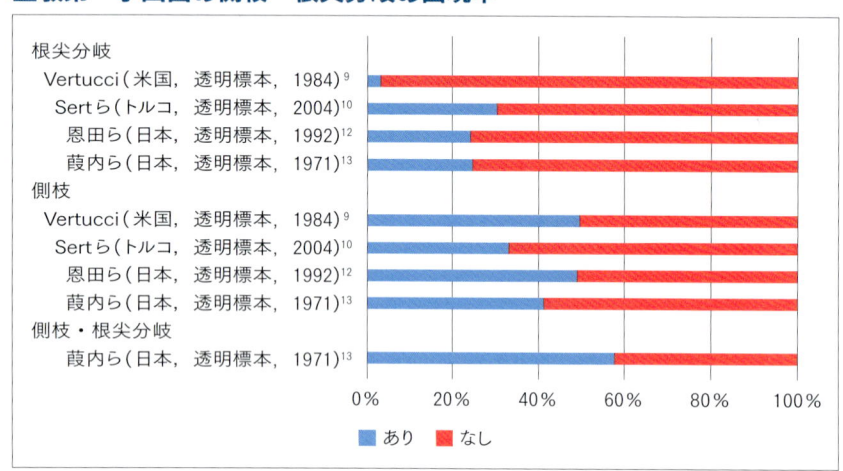

図4-6　上顎第一小臼歯における側枝・根尖分岐の出現率．図内の文字括弧内は発表者，発表年，調査方法．

える．第一大臼歯の根管形態を確認するために撮影したCBCT（Veraview X800，モリタ）で，小臼歯の根管形態も確認することができた．第一小臼歯（図4-5b）は根管形態がTypeⅦであるが，TypeⅢで側枝あるいは根尖分岐ありのようにも見える．第二小臼歯（図4-5c）は，根尖孔がラッパ状に広がっているが，根尖分岐かもしれない．

　上顎第一小臼歯の側枝・根尖分岐の出現率を図4-6に示す．日本人の根尖分岐は約2割，側枝は約4割に認められる．側枝および根尖分岐の両者を有する歯は6割近くに見られた．

1-2-4.　側枝・根尖分岐の垂直分布

　逆根管治療では，側枝を削り飛ばすために根尖3mmを切除することが推奨されている[14]．根尖3mm以内に見られた側枝の分布は，次のとおりとなる．

・2根性第一小臼歯では，頬側根の8割，口蓋側根の7割に見られる（図4-7）．
・1根性第一小臼歯では7割弱に見られる（図4-8）．
・1根性第二小臼歯では8割に見られる（図4-8）．

2根性上顎小臼歯の側枝・根尖分岐の垂直分布[15]

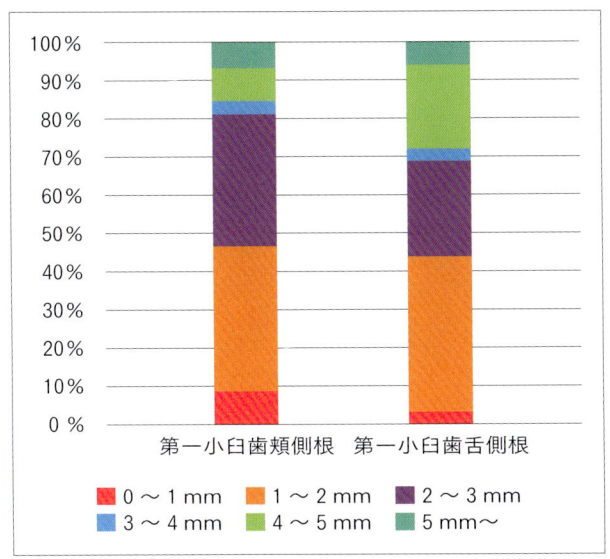

図4-7　葭内ら[15]の報告による2根性上顎小臼歯の側枝・根尖分岐の垂直分布．距離の定義は第1章(17ページ)を参照のこと．

1根性上顎小臼歯の側枝．根尖分岐の垂直分布[15]

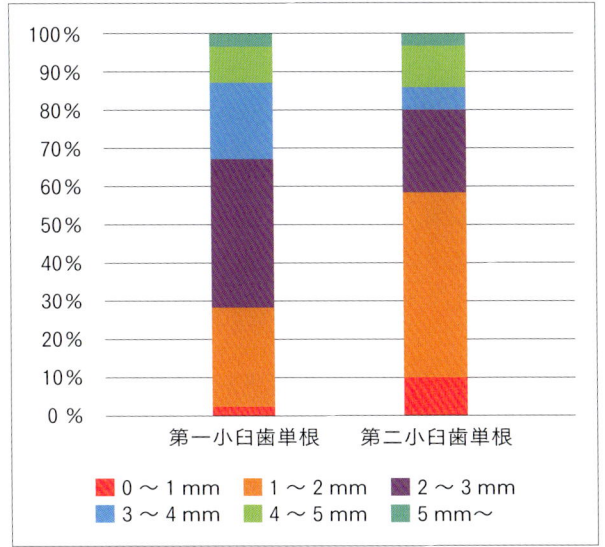

図4-8　葭内ら[15]の報告による1根性上顎小臼歯の側枝．根尖分岐の垂直分布．距離の定義は第1章(17ページ)を参照のこと．

2根性上顎小臼歯の側枝・根尖分岐の水平分布[15]

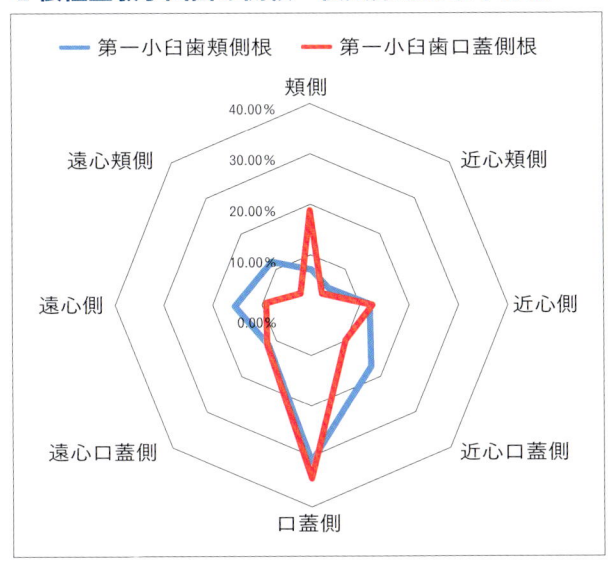

図4-9　葭内ら[15]の報告による2根性上顎小臼歯の側枝・根尖分岐の水平分布．水平分布の定義は，第1章(17ページ)を参照のこと．

1根性上顎小臼歯の側枝・根尖分岐の水平分布[15]

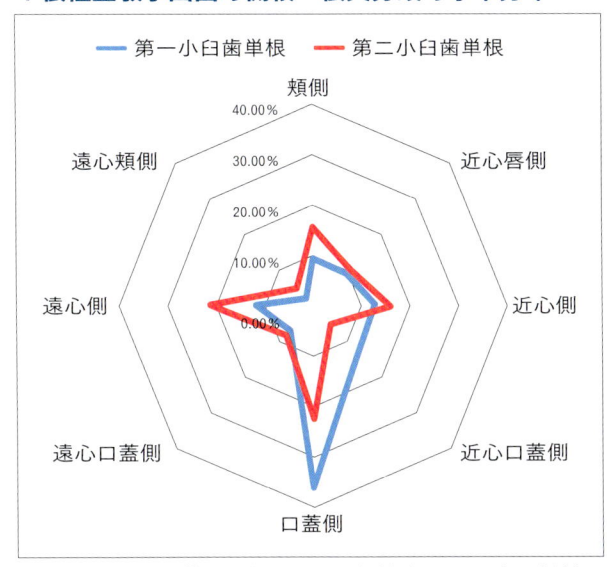

図4-10　葭内ら[15]の報告による1根性上顎小臼歯の側枝・根尖分岐の水平分布．水平分布の定義は，第1章(17ページ)を参照のこと．

1-2-5．側枝・根尖分岐の水平分布

・2根性第一小臼歯では，頬側根，口蓋側根とも口蓋側での出現率が高い(図4-9)．

・1根性第一小臼歯では，口蓋側での出現率が高い(図4-10)．

・1根尖第二小臼歯では遠心側と口蓋側にやや多いが，頬側や近心にも分布している(図4-10)．

上顎第二小臼歯の歯根数

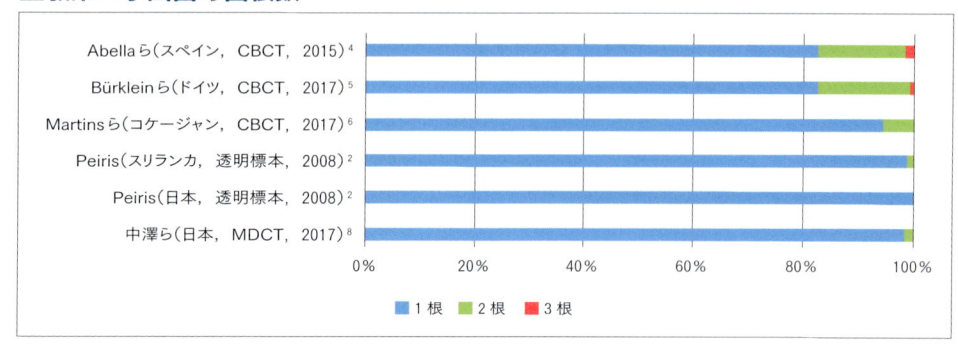

図4-11　上顎第二小臼歯の歯根数.

上顎第二小臼歯部における根管形態分類別の出現率

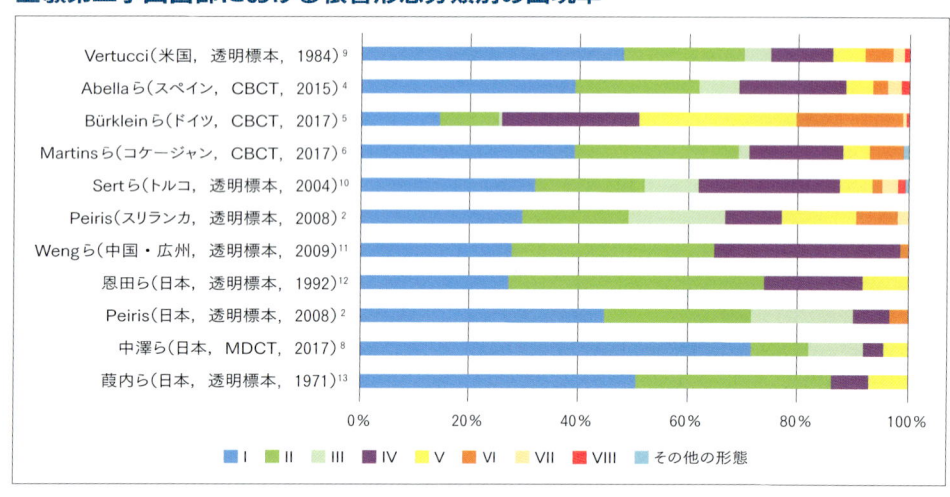

図4-12　上顎第二小臼歯部における根管形態分類別の出現率.

上顎第二小臼歯における側枝・根尖分岐の出現率

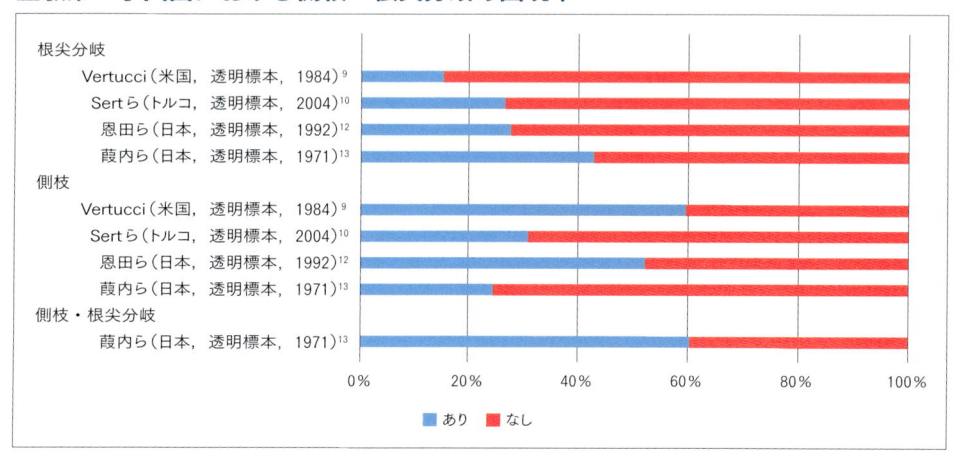

図4-13　上顎第二小臼歯における側枝・根尖分岐の出現率.

1-3. 第二小臼歯

1-3-1. 歯根数

　上顎第二小臼歯の歯根数を図4-11に示す．上顎第二小臼歯はスペイン[4]およびドイツ[5]で8割強，コケージャン[6]で9割強と報告されている．日本人はほとんど100％近くが1根で，図4-2cのような上顎第二小臼歯の2根はめずらしい．

1-3-2. 根管形態分類別の出現率

　図4-12に，根管形態分類別の出現率を示す．第

第二小臼歯の各形態

| 図14 | 図15 | 図16 |

Type Ⅰ　　　　　Type Ⅱ，Ⅲ

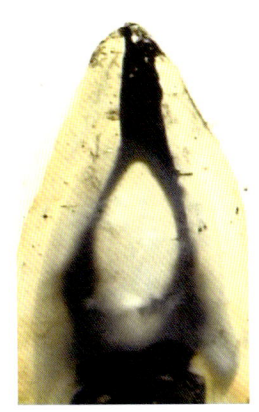 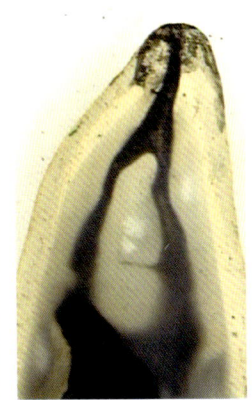

図4-14　1根管の上顎小臼歯.
図4-15　根尖部で2根管が合流した先の根管が太くなっている.
図4-16　根尖部で2根管が合流. 根管合流部は太くなっているが, その先の根尖付近の根管は細い.

Type Ⅳ
標本 1　　　　　　　　　　　標本 2　　　　　標本 3

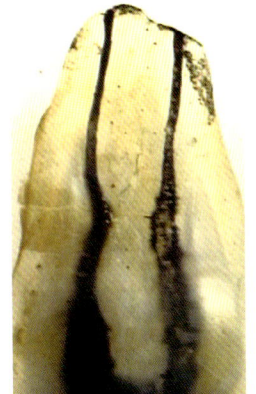 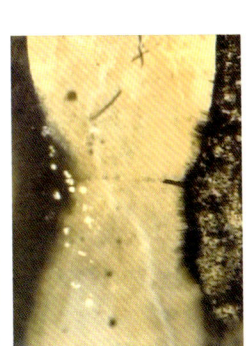 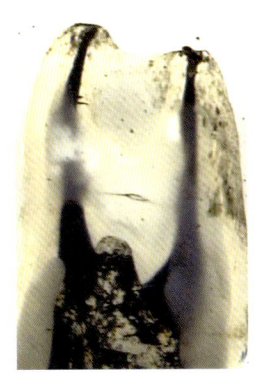 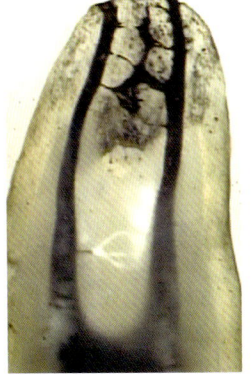 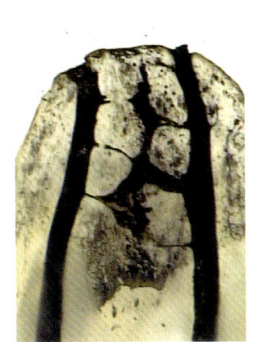

図4-17a　歯根中央部に見られた管間側枝.　図4-17b　aの拡大像.　図4-18　上顎小臼歯の管間側枝.　図4-19a　上顎小臼歯根尖部に見られた管間側枝.　図4-19b　aの拡大像. 梯子状の形態を呈する.

二小臼歯は第一小臼歯より1根管が多くなるが, 全体としては分岐位置が根尖に近いType Ⅴ＋Ⅵ＋Ⅶは第一小臼歯と同程度出現している. しかし, 日本人ではこれらの形態は少ない. 日本人での形態の特徴は, 次のとおりである.

・9割程度が1根尖孔(Type Ⅰ＋Ⅱ＋Ⅲ).
・2根尖孔(Type Ⅳ〜Ⅶ)は, 1割程度.
・2根管(Type Ⅱ〜Ⅶ)は, 3〜5割.
・分岐位置が根尖に近いType Ⅴ＋Ⅵは数パーセント.
・Type Ⅶ, Ⅷおよびその他の形態は, ほとんど見られない.

1-3-3. 側枝, 根尖分岐の出現率

　上顎第二小臼歯における側枝・根尖分岐の出現率を図4-13に示す. 日本人の根尖分岐は約4割, 側枝は約2割に認められる. 側枝および根尖分岐の両者を有する歯は6割近くに見られた.

1-4. 上顎小臼歯の透明標本

　図4-14に上顎小臼歯のType Ⅰを, 図4-15,16にType Ⅱ, Ⅲの透明標本を示す. Type ⅡとⅢは, 実際に透明標本やCBCTを観察すると区別が難しい.

　図4-17〜19にType Ⅳの透明標本を示す. 1根の中に2根管が見られる形態では, 管間側枝が出現

Type V

標本1

標本2

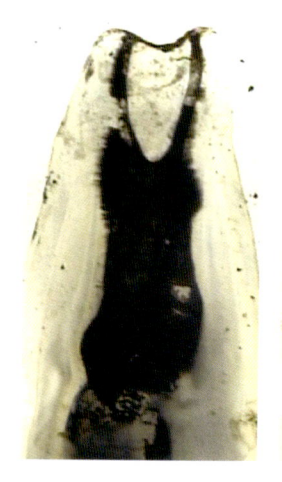

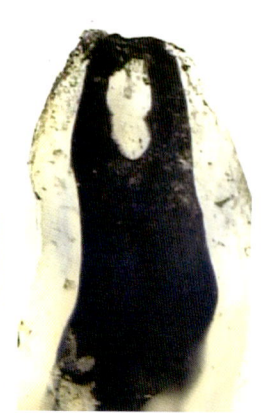

図20a 図20b 図21

図4-20a　歯根中央部より根尖側で分岐した根管は，根管充填が難しい.
図4-20b　aの拡大像.
図4-21　根管は太いまま根尖1/3で分岐している.

Type VI

Type VIII

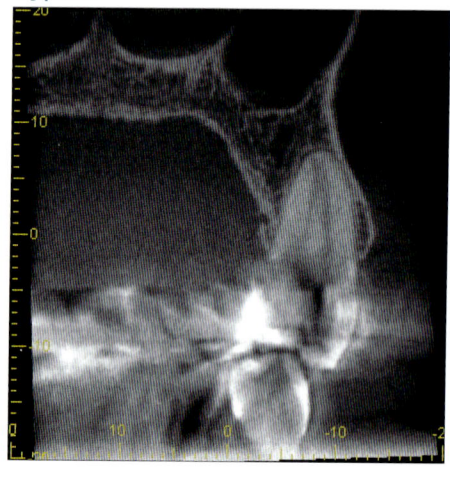

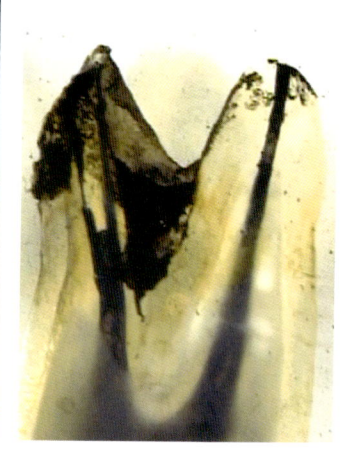

図22 図23

図4-22　50歳，女性の上顎右側第一小臼歯 CBCT歯列直交断像. 2根管が根尖1/3で癒合し，その先で再び分岐している. Type VIの形態である.
図4-23　頬側の根管では，根管中央部より根尖側で分岐している.

側枝を有する2根性上顎小臼歯の透明標本

標本1

標本2

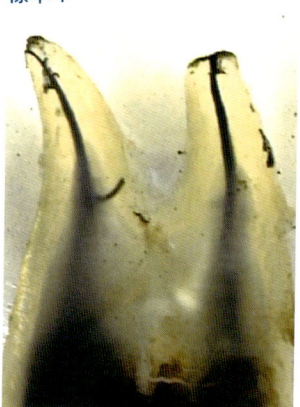

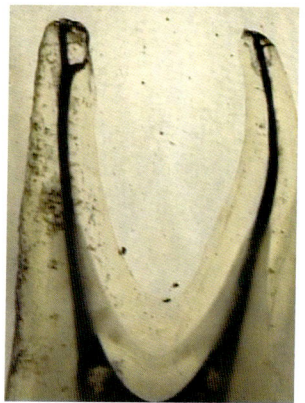

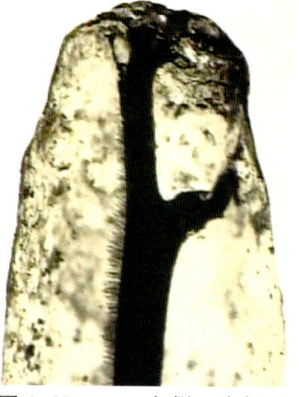

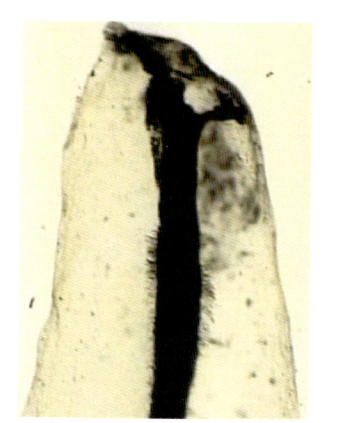

図4-24　頬・口蓋側根がそれぞれ1根で，側枝が何本か見られる.

図4-25a　2根であるが，2根管2根尖孔として分類するとType IVになる.

図4-25b　aの左側の歯根尖の拡大像. 根尖部の側枝と根尖分岐.

図4-25c　aの右側の歯根尖の拡大像. 根尖分岐.

Type IVの側枝・根尖分岐の透明標本

標本1

図26a 図26b 図26c

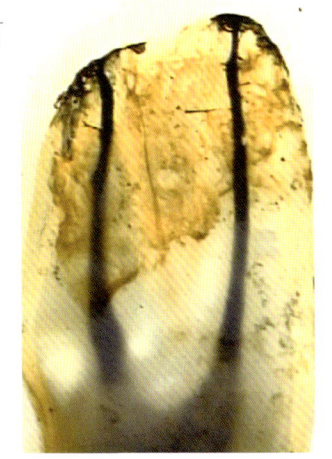
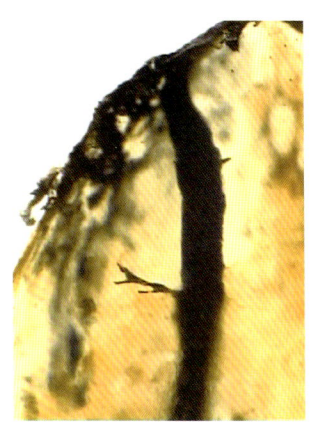
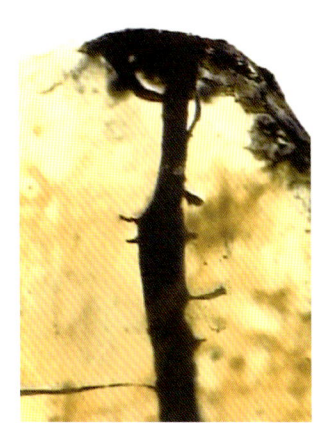

図4-26a　根尖部に側枝が見られる．
図4-26b　a左側の拡大像．
図4-26c　a右側の拡大像．

標本2

図27a 図27b 図27c

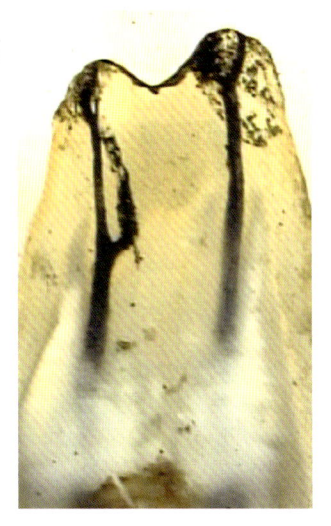
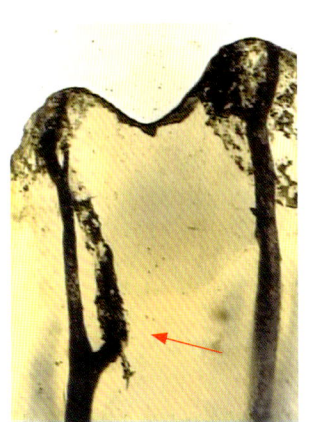
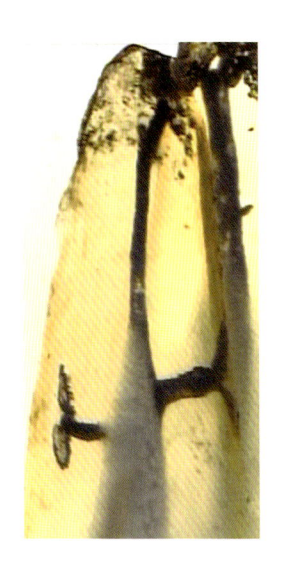

図4-27a　側枝が見られる．
図4-27b　aの拡大像．
図4-27c　b赤矢印部の方向を変えて観察すると，側枝は近遠心両方に分岐していた．

することがある．図4-20,21にType Vの透明標本を，図4-22にType VIのCBCT像を，図4-23に3根管（Type VIIIあるいはその他の形態）の透明標本を示す．

1-5. 側枝・根尖分岐の透明標本

　側枝を有する2根性上顎小臼歯の透明標本を用いて図4-24,25に示す．Type IVの側枝・根尖分岐の例を透明標本を用いて図4-26〜29に示す．

1-6. 側枝・根尖分岐の臨床例
1-6-1. 側枝・根尖分岐の診断

　上顎小臼歯にも他歯と同様に側枝は出現するが，

標本3　　　　　**標本4**

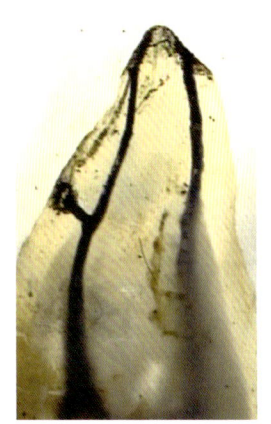
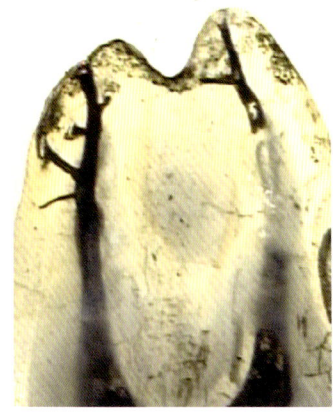

図4-28　歯根中央部の側枝．

図4-29　多くの側枝が存在している．

側方病変の原因として側枝を考えなければならない症例

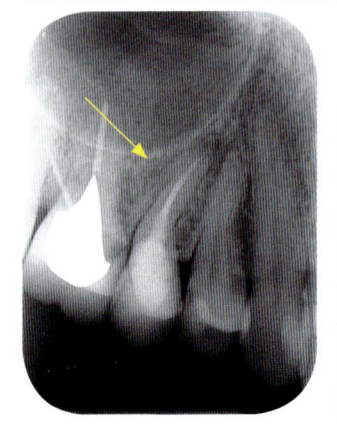

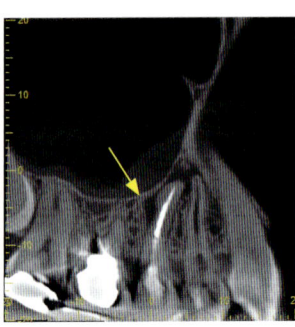

図30a 図30b

図4-30a　55歳，女性の上顎小臼歯部デンタルエックス線写真．第一小臼歯の失活のために根尖病変が出現し，その透過像は第二小臼歯根尖を含んでいる．第二小臼歯の歯根膜腔を追うと，根尖付近の歯根遠心面で消失しており，透過像があるように見える（黄矢印部）が，はっきりしない．

図4-30b　CBCT（3DXマルチイメージマイクロ，モリタ）では，第二小臼歯の側方病変（黄矢印部）は明瞭であるが，原因については明らかにならなかった．側枝，垂直性歯根破折，穿孔のすべての可能性を考えなければならない．

側枝による病変例

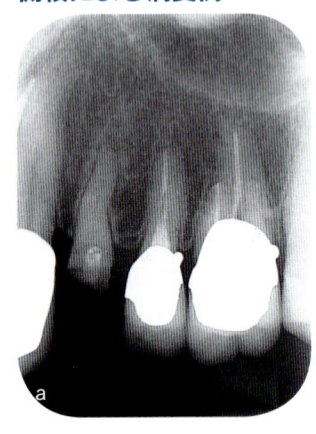

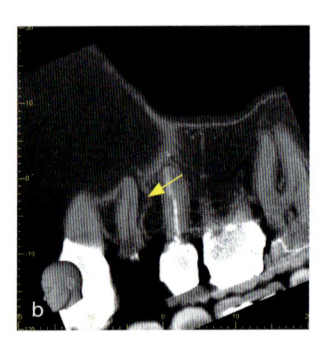

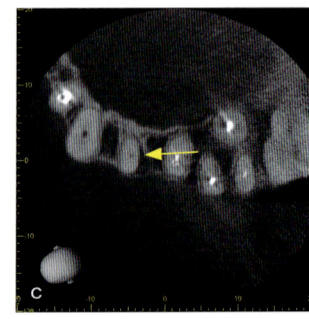

図4-31a　66歳，女性の上顎左側第一小臼歯デンタルエックス線写真．とくに異常像を認めない．

図4-31b　CBCT（Veraview X800，モリタ）歯列平行断像では，歯根遠心面に骨吸収像（黄矢印部）を認めた．

図4-31c　CBCT（Veraview X800，モリタ）水平断面像では，病変部に向かう側枝（黄矢印部）が見つかった．

側枝の治療

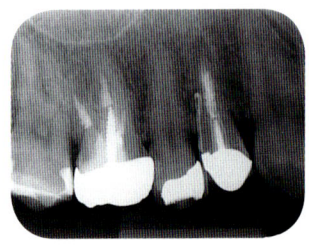

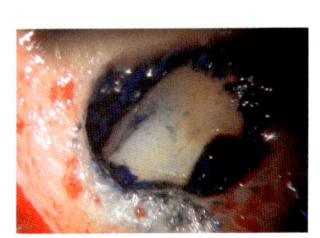

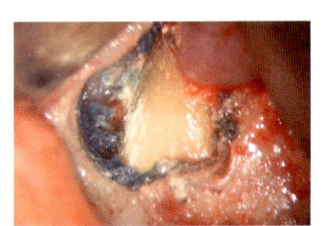

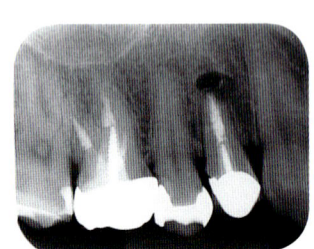

図32a 図32b 図32c 図32d
図33

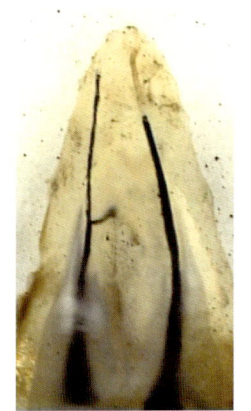

図4-32a　32歳，女性の上顎右側第一小臼歯デンタルエックス線写真．瘻孔からガッタパーチャポイントを挿入して撮影．根尖と歯根中央部遠心に透過像が見られた．

図4-32b　逆根管治療を行うと，遠心歯根面には側枝が見つかった．

図4-32c　側枝に対してMTA（プロルートMTA，デンツプライシロナ）を用いて逆根管充填を行った．

図4-32d　逆根管治療（b）後のデンタルエックス線写真．根尖および側枝部分に逆根管充填が行われた．

図4-33　本症例における歯根中央部の側枝がイメージされる透明標本．

CBCTで発見された側枝・根尖分岐

症例1　2根性上顎小臼歯の側枝

図34 | 図35

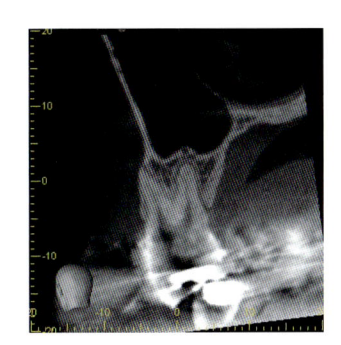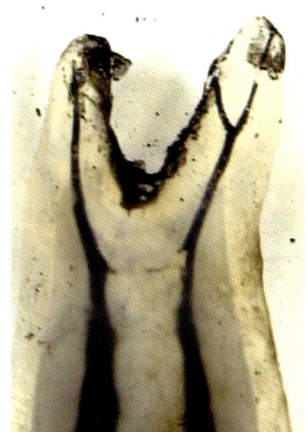

図4 -34　CBCT（Veraview X800，モリタ）歯列直交断像での，
上顎左側第一小臼歯口蓋根の側枝.
図4 -35　図4 -34に似た形態の透明標本.

症例2　1根性上顎小臼歯の側枝

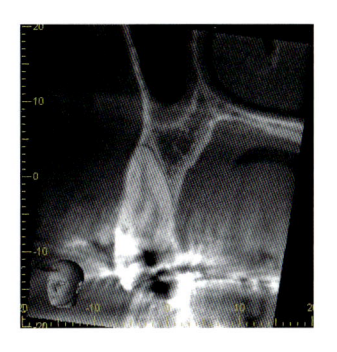

図4 -36　CBCT（Veraview X800，モリタ）歯列直交断像での，上顎右側第二小臼歯根尖部側枝.

側枝による病変を経験することは他の歯に比べて少ないように思う．たとえば，上顎前歯部では上顎小臼歯よりは側枝による病変をよく経験する．しかし，小臼歯での側枝による病変もゼロではないので，見逃さないようにしたい．側枝による病変は，歯根側方病変で，その原因となるのは他に歯根破折あるいは穿孔が考えられる．側方病変の原因を特定して治療するために，逆根管治療が選択されることが多い．

図4 -30に側方病変の原因として側枝を考えなければならない症例を，図4 -31に側枝による病変の症例をそれぞれ示す．

1 - 6 - 2 .　側枝の治療

図4 -32a〜dに側枝の治療例を示す．本症例の側枝は，根尖から5 mm以上で遠心に位置している．

第一小臼歯での垂直分布（図4 - 8）としてはめずらしく，水平分布（図4 -10）としては好発位置である．図4 -33に透明標本による本症例のイメージを示す．

1 - 6 - 3 .　CBCTで発見された側枝・根尖分岐

CBCTで発見された2根性上顎小臼歯の側枝の例（図4 -34, 35）と，1根性上顎小臼歯の側枝の例（図4 -36）および根尖分岐の例（図4 -37〜39）をそれぞれ示す．

1 - 7 .　髄管

臼歯部において，髄管の存在はよくいわれるが，なかなか実物にはお目にかからない．図4 -40は，第一小臼歯に見られた髄管である．

症例3　1根性上顎小臼歯の根尖分岐①

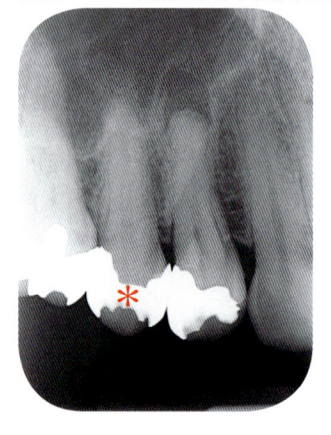 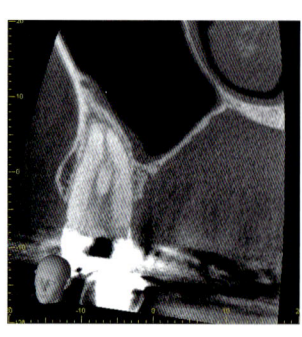 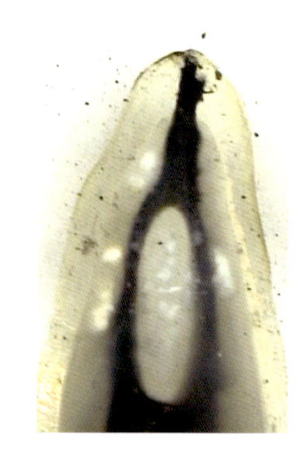

図37a 図37b　図38

図4-37a　55歳，女性の上顎右側第二小臼歯（＊）デンタルエックス線写真．歯根中央部から根尖にかけて根管は明瞭ではない．

図4-37b　CBCT（Veraview X800，モリタ）歯列直交断像では，根管形態がType Ⅱで根尖分岐が見られる．

図4-38　図4-37bに似た形態の透明標本．

症例4　1根性上顎小臼歯の根尖分岐②

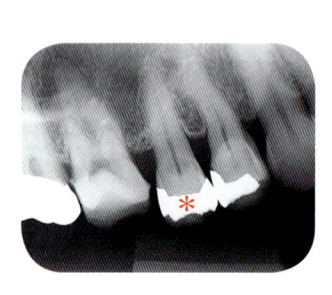 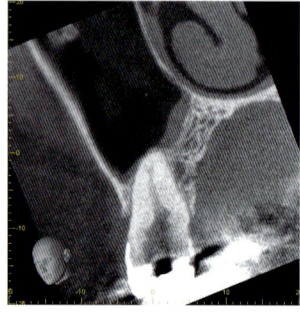

図39a 図39b

図4-39a　55歳，女性の上顎右側第二小臼歯（＊）．

図4-39b　CBCT（Veraview X800，モリタ）歯列直交断像で見られた上顎右側第二小臼歯の根尖分岐．根尖の頬側には上顎洞が入り込んでおり，逆根管治療が必要になったとしても適応は困難である．

髄管の症例

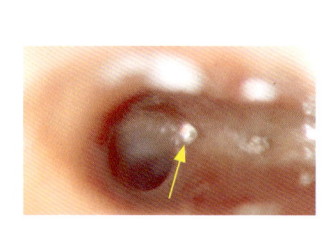 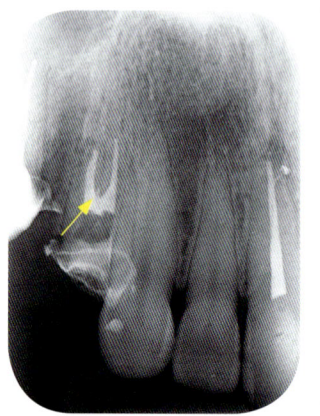

図40a 図40b

図4-40a　47歳，女性の上顎右側第一小臼歯の髄管（黄矢印部）．

図4-40b　根管充填後のデンタルエックス線写真．偏近心撮影．分岐部に充填された髄管が見える（黄矢印部）．

1-8．根尖部の形態

1-8-1．根尖孔径

　上顎小臼歯の根尖から1mmでの根管径（根尖孔径）を図4-41に示す．

1-8-2．根尖部根管のテーパー

　根尖部5mmのテーパーを図4-42に示す．頬舌方向のほうが，近遠心方向に比べて径もテーパーも大きい．2根管の歯では，根尖孔径もテーパーも小さく，根管は円に近い断面形態をもつ．

　1根管の場合は，頬舌方向の径が大きい．根尖孔は円に近く，歯冠側では長円形なので，頬舌方向のテーパーは大きくなる．

上顎小臼歯根尖から1mmでの根管径

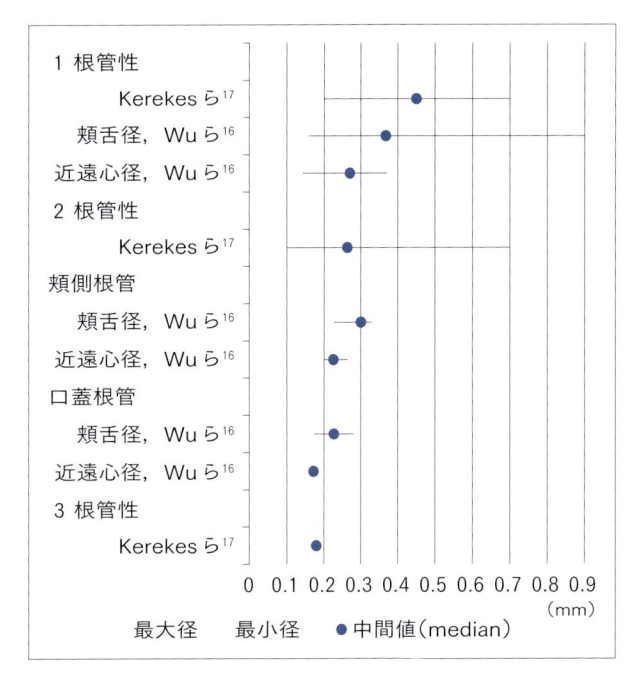

図4-41　上顎小臼歯の根尖から1mmでの根管径のWuら[16]のデータに，Kerekesら[17]のデータを追加した図．Kerekesら[17]のデータには，根管の方向の表示はないが，Wuら[16]のデータでは，頬舌径と近遠心径に分けて報告されている．グラフの青丸は平均値ではなく，中間値（median）であることに注意．

上顎小臼歯根尖部5mmの根管のテーパー

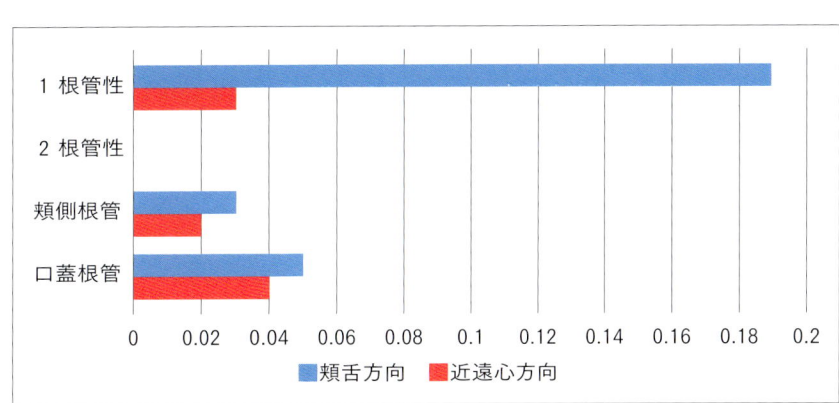

図4-42　Wuら[16]のデータを基に計算した根尖5mmにおける根管のテーパー．

2．特殊形態

2-1．歯根の陥凹

　ほとんどの上顎小臼歯歯根には近心面と遠心面に陥凹が見られるが，1根性の場合の歯根頬側（図4-43），あるいは2根性の場合の頬側根口蓋側にも陥凹が生ずることがある．これらの陥凹は，歯根が近心と遠心に分岐できなかった名残の形態のように見える．

　頬側根口蓋側の陥凹のことはfurcation grooveと呼ばれ，平均深さは0.4mmである[18]．出現率は62〜100%，陥凹部の長さは1.1〜9.0mm，陥凹部の象牙質の厚さは0.78〜1.18mmと報告されている[3]．陥凹部は根管に近接しているためにdanger zoneと呼ばれ，根管形成やポスト孔形成時には穿孔に注意しなければならない．

　図4-44に歯根頬側の陥凹例を，図4-45に頬側根口蓋側の陥凹を示す．

歯根の陥凹

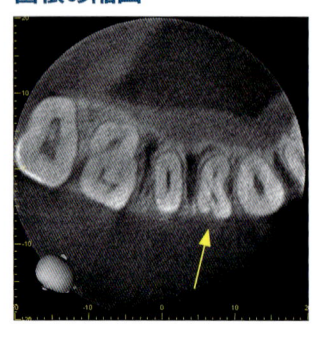 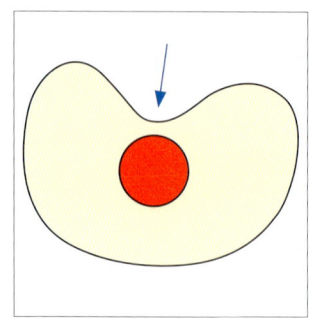

図43a 図43b

図4-43a　51歳，男性の上顎第一小臼歯のCBCT水平断像．1根性上顎小臼歯に見られた頬側の陥凹（黄矢印部）．

図4-43b　2根性上顎小臼歯頬側根口蓋側に見られる陥凹（青矢印部），つまりfurcation grooveの模式図．furcal concavity，buccal furcation groove，developmental depressionなどとも呼ばれる．

症例1　歯根頬側の陥凹

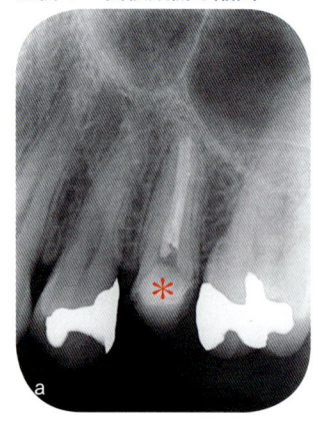 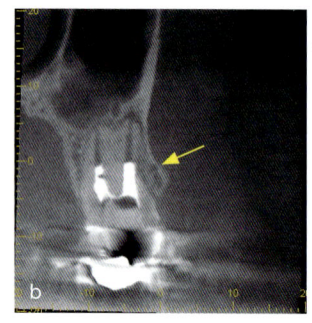 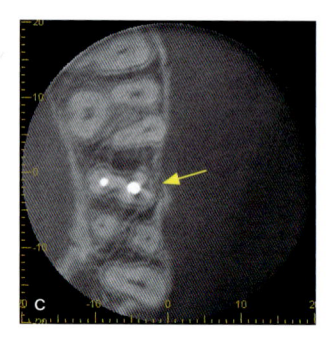

図4-44a　44歳，男性の上顎左側第二小臼歯（＊）デンタルエックス線写真．頬側根中央部に穿孔が見られた．

図4-44b　第二小臼歯のCBCT（3DXマルチイメージマイクロ，モリタ）歯列直交断像．通法どおりの根管形成だが，黄矢印部に穿孔（ストリッピング）を認める．

図4-44c　CBCT水平断像では，歯根頬側の陥凹（黄矢印部）が穿孔の原因であった．

症例2　頬側根口蓋側の陥凹

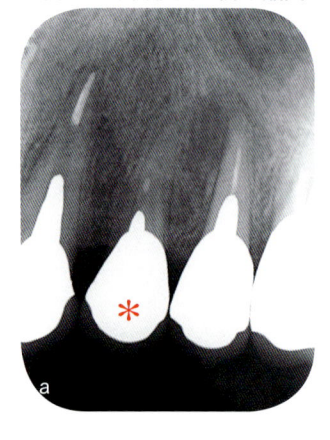 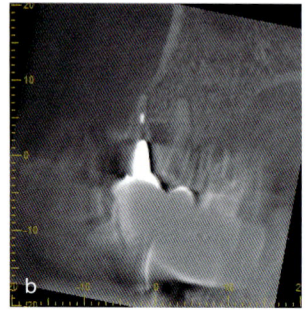 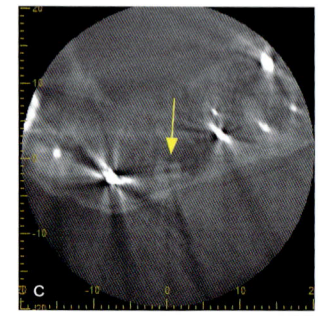

図4-45a　59歳，男性の上顎左側小臼歯部デンタルエックス線写真．第二小臼歯根尖部にも透過像はあるが，第一小臼歯（＊）歯根中央部遠心に認められた透過像について解説する．

図4-45b　CBCT（3DXマルチイメージマイクロ，モリタ）．歯列直交断像では，分岐部に骨欠損像が認められた．ポスト先端で穿孔しているようで，その部分を中心として骨欠損が広がっている．

図4-45c　CBCT水平断像では，頬側根口蓋側面の陥凹（黄矢印部）を確認できる．

2-2．3根管

　上顎小臼歯では出現率は数パーセントと低いが，3根管を見逃さないようにしたい．デンタルエックス線写真だけでは3根，3根管の診断は難しい（図4-46）が，何か疑問に感じる所見があればCBCTを撮影して確認すべきである．図4-47,48に2根3根管の症例を，図4-49に3根3根管の症例を示す．

３根管を有する上顎小臼歯

図46a 図46b

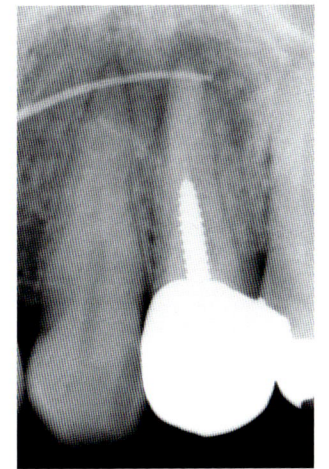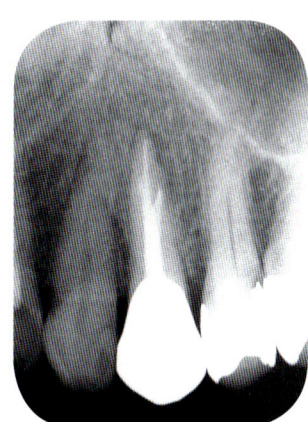

図 4 -46a　71歳，男性の上顎左側第一小臼歯デンタルエックス線写真.

図 4 -46b　根管充填３年６か月後．頰側が２根管に分岐した３根管であった．

症例1　2根3根管①

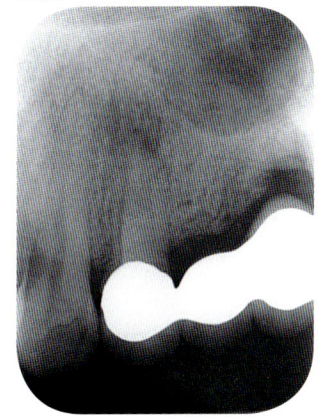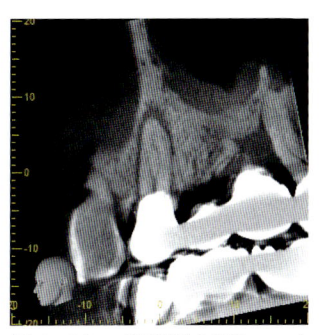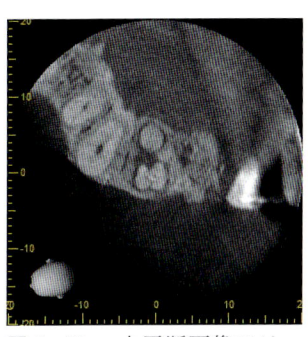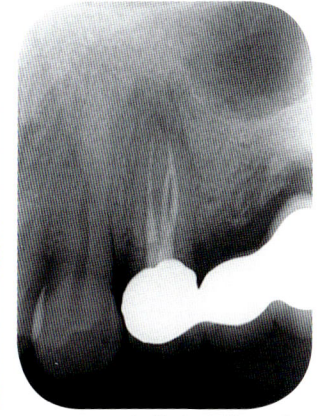

図 4 -47a　76歳，男性の上顎左側第一小臼歯デンタルエックス線写真．生活歯のまま支台歯形成されてブリッジが装着されていた．しかし失活し，根尖部透過像が出現した．

図 4 -47b　CBCT（３DXマルチイメージマイクロ，モリタ）歯列平行断像では，頰側根の根管が１-２-１であった．

図 4 -47c　水平断面像では，頰側根は近心根と遠心根が癒合したような形態であった．

図 4 -47d　根管充填後のデンタルエックス線写真．

症例2　2根3根管②

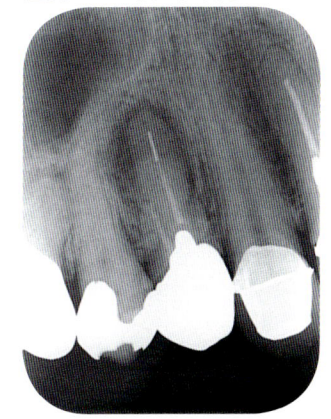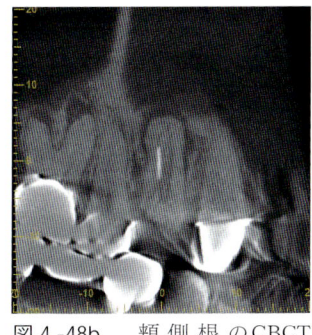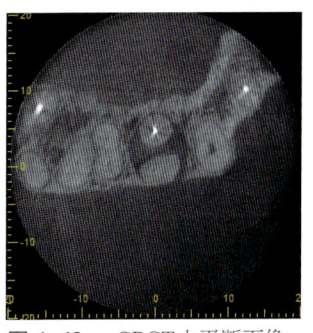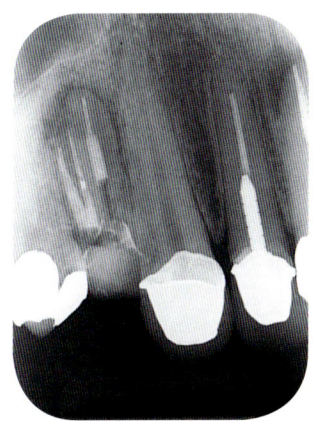

図 4 -48a　40歳，男性の上顎右側第一小臼歯デンタルエックス線写真．口蓋根には破折ファイルが見られた．

図 4 -48b　頰側根のCBCT（３DXマルチイメージマイクロ，モリタ）歯列平行断像．根管形態はTypeⅣ．

図 4 -48c　CBCT水平断面像．頰側根と口蓋根の２根である．

図 4 -48d　破折ファイル除去後に根管充填を行った．

症例3　3根3根管

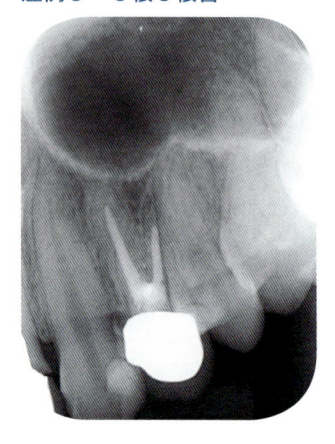
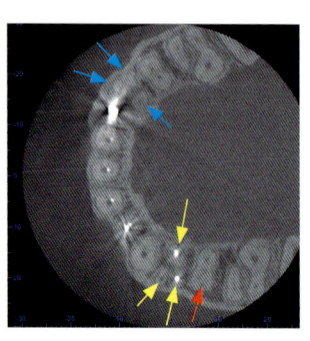

図4-49a　30歳，女性の上顎左側第一小臼歯デンタルエックス線写真．
図4-49b　CBCT（3DXマルチイメージマイクロ，モリタ）水平断像では，左側第一小臼歯は3根（黄矢印部）であった．この画像では，右側第一小臼歯も3根（青矢印部），左側第二小臼歯には頬側根の陥凹（赤矢印部）が認められた．

1回湾曲を有する上顎小臼歯

症例1

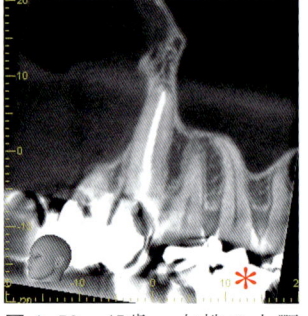

症例2

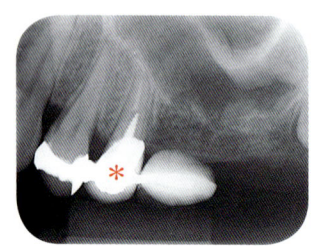

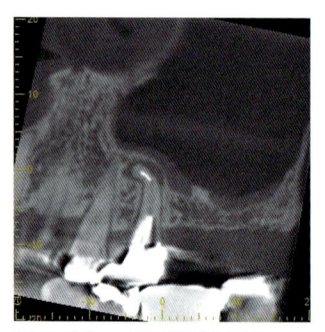

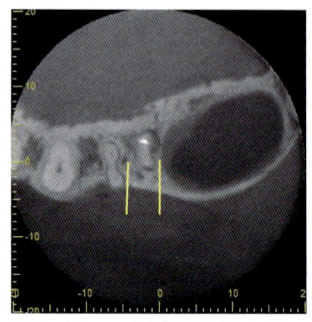

図4-50　45歳，女性の上顎左側第二小臼歯（＊）．CBCT（3DXマルチイメージマイクロ，モリタ）歯列平行断像．近心方向に緩やかに湾曲している．

図4-51a　52歳，女性の上顎第二小臼歯（＊）．

図4-51b　CBCT（3DXマルチイメージマイクロ，モリタ）歯列平行断像．根尖部はほぼ90°に湾曲し，湾曲の先に破折ファイルが折れ込んでいる．この破折ファイルの除去は，きわめて困難である．

図4-51c　水平断面像で見ると，第二小臼歯は頬側骨表面から3～8mmの位置にある．逆根管治療で根尖部にアプローチをするには，第一小臼歯と上顎洞を避けて行われなければならないが，その範囲は狭い（黄線の範囲）．骨を開削して根尖まで到達することは困難である．この第二小臼歯の根管治療は，外科的にでも非外科的にでも困難で，さらに歯根が湾曲しているために抜歯することも難しい．

2-3．歯根湾曲

　上顎小臼歯は歯根湾曲も特徴である．単純な1回湾曲と銃剣状（S字）の2回湾曲がある．湾曲が強いと根管治療に支障を来すことがある．1回湾曲は上顎洞に近接しているものが多い．歯根が発育途中に上顎洞に沿って湾曲したと考えられる．

　図4-50，51に1回湾曲，図4-52～56に2回湾曲の臨床例を示す．

2-4．その他の形態

　上顎小臼歯4根管の報告がある．Hartmannら[19]は，抜去された上顎大臼歯のような歯根形態で3根の上顎小臼歯をhigh-resolution computed tomographyで観察したことを報告している．この歯では，近心頬側根が2根管で，全部で4根管を有していた．

　ブラジルのLeaら[20]は，上顎第二小臼歯4根管の症例を報告している．ノルウェーのJohnsenら[21]は，

2 回湾曲を有する上顎小臼歯
症例 1

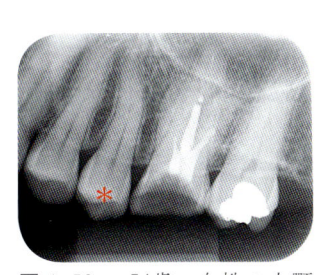
図 4 -52a　54歳，女性の上顎左側第二小臼歯（＊）デンタルエックス線写真．

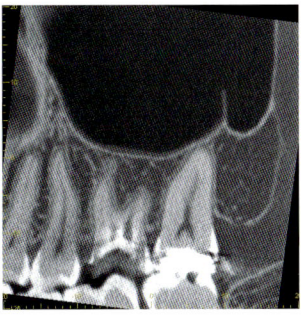
図 4 -52b　　CBCT（Veraview X800，モリタ）歯列平行断像．緩やかに湾曲している．

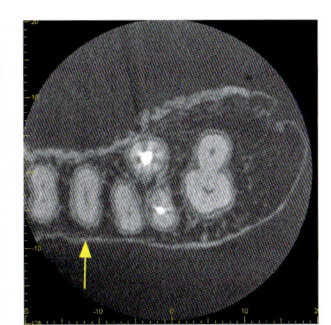
図 4 -52c　水平断像での歯根中央部（黄矢印部）．隣在歯と平行に並んでいる．

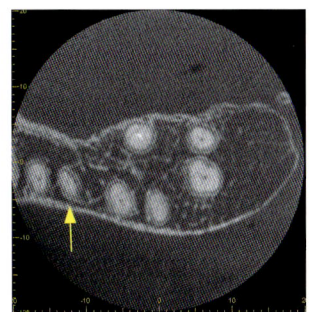
図 4 -52d　根尖部（黄矢印部）の水平断像．歯根中央部（b）と根尖部（c）では向きが変わり，歯根がねじれていることがわかる．

症例 2

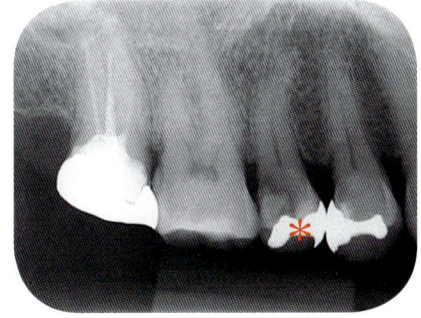
図 4 -53a　54歳，女性の上顎右側第二小臼歯（＊）デンタルエックス線写真．う蝕のために抜髄が必要となるが，根管はS字状に湾曲している．

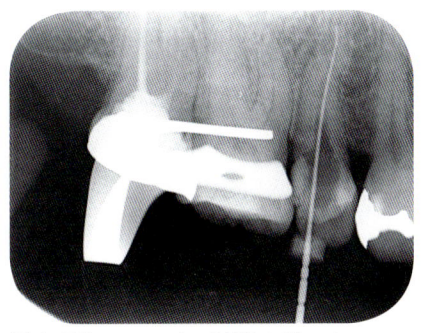
図 4 -53b　ファイル試適のデンタルエックス線写真．

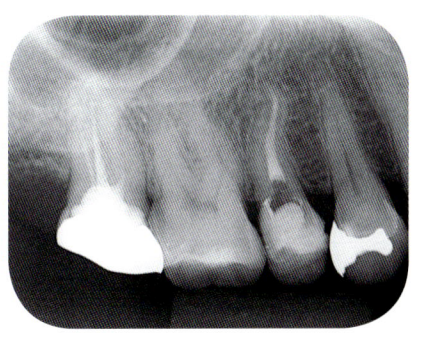
図 4 -53c　根管充填確認のデンタルエックス線写真．

症例 3

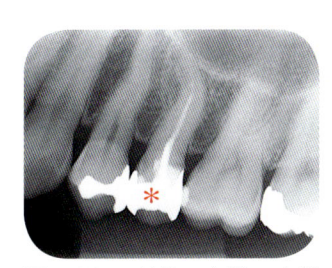
図 4 -54a　44歳，女性の上顎左側小臼歯（＊）デンタルエックス線写真．

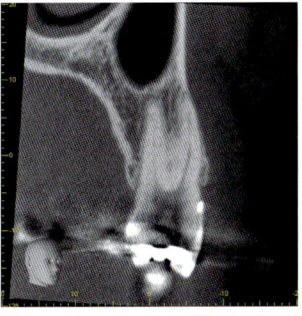
図 4 -54b　第一小臼歯のCBCT（Veraview X800，モリタ）歯列直交断像．2 根性である．

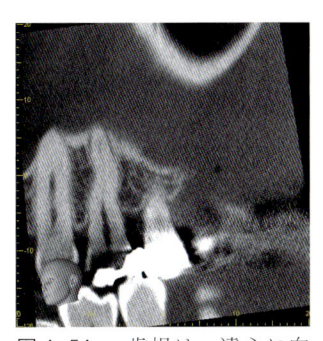
図 4 -54c　歯根は，遠心に向かってS字状に湾曲している．

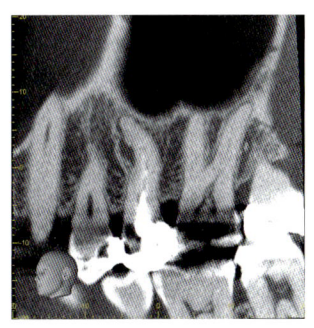
図 4 -54d　第二小臼歯歯列直交断像．近心に湾曲し，湾曲部に側枝が見られる．さらに，その側枝が原因と思われる側方病変がある．

矯正のために抜去された上顎小臼歯で，根尖部の陥入歯を報告している．

　また，図 4 -57は透明標本に見られた根尖付近の内部吸収である．矯正治療と関係があるのかもしれない．

症例4

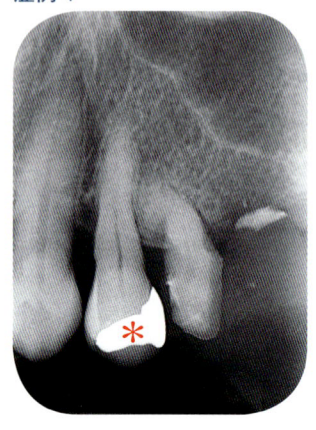
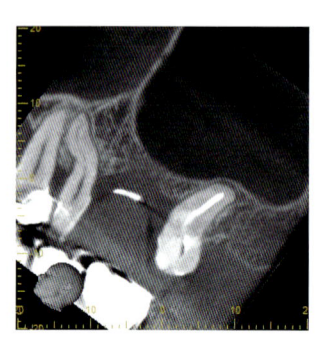

図4-55a　67歳，女性の上顎左側第二小臼歯（＊）デンタルエックス線写真．歯根は湾曲しているが，詳細な形態は読影不能である．
図4-55b　CBCT（3DXマルチイメージマイクロ，モリタ）歯列平行断像．S字状に強く湾曲した形態であった．根管治療の難易度は高い．

症例5

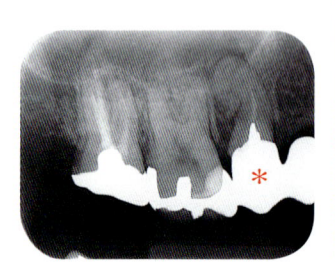
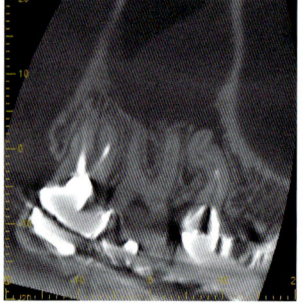

図4-56a　37歳，女性の上顎右側第二小臼歯（＊）デンタルエックス線写真．歯根が湾曲していることはわかるが，根尖がどこにあるかはわからない．
図4-56b　CBCT（3DXマルチイメージマイクロ，モリタ）歯列平行断像．めずらしく遠心に向かった湾曲である．2回，90°に湾曲していた．非外科的根管治療は不可能であろう．

特殊な形態

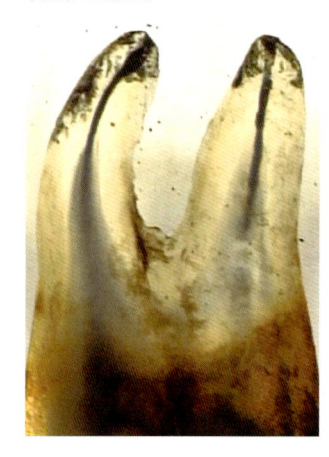
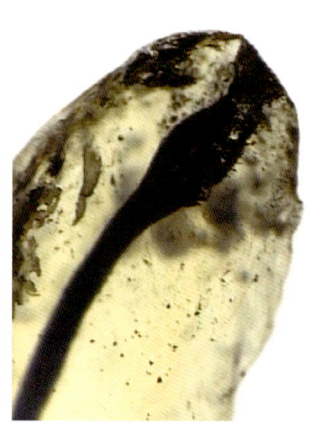

図4-57a　側枝は認められない．
図4-57b　aの拡大像．根尖部根管には内部吸収となっているような膨らみが見られる．

第4章のまとめ

　上顎小臼歯の根管治療を行ううえで問題となるのは，歯根・根管の湾曲と，根管数の把握である．他には，根尖突出（第10章で解説），中心結節（第7章で解説），イスマスの出現（第2章で解説)が問題となる．

　しかし，上顎小臼歯の最大の問題は，垂直性歯根破折の好発部位であることだ．これは，長円形の歯根断面形態とイスマスの存在が大きく関与していると思われるが，まだ厳密には解明されていない．

参考文献

1. Turner CG 2 nd. Root number determination in maxillary first premolars for modern human populations. Am J Phys Anthropol 1981；54(1)：59 - 62.

2. Peiris R. Root and canal morphology of human permanent teeth in a Sri Lankan and Japanese population. Anthropol Sci 2008；116(2)：123 - 133.

3. Ahmad IA, Alenezi MA. Root and Root Canal Morphology of Maxillary First Premolars：A Literature Review and Clinical Considerations. J Endod 2016；42(6)：861 - 872.

4. Abella F, Teixidó LM, Patel S, Sosa F, Duran-Sindreu F, Roig M. Cone-beam Computed Tomography Analysis of the Root Canal Morphology of Maxillary First and Second Premolars in a Spanish Population. J Endod 2015；41(8)：1241 - 1247.

5. Bürklein S, Heck R, Schäfer E. Evaluation of the Root Canal Anatomy of Maxillary and Mandibular Premolars in a Selected German Population Using Cone-beam Computed Tomographic Data. J Endod 2017；43(9)：1448 - 1452.

6. Martins JNR, Marques D, Mata A, Caramês J. Root and root canal morphology of the permanent dentition in a Caucasian population：a cone-beam computed tomography study. Int Endod J 2017；50(11)：1013 - 1026.

7. Awawdeh L, Abdullah H, Al-Qudah A. Root form and canal morphology of Jordanian maxillary first premolars. J Endod 2008；34(8)：956 - 961.

8. 中澤弘貴，馬場俊晃，辻本恭久．日本人上顎小臼歯の歯根と根管形態の分析．日歯内療誌 2017；38(1)：31 - 35.

9. Vertucci FJ. Root canal anatomy of the human permanent teeth. Oral Surg Oral Med Oral Pathol 1984；58(5)：589 - 599.

10. Sert S, Bayirli GS. Evaluation of the root canal configurations of the mandibular and maxillary permanent teeth by gender in the Turkish population. J Endod 2004；30(6)：391 - 398.

11. Weng XL, Yu SB, Zhao SL, Wang HG, Mu T, Tang RY, Zhou XD. Root canal morphology of permanent maxillary teeth in the Han nationality in Chinese Guanzhong area：a new modified root canal staining technique. J Endod 2009；35(5)：651 - 656.

12. 恩田千爾，正木岳馬．小臼歯の根管解剖．松本歯学 1992；18(1)：1 - 17.

13. 葭内純史，高橋和人，横地千伋．真空注入法による歯髄腔の形態学的研究 第 1 報．歯基礎誌 1971；13：403 - 427.

14. Kim S, Kratchman S. Modern endodontic surgery concepts and practice：a review. J Endod 2006；32(7)：601 - 623.

15. 葭内純史，高橋和人，横地千伋．真空注入法による歯髄腔の形態学的研究 第 2 報．歯基礎誌 1972；14：156 - 185.

16. Wu MK, R'oris A, Barkis D, Wesselink PR. Prevalence and extent of long oval canals in the apical third. Oral Surg Oral Med Oral Pathol Oral Radiol Endod 2000；89(6)：739 - 743.

17. Kerekes K, Tronstad L. Morphometric observations on root canals of human anterior teeth. J Endod 1977；3 (1)：24 - 29.

18. Tamse A, Katz A, Pilo R. Furcation groove of buccal root of maxillary first premolars − a morphometric study. J Endod 2000；26(6)：359 - 363.

19. Hartmann RC, Baldasso FE, Stürmer CP, Acauan MD, Scarparo RK, Morgental RD, Bryant S, Dummer PM, de Figueiredo JA, Vier-Pelisser FV. Clinically relevant dimensions of 3 -rooted maxillary premolars obtained via high-resolution computed tomography. J Endod 2013；39(12)：1639 - 1645.

20. Lea C, Deblinger J, Machado R, Nogueira Leal Silva EJ, Vansan LP. Maxillary premolar with 4 separate canals. J Endod 2014；40(4)：591 - 593.

21. Johnsen GF, Dara S, Asjad S, Sunde PT, Haugen HJ. Anatomic Comparison of Contralateral Premolars. J Endod 2017；43(6)：956 - 963.

第5章

上顎大臼歯

本章では，上顎大臼歯根管の解剖学的形態について解説する．

上顎大臼歯は近心頬側根，遠心頬側根，口蓋根の3根が一般的である．遠心頬側根および口蓋根は1根管がほとんどであるが，近心頬側根は2根管となることが多く，上顎大臼歯の治療上問題となる．近心頬側根頬側根管をMB1，近心頬側根舌側（口蓋側）根管をMB2と呼ぶ．歯根は癒合する場合があり，それにともなって根管数も変化する．

上顎第二大臼歯の透明標本

標本1

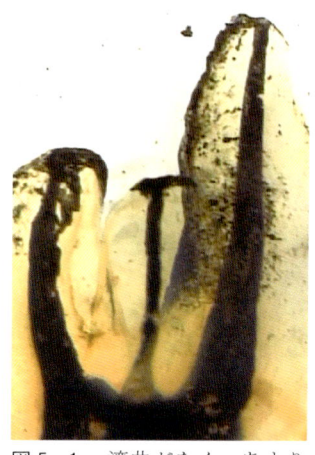

図5-1　湾曲がなく，あまり細くない根管．根管治療は比較的容易で，初心者向けの形態である．

標本2

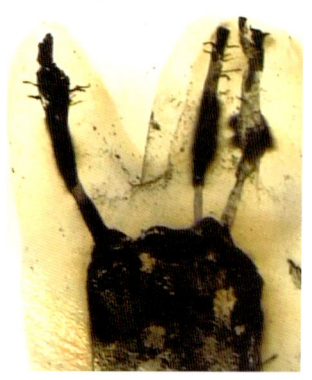

図5-2　湾曲がなく，太く短い根管．根管上部が細いので，ていねいに広げる必要がある．その割に根尖孔は太い．このような太く短くまっすぐな根管は，しっかりと治療しても根管充填後のデンタルエックス線写真ではあまり上手な治療に見えないかもしれない．

標本3

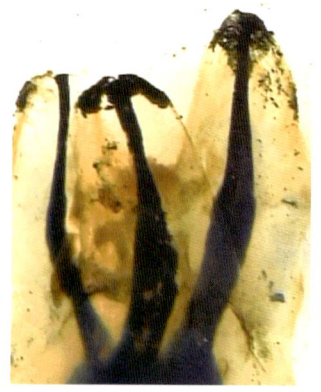

図5-3　根管口は太く，根尖は細い根管．クラウンダウン法を忠実に実行すれば，デンタルエックス線写真で非常に上手な根管充填に見える形態である．写真の左側が遠心頬側根管であるが，根管中央部の湾曲に注意しなければならない．

標本4

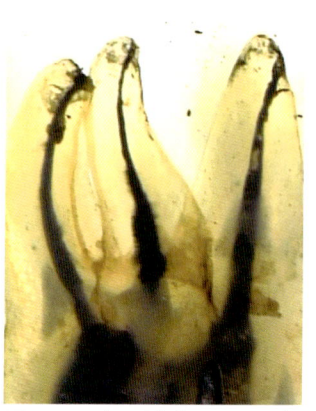

図5-4　細く湾曲している根管．根管充填後のデンタルエックス線写真には，治療技術が反映される形態である．

上顎第一大臼歯近心頬側根の形態分類[1]（川崎の分類）

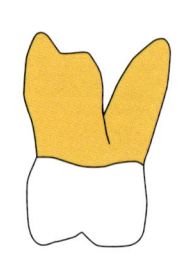

Ⅰ型：根尖に頬側と舌側に突出部をもつ不完全な分岐を有する

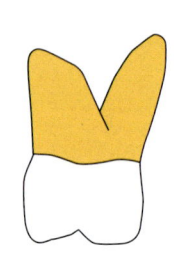

Ⅱ型：根尖が2根尖性に割れず，頬側から舌側に向かって直線的に歯冠側に傾斜する板状根

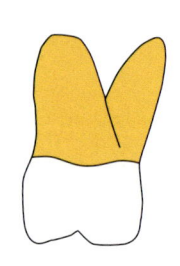

Ⅲ型：根尖部がU字状の鈍円な形態

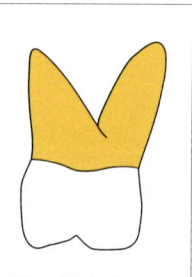

Ⅳ型：根尖部がV字型で，根尖に向かって先細りの形態

図5-5　川崎ら[1]による上顎第一大臼歯近心頬側根の形態分類．

1．基本形態

1-1．歯根形態

　図5-1～4に，上顎第二大臼歯の代表的な透明標本を示す．かつては，これらの標本のように上顎大臼歯は3根3根管と考えられていた．しかし，3根管とひと口に言っても，長さ・太さ・湾曲度など，その形態はさまざまである．歯根形態にも変異があり，そのなかに含まれる根管の形態は複雑である．

1-1-1．分類

　川崎ら[1]は，近心頬側根の形態を図5-5のように分類した．各形態の出現率は図5-6のとおりで，

近心頬側根の形態出現率

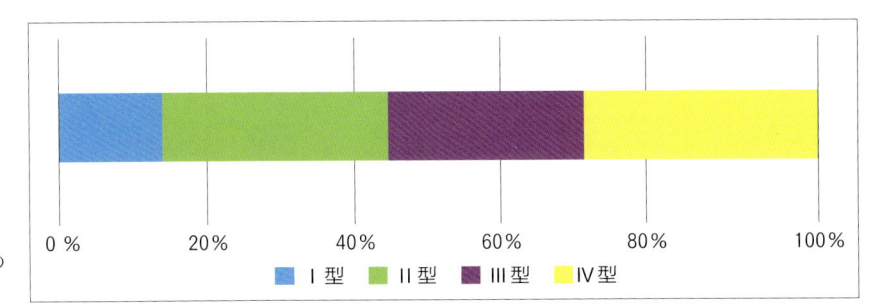

図5-6　上顎第一大臼歯近心頬側根の
形態出現率.

**近心頬側根における形態ごとの根
管形態分類別の出現率**

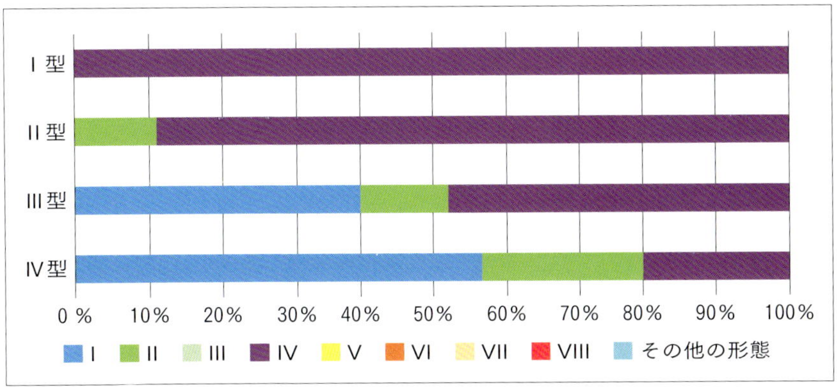

図5-7　上顎第一大臼歯近心頬側根に
おける形態ごとの根管形態分類別の出現
率. 川崎ら[1]の論文での記載を, Vertucci
の分類[2]に当てはめた.

Ⅰ型が多少少ないが, 他は約3割ずつである. 歯
根内部の根管形態をVertucciの方法で分類すると図
5-7のようになる. Ⅰ型やⅡ型のような根尖が頬
舌的に幅広い形態では, 2根尖孔(TypeⅣ)がほとん
どで, 先端が細くなるⅣ型では1根尖孔(TypeⅠ+
Ⅱ)が多くなる.

1-1-2. 臨床例と透明標本

　川崎ら[1]の歯根形態分類は近心頬側根のものであ
る. 便宜的に遠心頬側根および口蓋根にもこの分類
を当てはめ, 根管形態を臨床例および透明標本で提
示する.

①Ⅰ型

臨床例

　図5-8aは52歳, 女性の上顎左側第一大臼歯のデ
ンタルエックス線写真である. 根尖性歯周炎のため
に再根管治療を行った. 根管充填後の根尖撮影を
図5-8bに示す. 近心頬側根の根管充填はデンタル

エックス線では歯根中央部までで, その先に根尖が
見えた. 偏遠心撮影では根管充填はMB1になされ,
口蓋側にMB2が未処置で存在する可能性が確認でき
た(図5-8c).

　CBCTで確認すると, 歯根形態はⅠ型で(図5-8d),
MB1は湾曲に追随して根尖まで充填されていた(図
5-8e). MB2は髄腔からS字状に湾曲して根尖に
至り, 根管口から約5mmは石灰化のために根管は
見えなかった(図5-8f). 根尖付近に根管は見える
ようであったが, そこまで切削して到達するのはき
わめて困難と考えられた. MB2はほとんど処置で
きなかったが, 5年9か月後, 無症状で経過してい
た(図5-8g).

透明標本

　Ⅰ型の透明標本を図5-9,10に示す. 頬舌的な幅
の広い歯根であり, 根尖孔は複数ある. 3根管とな
る例も見られる.

Ⅰ型の臨床例

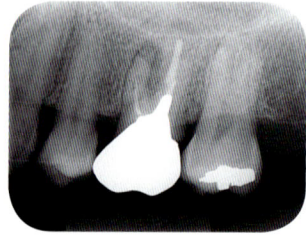

図5-8a　52歳，女性の上顎左側第一大臼歯デンタルエックス線写真．

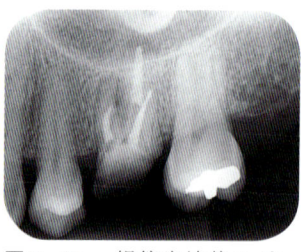

図5-8b　根管充填後のデンタルエックス線写真．MB根では，根管充填の先に根尖が見えた．

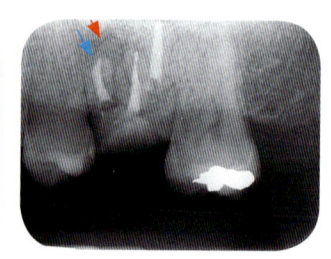

図5-8c　偏遠心撮影．MB1の根管充填は根尖までで（青矢印部），口蓋側にMB2の存在が推測された（赤矢印部）．

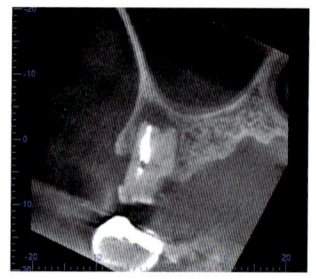

図5-8d　近心頬側根のCBCT（3DXマルチイメージマイクロCT，モリタ）歯列直交断像．

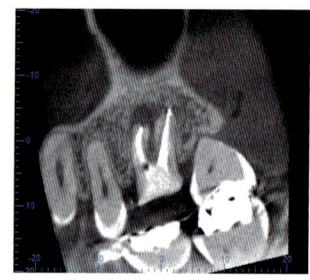

図5-8e　MB1の歯列平行断像．

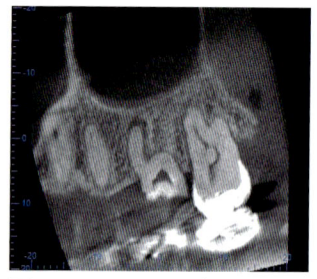

図5-8f　MB2の歯列平行断像．

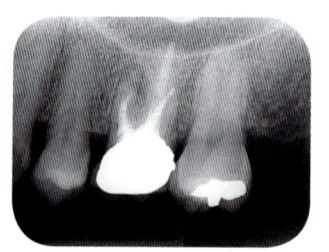

図5-8g　5年9か月後のデンタルエックス線写真．

Ⅰ型の透明標本

標本1

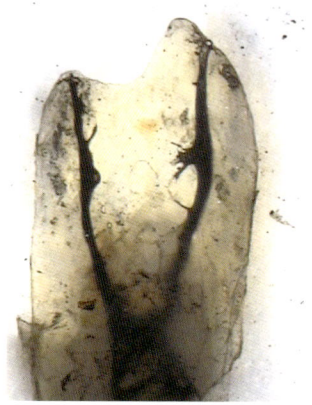

標本2

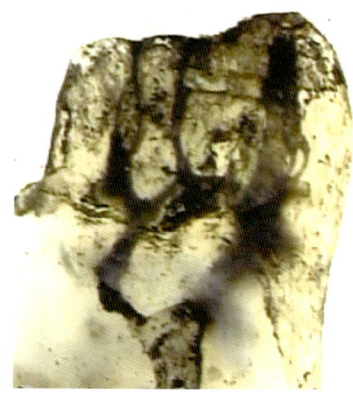

図9 ｜ 図10

図5-9　第一大臼歯近心頬側根Vertucci TypeⅣ．幅広の歯根の中に2根管といくつかの側枝が見られる．

図5-10　近心頬側根．根管形態は1-2-1-3．根管口は1つであるが，内部で2つに分かれ，管間側枝からもう1つ根管が根尖に向かう．T字根管（第2章，33ページで解説）を呈する3根管であるが，臨床的にこの形態を把握することは困難で，非外科的にすべてを処置するのはきわめて難しいだろう．治療する場合は根管形態を把握したうえで，超音波チップを用いて意図的に象牙質を切削していかなければならない．

②Ⅱ型

臨床例

　図5-11aは44歳，女性の上顎右側第一大臼歯デンタルエックス線写真である．

　CBCT歯列直交断像（図5-11b）から，近心頬側根の歯根形態はⅡ型である．CBCT歯列平行断像から，MB1（図5-11c）はかろうじて見える．MB2（図5-11d）は，根管口を読影することはできるものの，根管は石灰化のために見えない．

透明標本

　Ⅱ型の透明標本を図5-12〜16に示す．1根管のことも2根管のこともある．根管は根尖で複数に分岐することもある．

Ⅱ型の臨床例

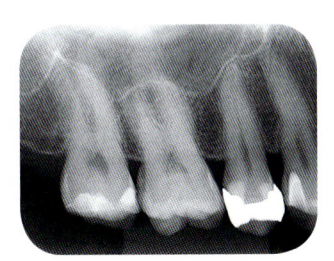

図5-11a　44歳，女性の上顎右側第一大臼歯デンタルエックス線写真.

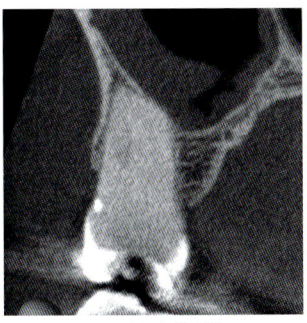

図5-11b　近心頬側根のCBCT（Veraview X800，モリタ）歯列直交断像.

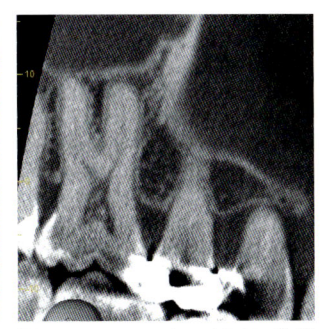

図5-11c　MB1のCBCT歯列平行断像.

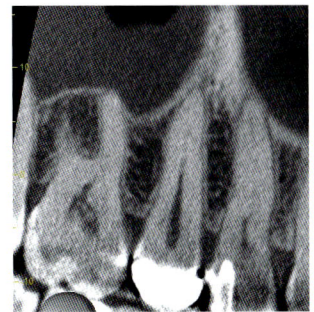

図5-11d　MB2のCBCT歯列平行断像.

Ⅱ型の透明標本

標本1

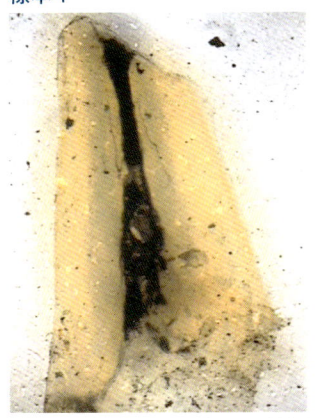

図5-12　第一大臼歯近心頬側根Vertucci TypeⅠ. 複数の根管があってもよさそうであるが，分岐のない1根管である.

標本2

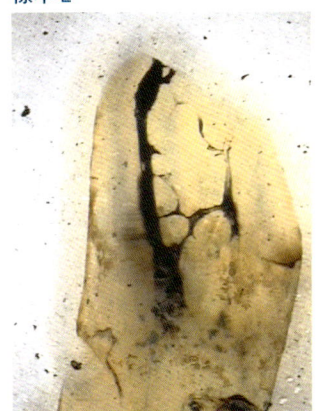

図5-13　第一大臼歯近心頬側根Vertucci TypeⅣ. MB1とMB2間にいくつか交通（管間側枝）が見られ，梯子状を呈している.

標本3

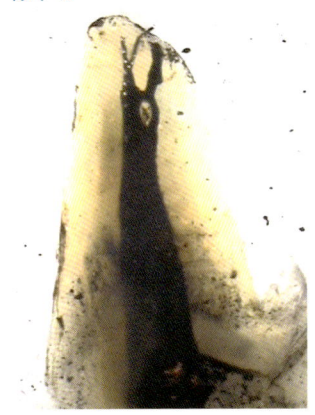

図5-14a　第一大臼歯近心頬側根. 根尖部の分岐癒合から根管形態は1-2-1-2-3となる.

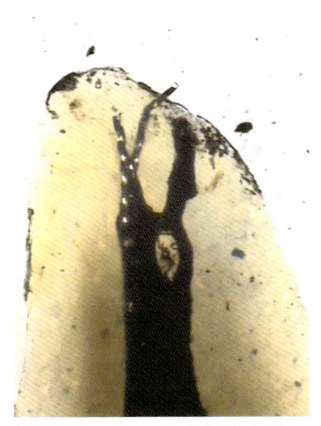

図5-14b　aの根尖部拡大像. 根尖部根管の分岐癒合. 根管探索のために挿入したファイルが折れて入っている.

標本4

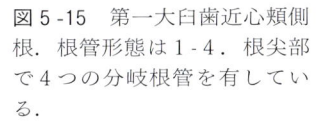

図5-15　第一大臼歯近心頬側根. 根管形態は1-4. 根尖部で4つの分岐根管を有している.

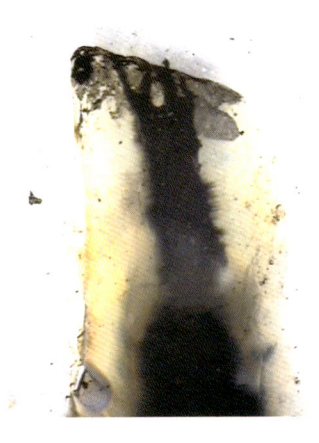

標本5

図5-16　第一大臼歯遠心頬側根Vertucci TypeⅠ. 歯根形態と根管形態は相似形というわけではなく，歯根の外形に関係なく，根尖部で強く湾曲している.

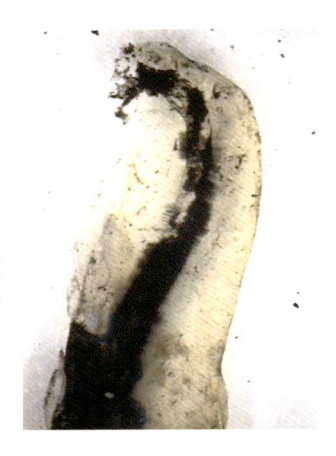

Ⅲ型の臨床例

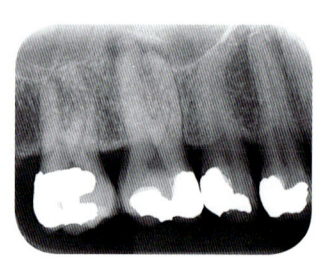

図5-17a　42歳，男性の上顎右側第一大臼歯デンタルエックス線写真．

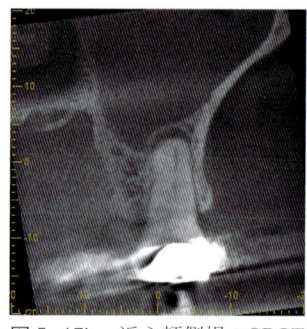

図5-17b　近心頬側根のCBCT（3DXマルチイメージマイクロCT，モリタ）歯列直交断像．

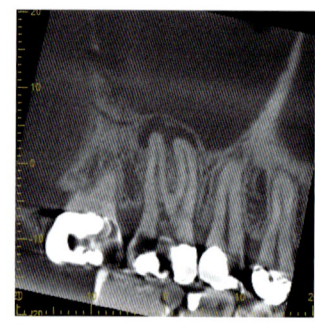

図5-17c　MB1のCBCT歯列平行断像．

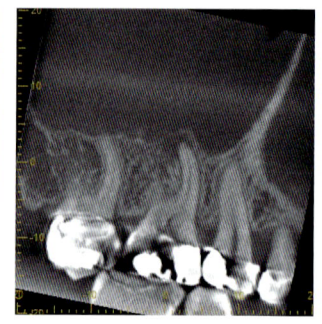

図5-17d　MB2のCBCT歯列平行断像．

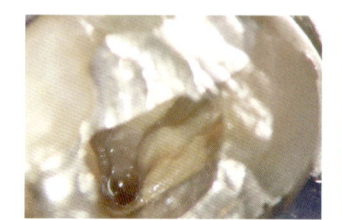

図5-17e　MB1の根管形成直後．

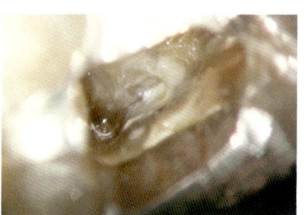

図5-17f　超音波チップ（ソルフィー用ルートキャナルチップE1，モリタ）での象牙質切削を行い，MB2を探索した．MB1から伸びる白い線の部分を削る．

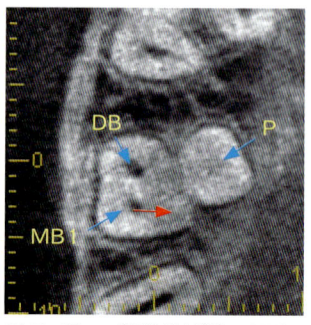

図5-17g　歯頸部付近のCBCT水平断像．MB1から赤矢印部の方向に象牙質を切削してMB2を探索する．DB：遠心頬側根管，P：口蓋根管．

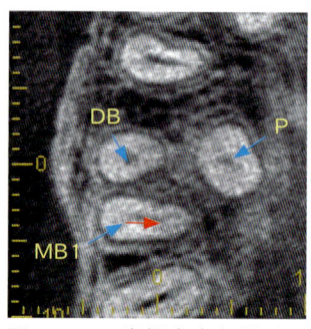

図5-17h　歯根中央部付近のCBCT水平断像．近心頬側根は口蓋側が近心を向いているため，赤矢印部がMB2を探索する方向となる．口蓋根管を目指して根管を探すと穿孔する．

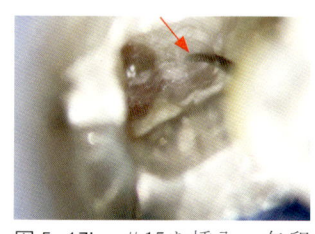

図5-17i　＃15を挿入．矢印部が挿入したファイル．

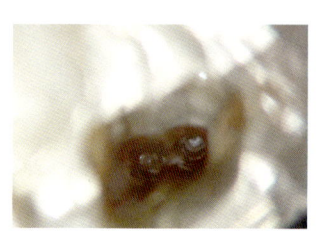

図5-17j　根管形成後．

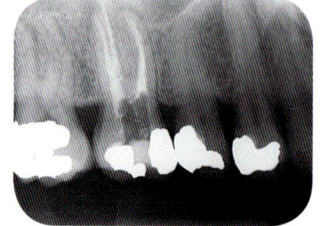

図5-17k　根管充填確認のデンタルエックス線写真．重なったMB1とMB2は根尖部でわずかに分かれて撮像されている．hに示す形態の理由で，正放線撮影では近心に見えるのがMB2である．

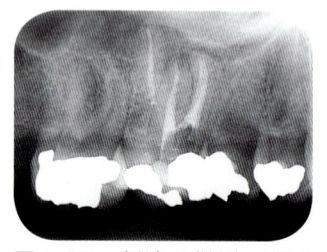

図5-17l　偏遠心撮影．MB1とMB2は根尖で分離していることが確認できる．偏遠心撮影では，近心に見えるのがMB1，遠心に見えるのがMB2である．

③Ⅲ型

臨床例

　図5-17aは42歳，男性の上顎右側第一大臼歯のデンタルエックス線写真である．近心頬側根のCBCT歯列直交断像（図5-17b）から歯根形態はⅢ型で，

MB1しか確認できない．歯列平行断像ではMB1（図5-17c）およびMB2（図5-17d）を明瞭に観察できた．MB1に比べてMB2は近心に張り出し，湾曲もきつくなっている．この歯は不可逆性歯髄炎のために抜髄となった．

Ⅲ型の透明標本

標本1

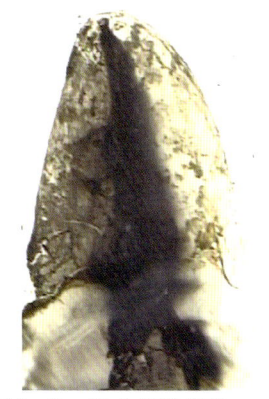

図5-18　近心頬側根Vertucci Type Ⅰ.

標本2

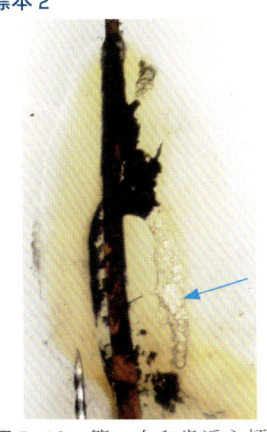

図5-19　第一大臼歯近心頬側根 Vertucci Type Ⅱ. MB2は石灰化し(青矢印部), 根尖に分岐がある.

標本3

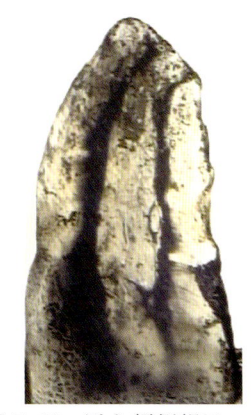

図5-20　近心頬側根Vertucci Type Ⅳ. 根尖の形態がU字状ではなく, 川崎の方法では分類しづらいが, Ⅲ型とした

標本4

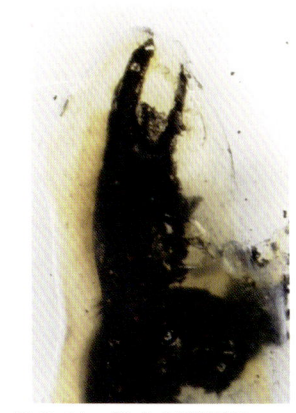

図5-21　近心頬側根Vertucci Type Ⅴ.

標本5

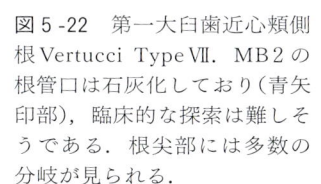

図5-22　第一大臼歯近心頬側根Vertucci Type Ⅶ. MB2の根管口は石灰化しており(青矢印部), 臨床的な探索は難しそうである. 根尖部には多数の分岐が見られる.

標本6

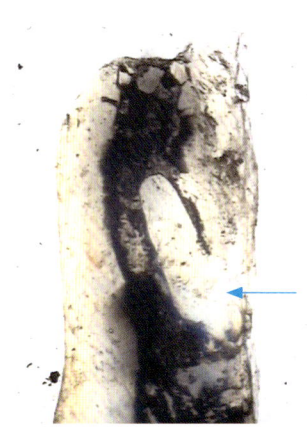

図5-23　第一大臼歯遠心頬側根Vertucci Type Ⅰ. 側枝が見られる.

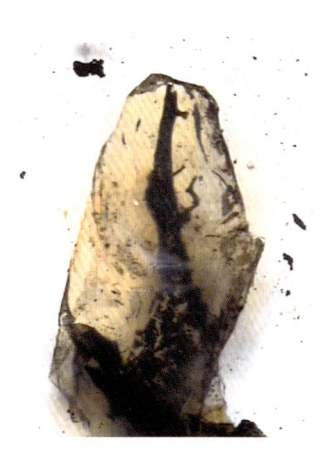

まず, MB1の根管形成を行った(図5-17e). 次いで, 超音波チップで象牙質を切削してMB2を探索した(図5-17f). MB1から口蓋根管を目ざすのではなく, それより近心寄りに切削する(図5-17g, h). 白い線状の構造を確認しながら削り, その口蓋側端に＃15Kファイル(ジッペラー)が挿入できるところがあり(図5-17i), それがMB2である. あとは通法に従い, 根管形成を行った(図5-17j). 根管充填後のデンタルエックス線写真(図5-17k)では, MB1とMB2は重なっているが, 偏遠心撮影(図5-17l)では根尖の分離を確認できる.

透明標本

Ⅲ型の透明標本を図5-18〜23に示す.

④Ⅳ型

臨床例

図5-24aは44歳, 男性の上顎左側第一大臼歯のデンタルエックス線写真である. 近心頬側根はCBCT歯列直交断像(図5-24b)ではⅣ型で, 根管形態はVertucciのType Ⅰである. 歯列平行断像(図5-24c)では根管が緩やかに湾曲し, さらに根尖部では逆方向に湾曲していることがわかる.

水平断像を見ると, 根尖部(図5-24d)で1根管, 歯根中央部(図5-24e)でも長円形の1根管であることを確認できる.

透明標本

Ⅳ型の透明標本を図5-25〜29に示す.

IV型の臨床例

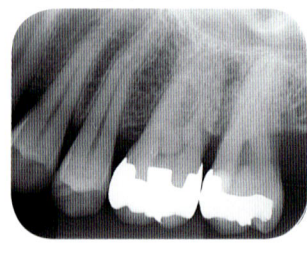

図5-24a 44歳，男性の上顎左側第一大臼歯デンタルエックス線写真．

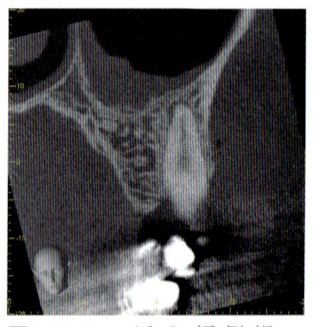

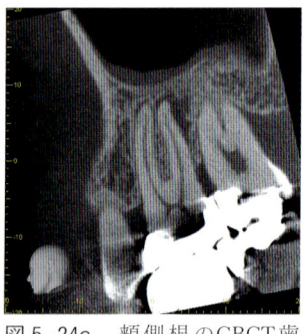

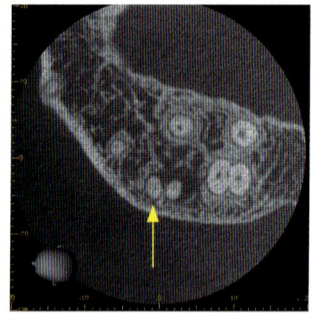

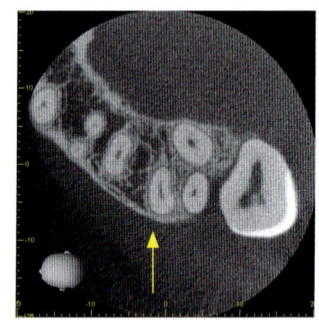

図5-24b 近心頬側根の CBCT（3DXマルチイメージマイクロCT，モリタ）歯列直交断像．

図5-24c 頬側根のCBCT歯列平行断像．

図5-24d 根尖付近でのCBCT水平断像．黄矢印部は近心頬側根．

図5-24e 歯根中央部でのCBCT水平断像．黄矢印部は近心頬側根．

IV型の透明標本

標本1

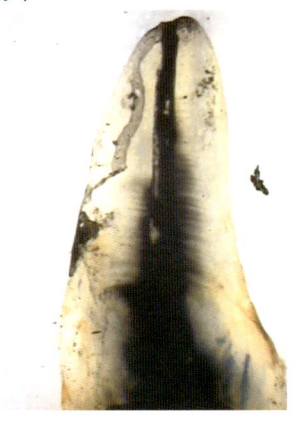

標本2

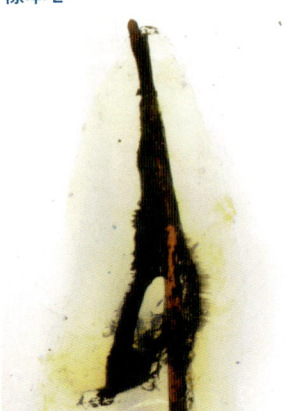

標本3

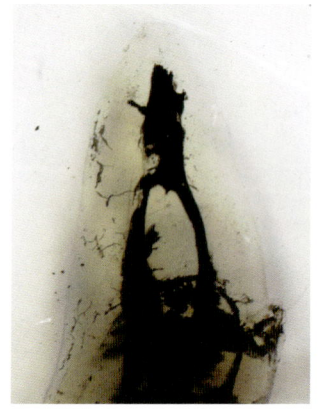

標本4

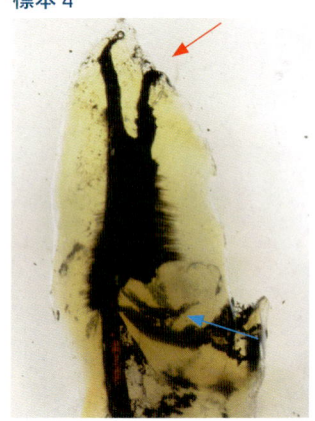

標本5

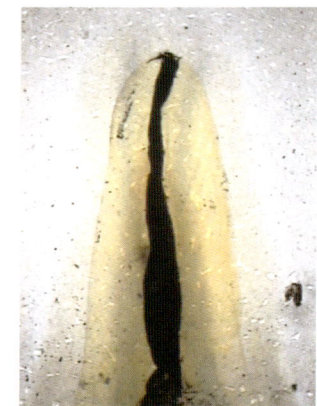

図25	図26	図27	図28
図29			

図5-25 第一大臼歯近心頬側根 Vertucci Type I．左側が頬側．

図5-26 第一大臼歯近心頬側根 Vertucci Type II．根管の合流位置が歯冠側寄り．左側が頬側．

図5-27 第一大臼歯近心頬側根 Vertucci Type II．根管の合流位置が歯根中央部．左側が頬側．

図5-28 第一大臼歯近心頬側根 Vertucci Type VI．MB1は根管口から根尖までまっすぐにつながっているが，MB2の根管口は石灰化している（青矢印部）．根中央部で根管は合流しており，根尖部で再び分岐する．MB2根尖孔部では歯根形態も少し凹んでおり（赤矢印部），根管の開口部であることを思わせる．左側が頬側．

図5-29 第一大臼歯口蓋根 Vertucci Type I．根管はスムーズな形態とは限らない．

上顎第一大臼歯部近心頬側根における根管形態分類別の出現率

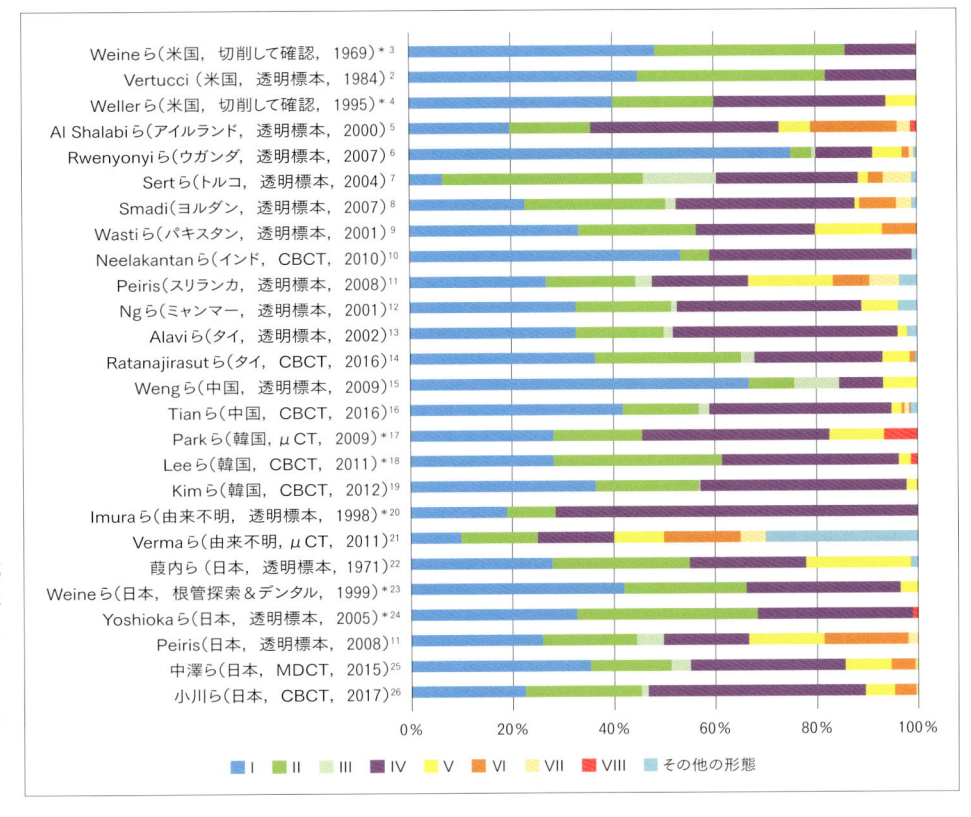

図 5 -30　上顎第一大臼歯部近心頬側根における根管形態分類別の出現率．Weine ら（1999）[23]は，速水ら[27]のデータと同じ．

＊：Weine の分類で報告されたデータを Vertucci[2]の分類に当てはめた．Weine Type Ⅰ→Vertucci Type Ⅰ，Ⅱ→Ⅱ，Ⅲ→Ⅳ，Ⅴ→Ⅷ．

1-2．第一大臼歯
1-2-1．近心頬側根
①根管形態分類別の出現率

　根管形態分類別の出現率を図 5 -30 に示す．人種では特別な傾向は見られず，総じて Type Ⅰ が 3 〜 4 割である． 1 根尖孔（Type Ⅰ ＋ Ⅱ ＋ Ⅲ）が 6 割前後， 2 根管（Type Ⅱ 〜Ⅶ）が 6 〜 7 割， 2 根尖孔（Type Ⅳ〜 Ⅶ）が 5 割， 3 根管以上の複雑な形態は数パーセント程度である．

②根管の透明標本

　近心頬側根の根管の透明標本を図 5 -31〜37 に示す．

③側枝・根尖分岐の出現率

　近心頬側根の側枝・根尖分岐の出現率を図 5 -38 に示す．葭内ら[22]の報告では，側枝や根尖分岐について，他の報告よりも多い出現率となっている．根尖分岐は 10〜30％，側枝は 30％前後である．

④側枝・根尖分岐の透明標本

　図 5 -39〜41 に，側枝・根尖分岐の透明標本を示す．

⑤臨床例

　図 5 -42a は48歳，女性の上顎右側第一大臼歯デンタルエックス線写真である．頬側根管の形態はほとんどわからない．図 5 -42b は，初回の根管形成後に撮影した CBCT（3 DX マルチイメージマイクロ，モリタ）である．根管は湾曲しているが，根尖部に分岐した根管が見られた．湾曲に追従した根管が主根管で，他方が側枝だと考えられる．側枝と思われる根管は，根管治療用器具が湾曲に追随せずにまっすぐにアピカルパーフォレーションしたようにも見える．主根管と側枝の両方に根管充填でき（図 5 -42c）， 1 年 3 か月後も経過良好である（図 5 -42d）．湾曲根管を不用意に根管形成すると，湾曲を無視してまっすぐに器具が進み，根尖部で穿孔するとよくいわれるが，このような側枝がその原因かもしれない．

　図 5 -43a は55歳，女性の上顎左側第一大臼歯デンタルエックス線写真である．近心頬側根の根管形態は，CBCT 歯列直交断像で見ると Vertucci Type Ⅰ で，口蓋側を向いた側枝が認められる（図 5 -43b）．

第一大臼歯近心頬側根の透明標本

標本1

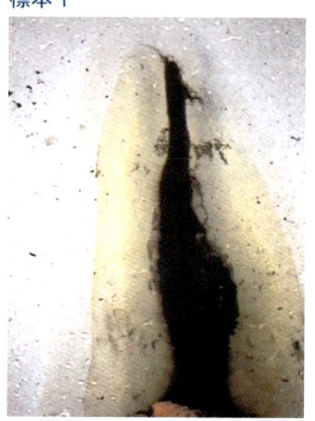

図5-31　Vertucci Type I.
根尖孔は解剖学的根尖に開口
しているとは限らない.

標本2

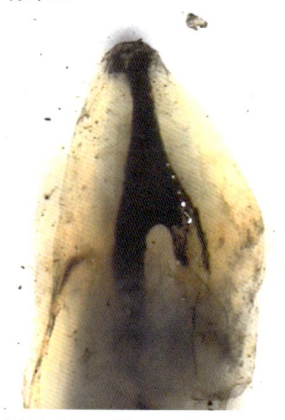

図5-32　Vertucci Type II.
根管探索で使用したファイル
が折れ込んでいる.

標本3

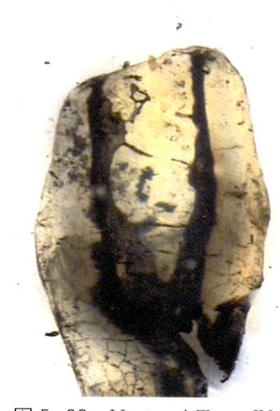

図5-33　Vertucci Type IV.

標本4

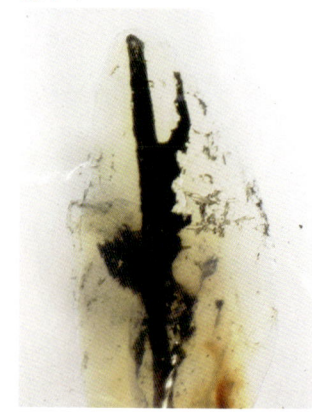

図5-34　Vertucci Type V.

標本5

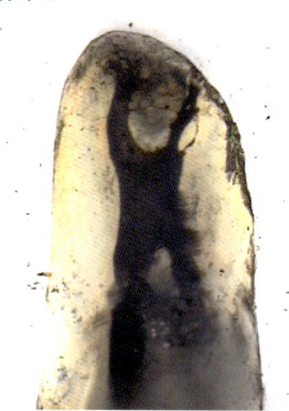

標本6

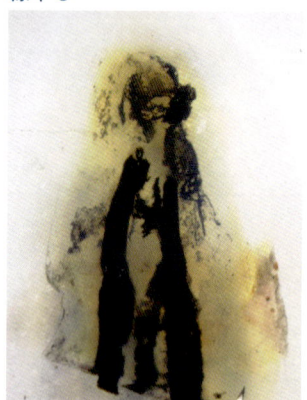

標本7

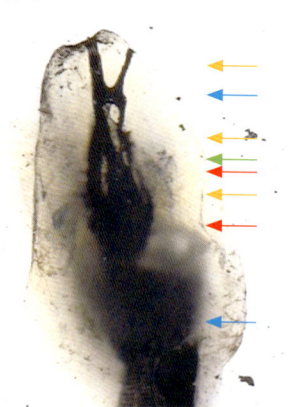

図35 図36 図37

図5-35　Vertucci Type VI.
図5-36　根管形態は3-2.
3根管口であるが，2つの根
管口はMB2に合流している.
左側が頬側.
図5-37　矢印部での根管数は
青矢印部1，黄矢印部2，赤
矢印部3，緑矢印部4根管と
判定した．根管形態は1-3-
2-3-4-2-1-2である.

上顎第一大臼歯近心頬側根における側枝・根尖分岐の出現率

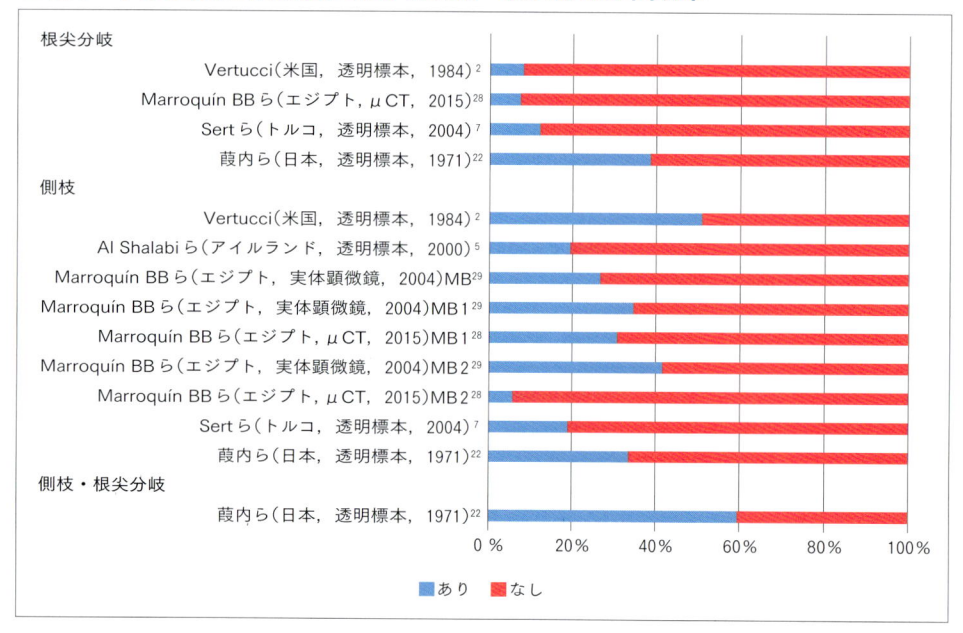

図5-38　上顎第一大臼歯近心
頬側根における側枝・根尖分
岐の出現率.

第一大臼歯近心頬側根側枝・根尖分岐の透明標本

標本 1

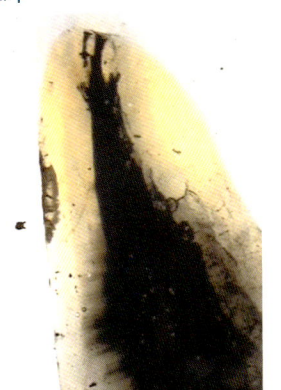

標本 2

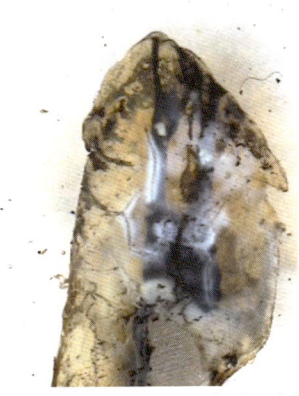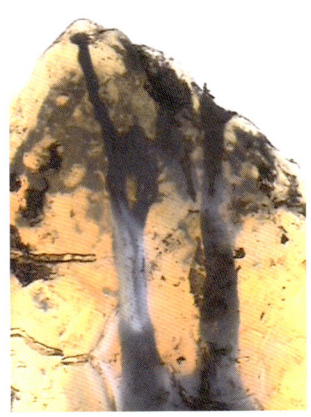

標本 3

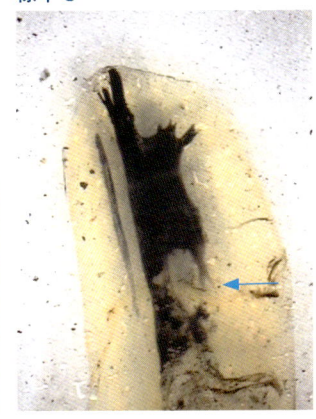

図 5 -39　第一大臼歯近心頬側根 Vertucci Type I．複数の根尖分岐が見られる．

図 5 -40a　第一大臼歯近心頬側根 Vertucci Type VI．根尖部に根尖分岐を認める．

図 5 -40b　aの根尖部の拡大像．MB1，MB2ともに分岐している．

図 5 -41　第一大臼歯近心頬側根 Vertucci Type VI．MB2は途中石灰化している（青矢印部）．MB1とMB2の根尖には，複数の根尖分岐が見られる．

第一大臼歯近心頬側根の臨床例

症例 1

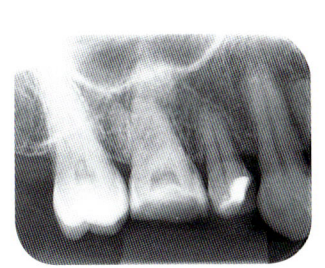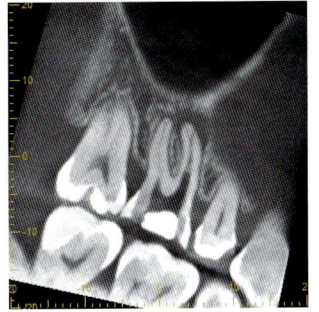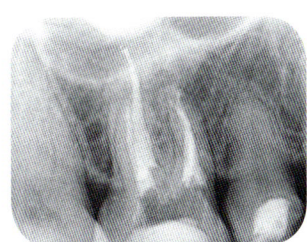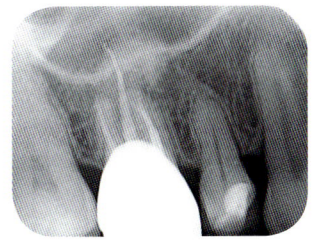

図 5 -42a　48歳，女性の上顎右側第一大臼歯デンタルエックス線写真．近心頬側根には根尖部透過像が見られる．

図 5 -42b　初回根管形成後に撮影したCBCT（3DXマルチイメージマイクロ，モリタ）歯列平行断像．MB1根尖部では，根管がY字型に分岐している．根管形成による穿孔は直線的になることから，このY字型根管の一方は穿孔ではなく側枝と考えられる．

図 5 -42c　根管充填後のデンタルエックス線写真．主根管と側枝の両方に根管充填されている．

図 5 -42d　1年3か月後のデンタルエックス線写真．根尖部透過像は消失し，経過良好である．

症例 2

図43a　図43b

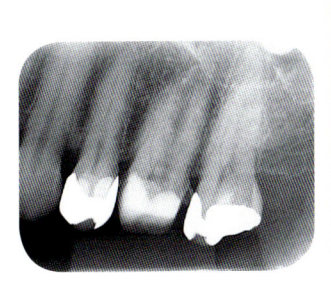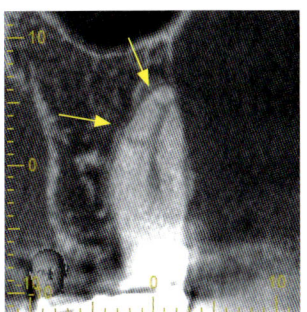

図 5 -43a　55歳，女性の上顎左側第一大臼歯デンタルエックス線写真．

図 5 -43b　近心頬側根のCBCT（3DXマルチイメージマイクロ，モリタ）歯列直交断像．この画像では，黄矢印部に側枝が見える．

上顎第一大臼歯遠心頬側根における根管形態分類別の出現率

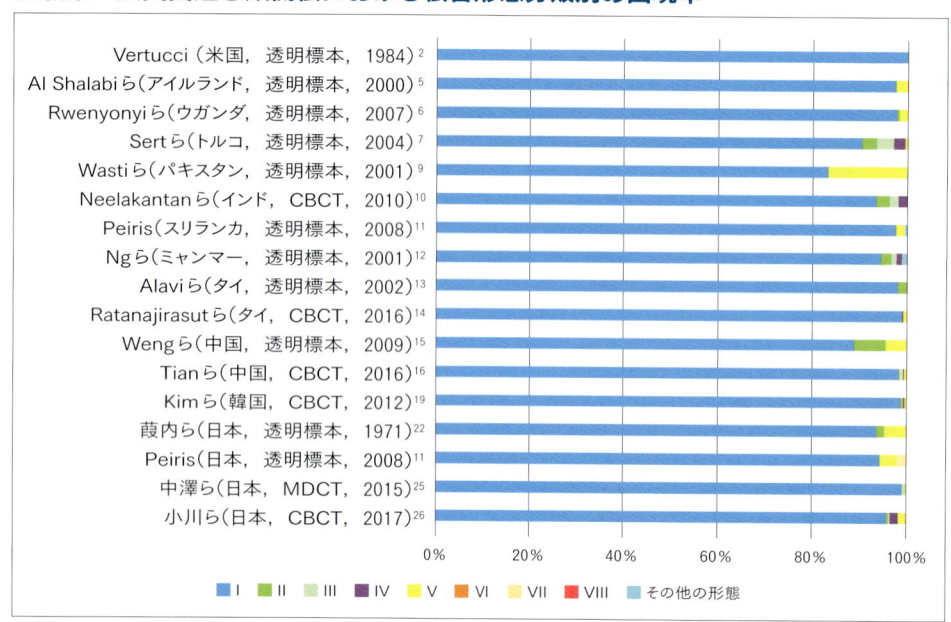

図 5 -44　上顎第一大臼歯遠心頬側根における根管形態分類別の出現率.

第一大臼歯遠心頬側根の透明標本

標本 1

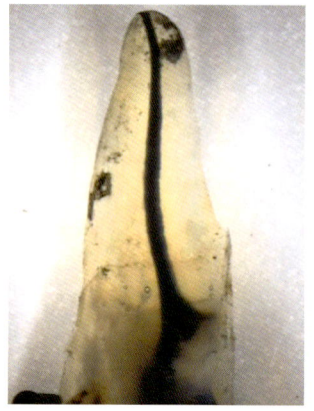

標本 2

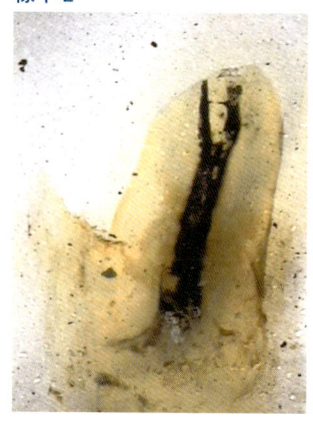

図45 ｜ 図46

図 5 -45　Vertucci Type Ⅰ.
図 5 -46　Vertucci Type Ⅴ. 遠心頬側根の 2 根管は，歯根中央部や根尖近くで分岐することが多い.

1 - 2 - 2 ． 遠心頬側根

①根管形態分類別の出現率

　根管形態分類別の出現率を図 5 -44に示す．日本人では100％近くが 1 根管であるが，数パーセントで 2 根管が見られる．中国，ミャンマー，インド，パキスタン，トルコなどで 2 根管の出現率が高いようである．海のシルクロードに面したアジア諸国であるが，そのような歴史的背景と関係があるかどうか興味深い．

②根管の透明標本

　遠心頬側根の根管の透明標本を図 5 -45,46に示す.

③側枝・根尖分岐の出現率

　遠心頬側根の側枝・根尖分岐の出現率を図 5 -47に示す．近心頬側根に比べると側枝も根尖分岐も出現率が低い．どちらも10〜20％くらいである．

④側枝・根尖分岐の透明標本

　図 5 -48〜54に，側枝・根尖分岐の透明標本を示す．

上顎第一大臼歯遠心頬側根における側枝・根尖分岐の出現率

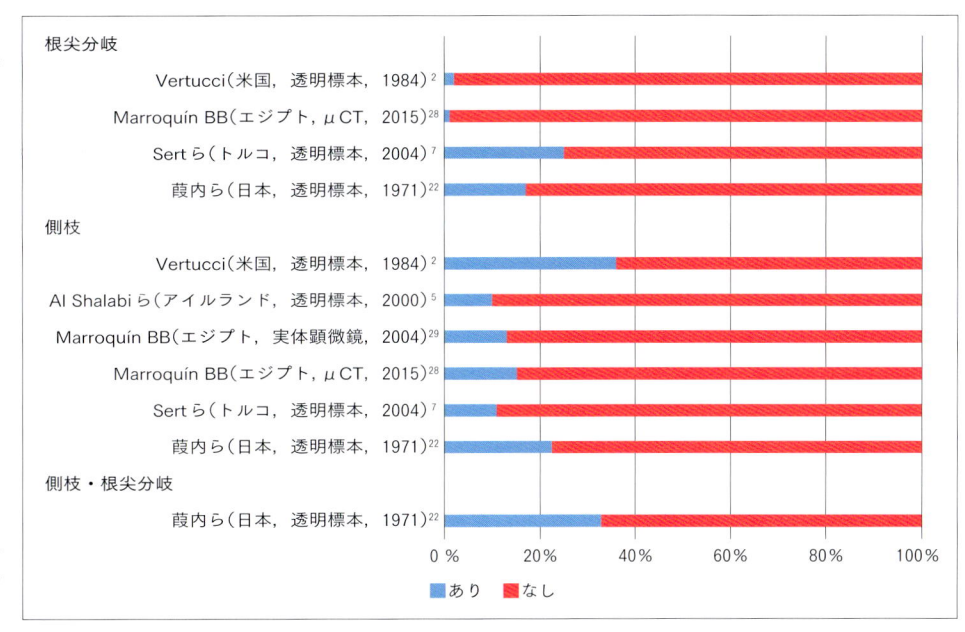

図 5 -47　上顎第一大臼歯遠心頬側根における側枝・根尖分岐の出現率.

第一大臼歯遠心頬側根側枝・根尖分岐の透明標本

標本 1

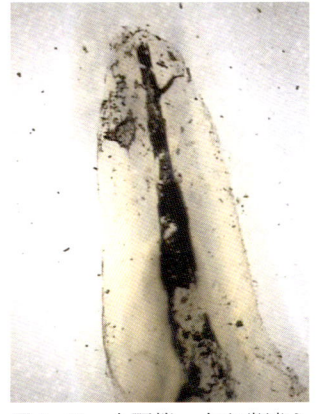

図 5 -48　上顎第一大臼歯遠心頬側根の根尖分岐.

標本 2

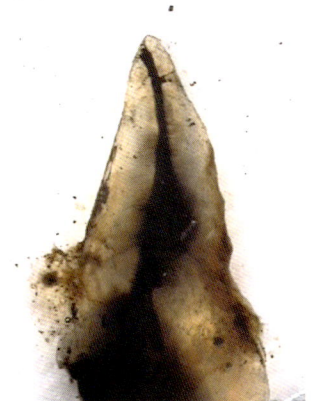

図 5 -49　上顎第一大臼歯遠心頬側根の側枝.

標本 3

図 5 -50　上顎第一大臼歯遠心頬側根の側枝.

標本 4

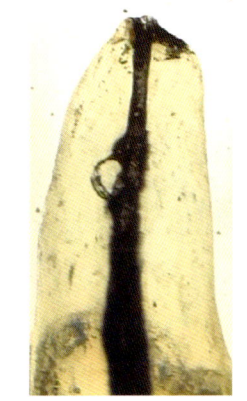

図 5 -51　遠心頬側根のループ状側枝. このような側枝の報告はほとんどない.

| 図52 | 図53 | 図54 |

図 5 -52　上顎第一大臼歯遠心頬側根の根尖 3 mm 以内の根尖分岐.
図 5 -53　上顎第一大臼歯遠心頬側根. 根尖部の根管の湾曲と口蓋を向いた側枝(青矢印部).
図 5 -54　上顎第一大臼歯遠心頬側根の根尖から 3 mm 以上離れた側枝.

標本 5

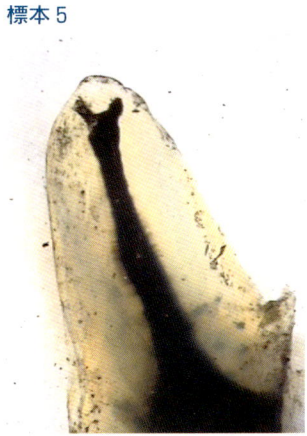

標本 6

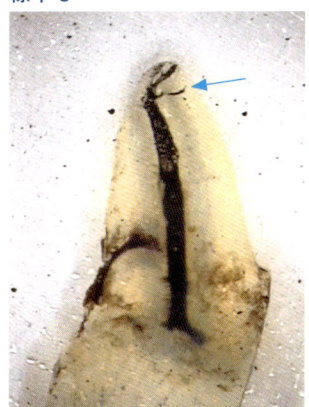

標本 7

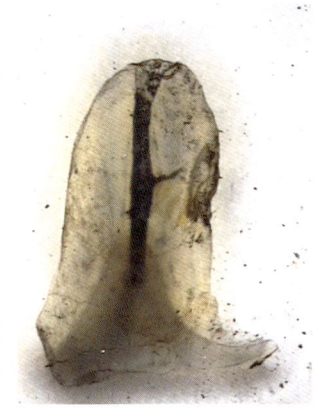

第一大臼歯遠心頬側根の臨床例

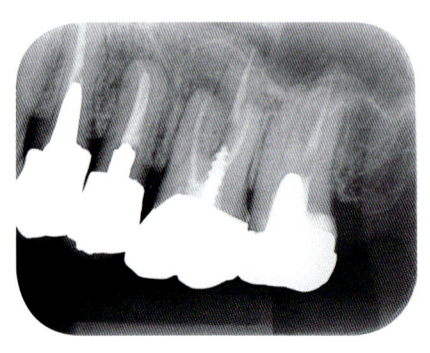

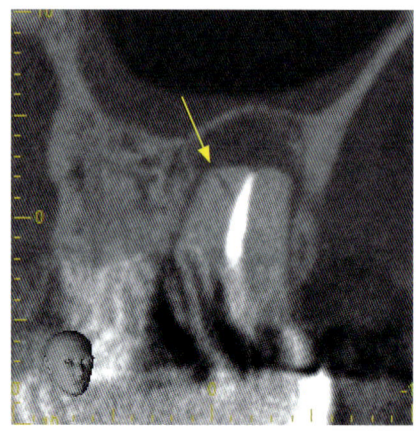

図55a 図55b

図5 -55a　44歳，女性の上顎第一大臼歯デンタルエックス線写真.

図5 -55b　上顎第一大臼歯遠心頬側根のCBCT（Veraview X800，モリタ）歯列直交断像. 図の左が口蓋側. 黄矢印部が側枝.

上顎第一大臼歯口蓋根における根管形態分類別の出現率

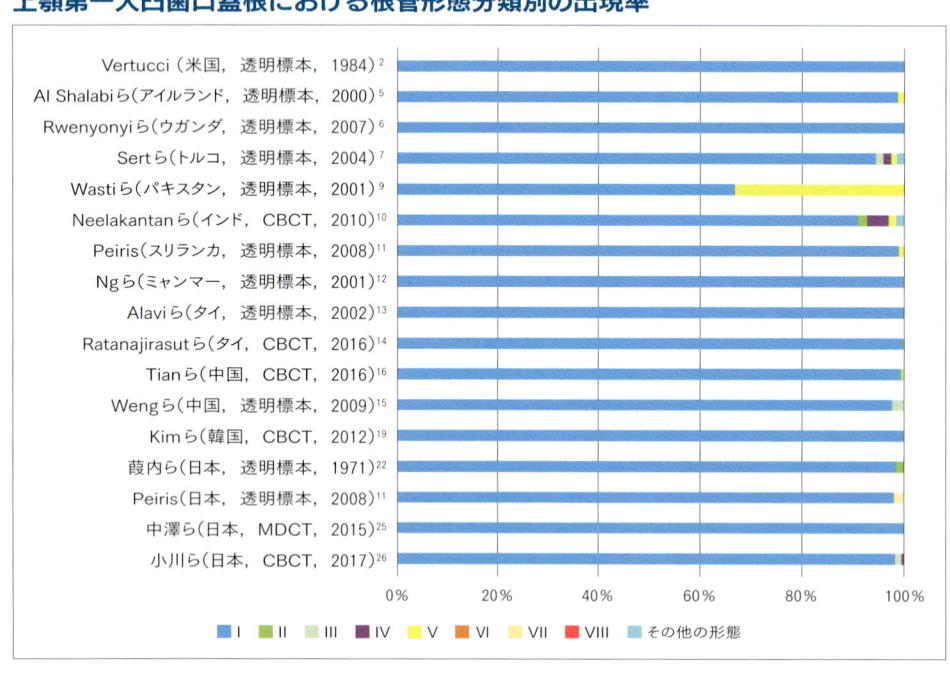

図5 -56　上顎第一大臼歯口蓋根における根管形態分類別の出現率.

⑤臨床例

　図5 -55aは44歳，女性の上顎第一大臼歯デンタルエックス線写真である. 遠心頬側根は根管充填されているが，CBCT歯列直交断像（図5 -55b）では，根尖部に口蓋に向かう側枝が見られた. 非外科的には対応が難しそうなので，逆根管治療を選択する根拠の1つとなる.

1 - 2 - 3．口蓋根

①根管形態分類別の出現率

　根管形態分類別の出現率を図5 -56に示す. 日本人では100％近くが1根管である. パキスタン，トルコ，インドで複根管出現率がやや高い（図5 -56）.

②根管の透明標本

　口蓋根の根管の透明標本を図5 -57〜59に示す.

③側枝・根尖分岐の出現率

　第一大臼歯口蓋根の側枝・根尖分岐の出現率を図5 -60に示す. 側枝・根尖分岐の出現率は遠心頬側根に似ていて，10〜20％くらいである.

　Marroquínらの2015年の報告[28]およびAlvesらの報告[30]ではμCTを用いているが，側枝・根尖分岐の出現率は，他の報告に比べて低い. 近心頬側根（図

上顎第一大臼歯口蓋根の透明標本

標本1

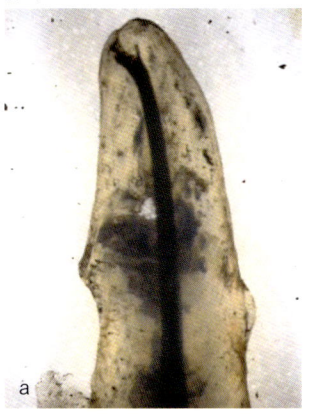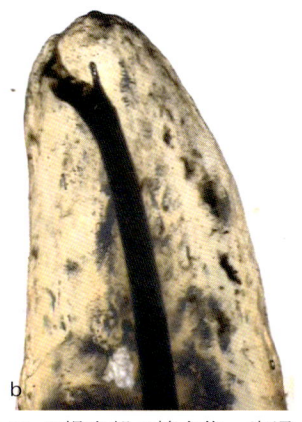

標本2

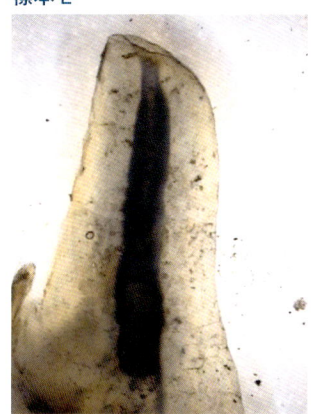

標本3

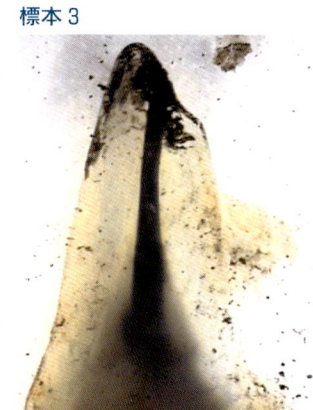

図5-57a, b　Vertucci Type I．bはaの根尖部の拡大像．穿通確認をしたファイルの痕が根尖部に見える．根尖部のこのくらいの湾曲でも，穿通の障害となる．

図5-58　Vertucci Type I．

図5-59　Vertucci Type I．

第一大臼歯口蓋根における側枝・根尖分岐の出現率

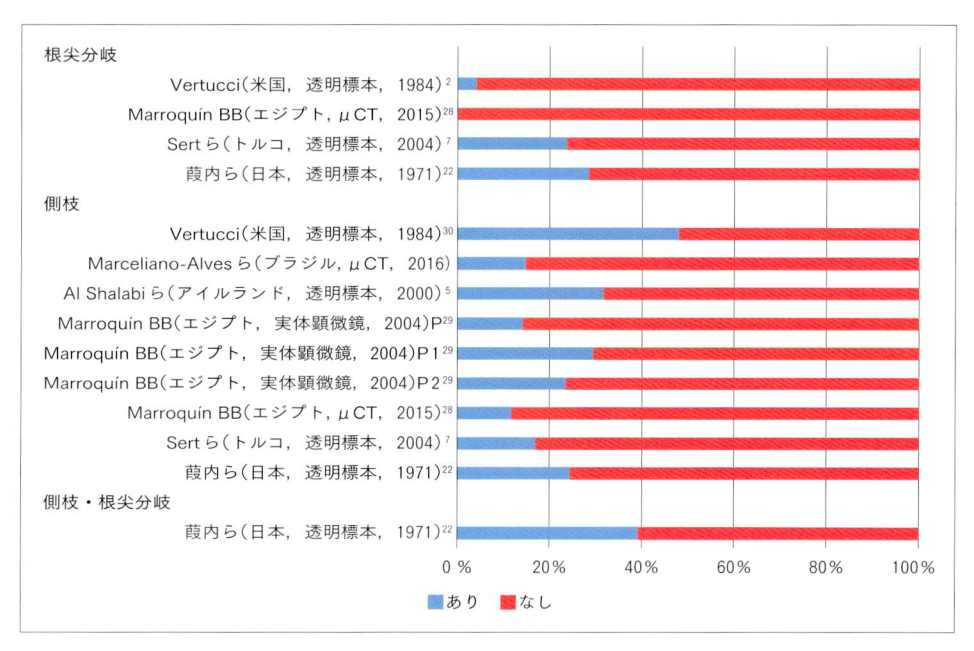

図5-60　第一大臼歯口蓋根における側枝・根尖分岐の出現率．

5-38）および遠心頬側根（図5-47）でも，同様の傾向である．使用した装置のisotropic resolution（画素が正立方体で，XYZの画素サイズが等しいこと）は，Marroquínらの報告[28]では20μm，Alvesら[30]の報告では60μmである．

第1章（21ページ）で「マイクロCTは透明標本よりも根管形態の調査では正確である」と述べたが，細かな側枝あるいは根尖分岐は検出できていない可能性がある．根管形態研究の方法については，再検討する必要があろう．

④側枝・根尖分岐の透明標本

図5-61～63に，第一大臼歯口蓋根の透明標本を示す．

⑤臨床例

図5-64aは40歳，女性の上顎左側第一大臼歯デンタルエックス線写真である．歯性上顎洞炎の原因歯であることが疑われた．CBCTでは，口蓋根に側枝を確認できた（図5-64b, c）．通法どおり，症状の消失を待って根管充塡を行った．口蓋根の側枝にシーラーが入っていた（図5-64d, e）．

第一大臼歯口蓋根側枝・根尖分岐の透明標本

標本1　　　　　　　標本2　　　　　　　標本3

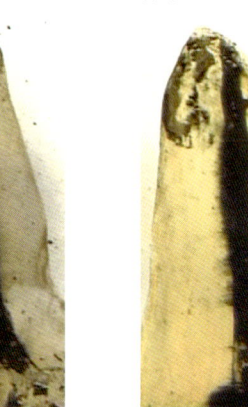

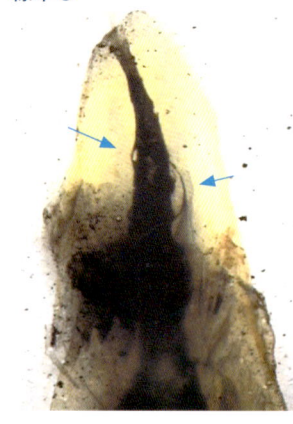

図61 ｜ 図62 ｜ 図63

図5-61　第一大臼歯口蓋根Vertucci Type I. 根尖分岐.

図5-62　口蓋根の側枝. 象牙細管にも色素が入っているが，側枝はあたかも太い象牙細管のようである.

図5-63　上顎第一大臼歯口蓋根のループ状の側枝.

上顎第一大臼歯口蓋根の臨床例

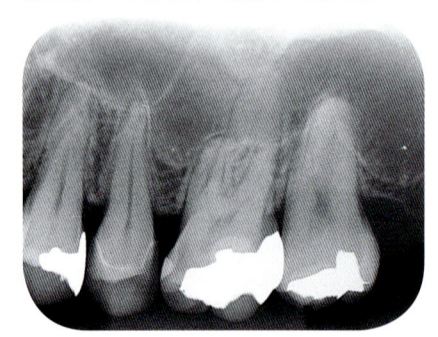

図5-64a　上顎左側第一大臼歯のデンタルエックス線写真.

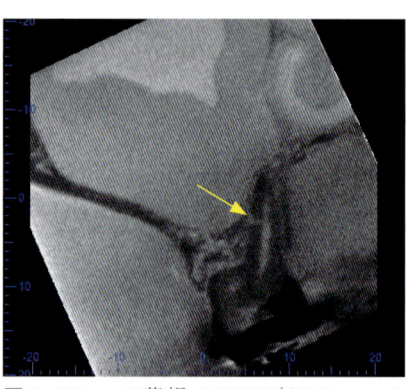

図5-64b　口蓋根のCBCT（3DXマルチイメージマイクロ，モリタ）歯列直交断像. 黄矢印部が側枝.

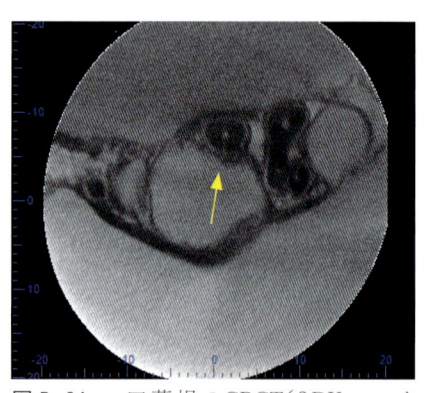

図5-64c　口蓋根のCBCT（3DXマルチイメージマイクロ，モリタ）水平断像. 黄矢印部が側枝.

図64d ｜ 図64e

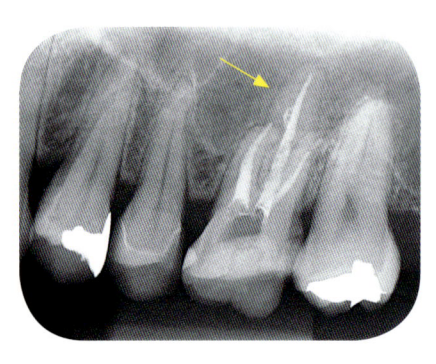

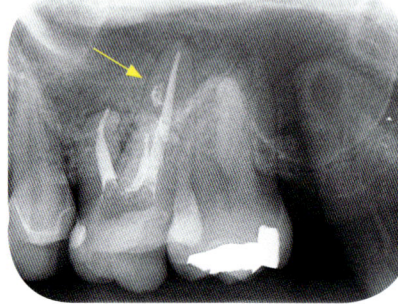

図5-64d　根管充填後のデンタルエックス線写真. 黄矢印部が側枝.

図5-64e　偏遠心撮影から，側枝に入ったシーラーが歯周組織に溢れ出ていることがわかる（黄矢印部）.

1-2-4. 側枝の分布

①垂直分布

　上顎第一大臼歯における側枝・根尖分岐の垂直分布を図5-65に示す. 近心頬側根は9割以上が根尖3mm以内に分布している. 遠心根および口蓋根では20%が根尖から3mm以上離れた位置に見られる.

②水平分布

　上顎第一大臼歯における側枝・根尖分岐の水平分布を図5-66に示す. 近心頬側根は口蓋側，遠心頬側根は遠心〜口蓋側，口蓋根は近心〜口蓋側に多く分布している.

上顎第一大臼歯の側枝・根尖分岐の垂直分布[31]

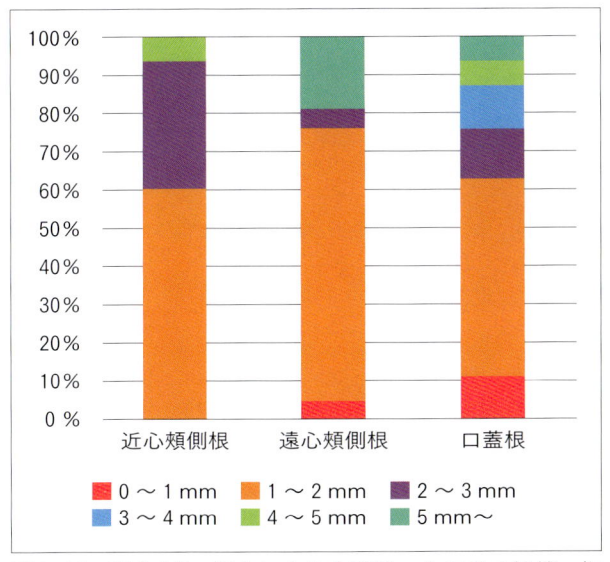

図 5 -65　蒠内ら[31]の報告による上顎第一大臼歯の側枝・根尖分岐の垂直分布．距離の定義は第 1 章(19ページ)を参照のこと．

上顎第一大臼歯の側枝・根尖分岐の水平分布[31]

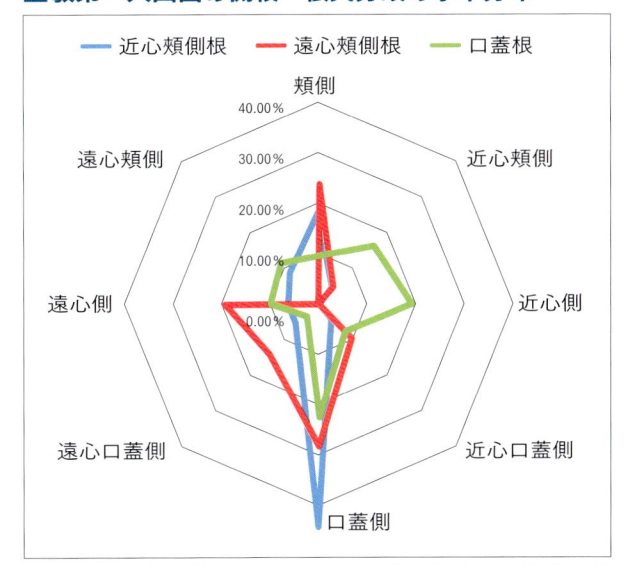

図 5 -66　蒠内ら[31]の報告による上顎第一大臼歯の側枝・根尖分岐の水平分布．水平分布の定義は第 1 章(19ページ)を参照のこと．

上顎第二大臼歯近心頬側根における根管形態分類別の出現率

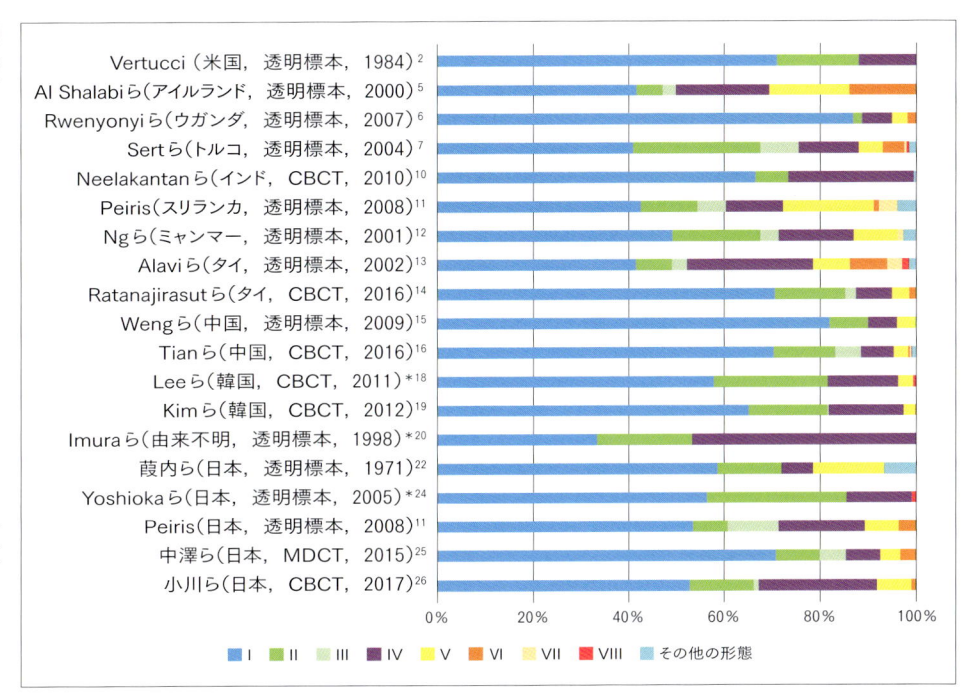

図 5 -67　上顎第二大臼歯近心頬側根における根管形態分類別の出現率．

＊：Weineの分類で報告されたデータをVertucciの分類に当てはめた．Weine Type Ⅰ →Vertucci Type Ⅰ，Ⅱ→Ⅱ，Ⅲ→Ⅳ，Ⅴ，Ⅷ．

1 - 3 ．第二大臼歯
1 - 3 - 1 ．近心頬側根
①根管形態分類別の出現率

　根管形態分類別の出現率を図 5 -67に示す．第一大臼歯と同様に，人種的な特徴は見られない．日本人では 6 割前後がType Ⅰ， 1 根尖孔(Type Ⅰ + Ⅱ + Ⅲ)が 8 割強， 2 根尖孔(TypeⅣ〜Ⅶ)が 2 割弱である．

②根管の透明標本

　近心頬側根の根管の透明標本を図68〜73に示す．

近心頬側根の透明標本

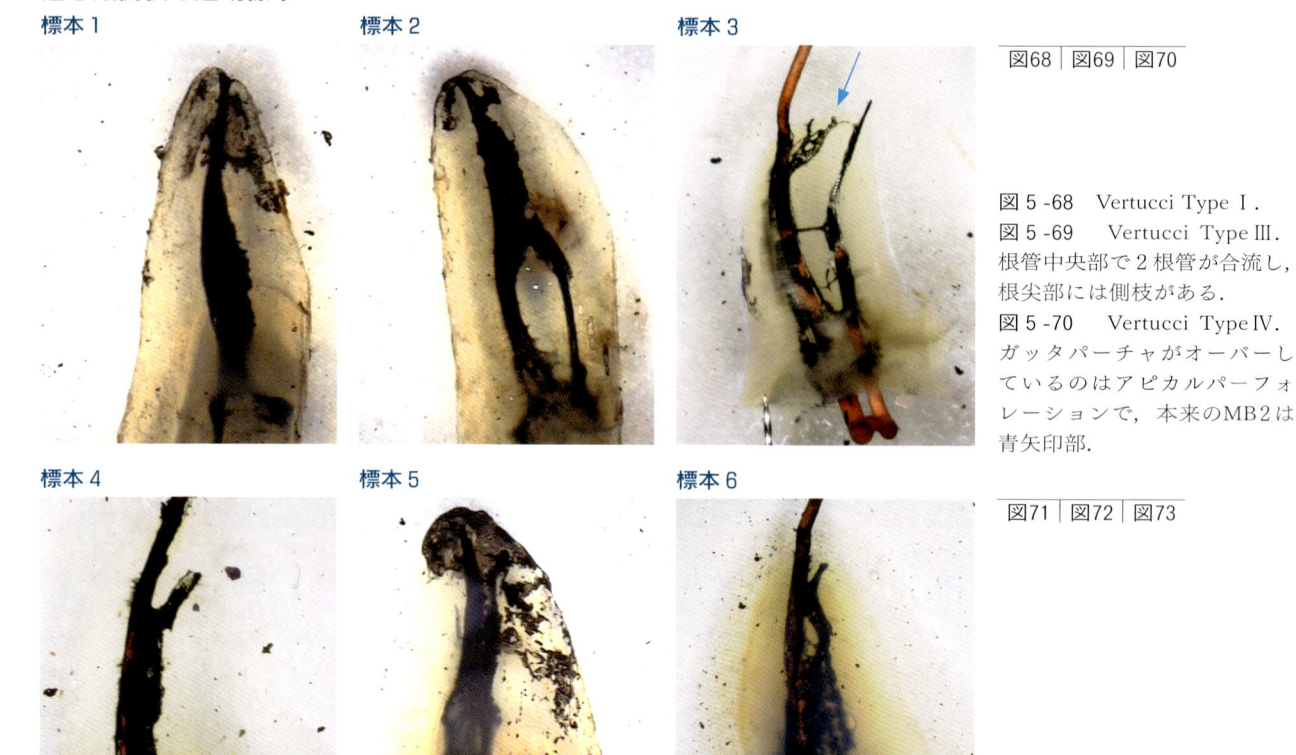

標本1　　　　　　　　標本2　　　　　　　　標本3

図68｜図69｜図70

図5-68　Vertucci Type Ⅰ.

図5-69　Vertucci Type Ⅲ.
根管中央部で2根管が合流し,根尖部には側枝がある.

図5-70　Vertucci Type Ⅳ.
ガッタパーチャがオーバーしているのはアピカルパーフォレーションで, 本来のMB2は青矢印部.

標本4　　　　　　　　標本5　　　　　　　　標本6

図71｜図72｜図73

図5-71　Vertucci Type Ⅵ.

図5-72　Vertucci Type Ⅶ.

図5-73　Vertucci Type Ⅶ.

第二大臼歯近心頬側根における側枝・根尖分岐の出現率

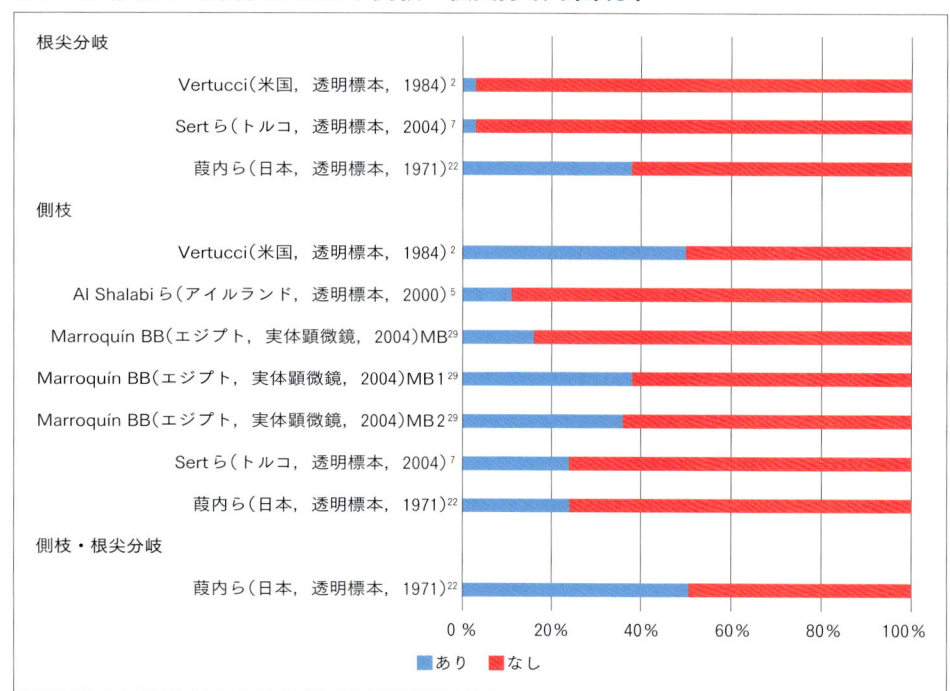

根尖分岐
Vertucci（米国, 透明標本, 1984）[2]
Sert ら（トルコ, 透明標本, 2004）[7]
葭内ら（日本, 透明標本, 1971）[22]

側枝
Vertucci（米国, 透明標本, 1984）[2]
Al Shalabi ら（アイルランド, 透明標本, 2000）[5]
Marroquín BB（エジプト, 実体顕微鏡, 2004）MB[29]
Marroquín BB（エジプト, 実体顕微鏡, 2004）MB1[29]
Marroquín BB（エジプト, 実体顕微鏡, 2004）MB2[29]
Sert ら（トルコ, 透明標本, 2004）[7]
葭内ら（日本, 透明標本, 1971）[22]

側枝・根尖分岐
葭内ら（日本, 透明標本, 1971）[22]

0% 20% 40% 60% 80% 100%
■あり ■なし

図5-74　第二大臼歯近心頬側根における側枝・根尖分岐の出現率

第二大臼歯近心頬側根側枝・根尖分岐の透明標本

標本 1

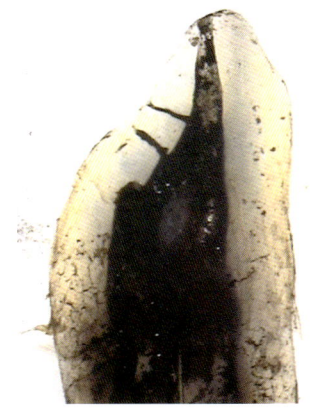

図 5 -75　第二大臼歯近心頬側根．Vertucci Type I で，口蓋側に側枝が見られる．あたかも，MB2 の代わりのような側枝である．

標本 2

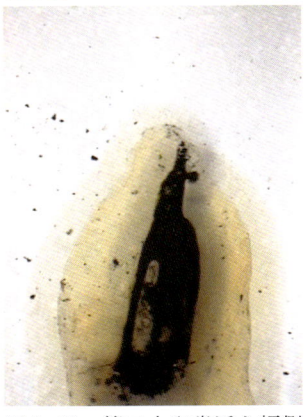

図 5 -76　第二大臼歯近心頬側根．Vertucci Type II で，根尖分岐が見られる．

標本 3

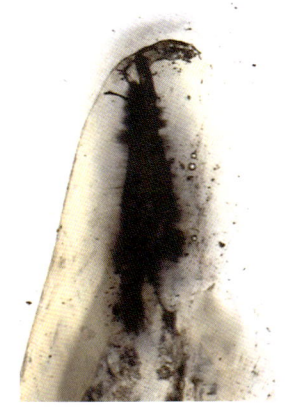

図 5 -77　第二大臼歯近心頬側根．Vertucci Type II で，複数の根尖分岐あり．

標本 4

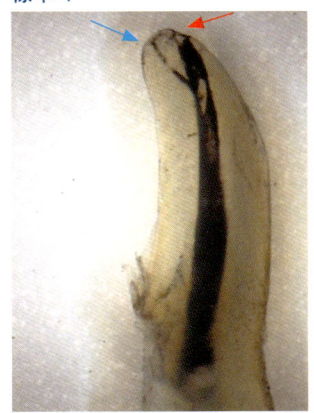

図 5 -78　上顎第二大臼歯近心頬側根．青矢印部は根尖分岐に見える．しかし，根管形成してから作成した透明標本なので，青矢印部が本来の主根管で，赤矢印部は側枝を形成した，あるいはアピカルパーフォレーションかもしれない．

第二大臼歯近心頬側根の臨床例

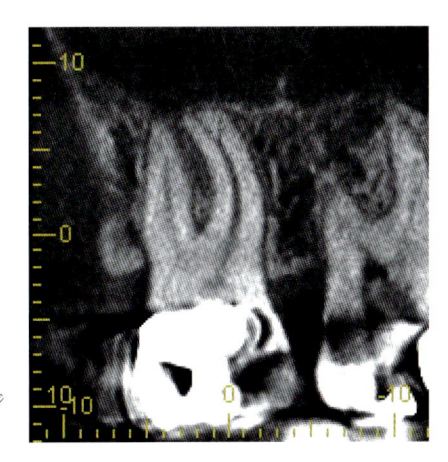

図 5 -79　42 歳，男性の上顎右側第二大臼歯近心頬側根 CBCT（3 DX マルチイメージマイクロ，モリタ）歯列平行断像．

③側枝・根尖分岐の出現率

　第二大臼歯近心頬側根の側枝・根尖分岐の出現率を図 74 に示す．根尖分岐は葭内ら[22]の報告で 4 割弱だが，Vertucci[2]や Sert ら[7]の報告では 3 ％である．側枝はいずれの報告でも 20〜40 ％程度である．

④側枝・根尖分岐の透明標本

　図 5 -75〜78 に，側枝・根尖分岐の透明標本を示す．

⑤臨床例

　図 5 -79 は，図 5 -42b と似た形態の上顎第二大臼歯近心頬側根 CBCT 歯列平行断像である．この歯は，根管未処置で，湾曲した根管の根尖近くに側枝があ

る．側枝にファイルが入ってしまうと，アピカルパーフォレーションといわれそうである．

1 - 3 - 2．遠心頬側根

①根管形態分類別の出現率

　図 5 -80 に根管形態分類別の出現率を示す．1 根管がほとんどであるが，日本人では葭内ら[22]の報告で数パーセントが 2 根管となっている．他の国でも同様であるが，インドや中国で，2 根管の出現率が少し高い．

上顎第二大臼歯遠心頰側根における根管形態分類別の出現率

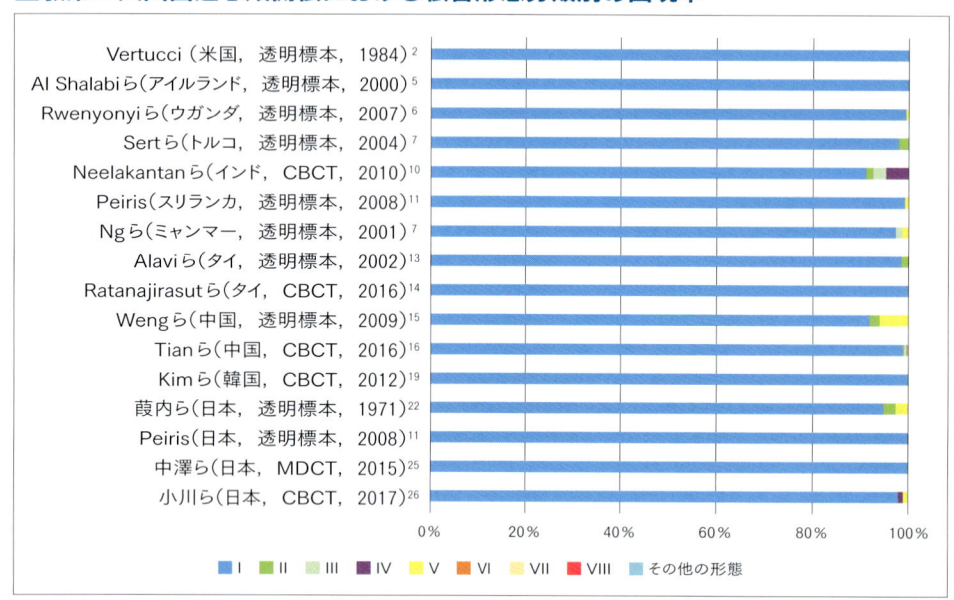

図 5 -80　上顎第二大臼歯遠心頰側根における根管形態分類別の出現率.

遠心頰側根の透明標本

標本 1

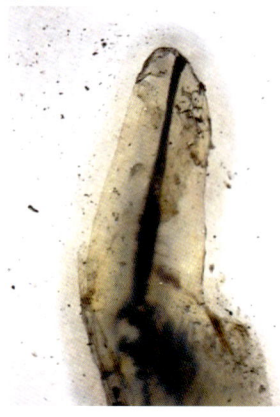

標本 2

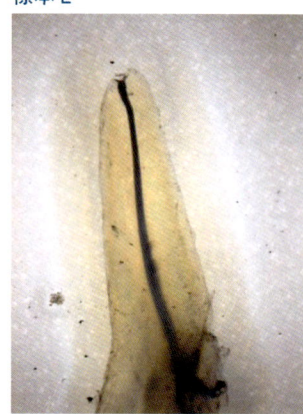

標本 3

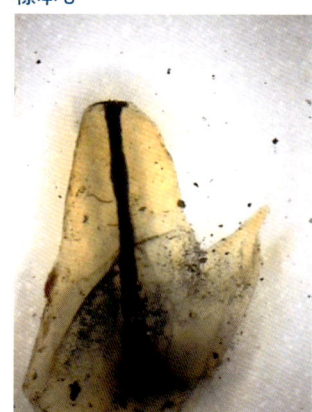

図81｜図82｜図83

図 5 -81～83　Vertucci Type I.

第二大臼歯遠心頰側根における側枝・根尖分岐の出現率

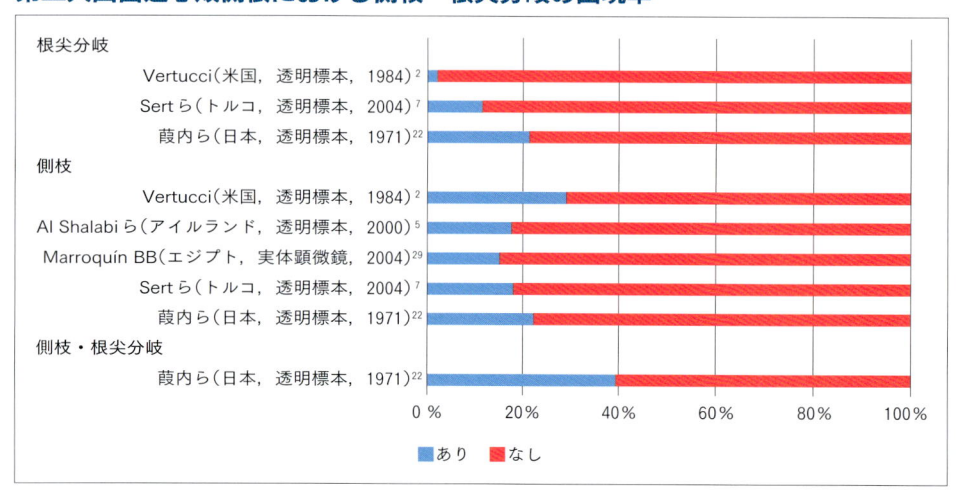

図 5 -84　第二大臼歯遠心頰側根における側枝・根尖分岐の出現率.

第二大臼歯遠心頬側根における側枝・根尖分岐の透明標本

標本1

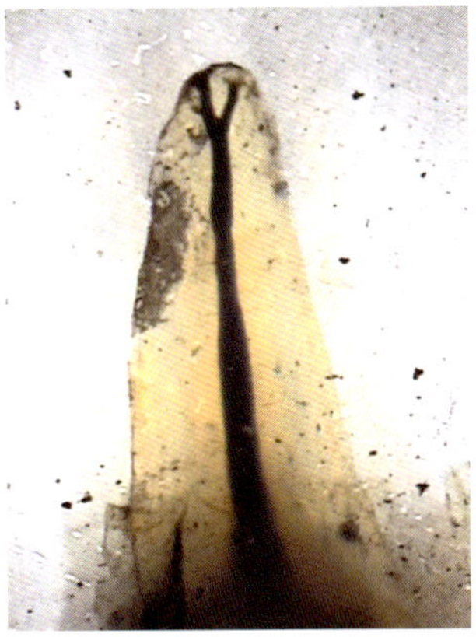

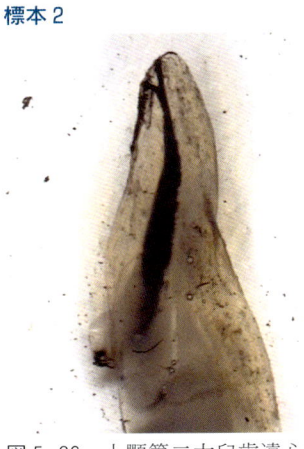

図5-85　上顎第二大臼歯遠心頬側根の根尖分岐．どちらが主根管かわかりにくい．

標本2

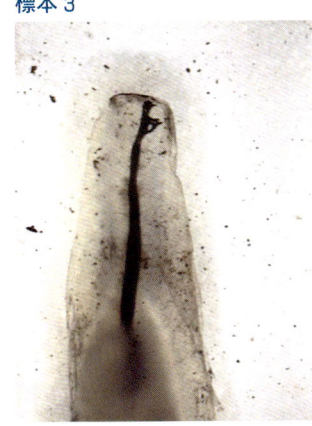

図5-86　上顎第二大臼歯遠心頬側根の側枝．

標本3

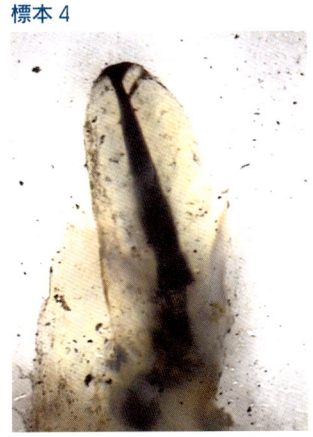

図5-87　上顎第二大臼歯遠心頬側根の側枝．

標本4

図5-88　上顎第二大臼歯遠心頬側根の側枝．

上顎第二大臼歯口蓋根の根管形態

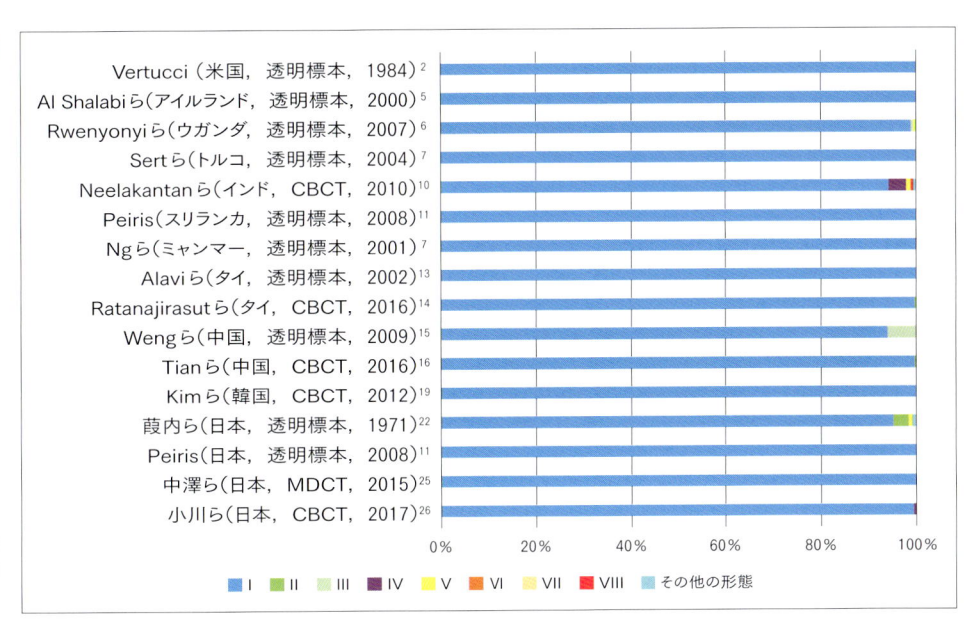

図5-89　上顎第二大臼歯部の口蓋根の根管形態．日本人では100%近くが1根管である．

②根管の透明標本

遠心頬側根の根管の透明標本を図5-81〜83に示す．

③側枝・根尖分岐の出現率

第二大臼歯遠心頬側根の側枝・根尖分岐出現率を図5-84に示す．根尖分岐は2〜21%であるが，側枝はどの報告でも20%前後である．側枝・根尖分岐の両方が見られるものは39%である．

④側枝・根尖分岐の透明標本

図5-85〜88に，第二大臼歯遠心頬側根の透明標本を示す．

1-3-3．口蓋根

①根管形態分類別の出現率

根管形態分類別の出現率を図5-89に示す．第二大臼歯遠心頬側根と同様の傾向で，1根管がほとんどであるが，日本人では葭内ら[22]の報告で数パーセントが2根管となっている．

他の国では，インドや中国で2根管の出現が少し高い．

②根管の透明標本

口蓋根の透明標本を図5-90〜92に示す．

口蓋根の透明標本

標本 1　　　　　　　　　標本 2　　　　　　　　　標本 3

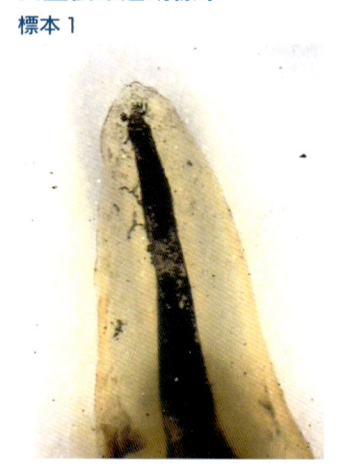 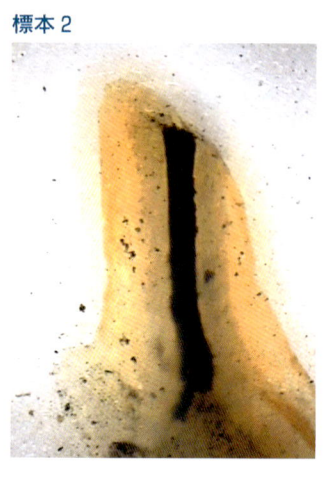 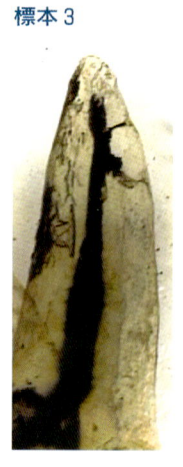

図90 | 図91 | 図92

図5-90〜92　Vertucci Type I. 図5-90
には，根尖部に側枝が見られる.

第二大臼歯口蓋根の側枝・根尖分岐の出現率

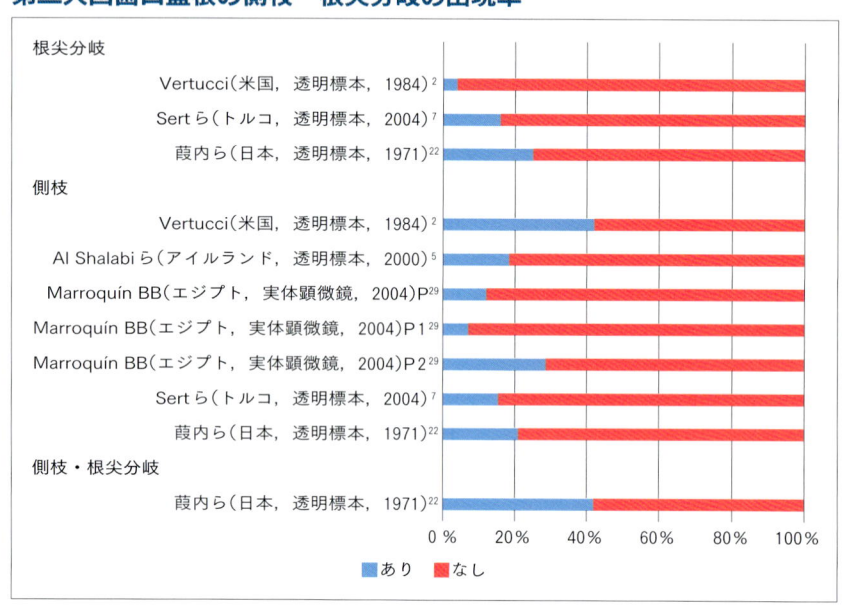

図5-93　第二大臼歯口蓋根の側枝・根
尖分岐の出現率.

第二大臼歯口蓋根側枝・根尖分岐の透明標本

標本 1　　　　　　　　　標本 2　　　　　　　　　標本 3

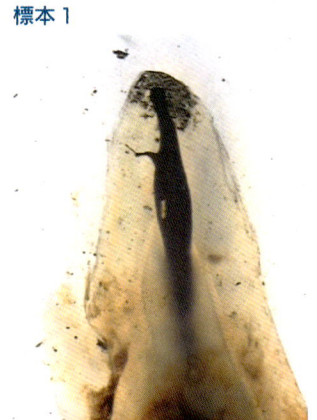 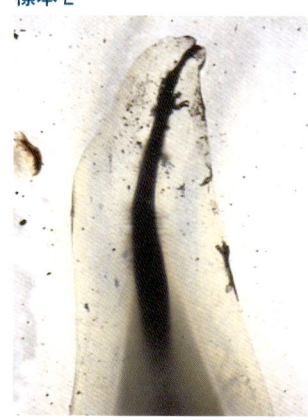 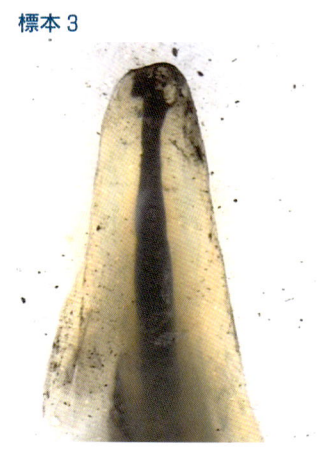

図94 | 図95 | 図96

図5-94　上顎第二大臼歯口蓋
根の側枝.
図5-95　上顎第二大臼歯口蓋
根の側枝.
図5-96　上顎第二大臼歯口蓋
根の根尖分岐.

上顎第二大臼歯の側枝・根尖分岐の垂直分布[31]

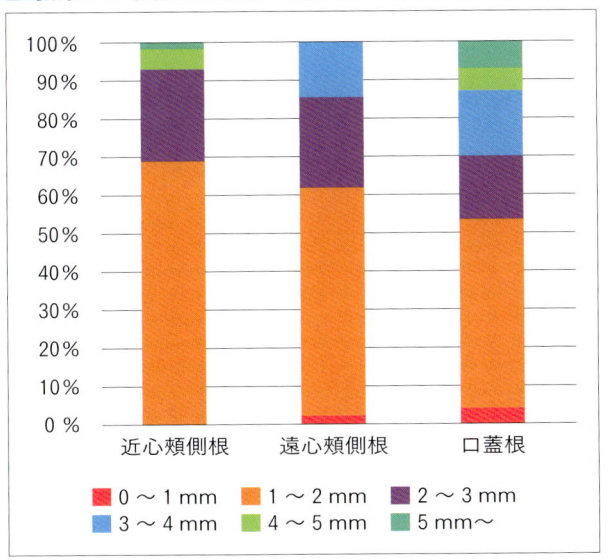

図5-97　葭内ら[31]の報告による上顎第二大臼歯の側枝・根尖分岐の垂直分布．距離の定義は第1章(17ページ)を参照のこと．

上顎第二大臼歯の側枝・根尖分岐の水平分布[31]

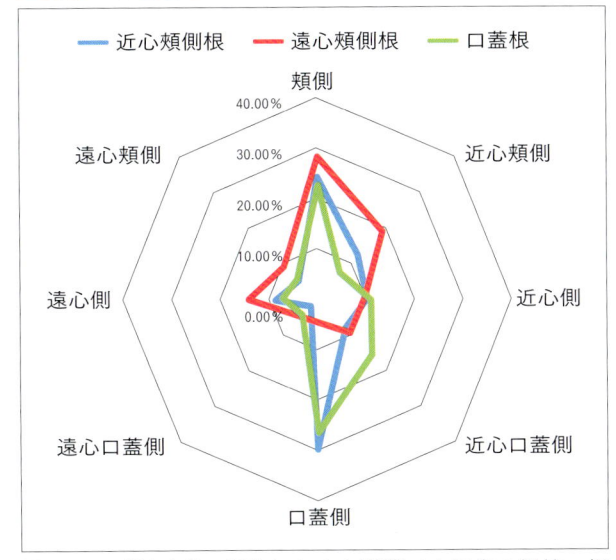

図5-98　葭内ら[31]の報告による上顎第二大臼歯の側枝・根尖分岐の水平分布．水平分布の定義は第1章を(17ページ)参照のこと．

③側枝・根尖分岐の出現率

　第二大臼歯口蓋根の側枝・根尖分岐の出現率を図5-93に示す．遠心頬側根の図5-80と似た出現率である．大まかに見積もって，側枝・根尖分岐の出現率は20%程度である．

④側枝・根尖分岐の透明標本

　図5-94〜96に，第二大臼歯口蓋根の側枝・根尖分岐の透明標本を示す．

1-3-4．側枝の分布

①垂直分布

　上顎第二大臼歯における側枝・根尖分岐の垂直分布を図5-97に示す．根尖3mm以内に分布しているのは，近心頬側根で9割，遠心頬側根で8割，口蓋根で7割である．

②水平分布

　上顎第二大臼歯における側枝・根尖分岐の水平分布を図5-98に示す．いずれの歯根も同じような分布傾向であるが，遠心頬側根で口蓋側への分布が少ない．

上顎大臼歯近心頬側根の根尖孔径

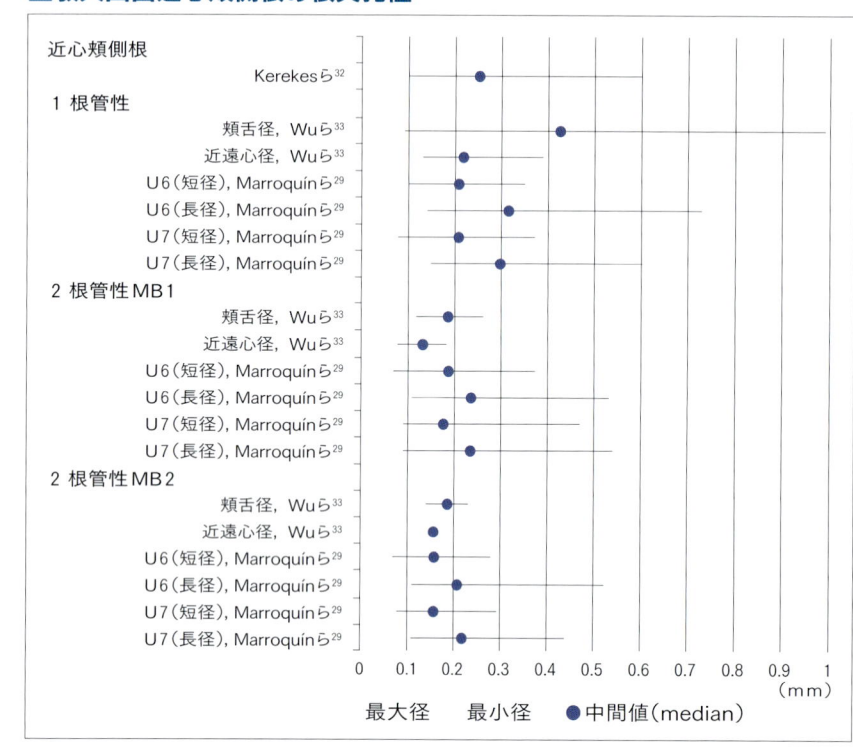

図5-99　上顎大臼歯近心頬側根の根尖孔径．Kerekesら[32]とWuら[33]の報告では，第一大臼歯と第二大臼歯は区別していない．Kerekesら[32]は，挿入可能なファイルの太さを根管径としている．Wuら[33]は，解剖学的根尖から1mmでの頬舌径と近遠心径を測定し，グラフの青丸は中間値（median）となっている．Kerekesら[32]およびMarroquínら[29]は，生理学的根尖孔を測定し，青丸は平均値である．

上顎大臼歯遠心頬側根および口蓋根の根尖孔径

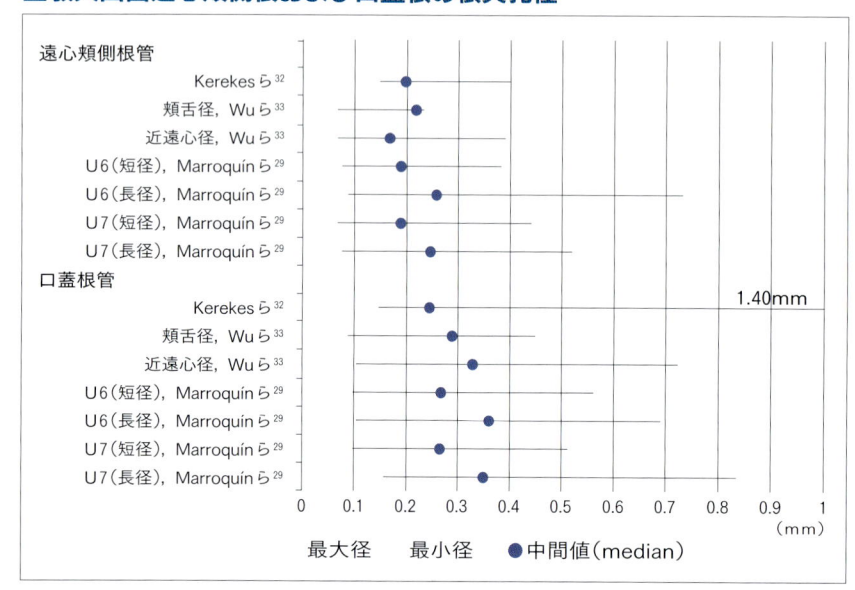

図5-100　上顎大臼歯遠心頬側根および口蓋根の根尖孔径．

1-4．根尖部の形態
1-4-1．根尖孔径

　上顎大臼歯の根尖孔径を図5-99, 100に示す．いずれの根管も平均値（中間値）に比べて最大径と最小径の差が大きい．

　近心頬側根では，1根管である場合に比べて2根管に分かれているほうが，根管径は細い傾向にある．短径と長径の差も少ない．

　口蓋根管は，近心頬側根管や遠心頬側根管に比べて太い傾向がある．

**上顎大臼歯根尖部 5 mmの根管の
テーパー**

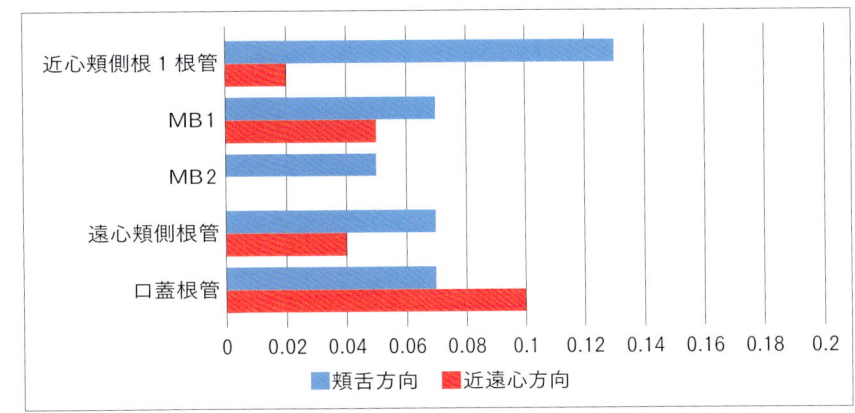

図 5 -101　Wuら[33]のデータを基に計算し
た根尖 5 mmにおける根管のテーパー.

上顎第一大臼歯口蓋根管の形態

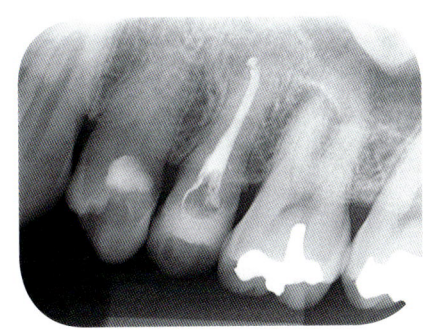

図 5 -102a　42歳，男性の上顎左側第一
大臼歯デンタルエックス線写真.

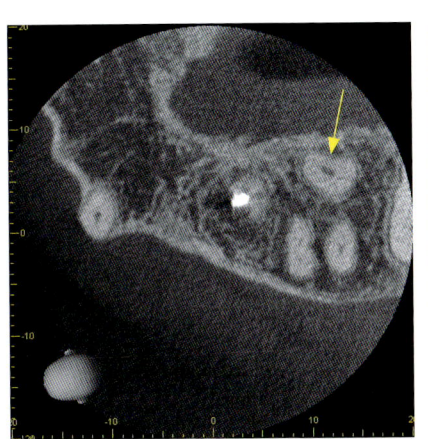

図 5 -102b　根尖近くのCBCT水平断像.
下が頬側．他の根管の断面形態が円形で
あるのに対して，口蓋根管（黄矢印部）は
近遠心的に扁平である.

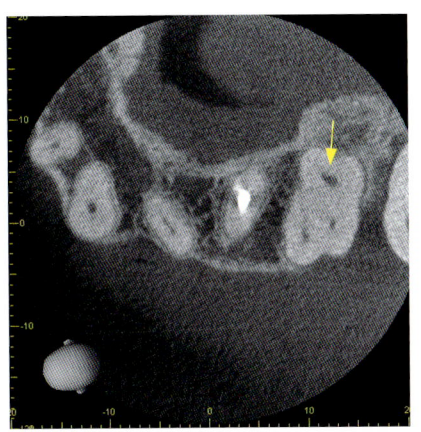

図 5 -102c　根管上部のCBCT水平断像.
下が頬側．口蓋根管（黄矢印部）はやはり
近遠心的に扁平な形態である.

1 - 4 - 2 ．根尖部根管のテーパー

　根尖 5 mmのテーパーを図 5 -101に示す．どの歯
種も根管は頬舌方向のテーパーが大きい．しかし，
口蓋根だけは近遠心方向のほうが大きい．また，近
心頬側根では，1 根管性の場合は頬舌方向のテー
パーが著しく大きい．根管が扁平で，根尖孔が小さ
いことを意味している.

　MB 2 では，近遠心方向のテーパーが 0 となって
おり，近遠心的な根管径は同じ太さで根尖に向かう
ということである.

1 - 4 - 3 ．臨床例

　図 5 -102aは42歳，男性の上顎第一大臼歯デンタ
ルエックス線写真である．CBCTでは，口蓋根管の
形態が他の根管と異なっていることがよくわかる．
口蓋根管は頬舌的に圧平され，近遠心的に広がる形
態となっている（図 5 -102b, c）.

1 - 4 - 4 ．透明標本

　根尖部の形態について，その透明標本を図
5 -103～109に示す.

根尖部の透明標本

標本 1

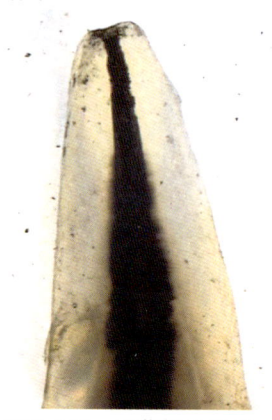

図 5 -103　口蓋根の根尖．根尖孔が解剖学的根尖と一致している．

標本 2

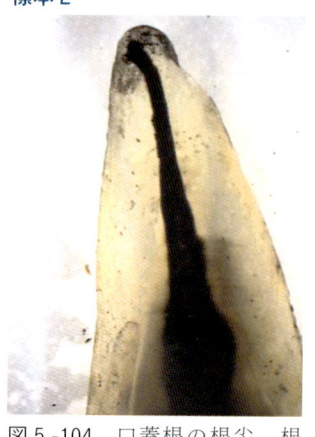

図 5 -104　口蓋根の根尖．根尖孔が解剖学的根尖と一致していない．

標本 3

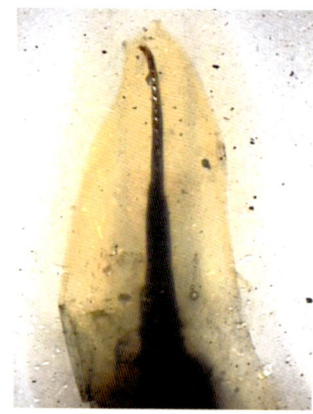

図 5 -105　第一大臼歯遠心頬側根管に挿入したKファイル．穿通感は得られなかった．

標本 4

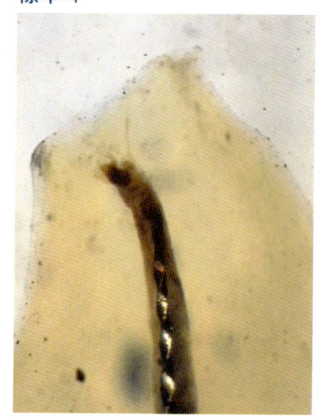

図 5 -106　根尖部を拡大すると，湾曲に追随していないことがわかる．根管の茶色の部分は石灰化しているのかもしれない．

標本 5

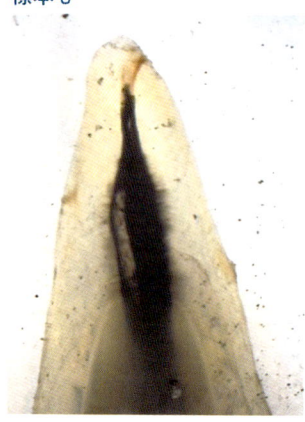

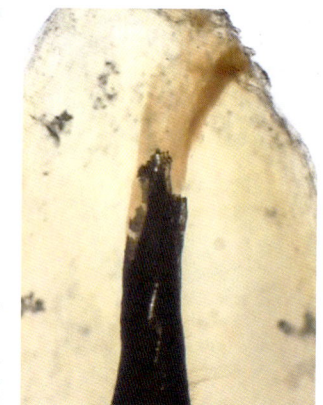

標本 6

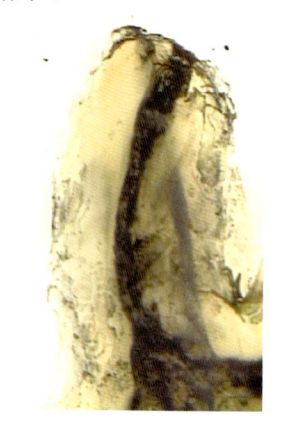

| 図107a | 図107b | 図108 |

図 5 -107a　第二大臼歯口蓋根管に挿入したKファイル．口蓋根管は根管中央部で分岐し，根尖近くで再び合流している．
図 5 -107b　aの根尖部拡大像．ファイルは根尖部根管の石灰化のために穿通しなかったと思われる．
図 5 -108　遠心頬側根Vertucci Type I．根尖が先細りとは限らず，少し太くなっていることもある．

標本 7

| 図109a | 図109b |

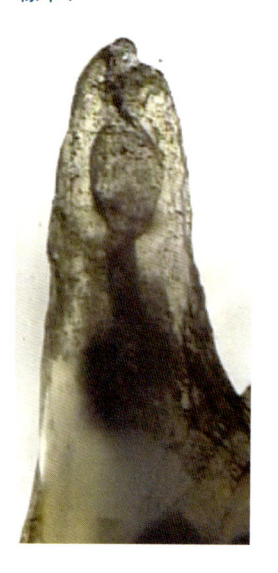

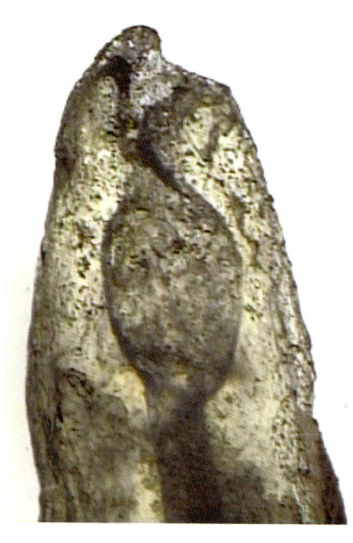

図 5 -109a　口蓋根根尖近くの歯根内部吸収．
図 5 -109b　aの根尖部拡大像．筆者の個人的な経験だけかもしれないが，口蓋根に歯根吸収が見られることは多い．

再根管治療から学ぶ根管形態の考え方

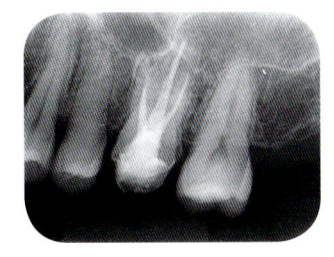

図 5 -110a　44歳，女性の上顎左側第一大臼歯デンタルエックス線写真.

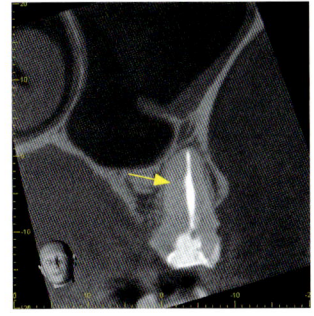

図 5 -110b　近心頬側根のCBCT(Veraview X800,モリタ).歯列直交断像. 右側が頬側.黄矢印部はフィンと思われる.

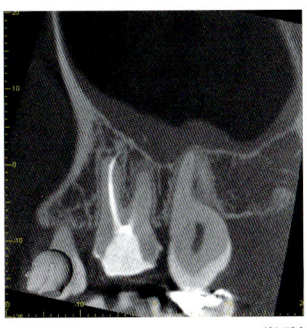

図 5 -110c　MB 1 のCBCT歯列平行断像.

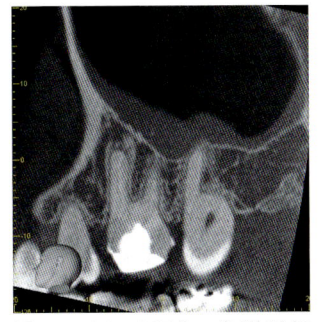

図 5 -110d　MB 2 の歯列平行断像. 狭窄した根管が読影できる.

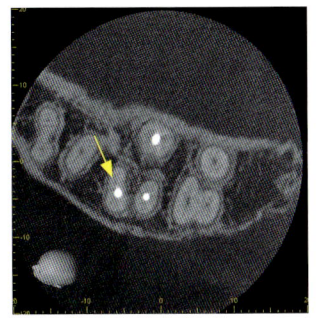

図 5 -110e　歯列水平断像. 未処置のMB 2 (黄矢印部)が確認できる.

図110f│図110g

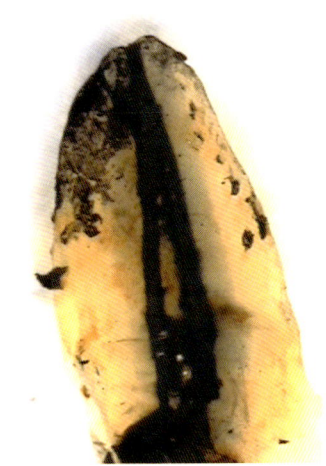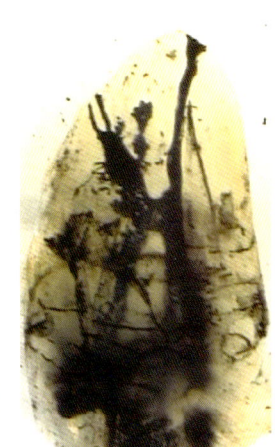

図 5 -110f　上顎第一大臼歯近心頬側根 Vertucci Type Ⅱ.
図 5 -110g　第二大臼歯近心頬側根 Vertucci Type Ⅵ.

1 - 5 ．MB 2

1 - 5 - 1 ．根管形態の考え方

　図 5 -110aは44歳，女性の上顎左側第一大臼歯デンタルエックス線写真である. 他院で根管治療されていたが，違和感のために再根管治療が必要となった. 近心頬側根のCBCT歯列直交断像（図 5 -110b）で，根管充填の根尖約 1 / 3 のあたりにフィンの存在が推測された.

　図 5 -110c〜eのCBCT像より，MB 2 はフィンの辺りでMB 1 に合流していると考えられる. 歯根

形態の似た透明標本を探してみた. 図 5 -110fのように合流して 1 根管となっている標本，および図 5 -110gのように合流した後に再び分岐して口蓋側に根尖孔をもつ標本が見つかった. CBCTからはどちらかは判定できない.

　図 5 -110h〜jのようにMB 2 を探索し，根尖部は 1 根管と判定して根管充填した（図 5 -110k）. 根管の歯冠側 1 / 2 は歯科用顕微鏡下で探索できるが，根尖側 1 / 2 は根管がまっすぐで太くないと調べられない. 図 5 -110gのような形態は，CBCTで根管が

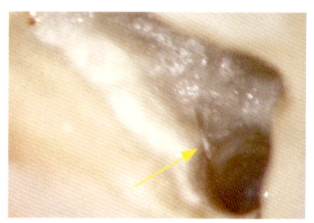

図5-110h　MB1の根管形成終了．口蓋側に見える白い線（黄矢印部）がフィンで，これがMB2を見つける手がかりとなる．

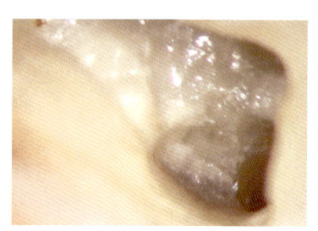

図5-110i　白い線を超音波チップで削除していき，MB2を探索する．

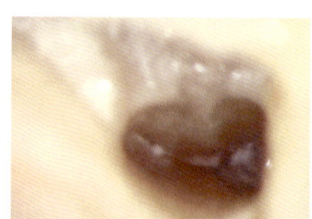

図5-110j　結局MB2はMB1と合流し，1根尖孔であった．

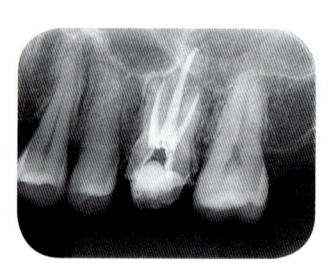

図5-110k　根管充填確認のデンタルエックス線写真．

CBCTを用いたMB2出現率の世界調査[34]

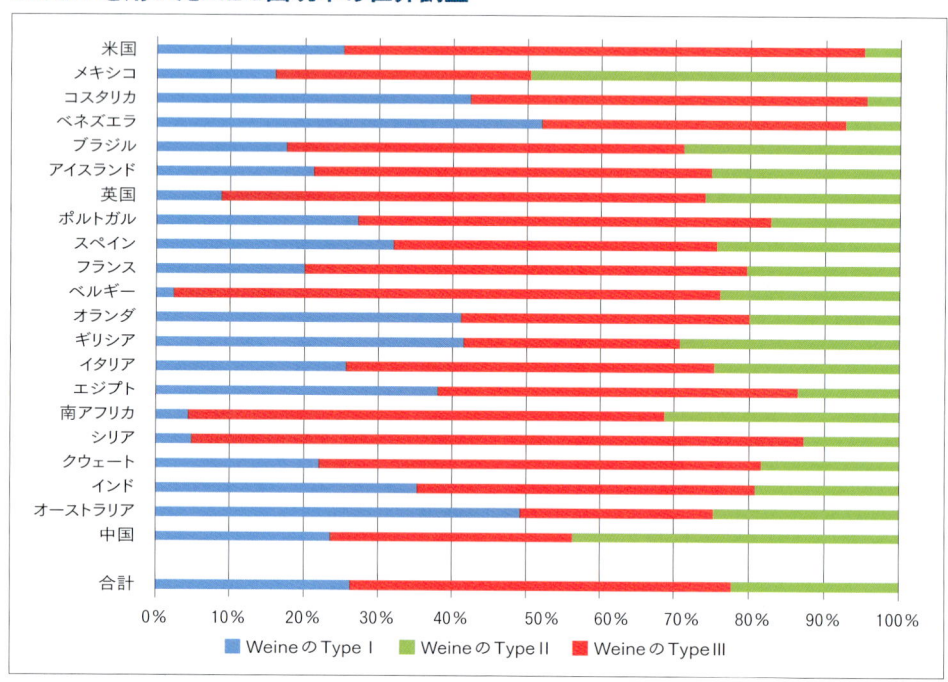

図5-111　CBCTを用いたMB2出現率の世界調査[34].

見つからない限り，非外科的には処置することはできず，1根管として治療を進めざるをえない．そのために，再発した場合は非外科的に再根管治療をするのではなく，逆根管治療を選択することになる．

1-5-2．最新の出現率調査

　Martinsら[34]は，CBCTを用いた世界規模のMB2出現率調査を報告した（図5-111）．この報告では，MB2なし，MB1と合流したMB2，MB1とは独立したMB2と分類していたが，それぞれWeineの分類[23]のTypeⅠ，Ⅱ，Ⅲに相当するので，グラフで

はそのように記載した．MB2出現率は国によって異なり，48.0～97.6％，全体では73.8％の出現率であった．内訳は根尖孔まで独立しているのが22.4％，MB1と合流するのが51.4％と，2根尖孔は案外少ない印象である．

1-5-3．第一大臼歯の根管に関する総説

　Cleghornら[35]は，2006年にそれまでに発表された報告から8,400本以上のデータをまとめて，上顎第一大臼歯の根管数（図5-112）および根尖孔数（図

上顎第一大臼歯の根管数[35]

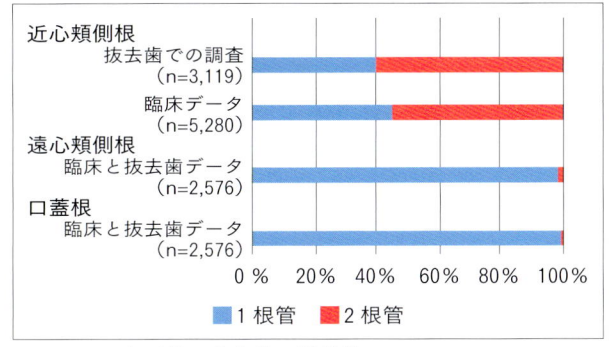

図 5 -112　上顎第一大臼歯の根管数.

上顎第一大臼歯の根尖孔数[35]

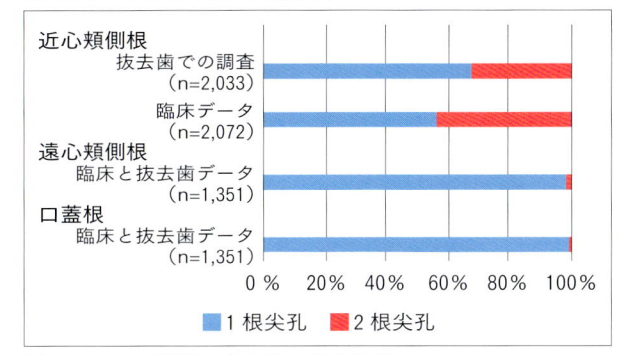

図 5 -113　上顎第一大臼歯の根尖孔数.

年齢別上顎大臼歯におけるMB2出現率（%）

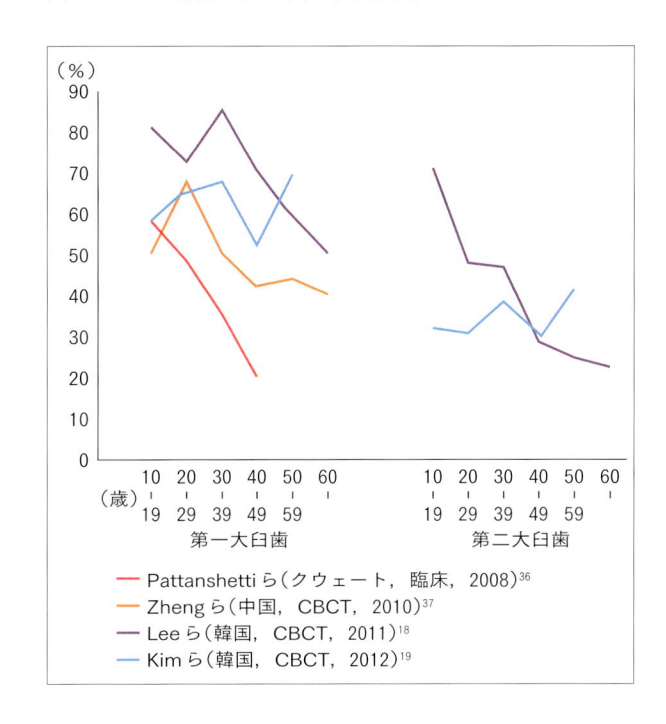

図 5 -114　上顎大臼歯における年齢別のMB2出現率.

5 -113）を求めた．その結果，遠心頬側根と口蓋根はほとんどが 1 根管で 1 根尖孔，近心頬側根では根尖孔数に比べて根管数が約1.5倍であることを示した．人種などを考慮せずにまとめているが，図 5 -30, 44, 56と同様の結果となっている．

1 - 5 - 4 ．出現率の加齢変化

　MB2の年齢別の出現率を図 5 -114に示す．臨床での探索でもCBCTでの観察でも，第一大臼歯および第二大臼歯ともに加齢により出現率は低下傾向である．第二・第三象牙質の添加，あるいは歯髄の石灰化のために，MB2が見えなくなったのかもしれない[35].

　高齢者でMB2が見つからなかった臨床例を図 5 -115に示す．図 5 -115bの歯根形態からは近心頬側根に 2 根管ありそうだが，CBCTでも見えない．歯根形態は川崎のⅢ型[1]で，根管は頬側に偏って見つかっており，図 5 -115c, dのような形態を想定するので， 2 根管あってもよさそうである． 1 根管であれば，図 5 -115eのように根管は歯根の中央に位置することが多い．図 5 -115fの水平断像でもMB2は見つからず，MB2は加齢あるいは何らかの刺激に対する反応で石灰化したようである．MB2はなしと判定する．

高齢者でMB2が見つからなかった臨床例

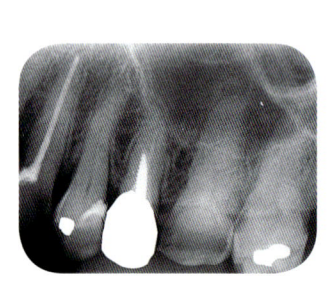 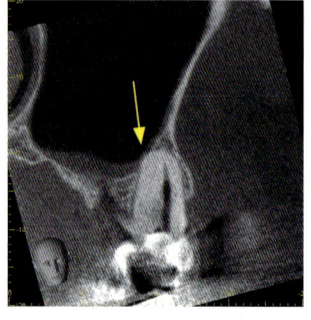

図115a 図115b

図5-115a　75歳，男性の上顎左側第一大臼歯デンタルエックス線写真．根管は石灰化しているのかほとんど見えない．

図5-115b　見つかった3根管を形成した後のCBCT（Veraview X800，モリタ）歯列直交断像．右側が頬側．黄矢印部のあたりにMB2がありそうだったが，見つからなかった．

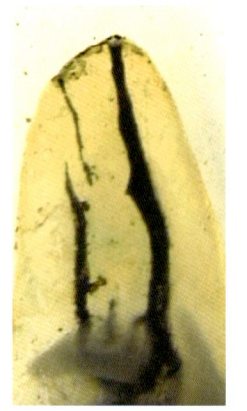 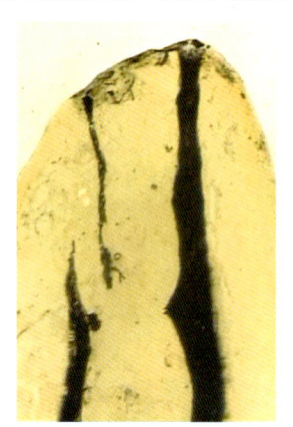 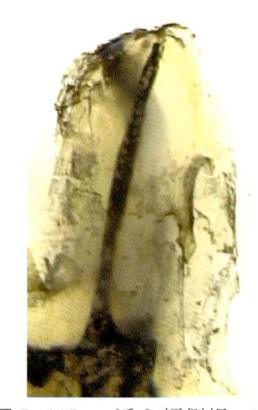 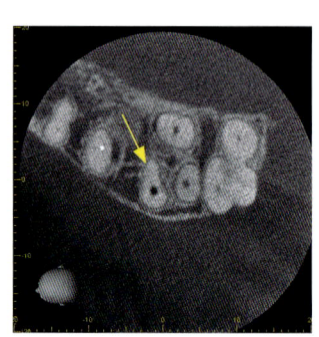

図5-115c　第二大臼歯近心頬側根 Vertucci Type Ⅳ.

図5-115d　cの拡大像．左側がMB2．MB2は根尖付近で石灰化のために断裂しているようである．根管形成しても穿通しないと考えられる．

図5-115e　近心頬側根，Vertucci Type Ⅰ.

図5-115f　CBCT水平断面像でも，MB2はなさそうである．

1-5-5. 第一大臼歯近心頬側根の根管石灰化

①第一大臼歯近心頬側根の根管石灰化率

根管の石灰化についての研究はあまり多くない．Parkら[38]は，マイクロCTで上顎第一大臼歯近心頬側根の根管石灰化を調査した（図5-116）．

MB1の石灰化率は4.4%であるのに対して，MB2は50%であった．MB2は存在していても，臨床的な発見率が低い理由の1つが石灰化にあるといえるだろう．

②石灰化した根管の透明標本

近心頬側根の石灰化した根管の透明標本を図5-117〜119に示す．

1-5-6. 拡大視野の効果

Smadiら[39]は，3.5倍の歯科用ルーペでの拡大視野によりMB2の発見率は高くなったが有意差はなく，透明標本と比べて16.5%は発見できなかったと報告している（図5-120）．発見できなかった根管の多くは，歯髄の石灰化のためであった．根管の探索において，歯科用ルーペよりは歯科用顕微鏡のほうが効果的である[40]．

1-5-7. 超音波切削の効果

筆者らの研究[24]で，歯内療法の授業を未履習の卒前学生が抜去歯を用いてMB2の探索を行った（図5-121）．歯科用顕微鏡下で超音波チップを用いて象牙質を切削して探索すると，効果的にMB2を見つけることができた．探索できなかった根管は13%あり，根管の石灰化あるいは根管口より根尖側で分岐しているためであった．

上顎第一大臼歯根管の石灰部位[38]

図5-116　上顎第一大臼歯根管の石灰部位[38].

凡例：■ 石灰化なし　■ 歯冠側1/3　■ 歯根中央部　■ 根尖1/3

近心頬側根の石灰化した根管の透明標本

図117 | 図118

標本1　標本2

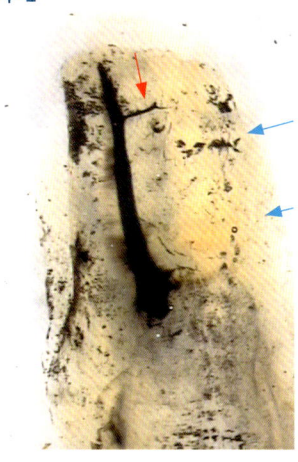

図5-117　第二大臼歯近心頬側根Vertucci Type II．MB2にはインクがほとんど入らず，石灰化していることが推定される．

図5-118　上顎第一大臼歯近心頬側根．MB1は明瞭であるが，MB2は石灰化しているようである（青矢印部）．赤矢印部は，管間側枝．

標本3

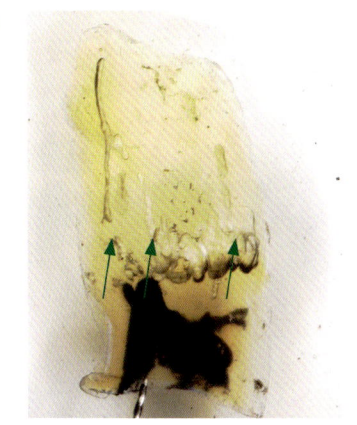

図5-119　第一大臼歯近心頬側根Vertucci Type VIII．根管は石灰化しているが，根管の痕跡（緑矢印部）が認められ，3根管ありそうである．根管らしき透明の痕跡が見られるが，透明標本作成時に陰圧で根管内に注入したインクが見えない．根管口と根尖孔が石灰化しているために，根管が閉じた空間になっているかもしれない．根管口を覆う象牙質を超音波チップなどで的確に削除して根管が見つかれば，根管形成を行うことができる．

観察法ごとのMB2発見率①[39]

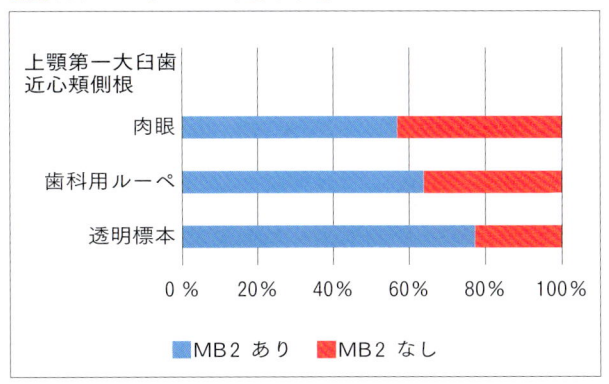

凡例：■ MB2 あり　■ MB2 なし

図5-120　歯科用ルーペのMB2探索への効果を肉眼および透明標本と比較[39].

観察法ごとのMB2発見率②[24]

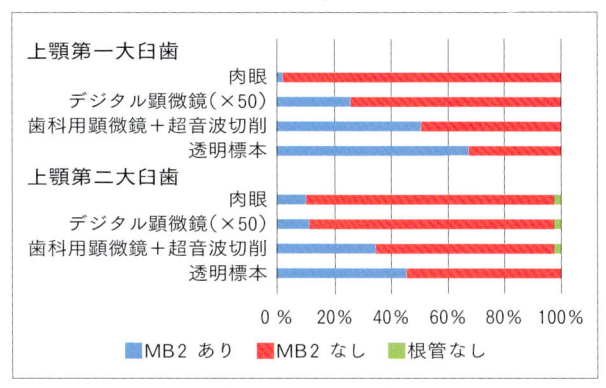

凡例：■ MB2 あり　■ MB2 なし　■ 根管なし

図5-121　歯科用顕微鏡下での超音波チップを用いた象牙質切削のMB2探索への効果を肉眼およびデジタル顕微鏡，透明標本と比較[24].

初回治療と再治療でのMB2発見率

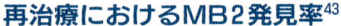

図5-122　初回治療で見逃したMB2は再発の原因となるため，再治療ではMB2の発見率が高くなる．

再治療におけるMB2発見率[43]

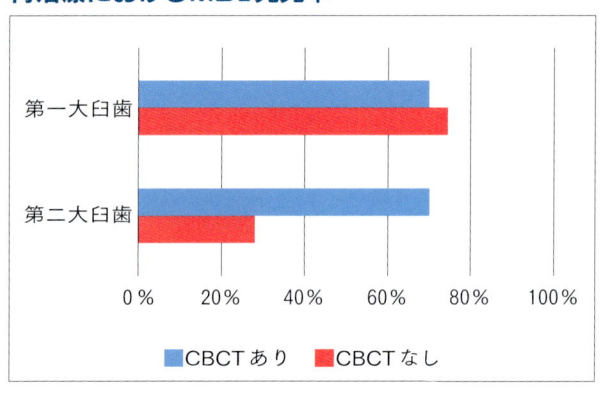

図5-123　再根管治療において，CBCTの有無でのMB2発見率[43]．

1-5-8．初回治療と再治療

Wolcottら[41,42]は，MB2の出現率は再治療のほうが初回治療よりも有意に多かったことを報告している（図5-122）．MB2を見逃したことが長期的な治療成績を低下させ，再根管治療の原因となることが推測された．初回治療，再治療とも，MB2は上顎第二大臼歯より第一大臼歯のほうが有意に多く見つかっているが，これはもともとのMB2出現率が影響しているのだろう．Studebakerら[43]も同様の結果を報告している．

Studebakerら[43]は，さらに歯冠修復の有無でもMB2の探索率を比較しており，上顎第一大臼歯の初回治療ではクラウンがないほうが有意に多く見つかったとしている．

1-5-9．CBCTを用いた探索は効果があるか？

Studebakerら[43]は，CBCTの有無がMB2発見率に影響するかを上顎大臼歯の初回治療および再治療で比較した（図5-123）．術前にCBCT撮影したほうがMB2は多く見つかり，とくに上顎第二大臼歯の再治療では有意に多く見つかる．

根尖孔からの距離ごとの根管壁の厚さおよび根管の直径

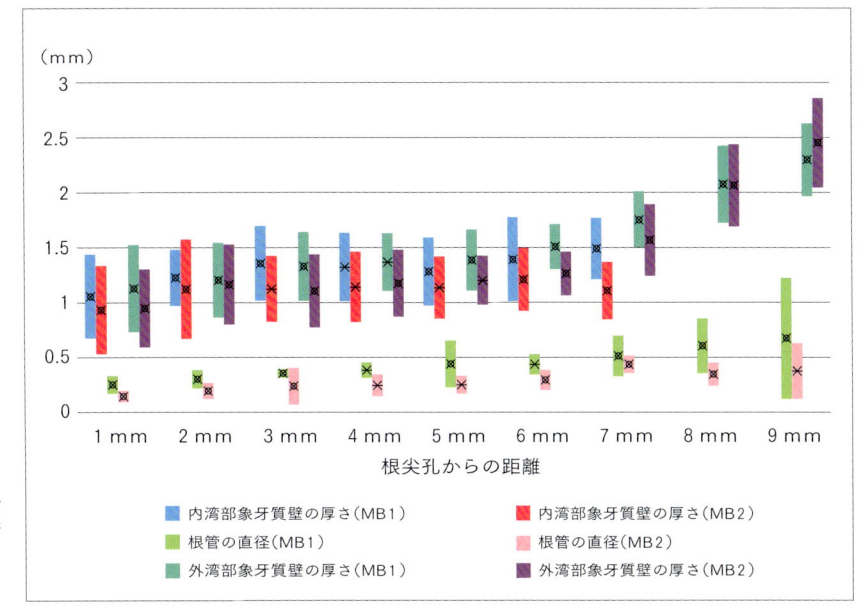

図 5 -124　上顎大臼歯における根尖孔からの距離ごとの根管壁の厚さおよび根管の直径の平均値．青系の色がMB1，赤系の色がMB2.

MB2の削除部

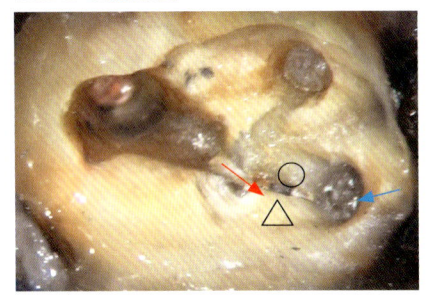

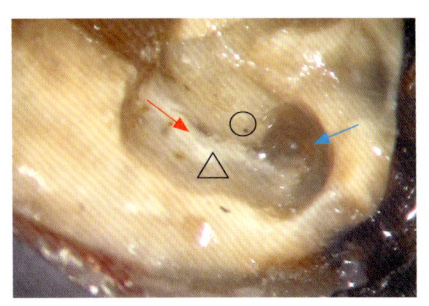

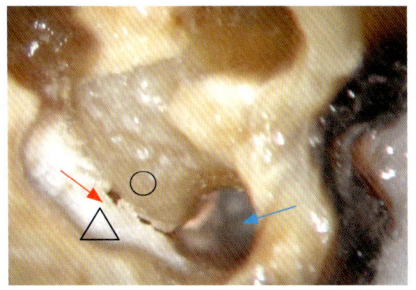

図 5 -125a　46歳，男性の上顎第二大臼歯近心根の探索．青矢印部：MB1，赤矢印部：MB2．MB2探索のためには，△の部分を削る．○の部分はストリッピング（穿孔）予防のために，削ってはいけない．

図 5 -125b　象牙質切削を進めたところ．MB1から口蓋側に伸びるイスマスが確認できる．

図 5 -125c　MB2の入り口が見えてきたが，MB1からつながった長円形の根管のようであった．△の下に根管がある．

MB2の形成前後の髄腔

図126a｜図126b

図 5 -126a　41歳，女性の上顎第一大臼歯．MB2探索前．
図 5 -126b　MB2の形成後．MB2の根管口は，MB1よりも近心に位置することが多い．

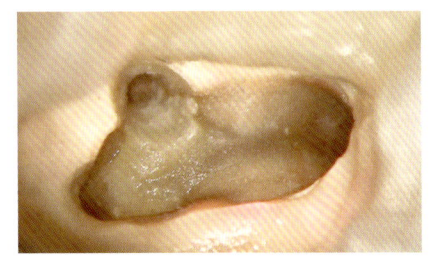

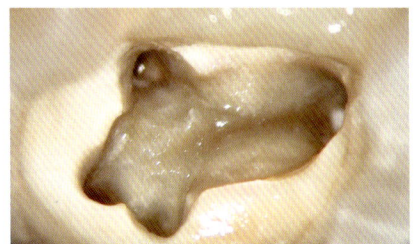

1-6．MB2探索法
1-6-1．通常のMB2

　MB2は，適切な髄腔開拡をすれば，あるいは歯科用顕微鏡を覗けば見えるというものではない．安全に象牙質を削除していって探索する．図5-124に上顎大臼歯における根尖孔からの距離ごとの根管壁の厚さ，および根管の直径を示す．

　MB1よりもMB2のほうが歯根内湾部は薄く，

難しいMB2

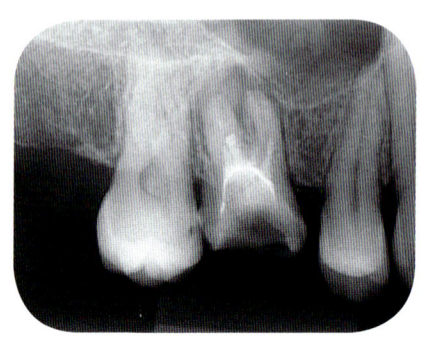

図5 -127a　34歳，女性の上顎右側大臼歯部デンタルエックス線写真．

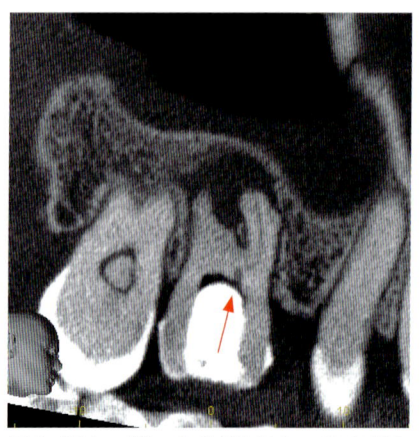

図5 -127b　第一大臼歯MB2のCBCT（X-800）歯列平行断像．

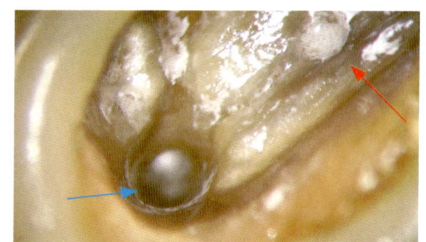

図5 -127c　近心頬側根．青矢印部：MB1，赤矢印部：MB2．

1mmに満たない場合も少なくない．湾曲との兼ね合いであるが，根管を拡大することはストリッピングの危険性を増大させる．そのため，安全な切削のための具体的な方策が必要である．図5 -125に削除する部分を示す．また，MB2の形成前後の髄腔の様子を図5 -126に示す．

1-6-2．難しいMB2

　図5 -127aは34歳，女性の上顎右側大臼歯部デンタルエックス線写真である．図5 -127bに第一大臼歯MB2のCBCT歯列平行断像を示す．赤矢印部が根管口で，歯科用顕微鏡下では図5 -127cのように見える．根管は根管口から入ってすぐ，直角に近心方向に角度を変え，そこから大きく湾曲して根尖に至る．ファイルだけでこの形態に対応するのは無理である．超音波チップでファイルが根管にまっすぐに入るようになるまで，根管口近心の象牙質を削除しなければならない．

1-6-3．第二大臼歯の難しいMB2

　図5 -127aの第二大臼歯の根管治療を行うことを考えてみよう．まず，歯髄腔には象牙粒があり（図5 -128a），髄床底を覆っている．象牙粒を除去しても，頬側根管はすぐには見つからない．頬側の1箇所に3つの根管口が集まっている（図5 -128b）．そ

れぞれの根管がすぐに見つかるわけではなく，まず遠心頬側根管を見つけて根管形成し，次にMB1を見つけ出して形成し，最後にMB2を探索しなければならない．3つの根管があるかどうかは，デンタルエックス線写真（図5 -127a）で知ることはできない．髄床底を探索して判断するか，CBCTで検査するしかない．髄床底より根尖側の水平断像で見ると，3根管が分岐している様子がわかる（図5 -128c）．歯根中央部で歯根は3つに分かれており，上顎大臼歯の典型的な形態に見える（図5 -128d）．根尖側では，MB1とMB2は合流して1根管となった（図5 -128e）．この形態を歯列平行断像で見ると，髄床底の1箇所から3根管が強い湾曲をもって根尖に向かっている様子がわかる（図5 -128f, g）．

　上顎第二大臼歯の近心根管は，上顎第一大臼歯の影になってアプローチが非常に難しい．また，このように強い湾曲をもっていると，通法どおりの治療では処置が非常に困難であることが理解できるだろう．さらに，頬部が器具挿入の障害となること，歯軸が遠心方向を向いていることも，処置の困難さの原因となる．

1-6-4．透明標本で見るMB2探索の可能性

　図5 -129〜136にMB2の透明標本を示す．

第二大臼歯の難しいMB2

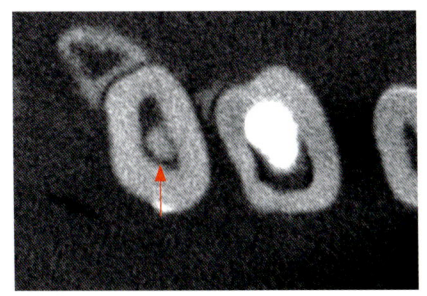

図5-128a　上顎第二大臼歯歯冠部のCBCT水平断像．象牙粒（赤矢印部）が見られる．

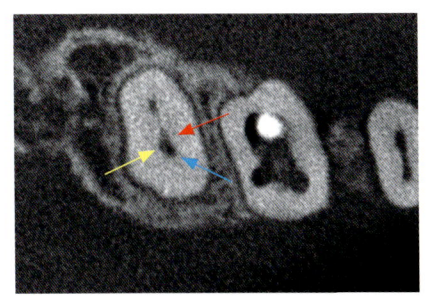

図5-128b　上顎第二大臼歯髄床底部のCBCT水平断像．頬側の矢印で示す3根管が1箇所に合流している．青矢印部：MB1，赤矢印部：MB2，黄矢印部：遠心頬側根管．

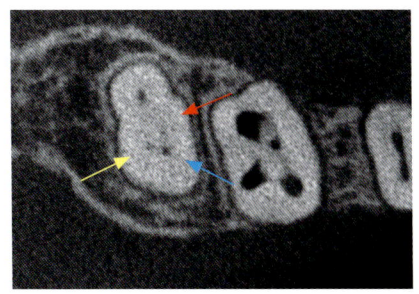

図5-128c　上顎第二大臼歯で髄床底より根尖側のCBCT水平断像．青矢印部：MB1，赤矢印部：MB2，黄矢印部：遠心頬側根管．

図128d｜図128e

図5-128d　上顎第二大臼歯歯根中央部のCBCT水平断像．青矢印部：MB1，赤矢印部：MB2，黄矢印部：遠心頬側根管．
図5-128e　上顎第二大臼歯根尖近くのCBCT水平断像．白矢印部：近心頬側根管，黄矢印部：遠心頬側根管．

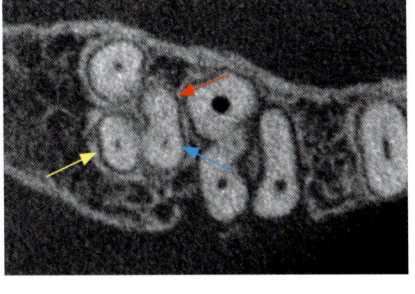
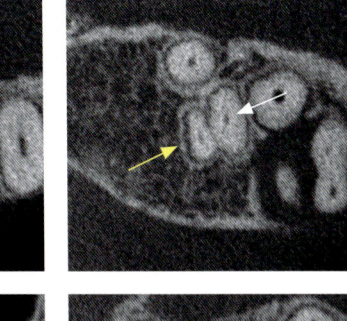

図128f｜図128g

図5-128f　上顎第二大臼歯MB1と遠心頬側根管のCBCT歯列平行断像．青矢印部：MB1，黄矢印部：遠心頬側根管．
図5-128g　上顎第二大臼歯MB2と遠心頬側根管のCBCT歯列平行断像．赤矢印部：MB2，黄矢印部：遠心頬側根管．

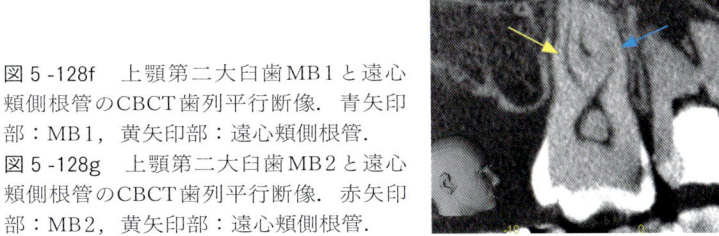
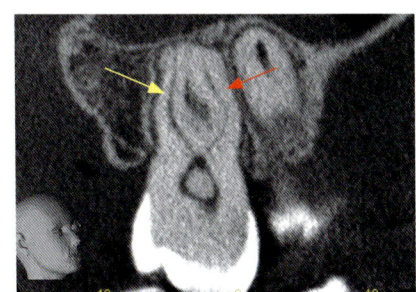

透明標本で見るMB2探索の可能性

図129｜図130

標本1　　　　　標本2

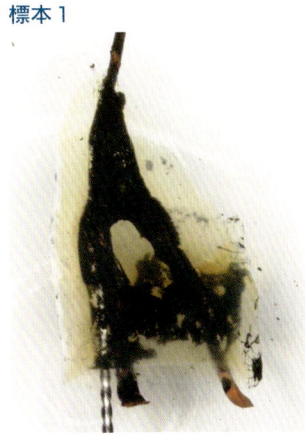
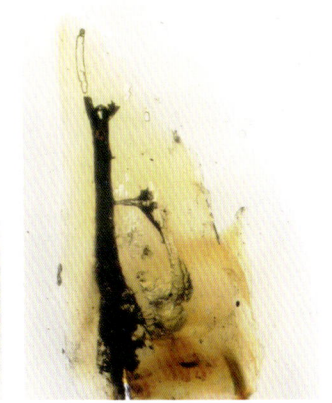

図5-129　第一大臼歯近心頬側根，Vertucci Type II．根管口が広く，比較的見つけやすい形態である．
図5-130　第一大臼歯近心頬側根 Vertucci Type II．MB2は石灰化しており，探索しても根管口は見つからないだろう．象牙質の色でMB2がわかったとしても，器具は入らない可能性が高い．根尖に分岐あり．

標本3

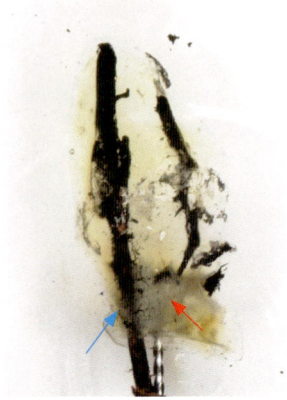

図5-131　近心頬側根, Vertucci TypeIV. MB1（青矢印部）は根管形成済み. MB2（赤矢印部）の走行に注意. MB2の根管口はMB1近傍にあるものの, 器具の挿入方向はMB1と平行ではない. 根管口からいったん口蓋側に進み, 湾曲してMB1と平行に根尖に至る. 根管にファイルを挿入して穿通するかを調べるだけでなく, 的確に根管上部を削除していかないと穿通は得られない.

標本4

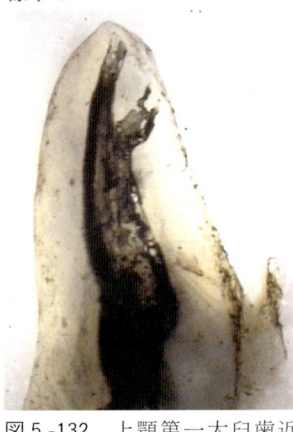

図5-132　上顎第一大臼歯近心頬側根, Vertucci TypeV. 1根管のようであるが, 根尖1/3あたりで分岐してMB2となる.

標本5

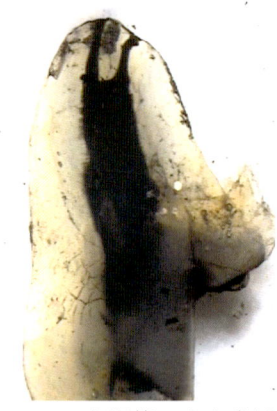

図5-133　上顎第一大臼歯近心頬側根, Vertucci TypeV. 図93と同様, 根尖1/3あたりで分岐してMB2となる. MB2の存在に気がつかずに治療を進めてしまうかもしれない.

標本6

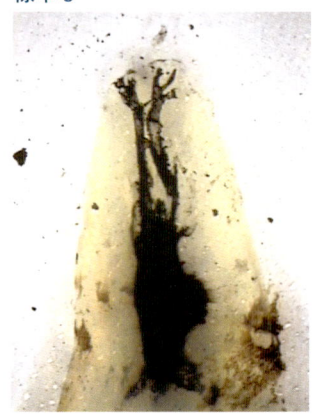

図5-134　上顎第一大臼歯近心頬側根, Vertucci TypeV. 根管内部で分岐するが, その先は細くて湾曲している. MB1とMB2の根管口が近接しており, 探索が難しい. 根尖部の分岐は根管ではなく, 側枝や根尖分岐と見なしたほうがよい.

標本7

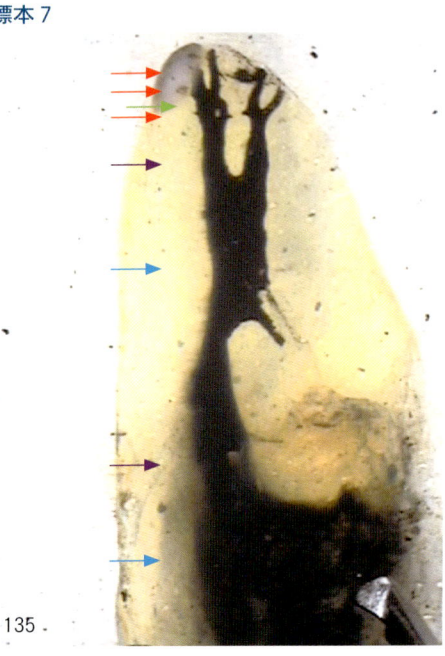

135

標本8

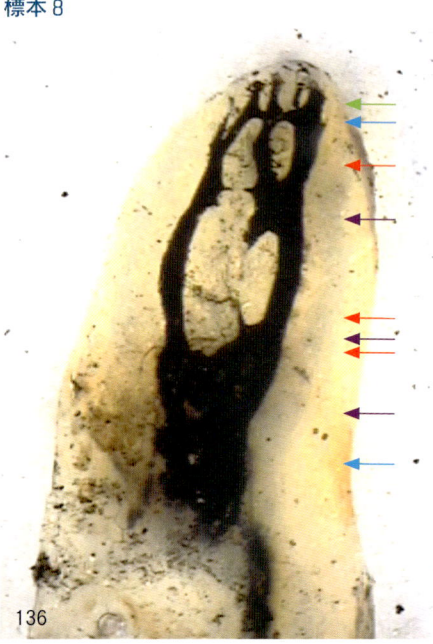

136

図5-135　上顎第一大臼歯近心頬側根. MB2の根管口が石灰化している. MB1は歯根中央でいったん細くなり, MB2と合流するところで太くなる. 臨床的にこのような形態には気がつかない. さらに, その先で根管は2つに分岐する. 両方別々に器具を入れて形成できるだろうか？　さらにその先でそれぞれが2つに分岐している. 根尖部の分岐は通常は把握できないので, きちんと根管治療を行ったつもりでも, 再発したら理由がわからないだろう. 矢印部での根管数は青矢印部1, 紫矢印部2, 赤矢印部3, 緑矢印部4根管と判定した. 根管形態は1-3-4-2-1-2である.

図5-136　上顎第二大臼歯近心頬側根. 矢印部での根管数は青矢印部1, 紫矢印部2, 赤矢印部3, 緑矢印部4根管と判定した. 根管形態は1-2-3-2-3-2-1-4. 臨床では2根管の治療が精一杯だろう.

上顎大臼歯における歯根数

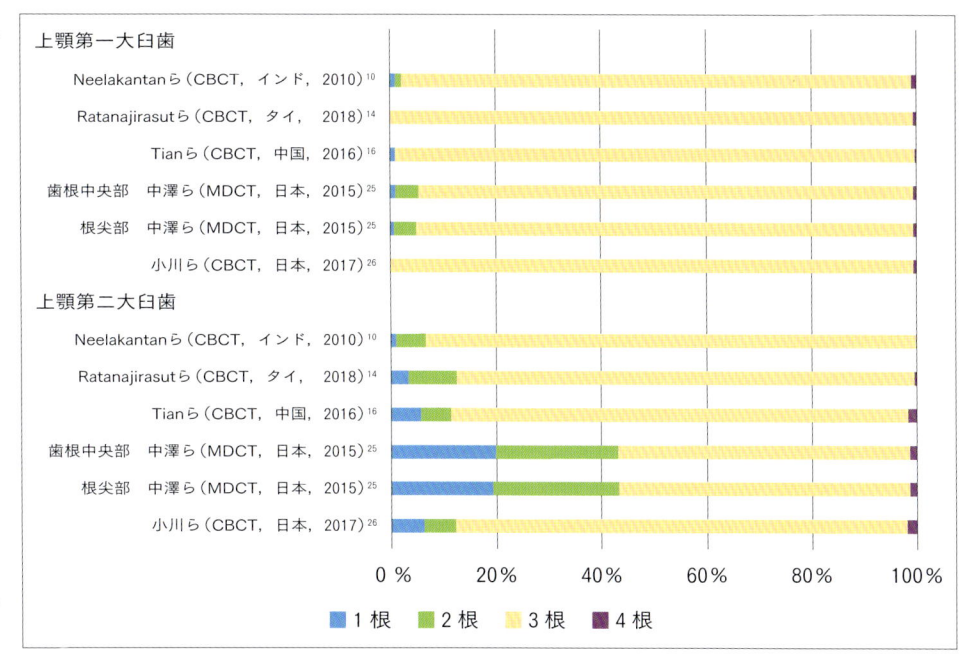

図5-137　上顎大臼歯における歯根数.

2．特殊形態

上顎大臼歯の形態には変異が多い．これまで3根に分離した標準的な上顎大臼歯の根管形態を解説してきたが，歯根数は3根とは限らないし，歯根および根管には癒合が見られる．上顎大臼歯の形態に変異が多い理由である．歯根形態を分類した報告はいくつかあるが，すべての形態を網羅した分類はない．

2-1．歯根および根管の癒合
2-1-1．歯根数

上顎大臼歯の歯根数を図5-137に示す．日本人の第二大臼歯は，他国に比べてばらつきが大きいようである．また，歯根および根管が癒合することで，樋状根あるいは樋状根管の形態となることもある．

樋状根は下顎第二大臼歯での出現が有名であるが，上下顎とも小臼歯および大臼歯にも出現が報告されている．

2-1-2．癒合の出現率

上顎大臼歯の歯根癒合の出現率を図5-138に示す．歯根の癒合は第二大臼歯で多く，日本人では50％前後の頻度で見られている．上顎第二大臼歯は，第一大臼歯に比べて歯根数や歯根形態に大きな変異がある[14]．

中澤ら[25]は，歯根癒合は歯根の水平断で考えると，各断面でその有無が異なることを報告している．

2-1-3．癒合の表記

歯根や根管の癒合は種類が多く，簡潔に分類することは困難である．そこで歯根の水平断面形態について，図5-139, 140のような記載法を考案した．本稿では，この様式に従って記載することとする．ただし，1本の歯でもその水平断面の位置で形態は異なる．歯根が癒合しているからといって，根管も癒合しているとは限らない．歯根癒合歯でも根管は独立している場合のほうが多い．癒合根管は癒合根の一部に出現する形態である．

上顎大臼歯における歯根癒合の出現率

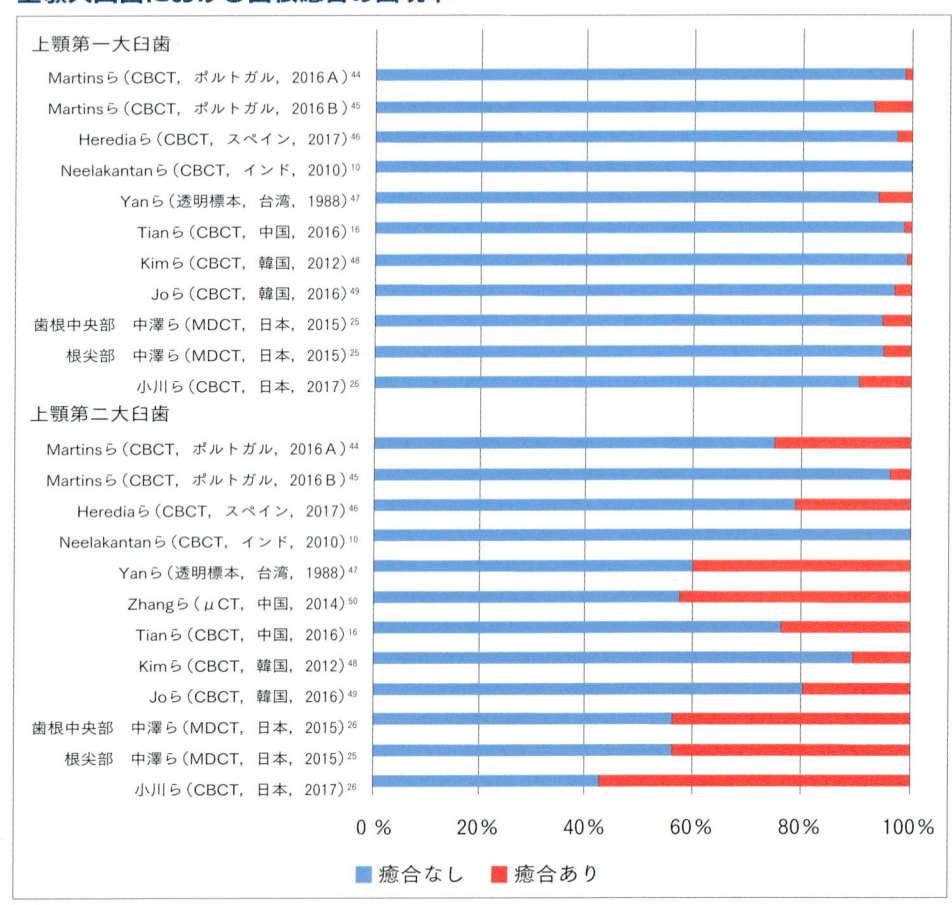

図 5 -138　上顎大臼歯における歯根癒合の出現率.

歯根の数と癒合の表記法

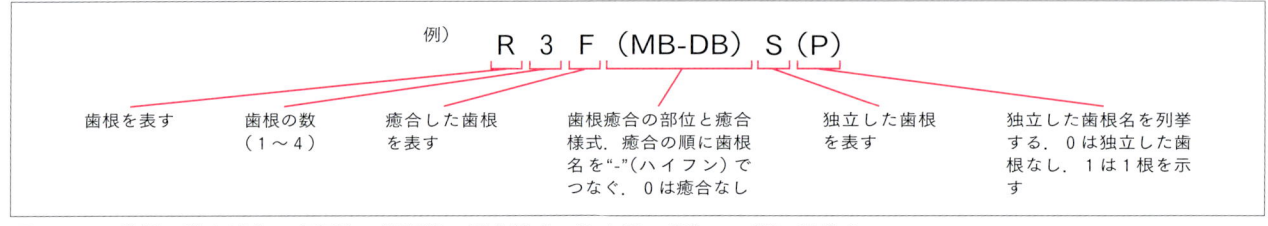

図 5 -139　歯根の数と癒合の表記法. 歯根数, 癒合様式, 独立根の名称, の順に記載する.

根管の数と癒合の表記法

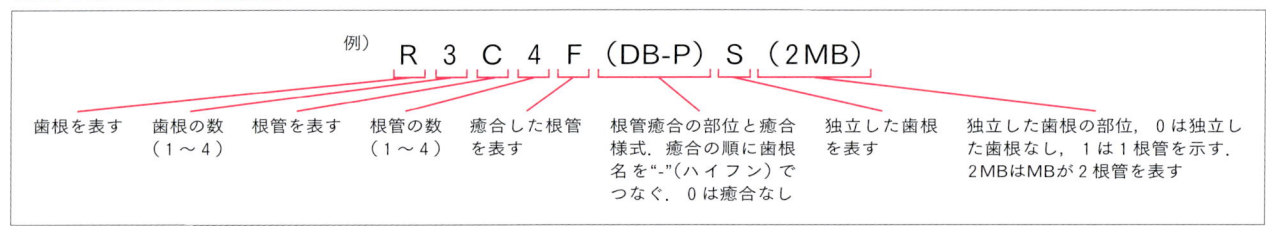

図 5 -140　根管の数と癒合の表記法. 歯根数, 根管数, 癒合様式, 独立根の名称, の順に記載する.

1根

歯根が1本か複数の歯根が癒合した形態かは，判断が難しい場合がある（図5-141）.

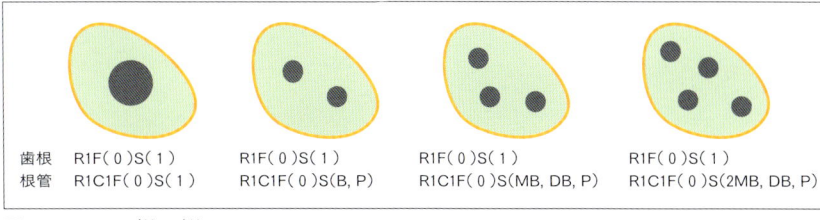

図5-141　1根の例.

1根管の臨床例

図5-142a　26歳，男性（中国人）の上顎左側第二大臼歯デンタルエックス線写真.

図5-142b　歯根中央部のCBCT（3DXマルチイメージマイクロCT，モリタ）水平断像では4根管見られるようである．歯根形態はR3F（3）S（0），根管形態はR3C4F（0）S（2MB，DB，P）である.

図5-142c　根尖付近のCBCT水平断像では1根管となっている．4根管がすべて根尖で1つに合流している．歯根形態はR1F（0）S（1），根管形態はR1C1F（0）S（1）である.

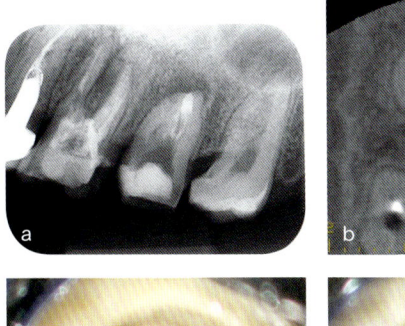
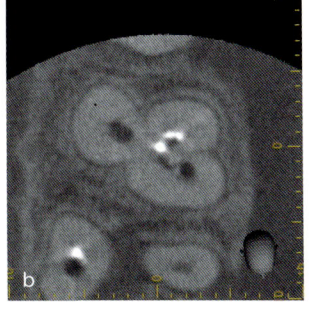
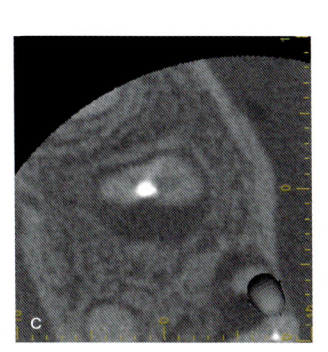
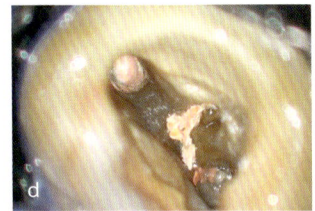
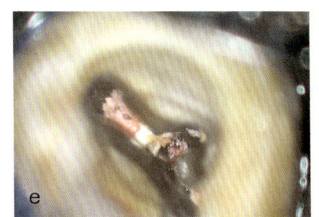
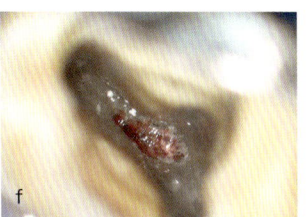

図5-142d　髄床底では4根管見られる.

図5-142e　髄床底と思われた象牙質を超音波チップ（ソルフィー用，E1，モリタ）で除去すると，ガッタパーチャが見えてきた．象牙質の下で根管は癒合し，ガッタパーチャが詰め込まれていたようである.

図5-142f　ガッタパーチャを除去すると，根尖孔から肉芽が見えてきた.

図5-142g　根管充塡後のデンタルエックス線写真.

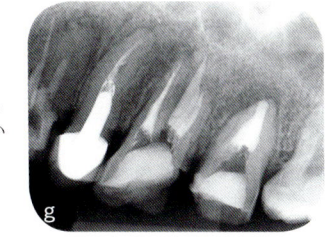

2根

上顎大臼歯2根の基本形は，2根性上顎小臼歯のように頬側根と口蓋根の2根である．頬側根は，もともと1根の形態と，頬側2根が癒合して1根になったと思われる形態がある．近心根と遠心根の2根になっている形態は，本稿では3根あるいは4根の癒合形態と考えた（図5-143）.

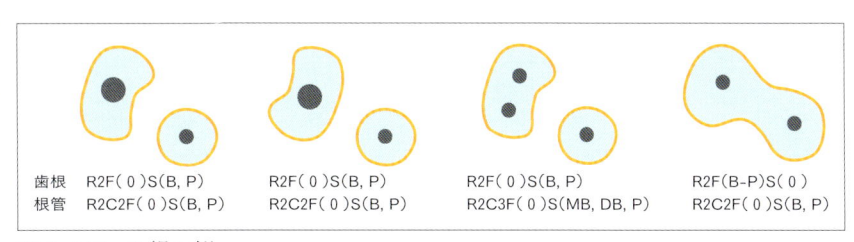

図5-143　2根の例.

2-2．水平断面における歯根形態の分類

　水平断面における，歯根形態と根管数の例を図5-141〜148に示す．歯根癒合については，癒合しているのか1根なのか，判断が難しい場合がある．いくつかの文献で癒合形態の分類が提案されている

3根

上顎大臼歯では３根の変異がもっとも多い．近心頬側根，遠心頬側根，口蓋根いずれも２根管となる可能性があり，あらゆる癒合パターンがある（図5-144）．

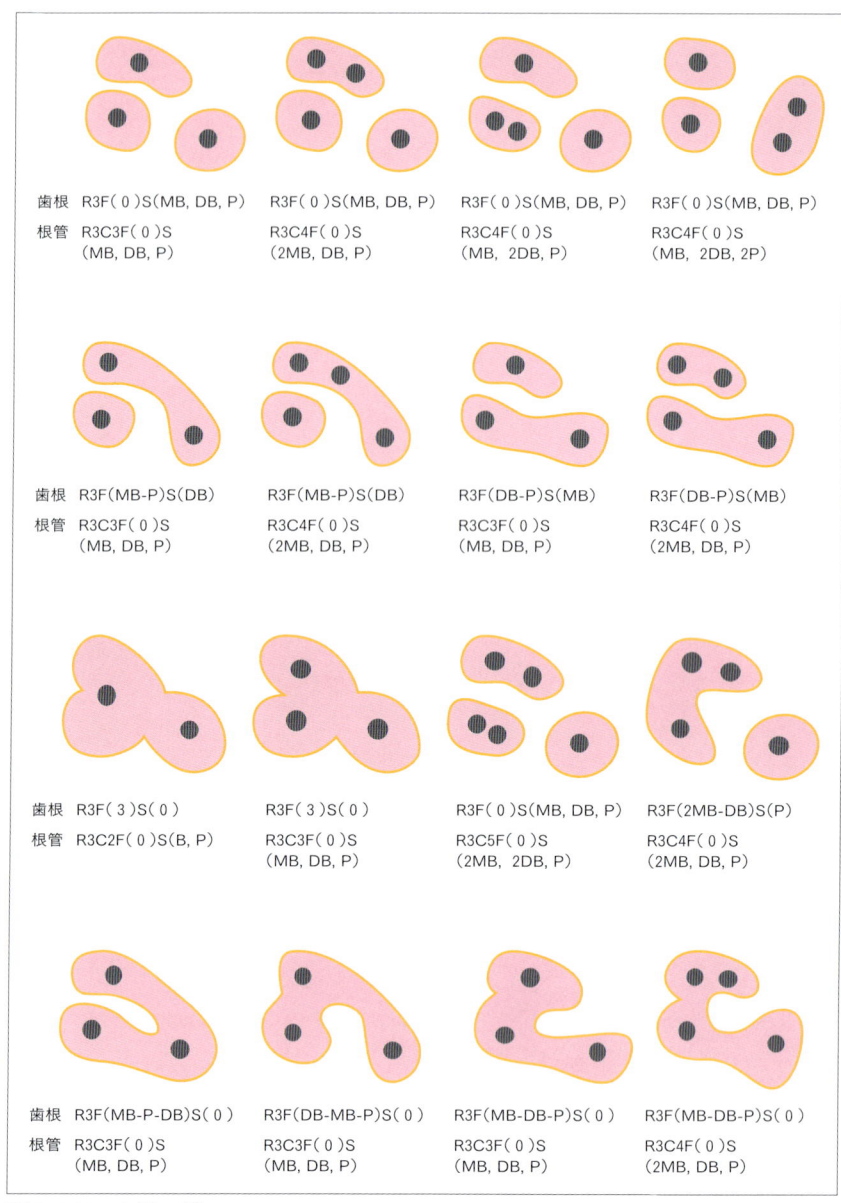

図5-144　3根の例.

3根3根管の臨床例

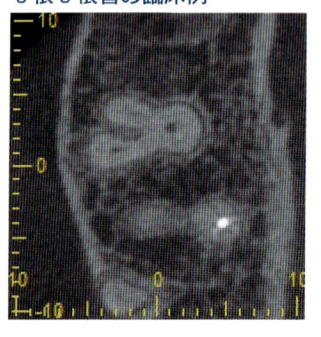 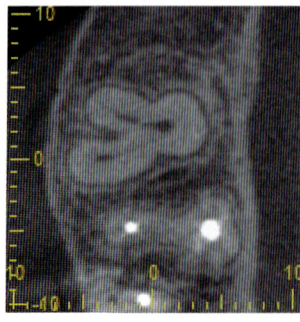

図145a｜図145b

図5-145a　第二大臼歯のCBCT水平断面像．口蓋根に近心頬側根と遠心頬側根が癒合しているが，根管は独立していた．歯根形態はR3F(MB-P-DB)S(０)根管形態はR3C3F(０)S(MB，DB，P)である．

図5-145b　根管上部では3根管が癒合していた．根管形態はR3C3F(MB-P-DB)S(０).

上顎大臼歯の根管癒合の有無

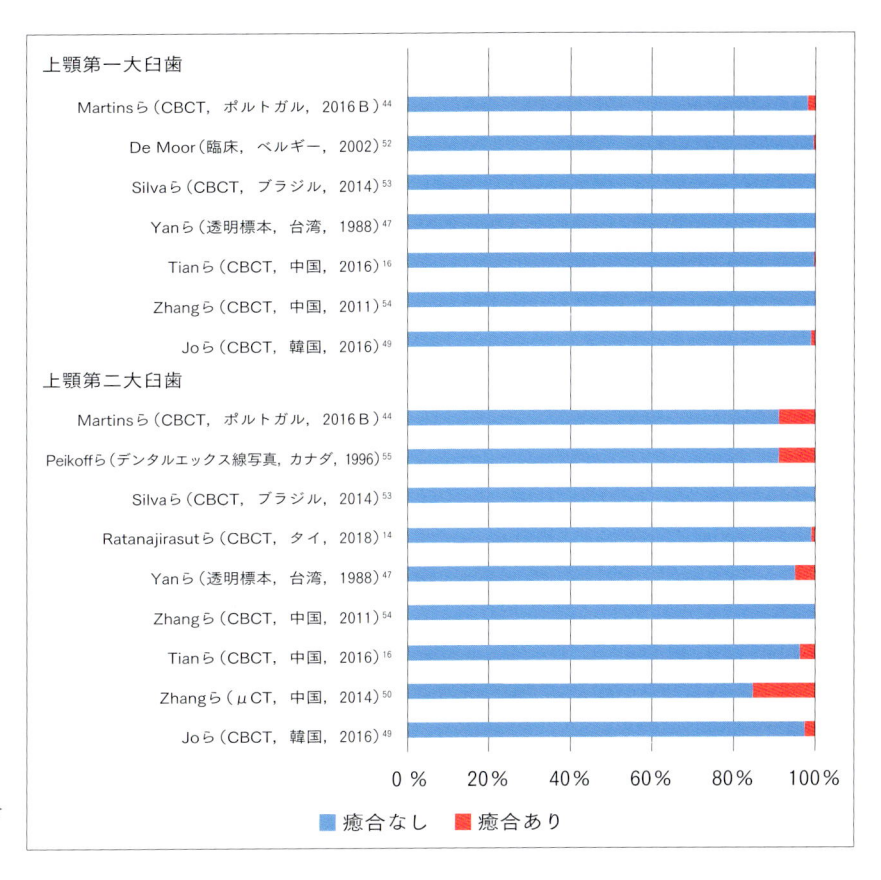

図 5 -150　上顎大臼歯における根管癒合
の有無.

上顎大臼歯における根管癒合パターンの出現率

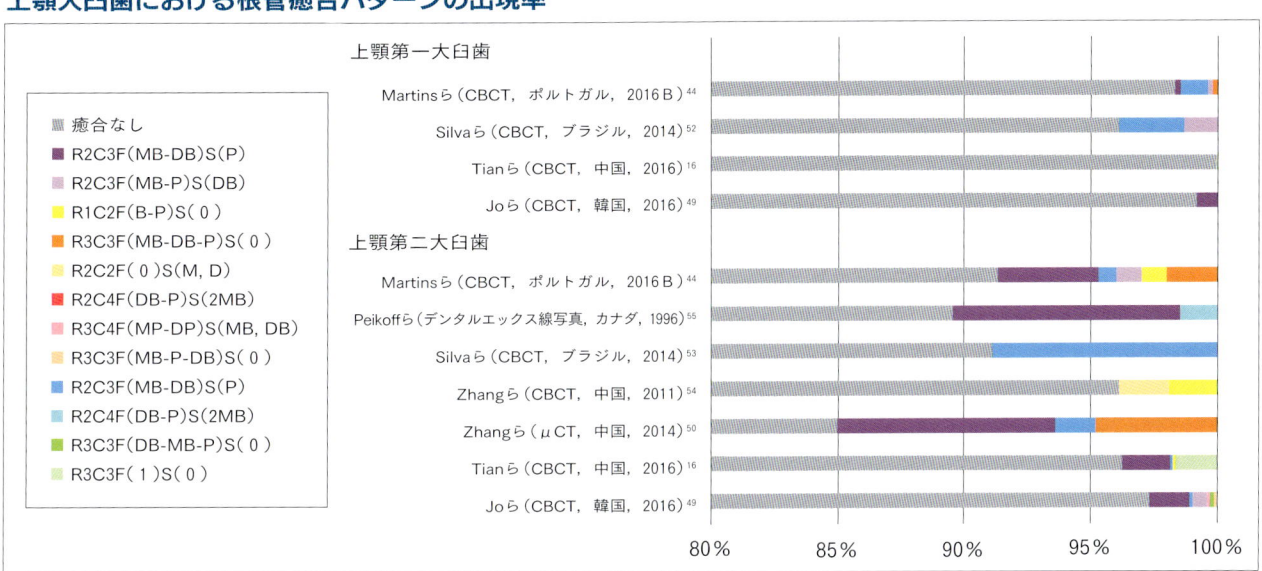

図 5 -151　根管癒合パターンの出現率. グラフの横軸が80〜100％の表示になっていることに注意.

側に過剰歯が癒合していた. デンタルエックス線写真を図 5 -152bに示す. 歯根上部のCBCT水平断像(図 5 -152c)では, 頬側根管は口蓋根に向かって癒合し, 樋状根管を呈していた. 根尖付近では頬側根管は癒合しているが, 口蓋根管は独立している(図 5 -152d). 根管が歯根全体にわたり癒合した症例を図 5 -153に示す.

根管の癒合例

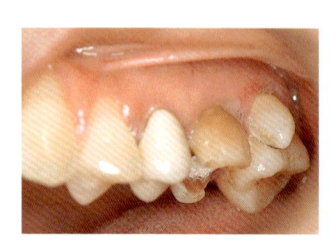

図5-152a　59歳，女性の上顎第二大臼歯．頬側に過剰歯が癒合している．

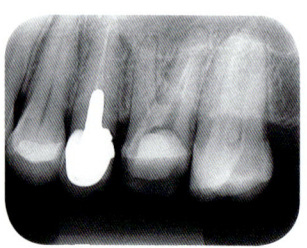

図5-152b　同，デンタルエックス線写真．

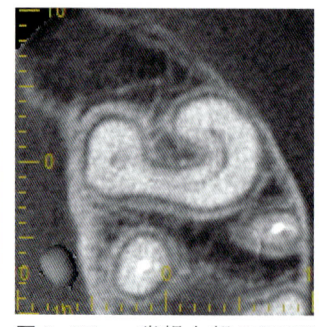

図5-152c　歯根上部のCBCT（3DXマルチイメージマイクロCT，モリタ）水平断像水平断像.歯根形態はR3F(DB-MB-P)S(0)で，根管はR3C3F(DB-MB-P)S(0)である．

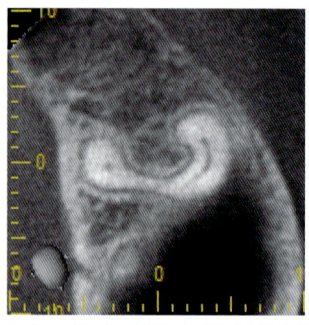

図5-152d　根尖付近のCBCT水平断像．歯根形態はR3F(DB-MB-P)S(0)で，根管はR3C3F(MB-DB)S(P)となっている．

根管が歯根全体にわたり癒合した症例

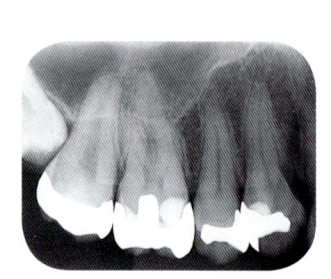

図5-153a　31歳，女性の第二大臼歯デンタルエックス線写真．

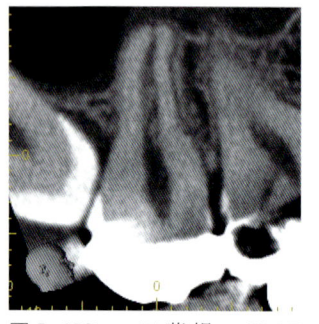

図5-153b　口蓋根のCBCT（Veraview X800，モリタ）歯列平行断像．1根管である．

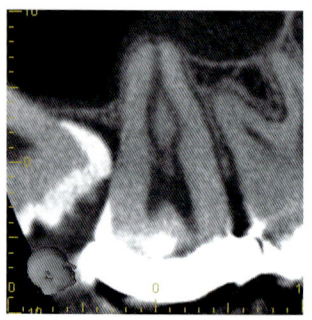

図5-153c　頬側根のCBCT歯列平行断像．頬側の2根管は根尖側1/3で癒合して1根管となっている．

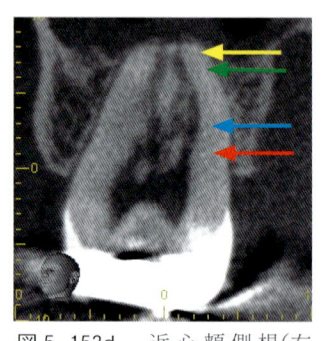

図5-153d　近心頬側根(右側)と口蓋根(左側)を通る面での歯列直交断像．歯根内部で根管は複雑に交通している．各矢印での水平断面像を以下に示す．各矢印は同じ枠色の断面像を示す．

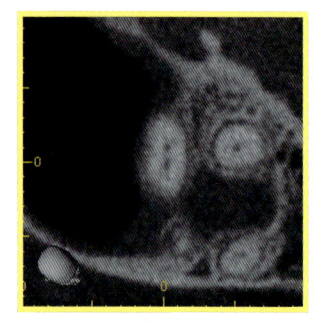

図5-153e　根尖孔近くで根管は分岐して2つになっている．下が頬側．

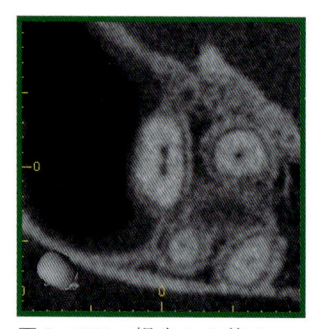

図5-153f　根尖から約1mmのところでは，根管はイスマスでつながっている．下が頬側．

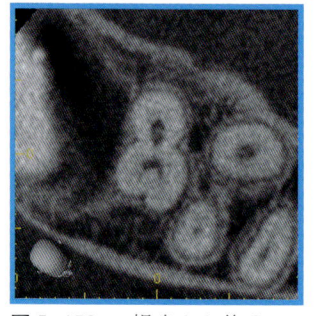

図5-153g　根尖から約6mmのところでは，頬側根管と口蓋根管は分離しているが，細いイスマスで交通している．下が頬側．

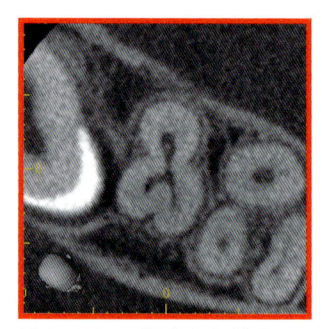

図5-153h　根尖から約8mmのところでは，3根管がつながっている．下が頬側．cでは頬側根管は2根管に見えるが，水平断面像で見ると口蓋根管とY字型につながった根管であった．

上顎大臼歯における根管数

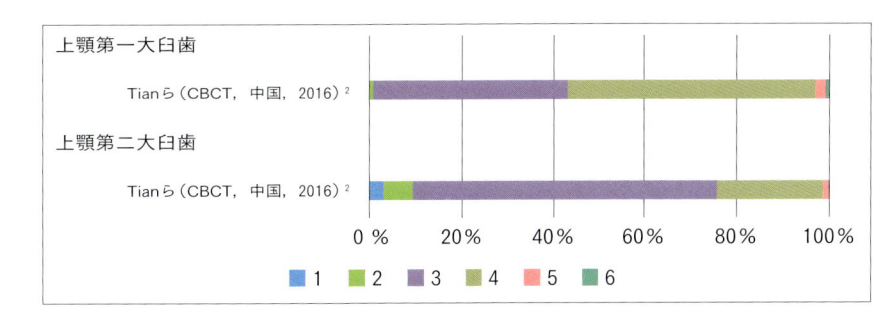

図5-154　上顎大臼歯における根管数.

表5-1　上顎第一大臼歯で2根管以下あるいは5根管以上の報告

発表者	発表年	国	根管数	部位
Gopikrishnaら[56]	2006	インド	1根管	
Cobankaraら[57]	2008	トルコ	1根管	
de la Torreら[58]	2008	スペイン	1根管	
竹内ら[59]	2018	日本	1根管	
Maら[60]	2009	中国	2根管	
Barbizamら[61]	2004	ブラジル	5根管	B，P
Gomesら[62]	2009	ブラジル	6根管	3MB，DB，2P
Albuquerqueら[63]	2010	インド	6根管	3MB，2DB，2P
Kottoorら[64]	2010	インド	7根管	3MB，2DB，2P
Kottoorら[65]	2011	インド	8根管	3MB，3DB，2P

2-5. 根管数

2-5-1. これまでの報告

　上顎大臼歯根管には分岐癒合がある．根管数を考えるとき，その分岐癒合をどう扱うかで根管数は変わってくる．中国のTian[16]らは，上顎大臼歯における根管数を報告している（図5-154）．ほとんどが3～4根管で，これまでの私たち歯科医師の理解と合っている．しかし，2根管以下，5根管以上が第一大臼歯で3.8％，および第二大臼歯で10.7％と報告されている．再根管治療では本書「序」の図3で紹介したように，この数パーセントの根管が問題となる．2根管以下，5根管以上の出現はめずらしいので，症例報告がときどき行われている．近年の報告を表5-1にまとめた．さらに，特徴的な根管数の症例を提示する．

2-5-2. 1根管，2根管

　2根管は第二大臼歯ではたまに見かけるが，第一大臼歯では少ない．図5-155に症例を提示する．

2-5-3. 3根管，4根管

　上顎大臼歯ではもっとも普通に遭遇する根管数である．第一大臼歯は4根管が，第二大臼歯は3根管が多い．図5-156はもっとも一般的な3根の第二大臼歯であるが，根尖まで根管が分離した4根管の症例である．近心根にMB1とMB2が見られる．

　上顎第二大臼歯では，MB2に相当する根管が口蓋側に位置する例が見られる（図5-157）．MB2ではなく，近心口蓋根（MP）と呼ばれることが多い．しかし，このような症例ではMPとDPは1本の口蓋根の中にあるのではなく，図5-148bのようにMBとMPが1つの根の中にある．似たような形態だが，MPとDPが口蓋根の中にある場合もある．図5-158がそのような症例で，口蓋根管が根尖部で合流している．遠心頬側根が2根管で4根管となっている例もある（図5-159）．

2 根管

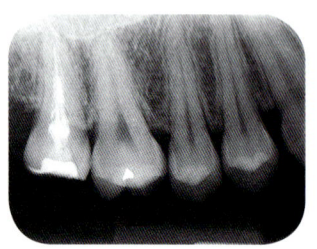

図 5 -155a　32歳，女性の上顎大臼歯部デンタルエックス線写真．第一大臼歯を抜歯して後方の大臼歯が近心に移動したのか，この位置のとおり，第一大臼歯と第二大臼歯なのかは定かではない．ここでは後者として解説する．

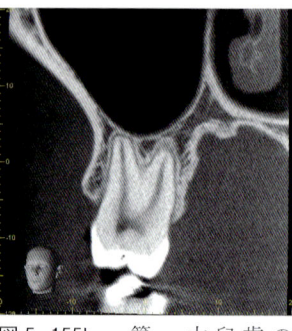

図 5 -155b　第 一 大 臼 歯 のCBCT(Veraview X800，モリタ)歯列直交断像．歯根は頬側根と口蓋根の 2 根．

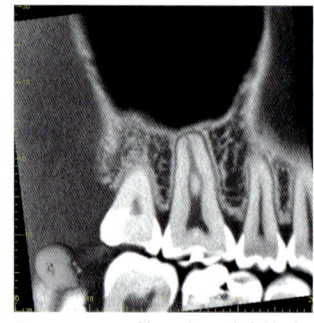

図 5 -155c　第一大臼歯頬側根のCBCT(Veraview X800，モリタ)歯列平行断像．根管形態はVertucci TypeⅢ(1 - 2 - 1)．

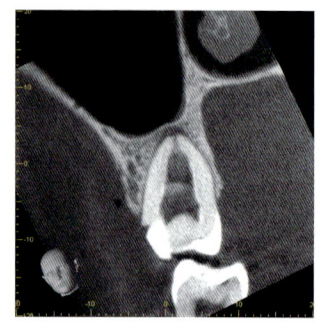

図 5 -155d　第 二 大 臼 歯 のCBCT(Veraview X800，モリタ)歯列直交断像．単根．

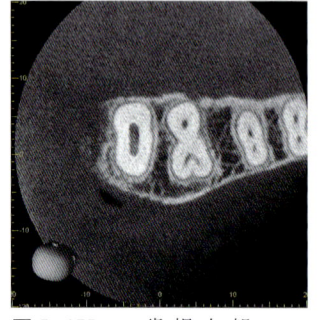

図 5 -155e　歯 根 上 部 で のCBCT水平断像．第一大臼歯は歯根がR3F(MB-DB)S(P)，根管はR3C3F(MB-DB)S(P)，第二大臼歯は歯根がR1F(0)S(1)，根管はR1C1F(0)S(1)．

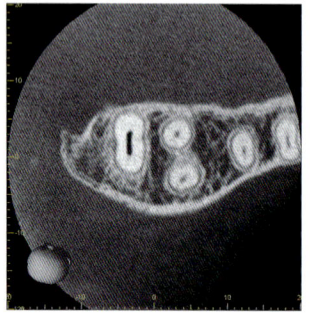

図 5 -155f　根 尖 近 く で のCBCT水平断像．第一大臼歯は 歯 根 がR2F(0)S(B，P)，根 管 はR3C3F(MB-DB)SP，第二大臼歯は歯根がR1F(0)S(1)，根 管 はR1C1F(0)S(1)．

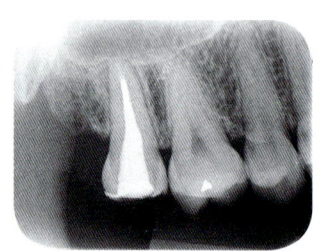

図 5 -155g　第二大臼歯根管充填後のデンタルエックス線写真．単根管のため根尖孔は太く，根尖約 3 mmのアピカルプラグはMTA，バックパックは軟化ガッタパーチャで充填した．

3 根管，4 根管①

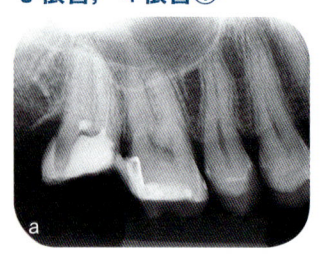

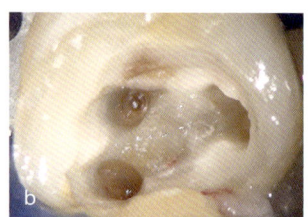

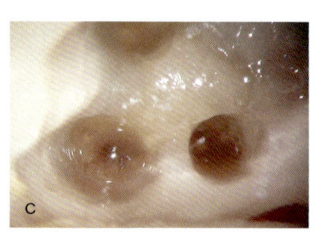

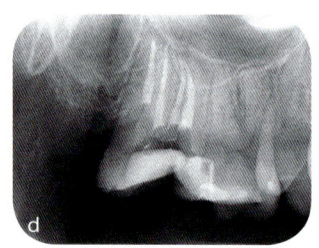

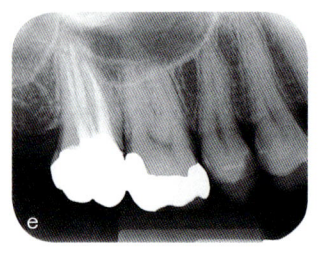

図 5 -156a　34歳，女性の上顎右側第二大臼歯デンタルエックス線写真．
図 5 -156b　当初は 3 根管しか見つからなかった．
図 5 -156c　MB 2 を探索して形成した．
図 5 -156d　根管充填後に偏遠心撮影で 4 根管が分離していることを確認した．歯根は，R3F(0)S(MB，DB，P)，根管はR3C4F(0)S(2 MB，DB，P)と考えられる．
図 5 -156e　根管充填 1 年 3 か月後．根尖部に異常はなく，良好に経過している．

3 根管，4 根管②

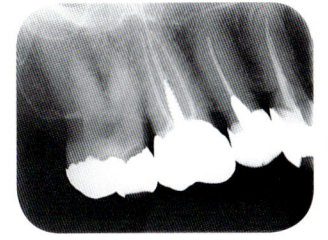

図 5 -157a　45歳，女性の上顎第二大臼歯デンタルエックス線写真.

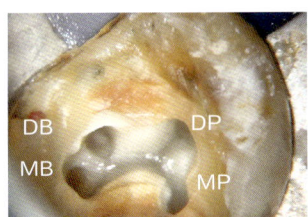

図 5 -157b　4 根管であった.

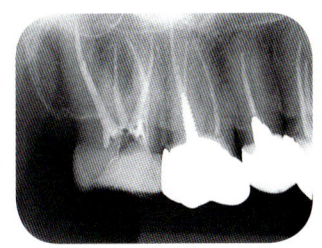

図 5 -157c　根管充填後のデンタルエックス線写真.根管はすべて独立していた.本症例ではCBCTを撮影していないが，図 5 -148bのような形態だと考えられる.

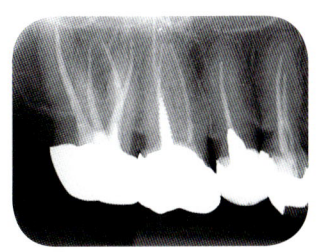

図 5 -157d　3 年10か月後のデンタルエックス線写真.根尖部異常像は認められない.

3 根管，4 根管③

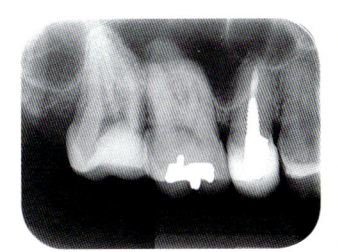

図 5 -158a　47歳，女性の上顎右側第二大臼歯デンタルエックス線写真.

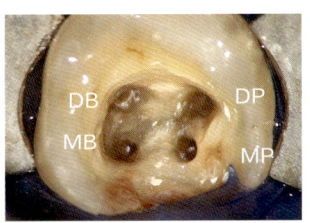

図 5 -158b　4 根管であった.

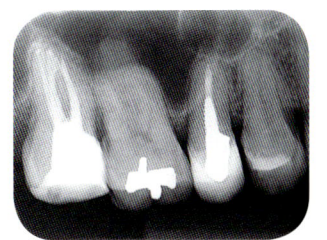

図 5 -158c　口蓋側の 2 根管が根尖で合流していた.近心頬側根は 1 根管で，口蓋根が 2 根管と考えられる.

3 根管，4 根管④

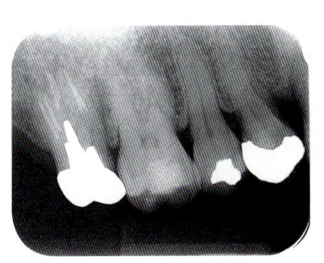

図 5 -159a　56歳，女性の上顎右側第二大臼歯デンタルエックス線写真.

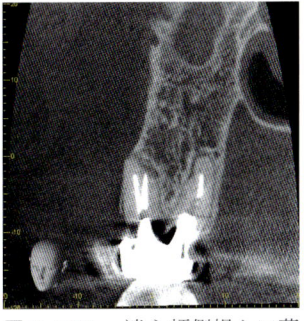

図 5 -159b　遠心頬側根と口蓋根 の CBCT（Veraview X800，モリタ）歯列直交断像.遠心頬側根は 2 根管であった.

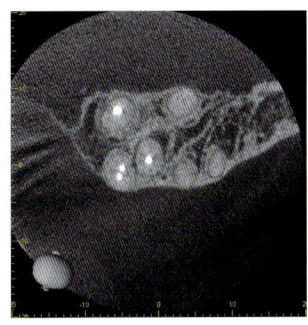

図 5 -159c　CBCT水平断像.遠心頬側根の 2 根管を確認できる.

5根管

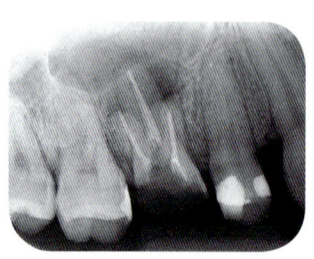 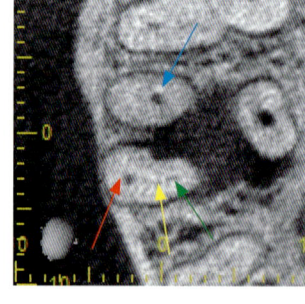

図5-160a　26歳，女性の上顎右側第一大臼歯デンタルエックス線写真．

図5-160b　歯根中央部のCBCT（Veraview X800，モリタ）水平断面像．近心根にはMB1（赤矢印部），MB2（緑矢印部）の間にイスマスあるいは管間側枝と思われる構造（黄矢印部）が見られる．遠心根には1根管（青矢印部）しか見えないがこれはDB2である．DB1はCBCTではよく見えない．

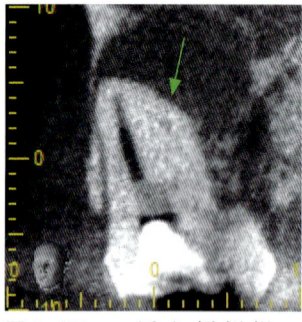 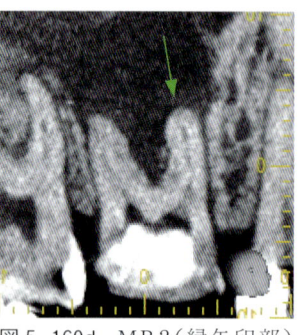 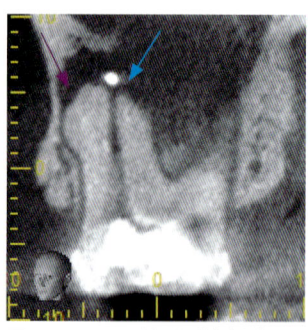 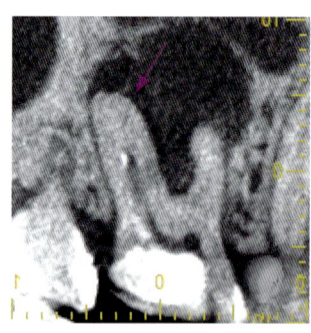

図5-160c　近心頬側根のCBCT歯列直交断像．MB2（緑矢印部）は明瞭ではない．

図5-160d　MB2（緑矢印部）のCBCT歯列平行断像．

図5-160e　遠心頬側根のCBCT歯列直交断像．根管形成されたDB2（青矢印部）は明瞭であるが，DB1（紫矢印部）は明瞭ではない．

図5-160f　DB1（紫矢印部）のCBCT歯列平行断像．

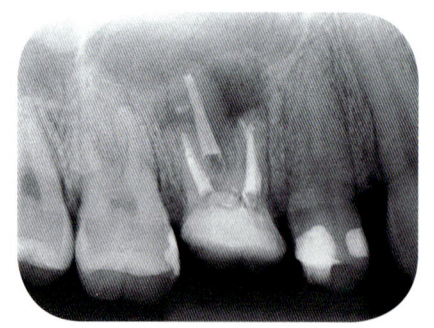 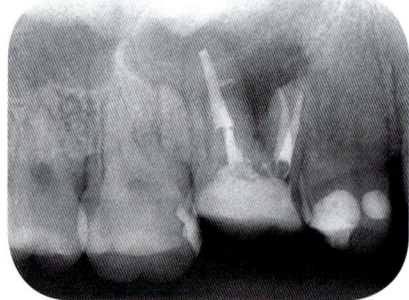 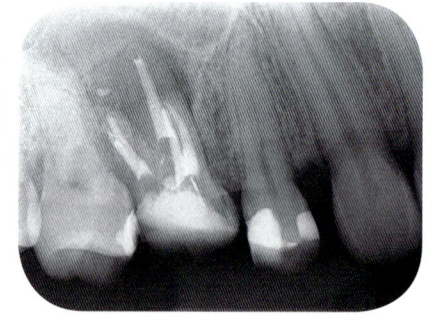

図5-160g　根管充塡後のデンタルエックス線写真．正放線撮影．

図5-160h　偏遠心撮影．近心頬側根の2根管が分離して確認できる．

図5-160i　偏近心撮影．遠心頬側根の2根管が分離して確認できる．遠心頬側根管は根管内部で分岐していた．

2-5-4．5根管以上

　多根管歯はインドからの報告が多い（表5-1）．最大8根管の報告がある．これら多根管歯の発見と治療にはCBCTと歯科用顕微鏡の寄与が大きい．日常の臨床でも5根管はたまに遭遇する（図5-160）．5根管では，遠心頬側根が2根管になることが多い．根管口は1つだが，根管内部で根管が分岐する．Vertucci[2]のTypeVのような根管形態である．また，歯根形態は川崎ら[1]のII型やIII型の場合が多い．つまり，歯根形態が図5-161のようならば1根管を予想するが，図5-162のようであれば複数の根管がありうる．これらに注意して根管の有無を調べなければいけない．

　図5-163は，第一大臼歯の6根管の症例であるが，遠心頬側根および口蓋根の歯根内部で根管が分岐している．日本人での多根管の報告はほとんどないが，このような根管内部での根管分岐を見逃さないことが根管探索のポイントである．

1 根管と複数の根管

図161 | 図162

標本1　　　標本2

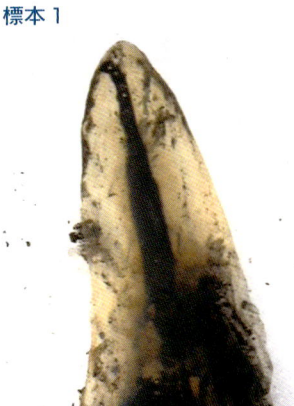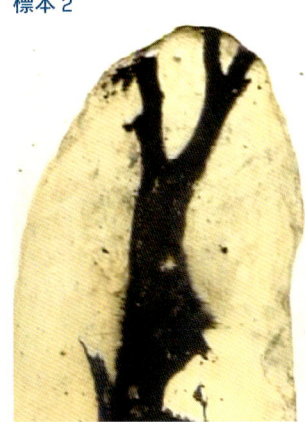

図5-161　第二大臼歯近心頬側根Vertucci TypeⅠ.
図5-162　第二大臼歯遠心頬側根. Vertucci TypeⅤと根尖分岐.

6 根管

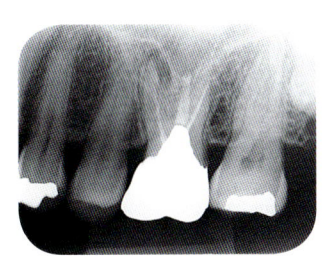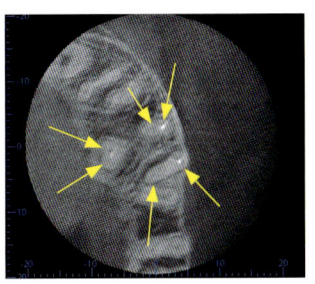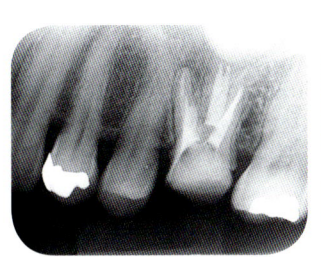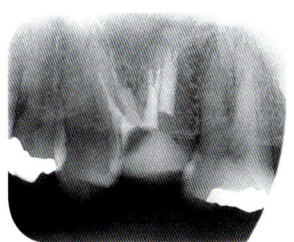

図5-163a　45歳, 男性の上顎左側第一大臼歯デンタルエックス線写真.

図5-163b　CBCT（3DXマルチイメージマイクロCT, モリタ）水平断面像. 各根に2根管ずつ, 全部で6根管確認できた.

図5-163c　根管充填確認のデンタルエックス線写真. 正放線撮影.

図5-163d　偏遠心撮影. 6根管への根管充填が確認できた.

第一大臼歯にみられた多根管の透明標本

図164 | 図165

標本1　　　標本2

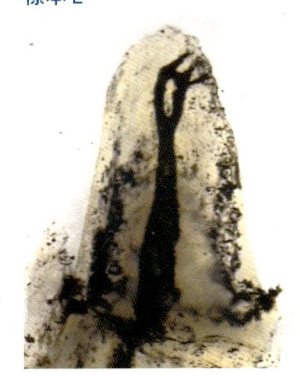

図5-164　上顎第一大臼歯近心頬側根Vertucci TypeⅧあるいは2-3-1-2-4.
図5-165　上顎第一大臼歯遠心頬側根, VertucciのTypeⅤ.

2-5-5. 多根管の透明標本

①第一大臼歯

　第一大臼歯に見られた多根管の透明標本を図5-164, 165に示す.

②第二大臼歯

　第二大臼歯にみられた多根管の透明標本を図5-166〜173に示す.

2-6. 過剰根

　近心頬側根と口蓋根の間に過剰根の出現を見ることがある. 図5-174に, その臨床例を示す.

2-7. 樋状根管

2-7-1. これまでの報告

　歯根の癒合は樋状根を, 根管の癒合は樋状根管を

第二大臼歯にみられた多根管の透明標本

標本1
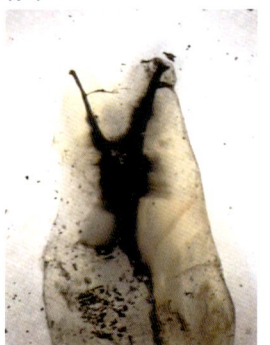
図5-166　第二大臼歯近心頬側根，歯根は川崎のⅠ型，根管はVertucci Type V．

標本2
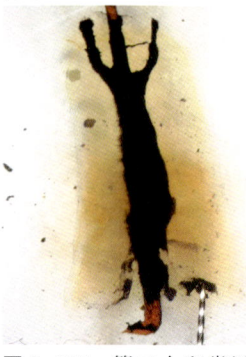
図5-167　第二大臼歯近心頬側根．根管形態は1-3．

標本3
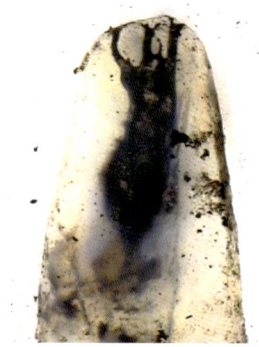
図5-168　第二大臼歯近心頬側根．Additional canal type．1-3．

標本4
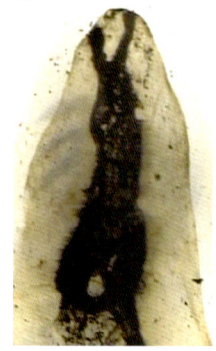
図5-169　第二大臼歯近心頬側根 Vertucci Type VI．

標本5
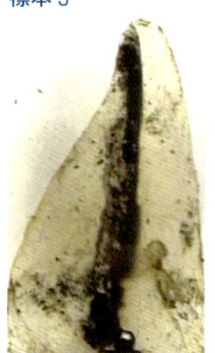
図5-170　第二大臼歯近心頬側根 Vertucci Type Ⅰ．歯根形態からはMB2が途中でMB1と合流する根管形態を予想するが，実際は1根管であった．

標本6
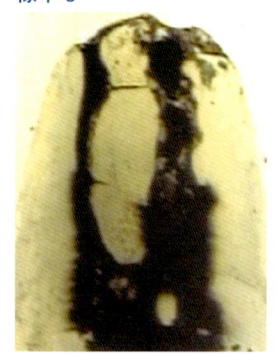

標本7
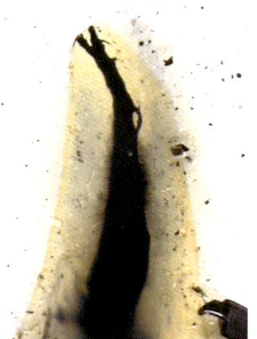

標本8
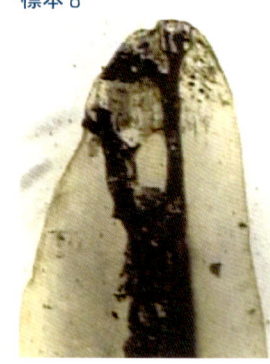

図171｜図172｜図173

図5-171　第二大臼歯近心頬側根．Vertucci Type Ⅶ．1-2-1-2．
図5-172　第二大臼歯近心頬側根 Vertucci Type V あるいは，Type Ⅰで根尖分岐あり．
図5-173　第二大臼歯近心頬側根 Vertucci Type V．

過剰根を有する第二大臼歯

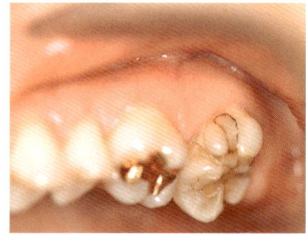
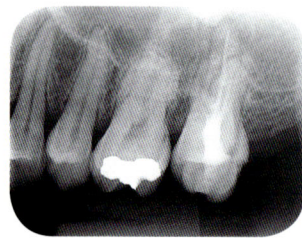
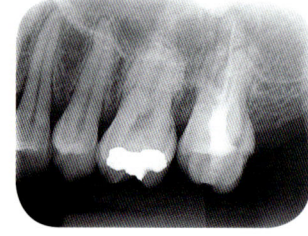

図174a｜図174b
図174c｜図174d｜図174e

図5-174a　43歳，女性の上顎第二大臼歯．頬側に過剰歯が癒合している．
図5-174b　同，デンタルエックス線写真．

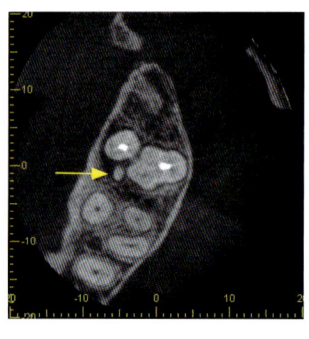
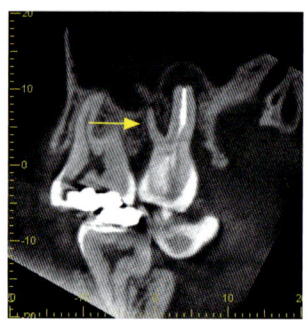
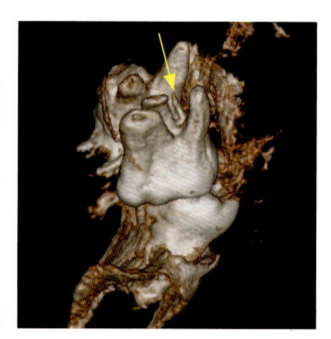

図5-174c　CBCT（3DXマルチイメージマイクロCT，モリタ）水平断像．近心に過剰根（黄矢印部）を有している．
図5-174d　過剰根を示すCBCT歯列平行断像．歯髄腔はないようである．
図5-174e　CBCT立体構築像．過剰根（黄矢印部）は，近心頬側根と口蓋根の間から出ている．

表 5 - 2　**樋状根および樋状根管の出現率**

発表者	発表年	国	部位
上顎第一大臼歯			
Newtonら[66]	1984	米国	遠心頬側根管と口蓋根管が癒合
Yanら[47]	1988	台湾	出現率0.3%
Danknerら[67]	1990	イスラエル	遠心頬側根管と口蓋根管が癒合
Ngら[36]	2001	ミャンマー	出現率 0 /90（0 %）
De Moorら[52]	2002	ベルギー	出現率10年間で 2 /2,175（0.09%）
Yılmazら[68]	2006	トルコ	近心頬側根管と遠心頬側根管が癒合
Kottoorら[69]	2011	インド	4 根の上顎第一大臼歯で，口蓋根管が樋状根管
Martinsら[70]	2013	ポルトガル	2 症例（DB-P，MB-DB）
第二大臼歯			
Yanら[47]	1988	台湾	4.5%
Ngら[12]	2001	ミャンマー	出現率 0 /77（0 %）
Singlaら[71]	2010	インド	口蓋根が樋状根管
Ratanajirasuら[14]	2018	タイ	出現率 4 /457（0.9%）

樋状根だが，根管は独立した 5 根管の例

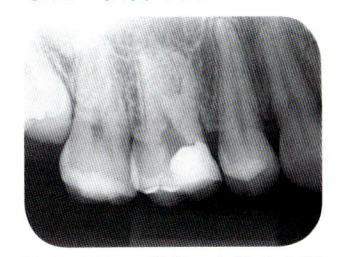

図 5 -175a　29歳，女性の上顎右側第一大臼歯デンタルエックス線写真.

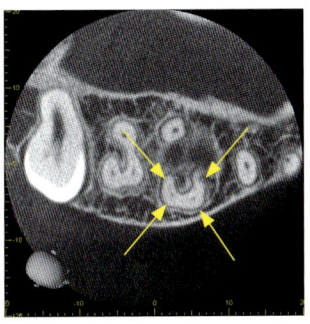

図 5 -175b　根尖付近のCBCT（Veraview X800，モリタ）水平断面画像．近心頬側根と遠心頬側根は癒合している．頬側には独立した根尖孔が 4 つある．第二大臼歯も樋状根となっている.

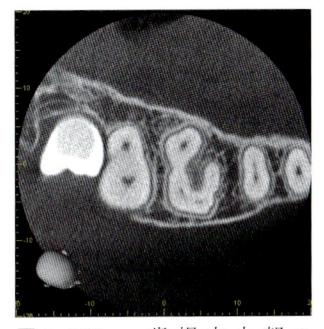

図 5 -175c　歯根中央部のCBCT（Veraview X800，モリタ）水平断面画像．歯根形態はR3F（MB-DB-P）S（0）で，歯根はすべて癒合した樋状根を呈している．根管形態はR3C4F（MB2-MB1-DB）S（P）．この断面での根管は 4 つである．頬側にある根管には連絡があり，樋状根管のように見える.

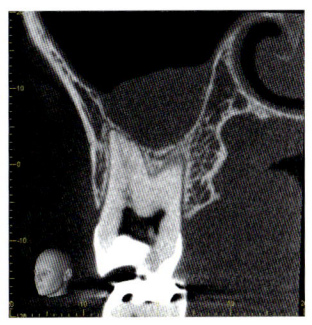

図 5 -175d　遠心根のCBCT歯列直交断像．遠心根管は歯根中央部付近で分岐している.

図 5 -175e　遠心根ではDB 1（青矢印部）を形成後にDB 2（赤矢印部）を探索した.
図 5 -175f　根管充填後のデンタルエックス線写真．正放線撮影．近心根の 2 根管の分離を確認できる.
図 5 -175g　1 年 4 か月後の偏遠心撮影．遠心頬側根の分岐を確認できる.

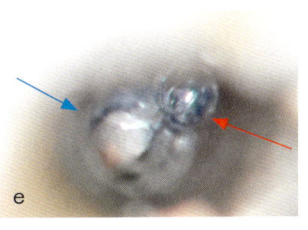

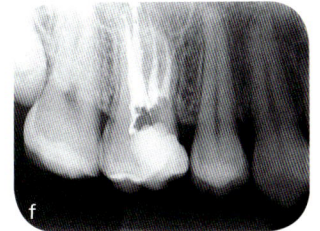

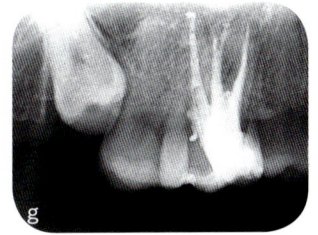

生ずる．樋状根および樋状根管の報告を表 5 - 2 に示す．樋状根管は多根管歯と同様めずらしく，症例報告が行われている.

2 - 7 - 2 ．臨床例

　図 5 -175は，樋状根だが，根管は独立した 5 根管の例である．図 5 -176は38歳，男性の上顎左側第

歯根の離開は認められない 4 根管の例

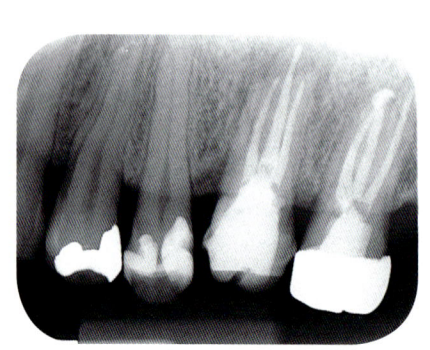

図 5 -176a　38歳，男性の上顎左側第一大臼歯デンタルエックス線写真．

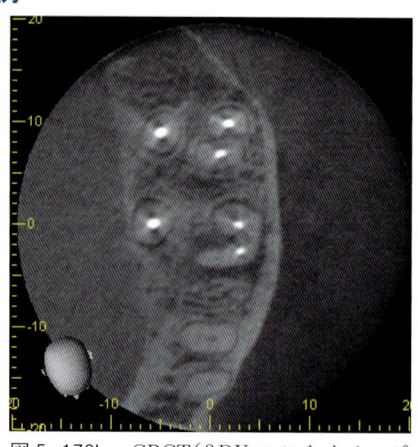

図 5 -176b　CBCT（3 DXマルチイメージマイクロCT，モリタ）水平断面像．頬側根が癒合し，樋状根となっている．歯根形態はR 3 F(MB-DB)S(P).

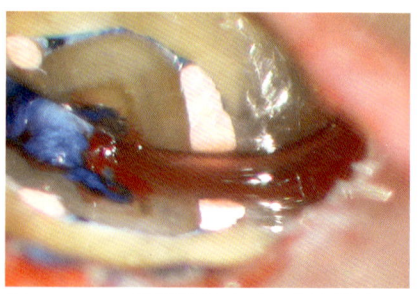

図 5 -176c　逆根管治療時の頬側根切断面．根管はMB 1 からDBが癒合した樋状根管であった．

一大臼歯デンタルエックス線写真である． 4 根管であるが，歯根の離開は認められない．CBCT水平断像では頬側根が癒合し，樋状根となっていた（図 5 -176b）．逆根管治療時の歯根切断面では，根管をつなぐイスマスが樋状根管を呈していた（図 5 -176c）．

第 5 章のまとめ

　上顎大臼歯は，歯根，根管の分岐，癒合がある

ために，想像以上に歯根形態が複雑である．根管も 1 ～ 5 根管は日常的に遭遇しても不思議ではない．しかし，デンタルエックス線写真では，その形態を把握できないことが多い．治療に際しては，日常的にCBCT撮影をして根管形態を確認すべきである．CBCTで観察しても，どのような形態があるのか知っていないと，立体的に正しく理解できない．第一大臼歯は比較的典型的な症例が多いが，第二大臼歯は変異が大きい[72].

参考文献

1．川崎孝一，近藤道夫，小林幸男．上顎大臼歯歯根の形態と歯内療法に関する基礎的考察．第 1 報第一大臼歯について．新潟歯学会誌 1972 ; 2 (1)：43 - 67.

2．Vertucci FJ. Root canal anatomy of the human permanent teeth. Oral Surg Oral Med Oral Pathol 1984 ; 58 (5)：589 - 599.

3．Weine FS, Healey HJ, Gerstein H, Evanson L. Canal configuration in the mesiobuccal root of the maxillary first molar and its endodontic significance. 1969. J Endod 2012 ; 38 (10)：1305 - 1308.

4．Weller RN, Niemczyk SP, Kim S. Incidence and position of the canal isthmus. Part 1. Mesiobuccal root of the maxillary first molar. J Endod 1995 ; 21 (7)：380 - 383.

5．al Shalabi RM, Omer OE, Glennon J, Jennings M, Claffey NM. Root canal anatomy of maxillary first and second permanent molars. Int Endod J 2000 ; 33 (5)：405 - 414.

6．Rwenyonyi CM, Kutesa AM, Muwazi LM, Buwembo W. Root and canal morphology of maxillary first and second permanent molar teeth in a Ugandan population. Int Endod J 2007 ; 40 (9)：679 - 683.

7．Sert S, Bayirli GS. Evaluation of the root canal configurations of the mandibular and maxillary permanent teeth by gender in the Turkish population. J Endod 2004 ; 30 (6)：391 - 398.

8．Smadi L, Khraisat A. Detection of a second mesiobuccal canal in the mesiobuccal roots of maxillary first molar teeth. Oral Surg Oral Med Oral Pathol Oral Radiol Endod 2007 ; 103 (3)：e77 - 81.

9．Wasti F, Shearer AC, Wilson NH. Root canal systems of the mandibular and maxillary first permanent molar teeth of south Asian Pakistanis. Int Endod J 2001 ; 34 (4)：263 - 266.

10．Neelakantan P, Subbarao C, Ahuja R, Subbarao CV, Gutmann JL. Cone-beam computed tomography study of root and canal morphology of maxillary first and second molars in an Indian population. J Endod 2010 ; 36 (10)：1622 - 1627.

11．Peiris R, Takahashi M, Sasaki K, Kanazawa E. Root and canal morphology of permanent mandibular molars in a Sri Lankan population. Odontology 2007 ; 95 (1)：16 - 23.

12．Ng YL, Aung TH, Alavi A, Gulabivala K. Root and canal morphology of Burmese maxillary molars. Int Endod J 2001 ; 34 (8)：620 - 630.

13. Alavi AM, Opasanon A, Ng YL, Gulabivala K. Root and canal morphology of Thai maxillary molars. Int Endod J 2002；35（5）：478-485.

14. Ratanajirasut R, Panichuttra A, Panmekiate S. A Cone-beam Computed Tomographic Study of Root and Canal Morphology of Maxillary First and Second Permanent Molars in a Thai Population. J Endod 2018；44（1）：56-61.

15. Weng XL, Yu SB, Zhao SL, Wang HG, Mu T, Tang RY, Zhou XD. Root canal morphology of permanent maxillary teeth in the Han nationality in Chinese Guanzhong area：a new modified root canal staining technique. J Endod.2009；35（5）：651-656.

16. Tian XM, Yang XW, Qian L, Wei B, Gong Y. Analysis of the Root and Canal Morphologies in Maxillary First and Second Molars in a Chinese Population Using Cone-beam Computed Tomography. J Endod 2016；42（5）：696-701.

17. Park JW, Lee JK, Ha BH, Choi JH, Perinpanayagam H. Three-dimensional analysis of maxillary first molar mesiobuccal root canal configuration and curvature using micro-computed tomography. Oral Surg Oral Med Oral Pathol Oral Radiol Endod 2009；108（3）：437-442.

18. Lee JH, Kim KD, Lee JK, Park W, Jeong JS, Lee Y, Gu Y, Chang SW, Son WJ, Lee WC, Baek SH, Bae KS, Kum KY. Mesiobuccal root canal anatomy of Korean maxillary first and second molars by cone-beam computed tomography. Oral Surg Oral Med Oral Pathol Oral Radiol Endod 2011；111（6）：785-791.

19. Kim Y, Lee SJ, Woo J. Morphology of maxillary first and second molars analyzed by cone-beam computed tomography in a korean population：variations in the number of roots and canals and the incidence of fusion. J Endod 2012；38（8）：1063-1068.

20. Imura N, Hata GI, Toda T, Otani SM, Fagundes MI. Two canals in mesiobuccal roots of maxillary molars. Int Endod J 1998；31（6）：410-414.

21. Verma P, Love RM. A Micro CT study of the mesiobuccal root canal morphology of the maxillary first molar tooth. Int Endod J 2011；44（3）：210-217.

22. 葭内純史，高橋和人，横地千仭．真空注入法による歯髄腔の形態学的研究 第1報．歯基礎誌 1971；13（4）：403-427.

23. Weine FS, Hayami S, Hata G, Toda T. Canal configuration of the mesiobuccal root of the maxillary first molar of a Japanese subpopulation. Int Endod J 1999；32（2）：79-87.

24. Yoshioka T, Kikuchi I, Fukumoto Y, Kobayashi C, Suda H. Detection of the second mesiobuccal canal in mesiobuccal roots of maxillary molar teeth ex vivo. Int Endod J 2005；38（2）：124-128.

25. 中澤弘貴，馬場俊晃，辻本恭久．日本人の上顎第一・第二大臼歯のMulti-detectorCT撮像からの歯根ならびに根管形態の分析．日歯保存誌 2015；58（5）：406-415.

26. 小川淳，關聖太郎．歯科用コーンビームCT画像における上顎大臼歯の歯根および根管形態の観察．日歯内療誌 2017；38（1）：57～62.

27. 速水茂，畠銀一郎，速水順，戸田忠夫．日本人上顎第一大臼歯の近心頬側根管の形態 1997；40（2）：741-744.

28. Marroquín BB, Paqué F, Maier K, Willershausen B, Wolf TG. Root canal morphology and configuration of 179 maxillary first molars by means of micro-computed tomography：An ex vivo study. J Endod 2015；41（12）：2008-2013.

29. Marroquín BB, El-Sayed MA, Willershausen-Zönnchen B. Morphology of the physiological foramen：I. Maxillary and mandibular molars. J Endod 2004；30（5）：321-328.

30. Marceliano-Alves M, Alves FR, Mendes Dde M, Provenzano JC. Micro-computed tomography analysis of the root canal morphology of palatal roots of maxillary first molars. J Endod 2016；42（2）：280-283.

31. 葭内純史，高橋和人，横地千仭．真空注入法による歯髄腔の形態学的研究 第2報．歯基礎誌 1972；14（2）：156-185.

32. Kerekes K, Tronstad L. Morphometric observations on the root canals of human molars. J Endod 1977；3（3）：114-118.

33. Wu MK, R'oris A, Barkis D, Wesselink PR. Prevalence and extent of long oval canals in the apical third. Oral Surg Oral Med Oral Pathol Oral Radiol Endod 2000；89（6）：739-743.

34. Martins JNR, Alkhawas MAM, Altaki Z, Bellardini G, Berti L, Boveda C, Chaniotis A, Flynn D, Gonzalez JA, Kottoor J, Marques MS, Monroe A, Ounsi HF, Parashos P, Plotino G, Ragnarsson MF, Aguilar RR, Santiago F, Seedat HC, Vargas W, von Zuben M, Zhang Y, Gu Y, Ginjeira A. Worldwide Analyses of Maxillary First Molar Second Mesiobuccal Prevalence：A Multicenter Cone-beam Computed Tomographic Study. J Endod 2018；44（11）：1641-1649.

35. Cleghorn BM, Christie WH, Dong CC. Root and root canal morphology of the human permanent maxillary first molar：a literature review. J Endod 2006；32（9）：813-821.

36. Pattanshetti N, Gaidhane M, Al Kandari AM. Root and canal morphology of the mesiobuccal and distal roots of permanent first molars in a Kuwait population—a clinical study. Int Endod J 2008；41（9）：755-762.

37. Zheng QH, Wang Y, Zhou XD, Wang Q, Zheng GN, Huang DM. A cone-beam computed tomography study of maxillary first permanent molar root and canal morphology in a Chinese population. J Endod 2010；36（9）：1480-1484.

38. Park JW, Lee JK, Ha BH, Choi JH, Perinpanayagam H. Three-dimensional analysis of maxillary first molar mesiobuccal root canal configuration and curvature using micro-computed tomography. Oral Surg Oral Med Oral Pathol Oral Radiol Endod 2009；108（3）：437-442.

39. Smadi L, Khraisat A. Detection of a second mesiobuccal canal in the mesiobuccal roots of maxillary first molar teeth. Oral Surg Oral Med Oral Pathol Oral Radiol Endod 2007；103（3）：e77-81.

40. Yoshioka T, Kobayashi C, Suda H. Detection rate of root canal orifices with a microscope. J Endod 2002；28（6）：452-453.

41. Wolcott J, Ishley D, Kennedy W, Johnson S, Minnich S. Clinical investigation of second mesiobuccal canals in endodontically treated and retreated maxillary molars. J Endod 2002；28（6）：477-479.

42. Wolcott J, Ishley D, Kennedy W, Johnson S, Minnich S, Meyers J. A 5 yr clinical investigation of second mesiobuccal canals in endodontically treated and retreated maxillary molars. J Endod 2005；31（4）：262-264.

43. Studebaker B, Hollender L, Mancl L, Johnson JD, Paranjpe A. The Incidence of Second Mesiobuccal Canals Located in Maxillary Molars with the Aid of Cone-beam Computed Tomography. J Endod 2018；44（4）：565-570.

44. Martins JN, Mata A, Marques D, Anderson C, Caramês J. Prevalence and Characteristics of the Maxillary C-shaped Molar. J Endod 2016A；42（3）：383-389.

45. Martins JN, Mata A, Marques D, Caramês J. Prevalence of Root Fusions and Main Root Canal Merging in Human Upper and Lower Molars：A Cone-beam Computed Tomography In Vivo Study. J Endod 2016B；42（6）：900-908.

46. Heredia PM, Ferrer-Luque CM, Bravo M, Castelo-Baz P, Ruíz-Piñón M, Baca P. Cone-beam Computed Tomographic Study of Root Anatomy and Canal Configuration of Molars in a Spanish Population. J Endod 2017；43（9）：1511-1516.

47. Yang ZP, Yang SF, Lee G. The root and root canal anatomy of maxillary molars in a Chinese population. Endod Dent Traumatol 1988；4（5）：215-218.

48. Kim Y, Lee SJ, Woo J. Morphology of maxillary first and second molars analyzed by cone-beam computed tomography in a korean population：variations in the number of roots and canals and the incidence of fusion. J Endod 2012；38（8）：1063-1068.

49. Jo HH, Min JB, Hwang HK. Analysis of C-shaped root canal configuration in maxillary molars in a Korean population using cone-beam computed tomography. Restor Dent Endod 2016；41（1）：55-62.

50. Zhang Q, Chen H, Fan B, Fan W, Gutmann JL. Root and root canal morphology in maxillary second molar with fused root from a native Chinese population. J Endod 2014；40（6）：871-875.

51. Baratto-Filho F, Fariniuk LF, Ferreira EL, Pecora JD, Cruz-Filho AM, Sousa-Neto MD. Clinical and macroscopic study of maxillary molars with two palatal roots. Int Endod J 2002；35（9）：796-801.

52. De Moor RJ. C-shaped root canal configuration in maxillary first molars. Int Endod J 2002；35（2）：200-208.

53. Silva EJ, Nejaim Y, Silva AI, Haiter-Neto F, Zaia AA, Cohenca N. Evaluation of root canal configuration of maxillary molars in a Brazilian population using cone-beam computed tomographic imaging：an in vivo study. J Endod 2014；40（2）：173-176.

54. Zhang R, Yang H, Yu X, Wang H, Hu T, Dummer PM. Use of CBCT to identify the morphology of maxillary permanent molar teeth in a Chinese subpopulation. Int Endod J 2011；44（2）：162-169.

55. Peikoff MD, Christie WH, Fogel HM. The maxillary second molar：variations in the number of roots and canals. Int Endod J 1996；29（6）：365-369.

56. Gopikrishna V, Bhargavi N, Kandaswamy D. Endodontic management of a maxillary first molar with a single root and a single canal diagnosed with the aid of spiral CT：a case report. J Endod 2006；32（7）：687-691.

57. Cobankara FK, Terlemez A, Orucoglu H. Maxillary first molar with an unusual morphology：report of a rare case. Oral Surg Oral Med Oral Pathol Oral Radiol Endod 2008；106（6）：e62-65.

58. de la Torre F, Cisneros-Cabello R, Aranguren JL, Estévez R, Velasco-Ortega E, Segura-Egea JJ. Single-rooted maxillary first molar with a single canal：endodontic retreatment. Oral Surg Oral Med Oral Pathol Oral Radiol Endod 2008；106（6）：e66-68.

59. 竹内美緒，吉岡隆知．1根管1根尖孔の単根性上顎第一大臼歯．日歯内療誌 2018；39（3）：152-157.

60. Ma L, Chen J, Wang H. Root canal treatment in an unusual maxillary first molar diagnosed with the aid of spiral computerized tomography and in vitro sectioning：a case report. Oral Surg Oral Med Oral Pathol Oral Radiol Endod 2009；107（6）：e68-73.

61. Barbizam JV, Ribeiro RG, Tanomaru Filho M. Unusual anatomy of permanent maxillary molars. J Endod 2004；30（9）：668-671.

62. Gomes AF, Maniglia-Ferreira C, Carvalho de Sousa B, Alves dos Santos R. Six root canals in maxillary first molar. Oral Surg Oral Med Oral Pathol Oral Radiol Endod 2009；108（3）：e157-159.

63. Albuquerque DV, Kottoor J, Dham S, Velmurugan N, Abarajithan M, Sudha R. Endodontic management of maxillary permanent first molar with 6 root canals：3 case reports. Oral Surg Oral Med Oral Pathol Oral Radiol Endod 2010；110（4）：e79-83.

64. Kottoor J, Velmurugan N, Sudha R, Hemamalathi S. Maxillary first molar with seven root canals diagnosed with cone-beam computed tomography scanning：a case report. J Endod 2010；36（5）：915-921.

65. Kottoor J, Velmurugan N, Surendran S. Endodontic management of a maxillary first molar with eight root canal systems evaluated using cone-beam computed tomography scanning：a case report. J Endod 2011；37（5）：715-719.

66. Newton CW, McDonald S. A C-shaped canal configuration in a maxillary first molar. J Endod 1984；10（8）：397-399.

67. Dankner E, Friedman S, Stabholz A. Bilateral C shape configuration in maxillary first molars. J Endod 1990；16（12）：601-603.

68. Yilmaz Z, Tuncel B, Serper A, Calt S. C-shaped root canal in a maxillary first molar：a case report. Int Endod J 2006；39（2）：162-166.

69. Kottoor J, Velmurugan N, Ballal S, Roy A. Four-rooted maxillary first molar having C-shaped palatal root canal morphology evaluated using cone-beam computerized tomography：a case report. Oral Surg Oral Med Oral Pathol Oral Radiol Endod 2011；111（5）：e41-45.

70. Martins JN, Quaresma S, Quaresma MC, Frisbie-Teel J. C-shaped maxillary permanent first molar：a case report and literature review. J Endod 2013；9（12）：1649-1653.

71. Singla M, Aggarwal V. C-Shaped palatal canal in maxillary second molar mimicking two palatal canals diagnosed with the aid of spiral computerized tomography. Oral Surg Oral Med Oral Pathol Oral Radiol Endod 2010；109（6）：e92-95.

72. 山内隆守，吉岡隆知．4根管口1根尖性の上顎第二大臼歯を治療した1症例．日歯内療誌 2018；39（3）：147-151.

第6章

下顎前歯

本章では，下顎前歯根管の解剖学的形態について解説する．

下顎前歯は，上顎前歯に比べれば審美的に問題になることが少なく，治療する頻度は多くない．それでも，いろいろな事情で根管治療が必要になることがある．

下顎犬歯 2 根の臨床例

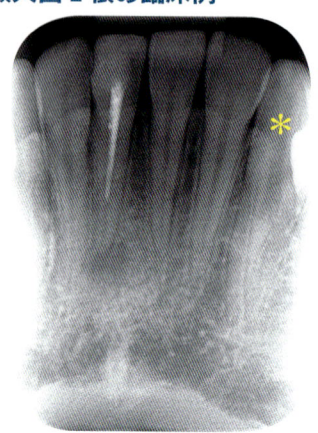

図 6 - 1 a　20歳，女性の下顎左側犬歯（＊）デンタルエックス線写真．

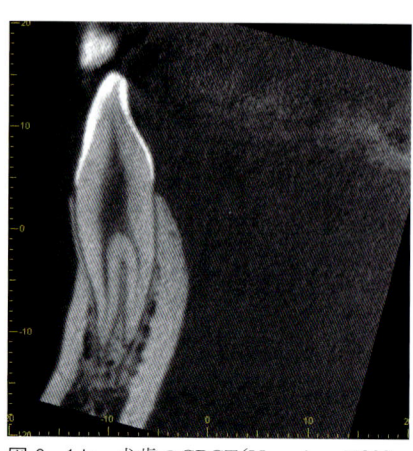

図 6 - 1 b　犬歯のCBCT(Veraview X800，モリタ)歯列直交断像．2根である．

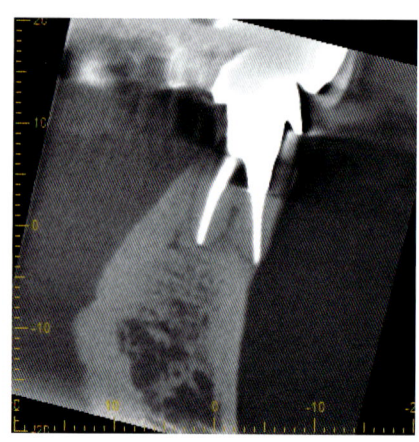

図 6 - 1 c　48歳，男性の下顎右側犬歯CBCT(3DXマルチイメージマイクロCT，モリタ)歯列直交断像．2根で根管治療がなされている．

下顎前歯の根管数

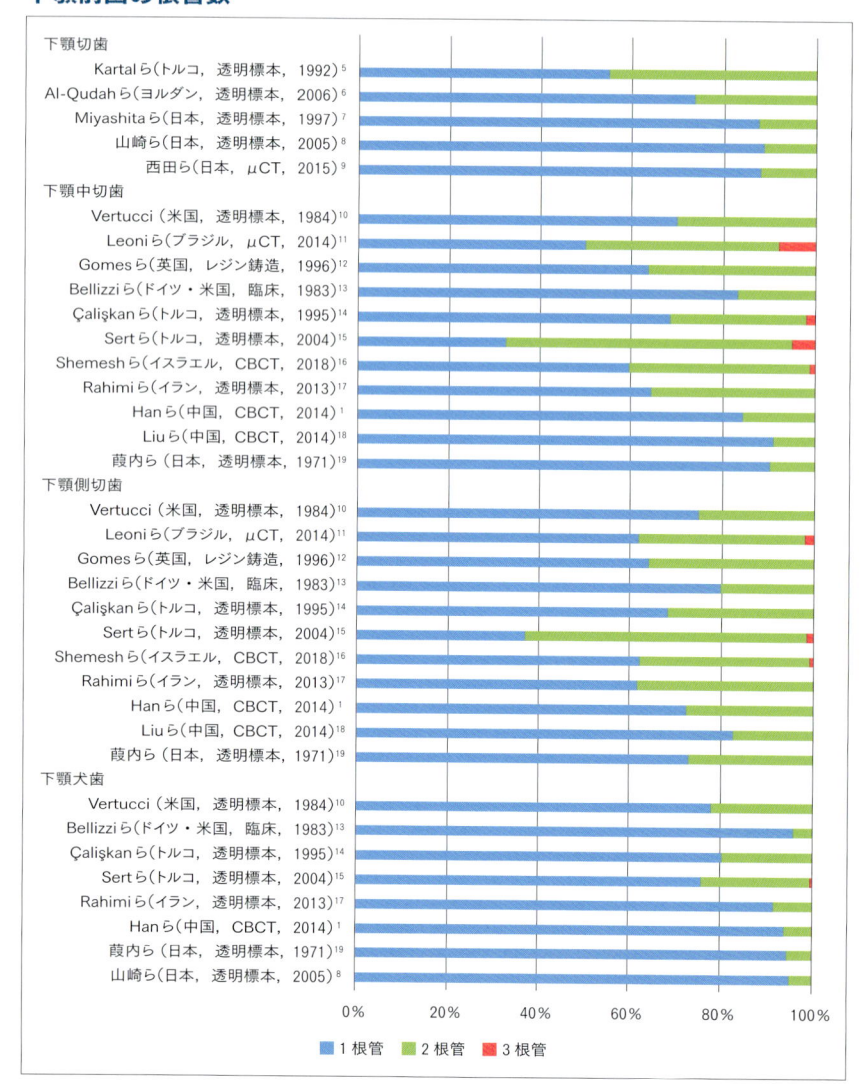

図 6 - 2　下顎前歯の根管数．図内の「下顎切歯」の表記は，中切歯と側切歯を区別しないで調査したデータ．

下顎前歯の典型例
症例1

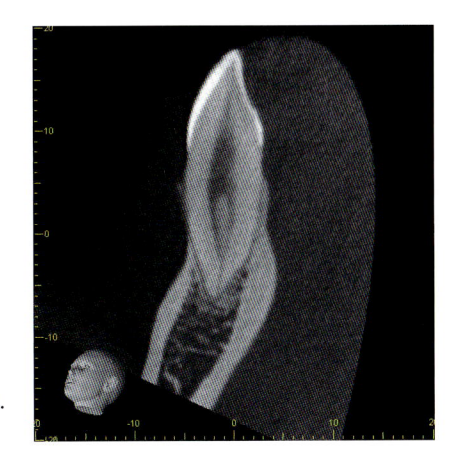

図6-3　28歳，女性の下顎右側犬歯CBCT歯列直交断像．根管形態はVertucci TypeⅢ．中切歯や側切歯においても，このような形態をイメージしてほしい．

症例2

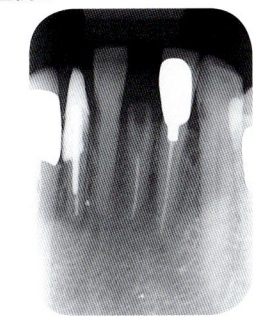

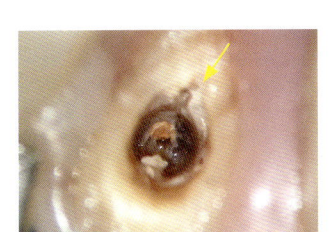

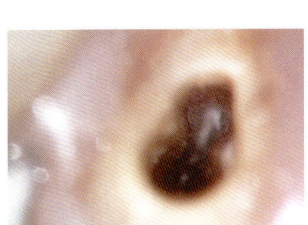

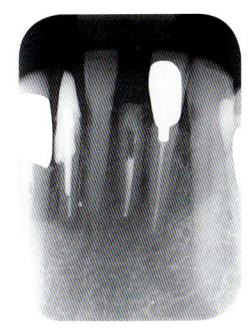

図6-4a　76歳，男性の下顎左側中切歯デンタルエックス線写真．

図6-4b　下が唇側．根管内を見ると，舌側にフィン（黄矢印部）がある．ここを追求すると，もう1根管出てくる．

図6-4c　舌側根管形成後．根管は癒合し，根尖孔は1つだった．

図6-4d　根管充塡後のデンタルエックス線写真．

1．基本形態

1-1．歯根数

　中切歯および側切歯はすべて1根で，2根以上の報告は見当たらない．犬歯は2根の出現を見ることがある．Han ら[1]の調査によると，1.2％は2根であった．岡ら[2]およびイタリアのD'Arcangelo ら[3]は，2根2根管の下顎犬歯の症例を報告している．ブラジルでの調査では，2根の下顎犬歯では47.7％は唇側根が大きく，43.1％は唇舌側根が同じ大きさ，9.2％は舌側根が大きかった[4]．図6-1に，下顎犬歯2根の臨床例を示す．

1-2．根管数

　下顎前歯の根管数を図6-2に示す．人種差にかかわらず，1根管が7割前後，2根管が3割前後，3根管が数パーセントである．第1章に掲載した図1-11（20ページ）は，下顎中切歯3根管・3根尖孔の例である．3つ目の根管が唇側根管と舌側根管の間に出現するようである．また，下顎犬歯で3根管の症例報告[20,21]がある．

　下顎前歯の典型例としては1根管ではなく，図6-3のような形態をイメージしてほしい．普通に根管治療を行うと，舌側から髄腔開拡するのでファイルは唇側根管に入る．舌側根管を見逃しやすいので，探索しなければならない．臨床例を図6-4に示す．

下顎前歯の根尖孔数

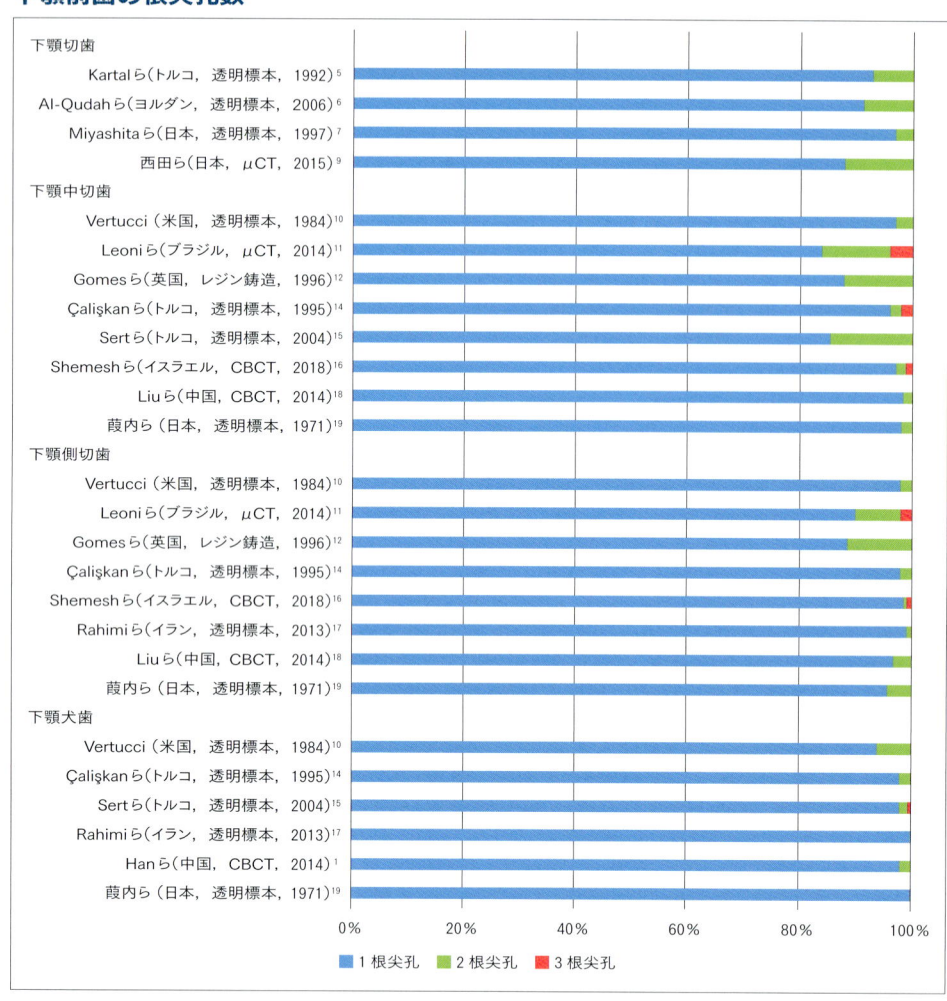

図 6 - 5　下顎前歯の根尖孔数.

1-3．根尖孔数

　下顎前歯の根尖孔数を**図6-5**に示す．根尖孔数も人種差はあまりなさそうである．複数の根管は根尖近くで合流するため，1根尖孔が9割くらいである．日本人の透明標本で調査した報告[7,19]では，2根管は数パーセントであるが，マイクロCTで調べた西田ら[9]の報告では，12%とやや多くなっている．

1-4．根管形態分類別の出現率

　根管形態分類別の出現率を**図6-6**に示す．1根管1根尖孔のType I が多いが，Type III（1-2-1）の多さが目立つ．トルコ，イラン，イスラエル，ブラジルなどが下顎切歯でのType I が6割以下である．

これらの国では，Type II，III が多いので，2根尖孔以上の形態がそれほど多いわけではない．犬歯では，切歯よりもType I が多い．他の国と比べると，日本人[19]のType I はもっとも多く，根管の分岐が少ない．

1-5．透明標本

　図6-7～10に下顎前歯の透明標本を示す．根管が2回湾曲するS字根管は21%に認められるという[23]．S字状根管の透明標本を**図6-10**に示す．

1-6．臨床例

　図6-11に，下顎前歯の臨床例を示す．

下顎前歯における根管形態分類別の出現率

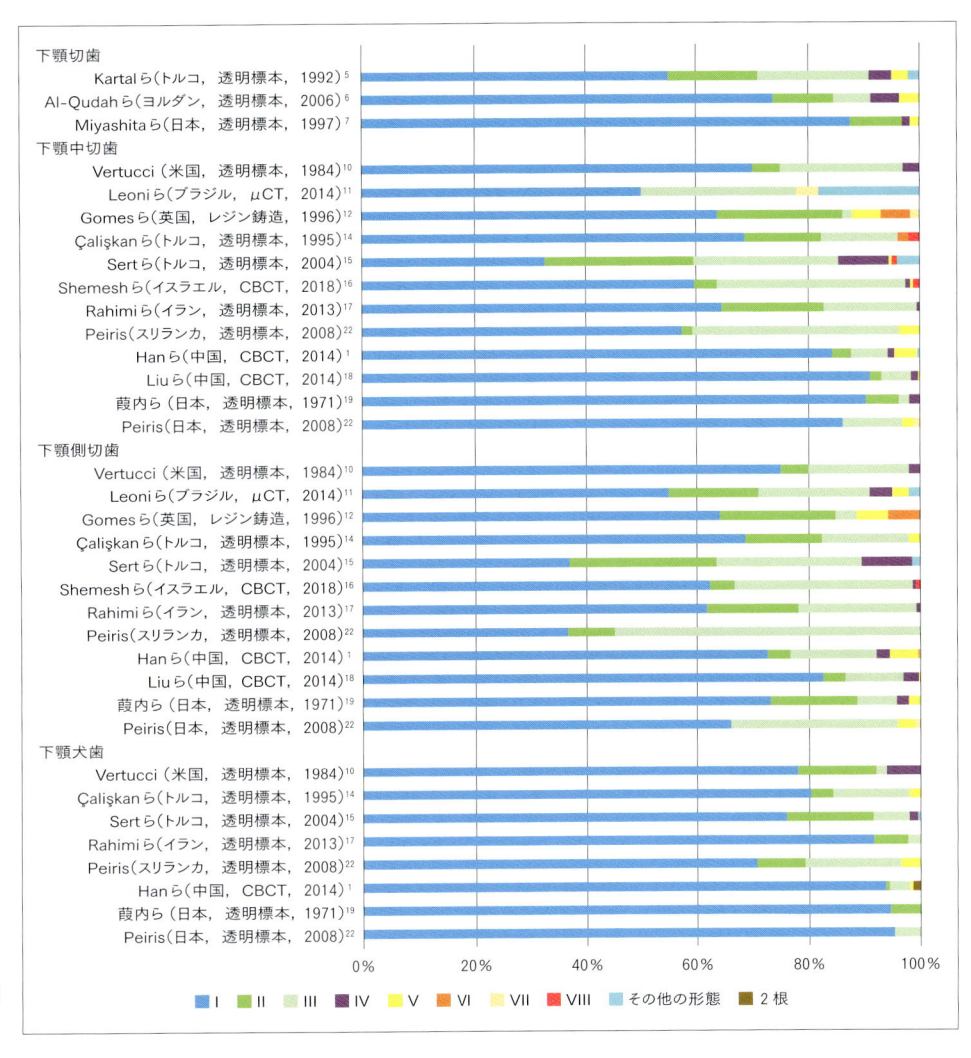

図6-6 下顎前歯における根管形態分類別の出現率.

下顎前歯の透明標本

図7 | 図8

標本1　　標本2

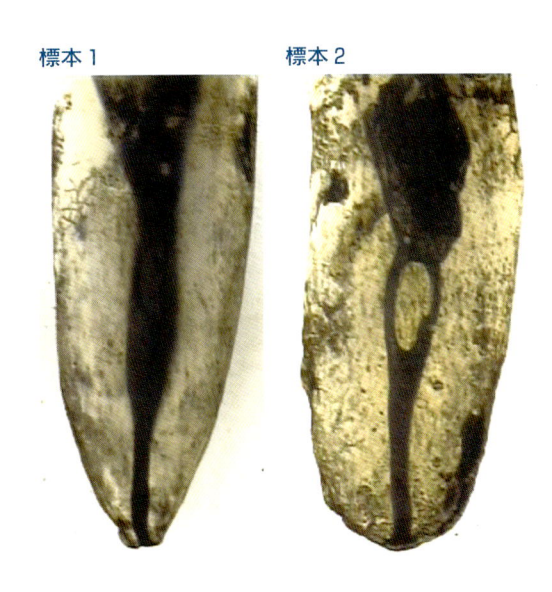

図6-7　右が唇側．根尖は真っ直ぐである．Vertucci Type I．
図6-8　右が唇側．歯根中央部で分岐している．Vertucci Type III．

標本3

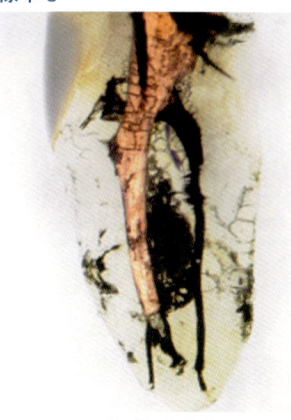

図6-9a　根管形成後にガッタパーチャで根管充填．左が唇側．唇側根管のみ根管形成されており，舌側根管は見落とされている．根尖で唇側根管はさらに分岐している．日本人の下顎前歯で3根管の報告は見当たらないものの，この標本は3根管で，根管形態は1-2-3．

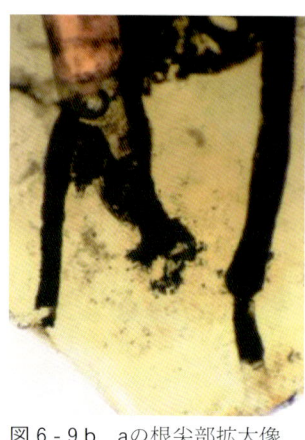

図6-9b　aの根尖部拡大像．

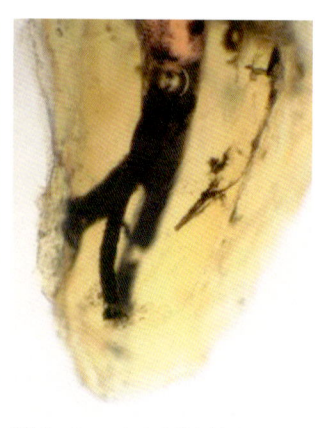

図6-9c　bを90°回転させて観察した根尖部．真ん中の根管は隣接面に開口している．

標本4

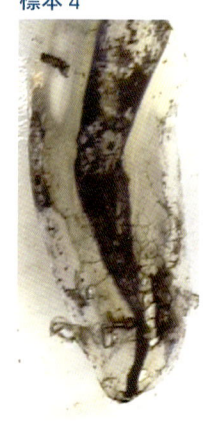

図6-10　左が唇側．根尖部で根管は唇側に湾曲している．舌側から髄腔開拡しているという影響もあり，根管はS字状となった．

下顎前歯の臨床例

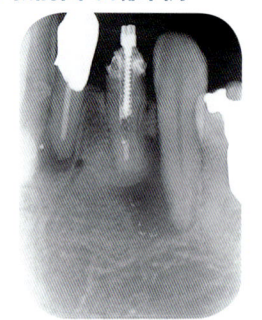

図6-11a　45歳，女性の下顎左側側切歯デンタルエックス線写真．犬歯歯根側方を含むエックス線透過像を認めるが，原因歯は側切歯である．根管治療を行った．中切歯根尖部透過像は症状がないため，今回は治療しないことになった．

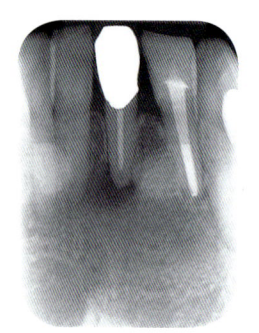

図6-11b　根管治療3年9か月後のデンタルエックス線写真．側切歯の根尖部透過像は縮小している．今度は中切歯に症状が出現した．逆根管治療を検討するためにCBCT撮影を行った．

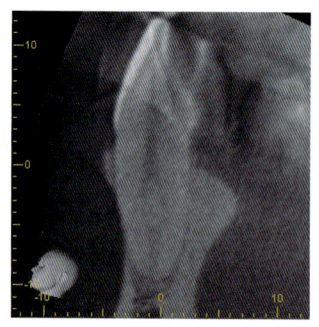

図6-11c　下顎右側側切歯のCBCT（3DXマルチイメージマイクロCT，モリタ）歯列直交断像．歯根中央部で根管は分岐している．VertucciのTypeⅢ.

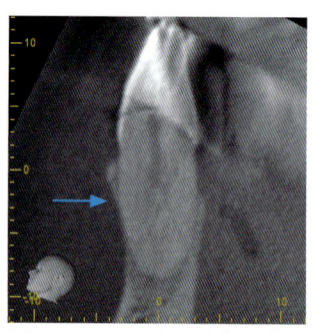

図6-11d　下顎右側中切歯のCBCT歯列直交断像．歯根中央部で分岐している（青矢印部）が不鮮明である．根管がいくつかに分岐している可能性がある．

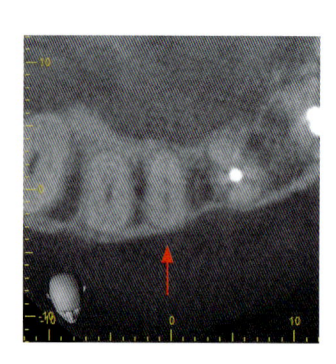

図6-11e　dの青矢印での水平断面像．根管が3つに分岐している（赤矢印部）．

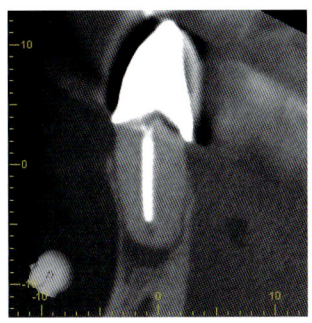 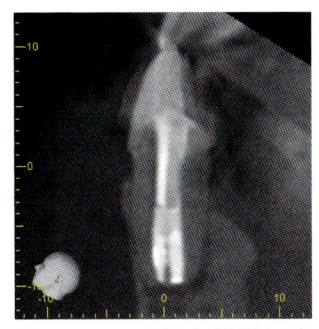 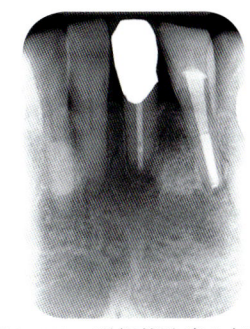

図6-11f　下顎左側中切歯CBCT歯列直交断像．根尖部に骨欠損を認める．下顎前歯部は唇側と舌側の片方あるいは両方の骨が薄いのも特徴である．

図6-11g　下顎左側側切歯CBCT歯列直交断像．2根管2根尖孔で治療されている．VertucciのType V．歯根膜腔の拡大がまだ認められる．

図6-11h　逆根管治療1年後．中切歯の根尖部透過像は縮小している．根管充填後5年1か月経過して側切歯の歯根膜腔の拡大もなくなりつつある．

下顎前歯における側枝の出現率

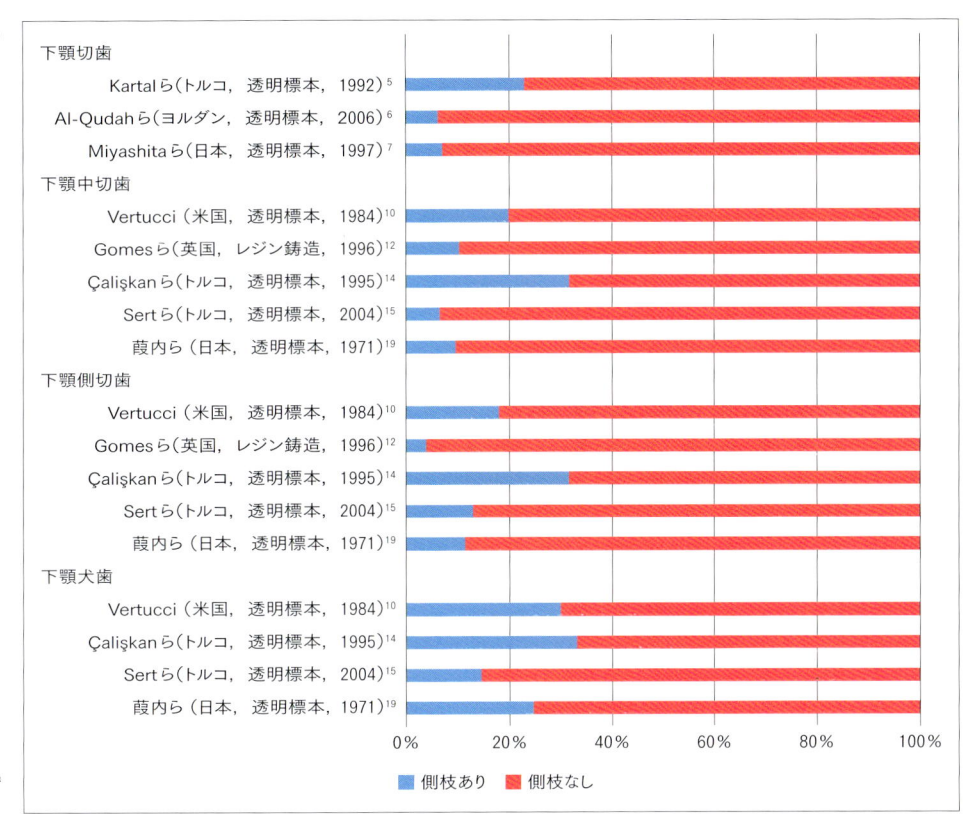

図6-12　下顎前歯の側枝出現率．

1-7．側枝・根尖分岐の出現率

　図6-12に，下顎前歯における側枝の出現率を示す．側枝の出現率は，どの報告でも2割前後であまり多くない．

　図6-13に，下顎前歯における根尖分岐の出現率を示す．日本人のデータを見ると，側枝よりは根尖分岐の出現率が高い．

　側枝と根尖分岐を両方有する割合を図6-14に示す．日本人のデータである．側枝のみ，根尖分岐のみの出現率よりも多くなっている．

　図6-15,16に側枝および根尖分岐を有する透明標本を示す．また，管間側枝の透明標本を図6-17に示す．

下顎前歯における根尖分岐の出現率

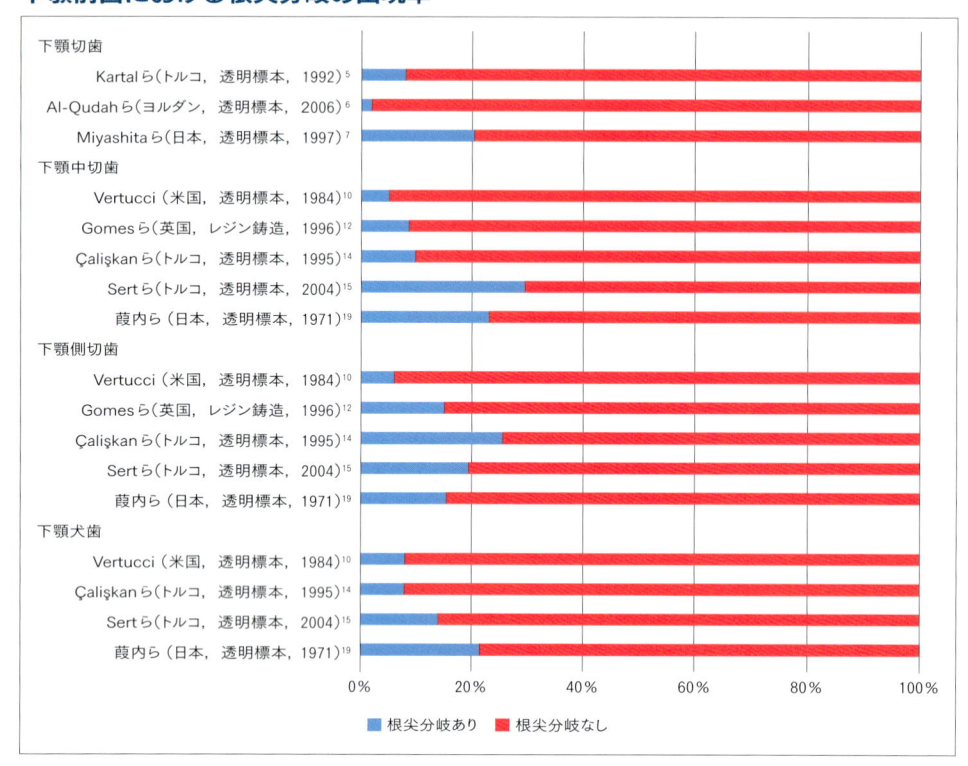

図 6 -13　下顎前歯における根尖分岐の出現率.

下顎前歯における側枝・根尖分岐の出現率

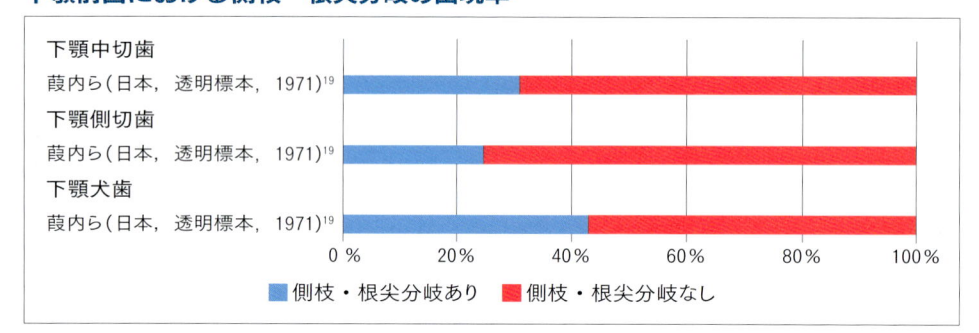

図 6 -14　下顎前歯における側枝・根尖分岐の出現率.

側枝および根尖分岐を有する透明標本
標本 1

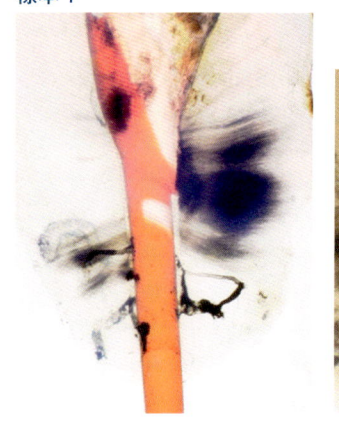 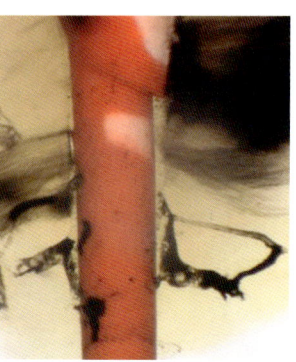 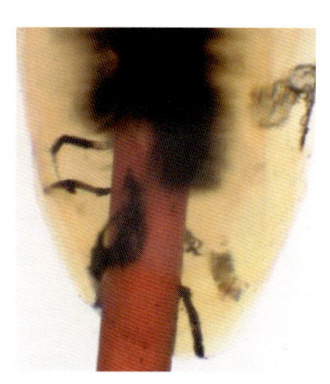

図15a｜図15b｜図15c

図 6 -15a　根管形成後にガッタパーチャで根管充填. 側枝および象牙細管が観察できる.
図 6 -15b　aの根尖部側枝の拡大像.
図 6 -15c　bを90°回転させて観察した根尖部. 側枝および根尖分岐の走行を観察できる.

標本 2

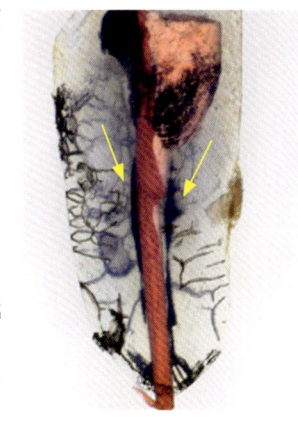 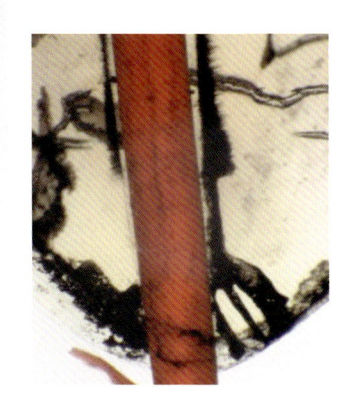

図16a 図16b

図 6 -16a　根管形成後にガッタパーチャで根管充填．根管形成に含まれていないフィン（黄矢印部）が見られる．

図 6 -16b　aの根尖部拡大像．フィンは根尖分岐につながっている．

下顎前歯の透明標本

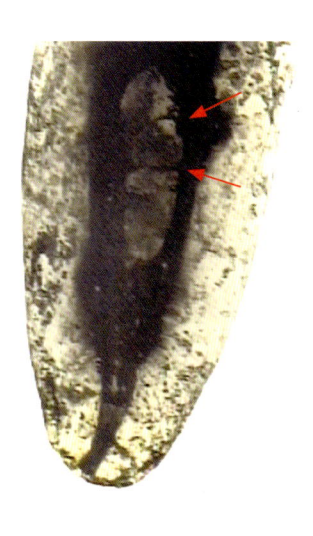

図 6 -17　右が唇側．歯根中央部で分岐している．Vertucci Type Ⅲ．管間側枝が見られる（赤矢印部）．

1 - 8 ．側枝の分布

1 - 8 - 1 ．垂直分布

　下顎前歯側枝の垂直分布を図 6 -18に示す．根尖から 3 mm 以内での側枝出現率は 7 〜 8 割であるが，Miyashitaら[7]の報告では，約94％となっている．

1 - 8 - 2 ．水平分布

　下顎前歯側枝の水平分布を図 6 -19に示す．唇側への分布が目立つ．

1 - 9 ．根尖部の形態

　下顎前歯の根尖孔径を図 6 -20に示す．長径は短径の 2 倍ほどあり，根尖孔は長円形である．歯は近遠心的に圧平されて薄く小さい印象があるが，根尖孔径は他歯と変わらない．むしろ長径は大きいかもしれない．de Almeidaら[27]は，根管形態ごと（TypeⅠとⅢ）に調べているが，どちらも 1 根尖孔なので，根尖孔径はほぼ同じである．

　根尖 5 mmでのテーパーを図 6 -21に示す．中切歯や側切歯は近遠心方向に比べて頬舌方向のテーパーが大きい．根管が扁平な形態であることを示している．犬歯になると近遠心方向と頬舌方向のテーパーの差が小さくなり，根管断面形態は円に近づく．

下顎前歯側枝の垂直分布

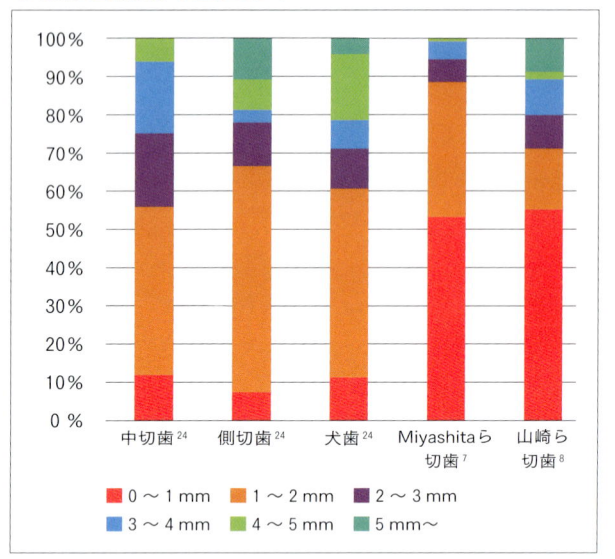

図 6 -18　　蒐内ら[24]，Miyashitaら[7]，山崎ら[8]の報告による下顎前歯側枝の垂直分布．

下顎前歯側枝の水平分布

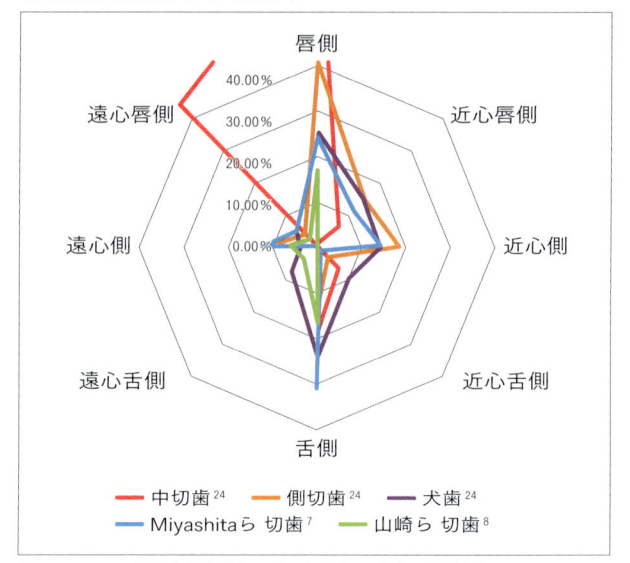

図 6 -19　　下顎前歯側枝の水平分布．中切歯唇側は，68.75％．

下顎前歯の根尖孔径

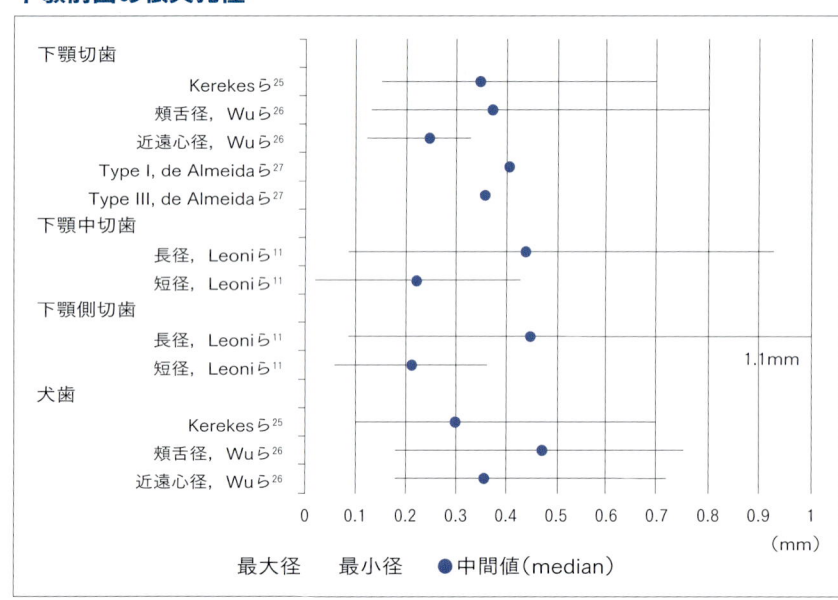

図 6 -20　　下顎前歯の根尖孔径．

根尖 5 mmにおける根管のテーパー

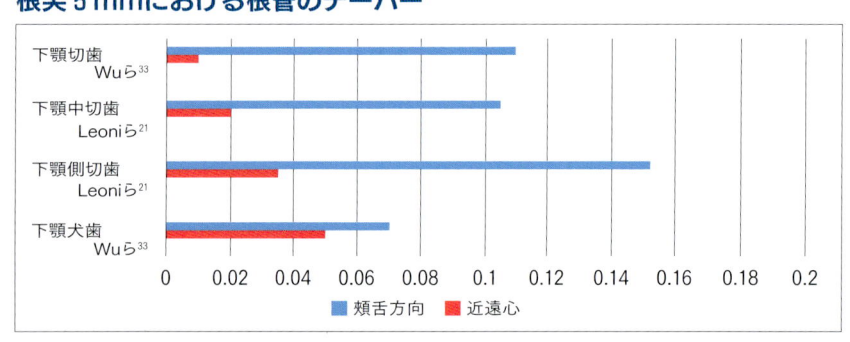

図 6 -21　　根尖 5 mmにおける根管のテーパー．Wuら[33]およびLeoniら[21]のデータを基に計算した．Wuら[33]は中切歯と側切歯を区別していない．

唇舌径が直径となるように右側中切歯が根尖部形成され，歯根が菲薄化している症例

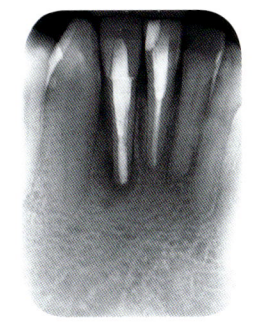

図 6 -22a　59歳，女性の下顎前歯部のデンタルエックス線写真．左側中切歯の根管形成は妥当である．右側中切歯の根管形成は太く，歯根が菲薄化している．

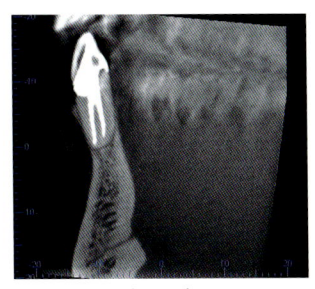

図 6 -22b　中切歯のＣＢＣＴ（3 DXマルチイメージマイクロCT，モリタ）歯列直交断像．2 根管だとそれぞれの根管の唇舌径と近遠心径がほぼ同じなので，1 根管の時のように長径に合わせて拡大されないことが，適切に根管形成された理由である．

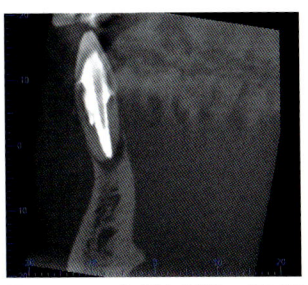

図 6 -22c　右側中切歯のCBCT歯列直交断像．1 根管で，この断面では妥当な根管形成に見える．

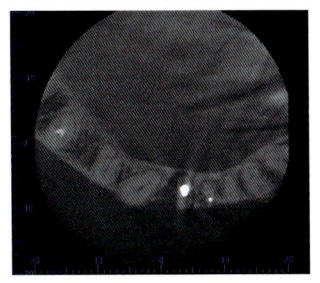

図 6 -22d　右側中切歯根尖部のCBCT水平断像．唇舌径の大きさで同心円状に拡大してしまったために，近遠心の歯根が薄くなってしまった．

1 -10.　根管形成時の留意点

　近遠心方向と唇舌方向の根管テーパーの違いおよび根尖孔径の違いは，根管形成に大きく影響を及ぼす．近遠心方向がいくら狭くても頬舌方向のテーパーが大きければ根管形成中にファイルに感じる抵抗感は大きくない．ファイルを太くしていき，唇舌的にファイルが根管と嵌合したときに強めの抵抗を感じる．「抵抗を感じる」というのが根尖孔拡大の基準と考えられているので，唇舌径が直径となるように根尖部形成されてしまう．それが図 6 -22aの右側中切歯である．この歯は，太い根管形成が原因と思われる垂直性歯根破折歯である．左側中切歯はそれほど太く形成されていないが，図 6 -22bに示すように 2 根管で，それぞれの根管の長径と短径が太くなかったからこの程度の根管拡大で済んでいる．図 6 -22cを見ると，中切歯の根管形成は悪くないようであるが，根尖部の水平断面では図 6 -22dのように長径を直径とする円になっている．細いファイルから順に太いファイルを根管に入れていくと，容易に根管径は太くなる．

　根管形成では，このような解剖学的観点にも注意しなければならない．

2 ．特殊形態

2 - 1 ．狭窄根管

　物理的刺激，加齢による生理的変化，う蝕などの要因により根管は狭窄する．北島ら[28]は，狭窄した下顎切歯根管を調べ，歯根よりも歯冠・歯頸部での狭窄が著しいことを報告している．

　根管狭窄歯では，咬耗，楔状欠損，歯石沈着，滑沢面が観察され，持続的・断続的な刺激，歯周疾患が根管狭窄を増強したと考えられた．根管壁には第三象牙質が形成されていたが，石灰化度は低く，また，根管は完全には消失せず，きわめて細く残存していた．狭窄していても感染経路となりうる．

　根管が狭窄した透明標本を図 6 -23に，臨床例を図 6 -24, 25に示す．

2 - 2 ．癒合歯

　下顎前歯では，稀に癒合歯を見ることがある．異常結節をともなう下顎前歯の癒合歯の治療[29]，あるいは異常結節をともなった下顎中切歯と過剰歯が癒合した歯の治療[30]が報告されている．

　癒合歯の臨床例を図 6 -26に示す．

根管が狭窄した透明標本

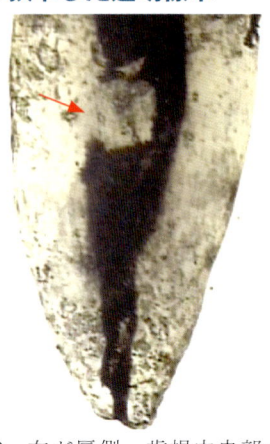

図6-23　右が唇側．歯根中央部で分岐していたと思われるが，舌側根管は石灰化している．

狭窄根管症例①

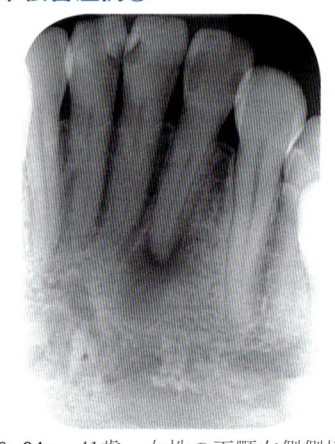

図6-24a　41歳，女性の下顎左側側切歯デンタルエックス線写真．根管は歯頸部で石灰化している．歯冠近遠心に隣接面う蝕の治療痕が認められた．これが原因で根管が狭窄し，失活したのであろうか．

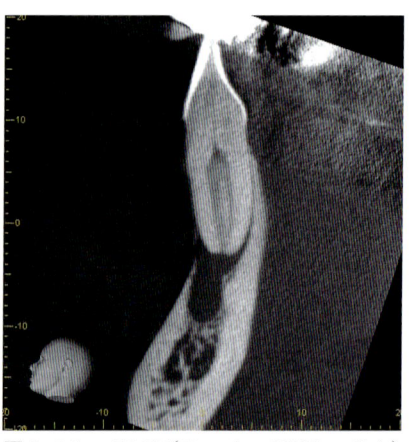

図6-24b　CBCT（Veraview X800,モリタ）歯列直交断像．2根管1根尖孔である．通法に従った髄腔開拡では，根管までの到達は容易ではない．どのような治療法を選択すべきだろうか．

狭窄根管症例②

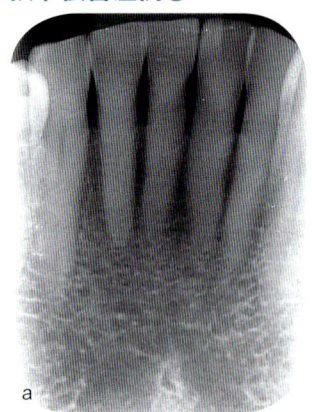

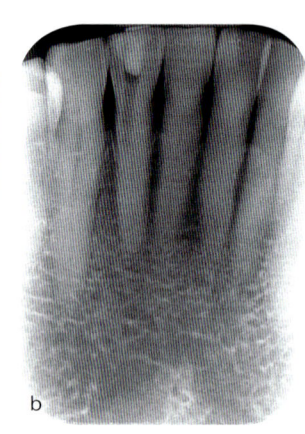

a　　　　　　　　b

図6-25a　78歳，女性の下顎右側側切歯デンタルエックス線写真．痛みのために来院した．検査すると歯髄は失活していた．う蝕や治療痕は見られない．第三象牙質の添加により歯髄腔が狭窄して血流が阻害され，失活したと推測される．第三象牙質添加の程度にもよるのだろうが，歯髄腔狭窄は歯髄の生活性に影響を与えると考えられる．

図6-25b　歯髄腔は歯頸部付近に見られるが，かなり狭窄している．髄腔開拡時に根管が見つからなかったので，削った位置を確認するためにデンタルエックス線写真撮影をした．正放線撮影をしたつもりだが，側切歯に対しては少し偏近心になっている可能性がある．削った部位は遠心あるいは唇側方向である．それを考えながら髄腔開拡を修正して根管を探索する．穿孔しないように，くれぐれも気をつけなければならない．

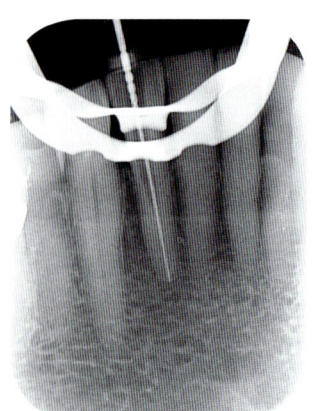

図6-25c　作業長確認．

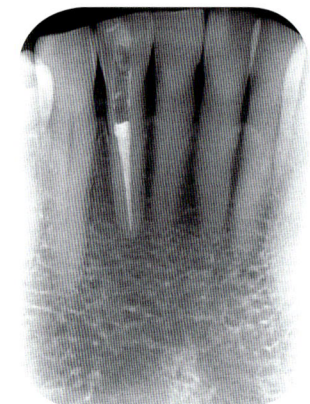

図6-25d　根管充填確認のデンタルエックス線写真．

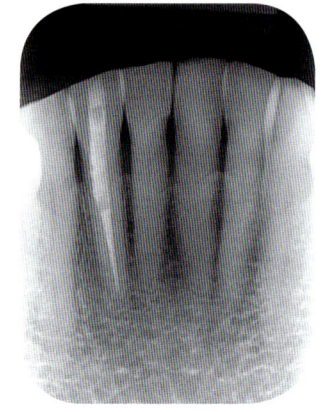

図6-25e　根管充填後，1年3か月．今度は左側側切歯が痛くなった．両側中切歯も同じように根管狭窄しているが，症状は出ていない．

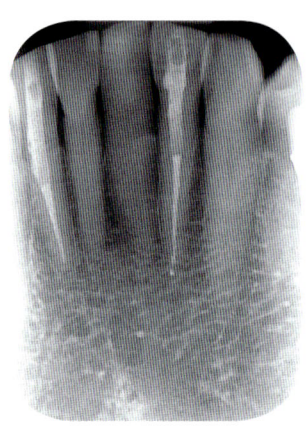

図6-25f　根管充填確認のデンタルエックス線写真．

癒合歯の症例

図6-26a　矯正治療が終わった33歳，女性の下顎左側前歯部口腔内写真.

図6-26b　デンタルエックス線写真. 下顎左側側切歯に根尖部透過像が認められた.

図6-26c　下顎右側中切歯のCBCT歯列直交断像. 根管形態はVertucci TypeⅢ.

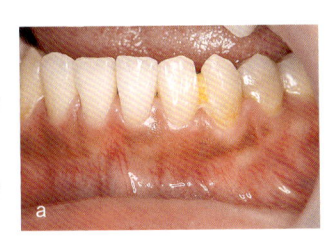
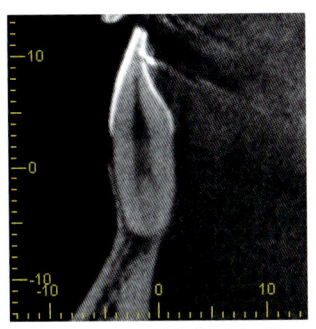
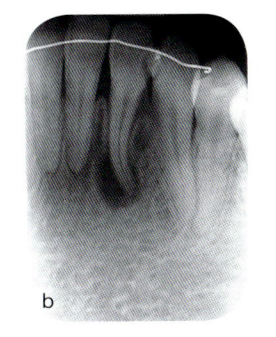
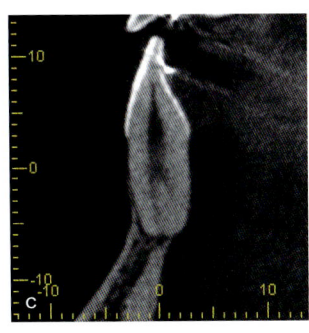
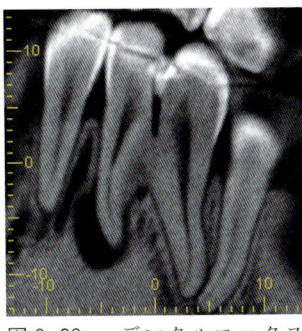
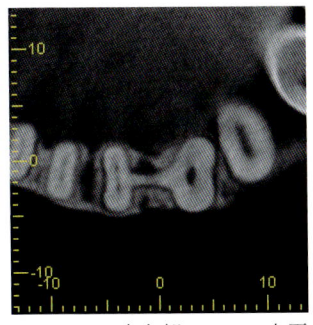
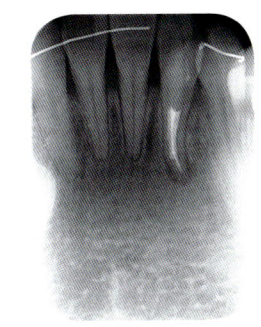

図6-26d　下顎左側中切歯のCBCT歯列直交断像. 根管形態はVertucci TypeⅢ. 根尖孔は頬側根管と舌側根管が癒合していると思われるが，分離したままだと，TypeⅤとなる. この断面像だと，そこまでは読影できない.

図6-26e　デンタルエックス線写真ではわからなかったが，左側側切歯と犬歯は癒合していた. ただし歯髄腔は独立している. 歯冠側の切れ込みは審美目的で行った人為的なもの. 癒合歯が分離しているわけではない. この切除が側切歯の歯髄に対して侵襲的に働き，失活したと考えられる.

図6-26f　癒合部のCBCT水平断像. このようにダンベル型に癒合していた. 側切歯は2根管である.

図6-26g　根管充填2年後. 根尖部透過像は縮小しているが，完全には消失していない.

第6章のまとめ

　下顎前歯は2根管があったり，側枝が見られたりするが，他の歯種に比べるとシンプルな形態が多い. 根管治療時には舌側根管を探索することと，近遠心径が小さいことに注意して根管形成すればよい. 逆根管治療での対応まで考えれば，解剖学的に問題となることは少ないと思われる.

参考文献

1. Han T, Ma Y, Yang L, Chen X, Zhang X, Wang Y. A study of the root canal morphology of mandibular anterior teeth using cone-beam computed tomography in a Chinese subpopulation. J Endod 2014；40(9)：1309-1314.

2. 岡泰大，好川正孝，大川幸矩，戸田忠夫. 過剰根を有する下顎犬歯の歯内療法について. 日歯保存誌 1992；34(6)：1646-1650.

3. D'Arcangelo C1, Varvara G, De Fazio P. Root canal treatment in mandibular canines with two roots：a report of two cases. Int Endod J 2001；34(4)：331-334.

4. Sharma R, Pécora JD, Lumley PJ, Walmsley AD. The external and internal anatomy of human mandibular canine teeth with two roots. Endod Dent Traumatol 1998；14(2)：88-92.

5. Kartal N, Yanikoğlu FC. Root canal morphology of mandibular incisors. J Endod 1992；18(11)：562-564.

6. Al-Qudah AA, Awawdeh LA. Root canal morphology of mandibular incisors in a Jordanian population. Int Endod J 2006；39(11)：873-837.

7. Miyashita M, Kasahara E, Yasuda E, Yamamoto A, Sekizawa T. Root canal system of the mandibular incisor. J Endod 1997；23(8)：479-484.

8. 山崎智子，湯浅英世，吉岡隆知，須田英明. 下顎前歯部における側枝の出現率. 日本歯内療法学会学術大会プログラム・抄録集 2005；26：68.

9. 西田太郎，勝海一郎. マイクロCTによる下顎切歯根管形態の分析. 日歯保存誌 2015；58(1)：42-52.

10. Vertucci FJ. Root canal anatomy of the human permanent teeth. Oral Surg Oral Med Oral Pathol 1984；58(5)：589-599.

11. Leoni GB, Versiani MA, Pécora JD, Damião de Sousa-Neto M. Micro-computed tomographic analysis of the root canal morphology of mandibular incisors. J Endod 2014；40（5）：710-716.

12. Gomes BP, Rodrigues HH, Tancredo N. The use of a modelling technique to investigate the root canal morphology of mandibular incisors. Int Endod J 1996；29（1）：29-36.

13. Bellizzi R, Hartwell G. Clinical investigation of in vivo endodontically treated mandibular anterior teeth. J Endod 1983；9（6）：246-248.

14. Calişkan MK, Pehlivan Y, Sepetçioğlu F, Türkün M, Tuncer SS. Root canal morphology of human permanent teeth in a Turkish population. J Endod 1995；21（4）：200-204.

15. Sert S, Aslanalp V, Tanalp J. Investigation of the root canal configurations of mandibular permanent teeth in the Turkish population. Int Endod J 2004；37（7）：494-499.

16. Shemesh A, Kavalerchik E, Levin A, Ben Itzhak J, Levinson O, Lvovsky A, Solomonov M. Root Canal Morphology Evaluation of Central and Lateral Mandibular Incisors Using Cone-beam Computed Tomography in an Israeli Population. J Endod 2018；44（1）：51-55.

17. Rahimi S, Milani AS, Shahi S, Sergiz Y, Nezafati S, Lotfi M. Prevalence of two root canals in human mandibular anterior teeth in an Iranian population. Indian J Dent Res 2013；24（2）：234-236.

18. Liu J, Luo J, Dou L, Yang D. CBCT study of root and canal morphology of permanent mandibular incisors in a Chinese population. Acta Odontol Scand 2014；72（1）：26-30.

19. 葭内純史，高橋和人，横地千仭．真空注入法による歯髄腔の形態学的研究第 1 報．歯基礎誌 1971；13（4）：403-427.

20. Orguneser A, Kartal N. Three canals and two foramina in a mandibular canine. J Endod 1998；24（6）：444-445.

21. Holtzman L. Root canal treatment of a mandibular canine with three root canals. Case report. Int Endod J 1997；30（4）：291-293.

22. Peiris R. Root and canal morphology of human permanent teeth in a Sri Lankan and Japanese population. Anthropological Scienc 2008；116（2）：123-133.

23. Versiani MA, Pécora JD, Sousa-Neto MD. The anatomy of two-rooted mandibular canines determined using micro-computed tomography. Int Endod J 2011；44（7）：682-687.

24. 葭内純史，高橋和人，横地千仭．真空注入法による歯髄腔の形態学的研究第 2 報．歯基礎誌 1972；14（2）：156-185.

25. Kerekes K, Tronstad L. Morphometric observations on root canals of human anterior teeth. J Endod 1977；3（1）：24-29.

26. Wu MK, R'oris A, Barkis D, Wesselink PR. Prevalence and extent of long oval canals in the apical third. Oral Surg Oral Med Oral Pathol Oral Radiol Endod 2000；89（6）：739-743.

27. de Almeida MM, Bernardineli N, Ordinola-Zapata R, Villas-Bôas MH, Amoroso-Silva PA, Brandão CG, Guimarães BM, Gomes de Moraes I, Húngaro-Duarte MA. Micro-computed tomography analysis of the root canal anatomy and prevalence of oval canals in mandibular incisors. J Endod 2013；39（12）：1529-1533.

28. 北島佳代子，田中幹久，三好敏朗，五十嵐勝，川崎孝一．ヒト下顎切歯狭窄根管の構造に関する組織学的研究．日歯保存誌 2006；49（6）：867-876.

29. Ekambaram M, Yiu CK, King NM. An unusual case of double teeth with facial and lingual talon cusps. Oral Surg Oral Med Oral Pathol Oral Radiol Endod 2008；105（4）：e63-67.

30. Sachdeva GS, Malhotra D, Sachdeva LT, Sharma N, Negi A. Endodontic management of mandibular central incisor fused to a supernumerary tooth associated with a talon cusp：a case report. Int Endod J 2012；45（6）：590-596.

第7章

下顎小臼歯

本章では，下顎小臼歯根管の解剖学的形態について解説する．

　根管治療を考えた場合，下顎小臼歯は上顎前歯に次いで簡単な形態に思える．しかし，単純な形態ばかりではなく，歯根中央部で分岐する形態が出現する．歯根外表面が陥入した樋状根を見ることもある．下顎小臼歯の複根管，樋状根はまだあまり知られていないので，臨床的には見逃されている根管が多い．

下顎小臼歯の透明標本の代表例

標本1

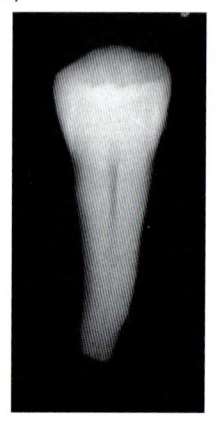 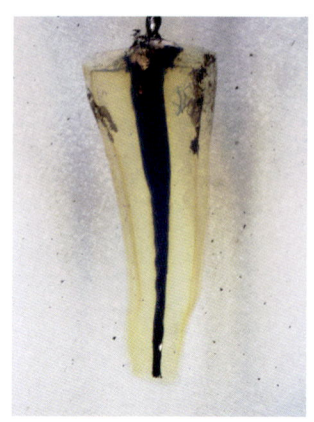 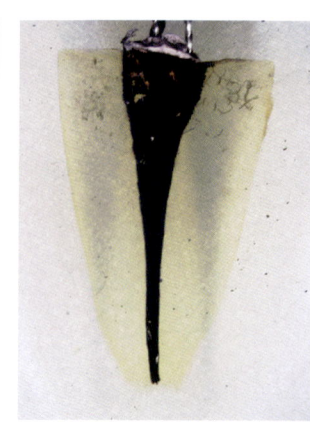

図1a 図1b 図1c

図7-1a　デンタルエックス線写真.
図7-1b　透明標本頬側面観.
図7-1c　近心面観. デンタルエックス線写真では，歯根中央部で根管が不明瞭になっているが，透明標本での根管は単純な形態で根尖まで通っている. また，根管上部には強いテーパーがついている.

標本2

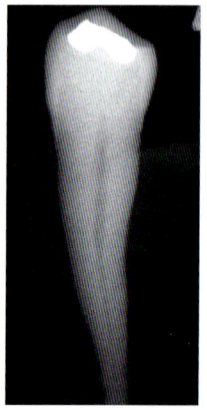 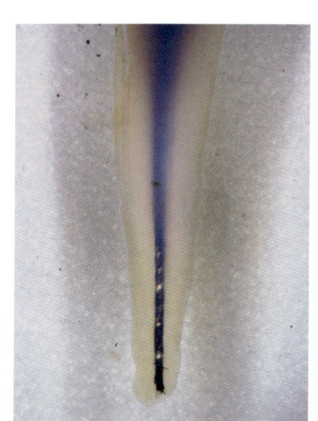 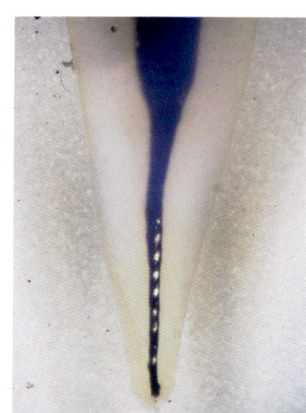

図2a 図2b 図2c

図7-2a　デンタルエックス線写真.
図7-2b　透明標本頬側面観.
図7-2c　近心面観. どこから見てもほぼ一定の根管テーパーとなっている. 練習用の根管模型のようであるが，このようなシンプルな形態は案外めずらしい.

標本3

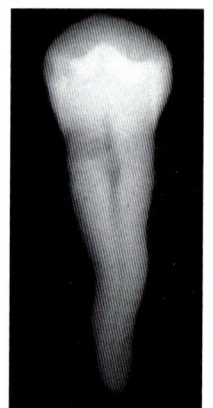 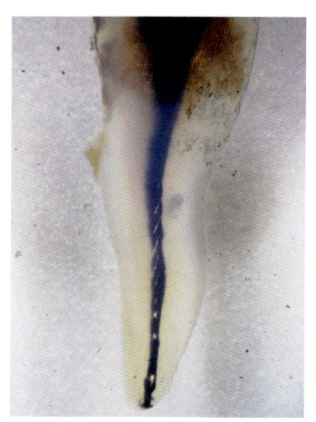 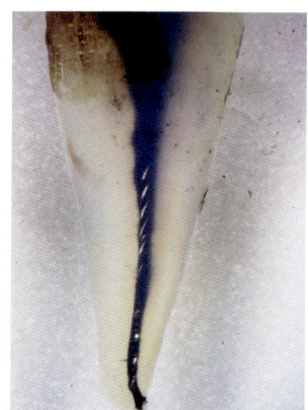 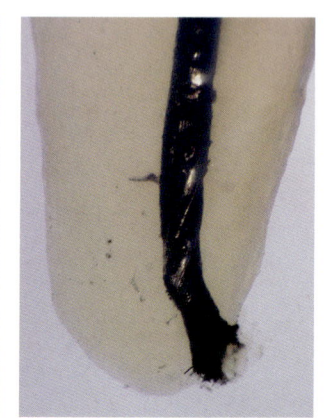

図7-3a　デンタルエックス線写真.

図7-3b　透明標本頬側面観.

図7-3c　近心面観.

図7-3d　cの根尖部拡大像. どこから見てもほぼ一定の根管テーパーとなっているが，緩やかに何度も湾曲している. 根管内に挿入したファイルに加わる抵抗は強い. 根尖部の湾曲に追従できず，穿通していない.

標本 4

図 4 a | 図 4 b | 図 4 c

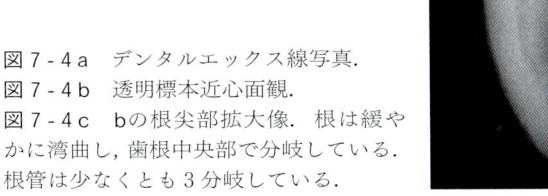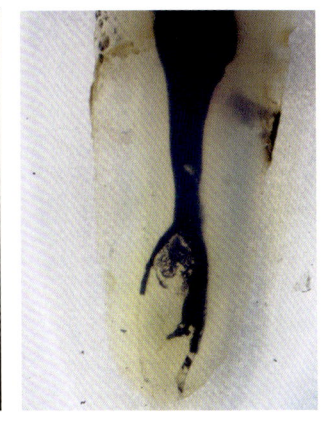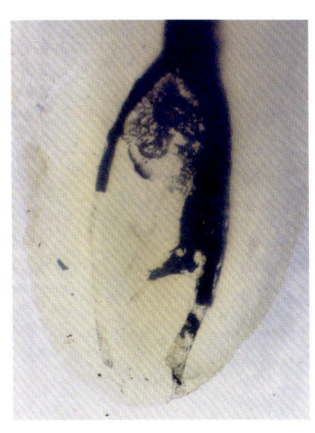

図 7 - 4 a　デンタルエックス線写真.
図 7 - 4 b　透明標本近心面観.
図 7 - 4 c　 b の根尖部拡大像. 根は緩やかに湾曲し, 歯根中央部で分岐している. 根管は少なくとも 3 分岐している.

下顎第一小臼歯の歯根数

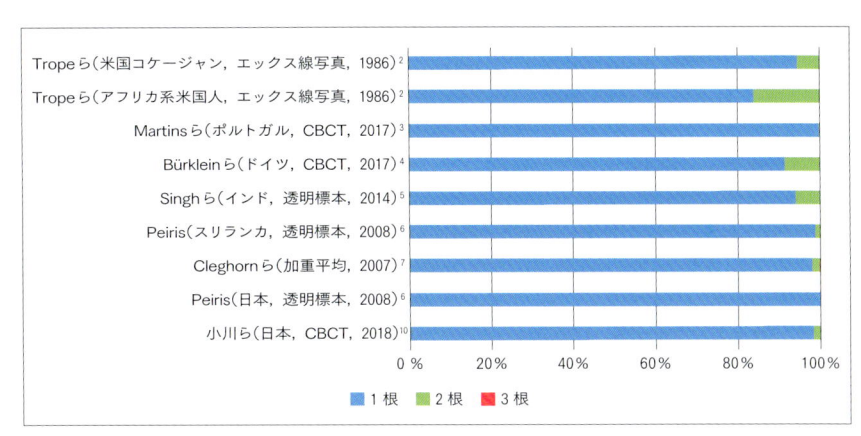

図 7 - 5　下顎第一小臼歯の歯根数.

1．基本形態

　根管治療を考えた場合, 下顎小臼歯は上顎前歯に次いで簡単な形態に思える. 下顎小臼歯の透明標本の代表例を図 7 - 1 ～ 4 に示す. まっすぐな根管は, 単純な形態といえる. 図 7 - 1 の根管は適度なテーパーがついていて, 根尖までまっすぐな形態である. これなら根管形成は簡単そうである. 図 7 - 2 は, ほとんどテーパーがついていない. 根管内でのファイルの動きの自由度が少なく, 根管形成では抵抗感が強いだろう. 図 7 - 3 になると, ほとんどまっすぐだが, 何度もいろいろな方向に湾曲していて, 図 7 - 2 より抵抗を感じる. このような形態も簡単な形態といえるだろうか. 下顎小臼歯では歯根中央部で分岐する形態が出現する (図 7 - 4). 歯根外表面が陥入するために根管が分岐する. この形状は樋状根である. 樋状根は下顎第二大臼歯ばかりとは限らない. 下顎小臼歯の複根管は樋状根と関係がある.

1 - 1．第一小臼歯

　下顎小臼歯では歯根内で分岐するため, 複数の根管を探索するためには, 根管形態の知識, 正しいエックス線読影, および根管壁の触診が重要である[1].

1 - 1 - 1．歯根数

　下顎第一小臼歯の歯根数を図 7 - 5 に示す. 第一小臼歯では米国, ドイツ, インドなどで 2 根の出現率が高い. 日本人は1.7％である.

1 - 1 - 2．根管数

　下顎第一小臼歯の根管数を図 7 - 6 に示す. 第一

下顎第一小臼歯の根管数

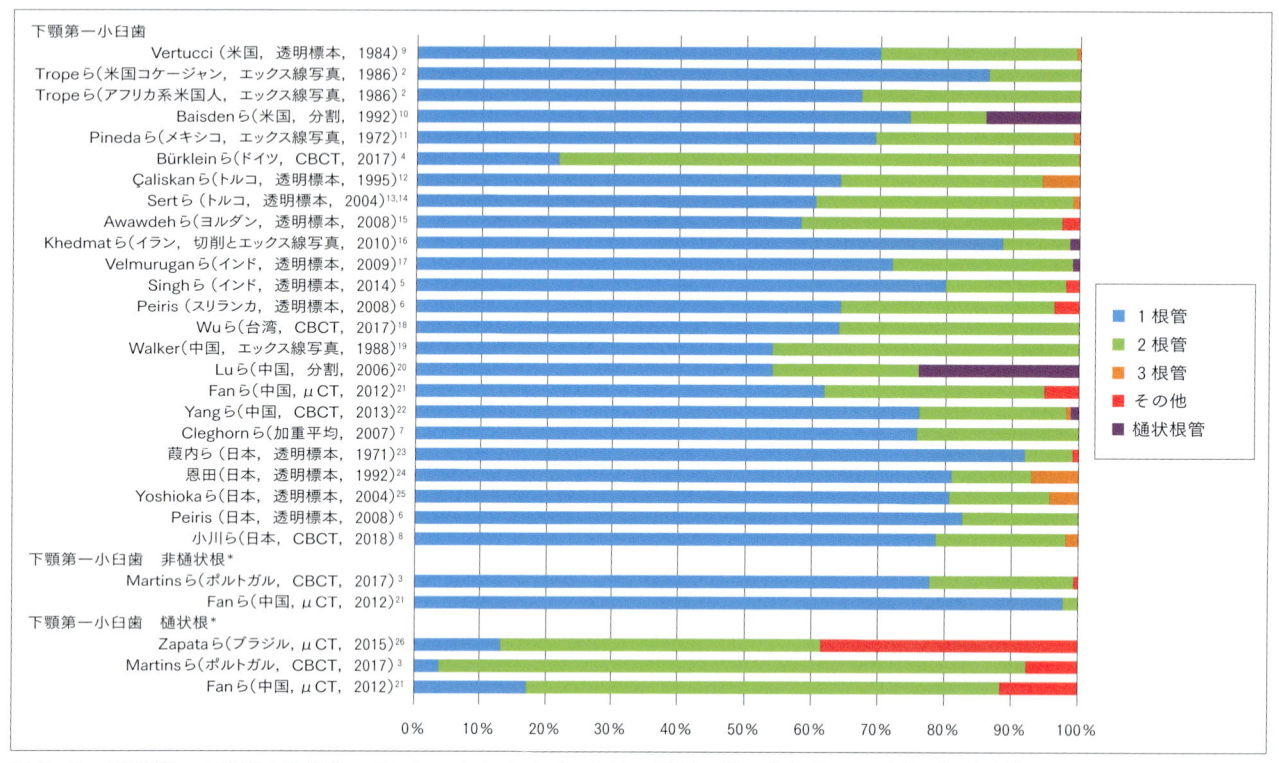

図 7 - 6　下顎第一小臼歯の根管数．Cleghornらによるデータは，既報の第一小臼歯4,733本[7]の加重平均．
*：歯根形態を樋状根と樋状根管に分けて評価．

下顎第一小臼歯の根尖孔数

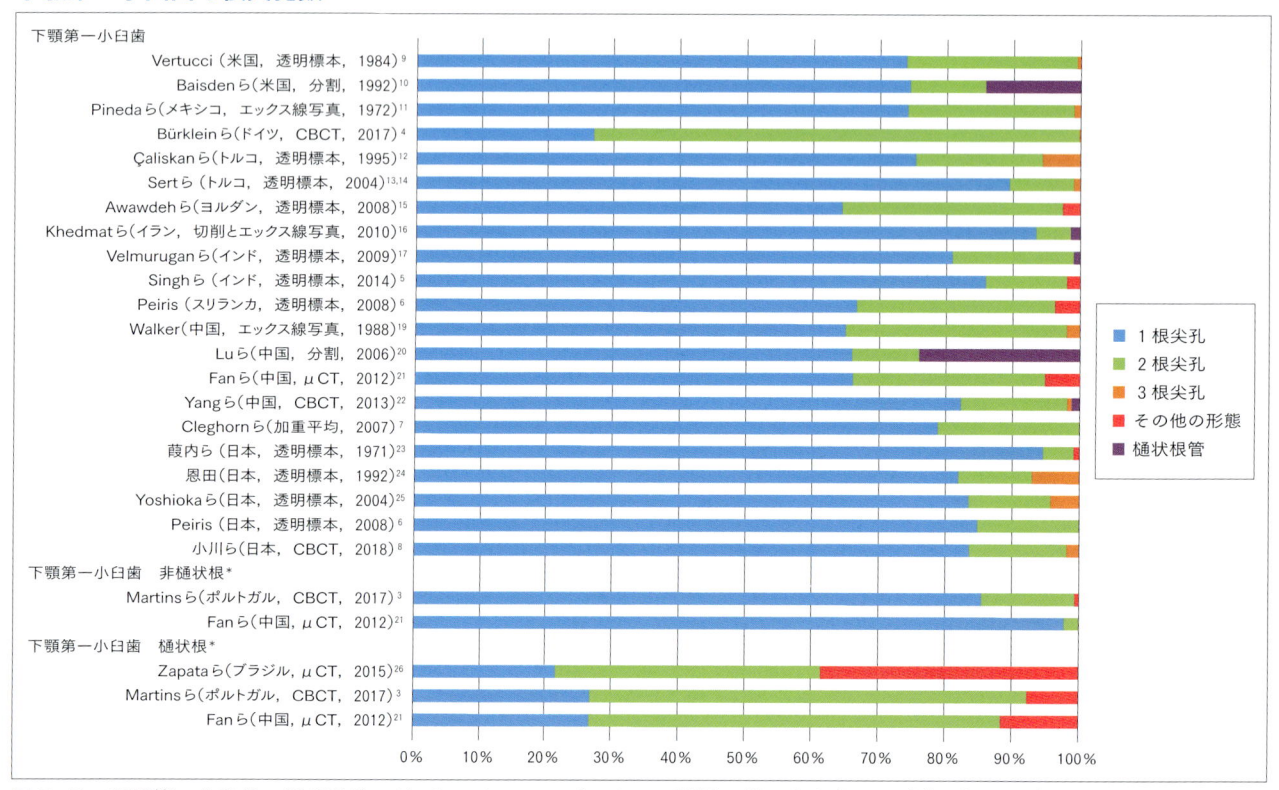

図 7 - 7　下顎第一小臼歯の根尖孔数．Cleghornらによるデータは，既報の第一小臼歯4,733本[7]の加重平均．

**下顎第一小臼歯における
根管形態分類別の出現率**

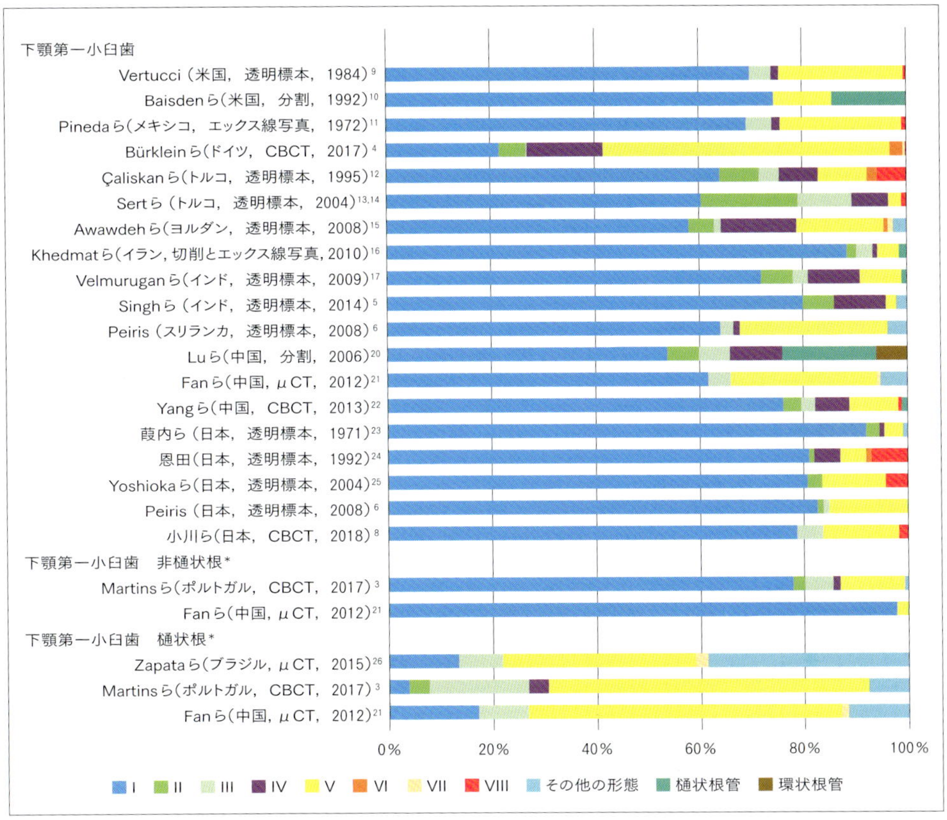

図7-8　Vertucciの方法による下顎第一小臼歯における根管形態分類別の出現率．環状根管（circumferential canals）とはLuら[20]が歯を歯軸に垂直に切断した水平断面を観察し，提案した形態である中心に1根管あり，さらに中央の根管を中心とした円の円周上に3～4本見られる根管の形態である．根尖3mmに見られる根尖分岐である．

小臼歯は60～70%が1根管であるが，日本人では約80%が1根管である．日本人では，さらに3根管が5%程度出現する．被験歯を樋状根と非樋状根に分けると，非樋状根では1根管が多くなり，樋状根では複根管が80%以上となる．

1-1-3．根尖孔数

　図7-7に下顎第一小臼歯の根尖孔数を示す．第一小臼歯は，70～80%が1根尖孔であるが，日本人では約85%が1根尖孔である．さらに，3根尖孔が5%程度出現する．

1-1-4．根管形態分類別の出現率

　図7-8に下顎第一小臼歯における根管形態分類別の出現率を示す．日本人では，Type I が80%程度である．樋状根と非樋状根に分けて調べた報告では，根管形態の出現傾向は著しく異なる．非樋状根はType I が多く，樋状根では逆の傾向となっている．複根管歯では歯頸部のエナメルセメント境より低位で分岐するため，Type III，Vが目立つ．

1-1-5．側枝の出現率

　図7-9に下顎第一小臼歯の側枝の出現率を示す．40%前後の出現率で，日本人でも同様である．

1-1-6．根尖分岐の出現率

　図7-10に下顎第一小臼歯の根尖分岐の出現率を示す．20%前後の出現率である．

1-2．第二小臼歯
1-2-1．歯根数

　下顎第二小臼歯の歯根数を図7-11に示す．第二小臼歯は第一小臼歯よりも2根は少なく，日本人では2根はほとんど見られない．

下顎第一小臼歯における管外側枝の出現率

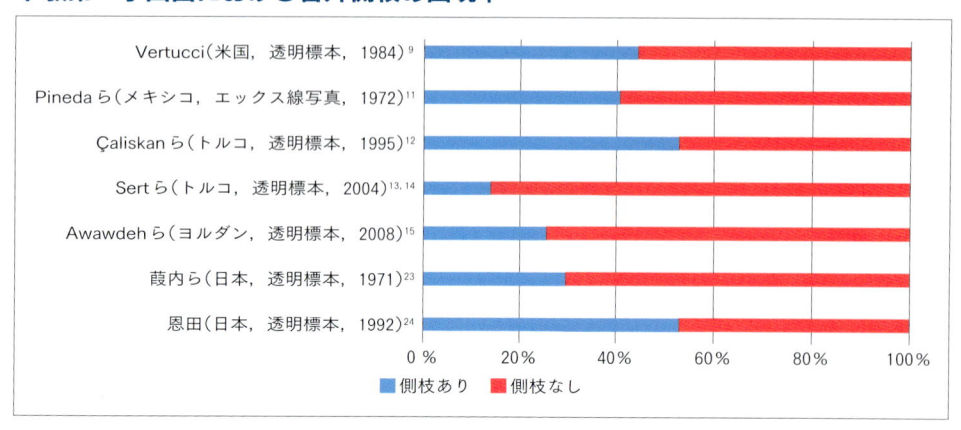

図7-9　下顎第一小臼歯における管外側枝の出現率.

下顎第一小臼歯における根尖分岐の出現率

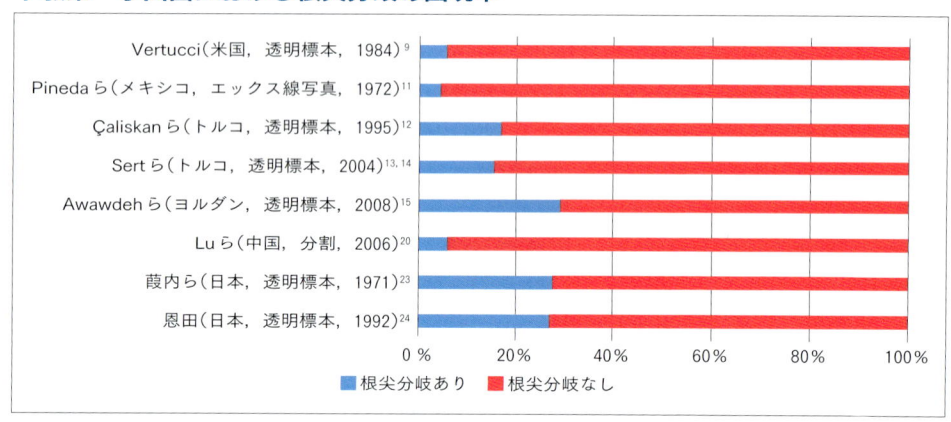

図7-10　下顎第一小臼歯における根尖分岐の出現率.

下顎第二小臼歯の歯根数

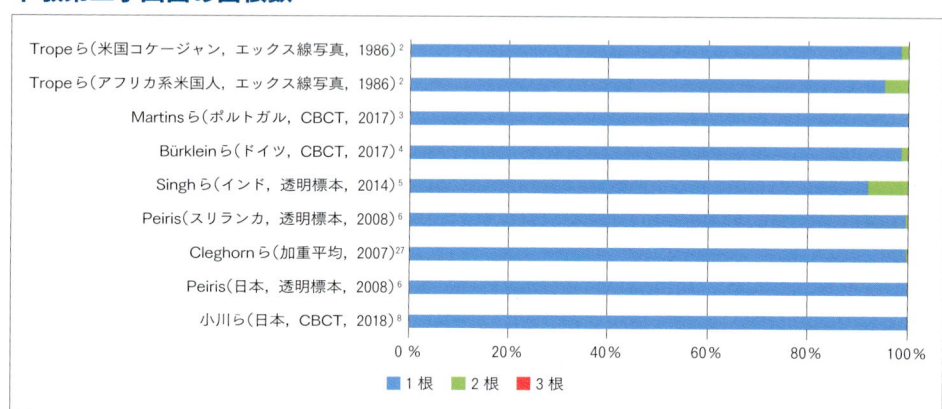

図7-11　下顎第二小臼歯の歯根数. Cleghornらによるデータは, 既報の第二小臼歯4,019本[27]の加重平均.

1-2-2. 根管数

　図7-12に, 下顎第二小臼歯の根管数を示す. 第二小臼歯は1根管の割合がより高くなり, 日本人だと95％以上となる. しかし, トルコ, ヨルダン, インドは第一小臼歯と根管数が変わらない. インド人の透明標本では, 他国に比べて2根管の出現率がとくに高い. ドイツでは, 第一, 第二とも2根管が多くなっているが, その理由は不明である. 被験歯の評価方法の違いかもしれない.

下顎第二小臼歯の根管数

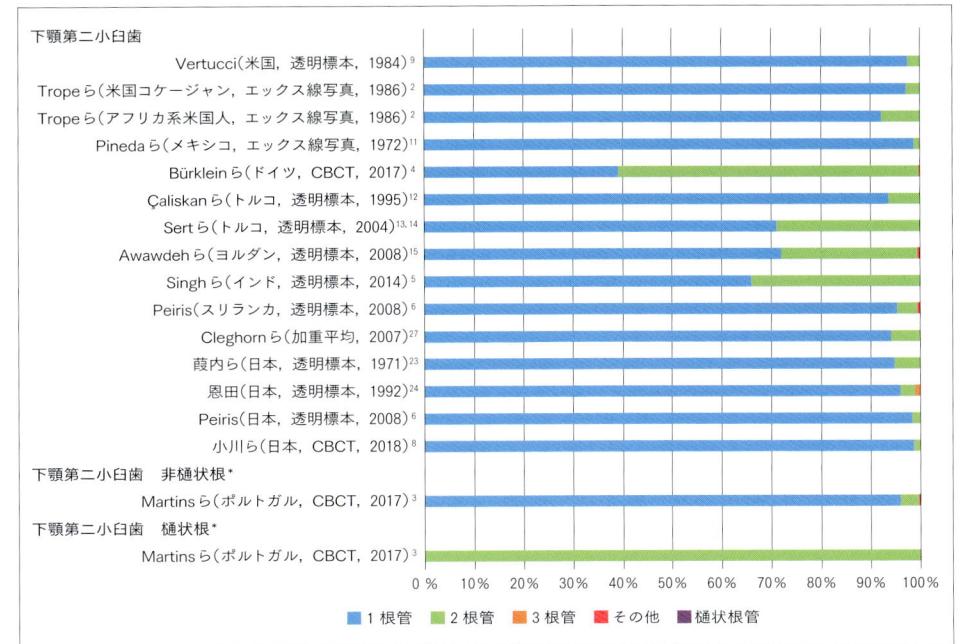

図 7 -12　下顎第二小臼歯の根管数．Cleghornらによるデータは，既報の第二小臼歯3,063本[27]の加重平均．

*：歯根形態を樋状根と樋状根管に分けて評価．

下顎小臼歯の根尖孔数

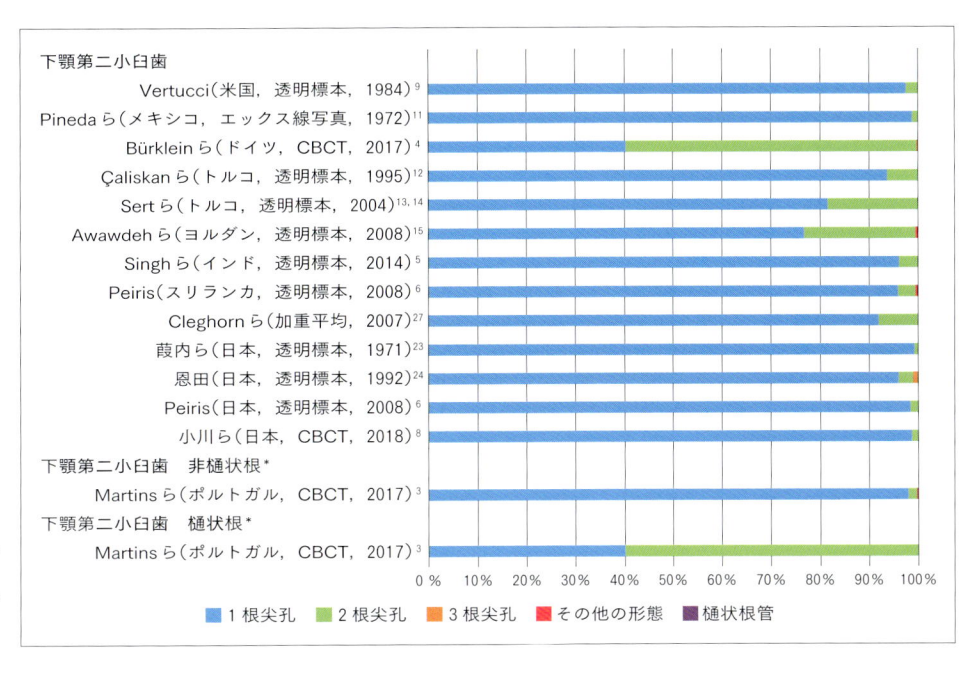

図 7 -13　下顎小臼歯の根尖孔数．Cleghornらによるデータは，既報の第二小臼歯2,050本[27]の加重平均．

1 - 2 - 3．根尖孔数

　図 7 -13に，下顎第二小臼歯の根尖孔数を示す．第二小臼歯は 1 根尖孔の割合がより高くなる．ドイツでは第一，第二とも根管数と同様，2 根尖孔が多くなっている．

下顎第二小臼歯における根管形態分類別の出現率

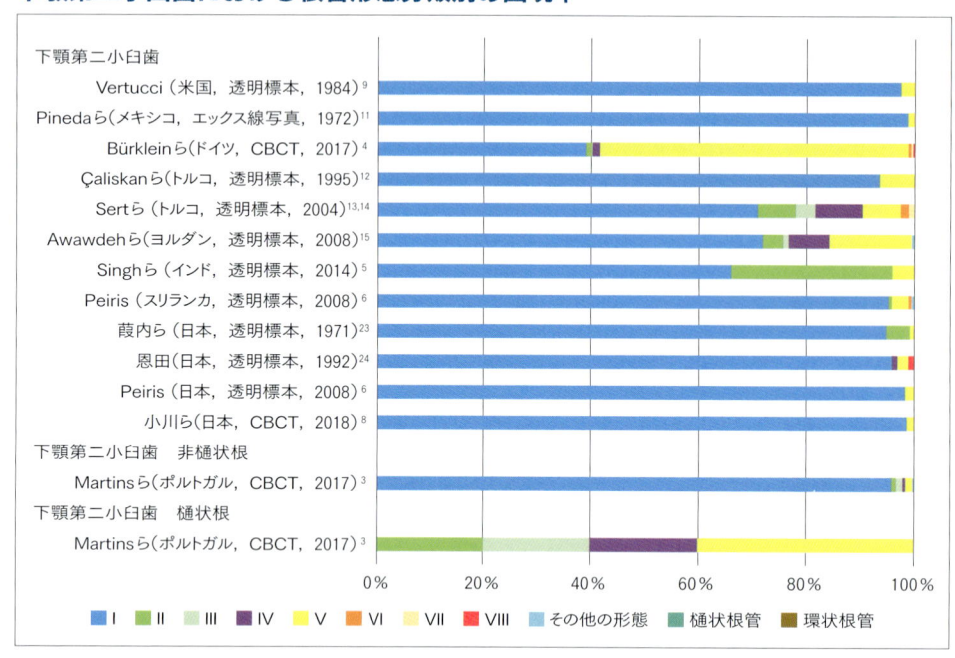

図7-14　Vertucciの方法による下顎第二小臼歯における根管形態分類別の出現率.

下顎第二小臼歯における管外側枝の出現率

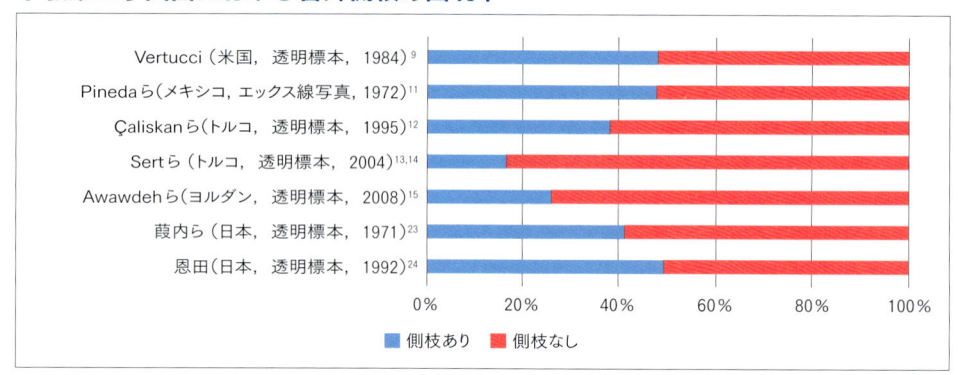

図7-15　下顎第二小臼歯における管外側枝の出現率.

下顎第二小臼歯における根尖分岐の出現率

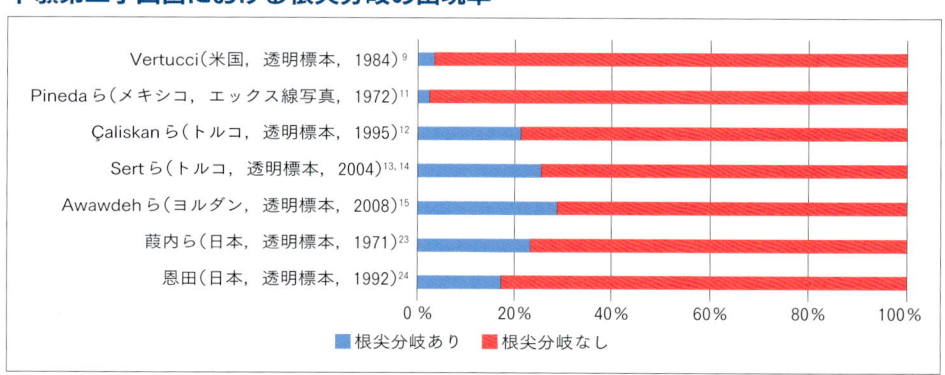

図7-16　下顎第二小臼歯における根尖分岐の出現率.

下顎小臼歯における複数歯根の透明標本
標本 1

図17a 図17b 図17c

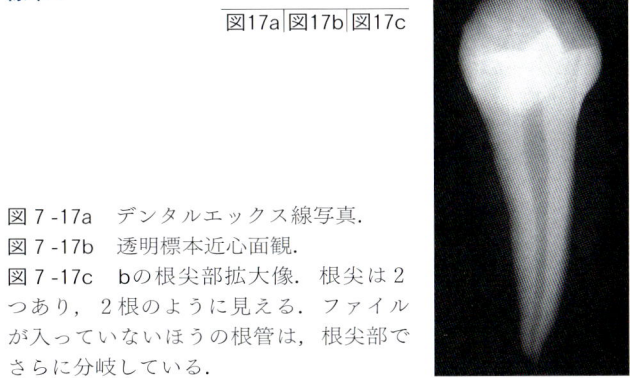 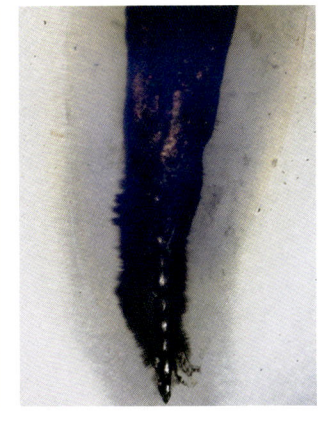 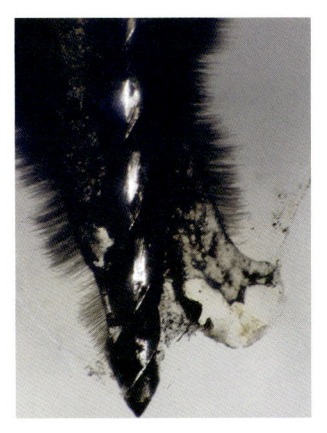

図 7 -17a　デンタルエックス線写真.
図 7 -17b　透明標本近心面観.
図 7 -17c　bの根尖部拡大像. 根尖は 2 つあり, 2 根のように見える. ファイルが入っていないほうの根管は, 根尖部でさらに分岐している.

標本 2

図18a 図18b 図18c

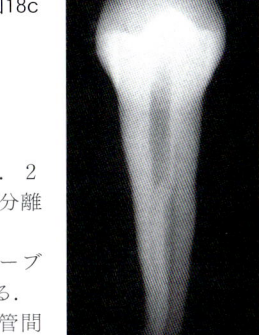 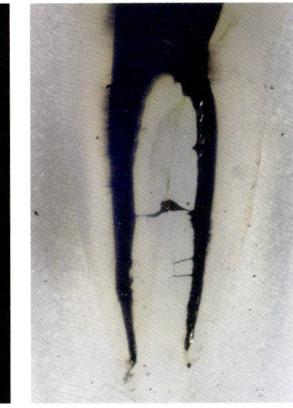 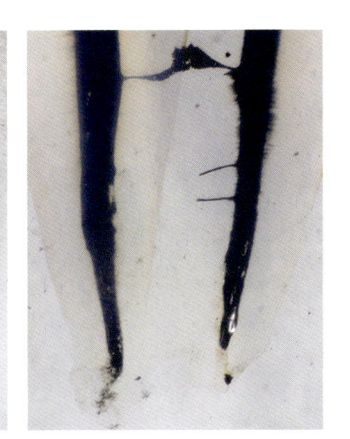

図 7 -18a　デンタルエックス線写真. 2 根のように見えるが, 実際に歯根は分離していなかった.
図 7 -18b　透明標本近心面観. グルーブがあり, 2 根管に分離したと思われる.
図 7 -18c　bの歯根中央部拡大像. 管間側枝と 2 本の側枝が見られる.

1 - 2 - 4 ． 根管形態分類別の出現率

　図 7 -14に, 下顎第二小臼歯における根管形態分類別の出現率を示す. 日本人では, Type Ⅰ が95％程度である.

1 - 2 - 5 ． 側枝の出現率

　図 7 -15に, 下顎第二小臼歯における側枝の出現率を示す. 第一小臼歯と似た傾向である.

1 - 2 - 6 ． 根尖分岐の出現率

　図 7 -16に, 下顎第二小臼歯の根尖分岐出現率を示す. 日本人では, 第一小臼歯より若干少ない出現率である.

1 - 3 ． 透明標本と臨床例
1 - 3 - 1 ． 複数歯根の透明標本

　図 7 -17, 18に, 複数歯根の透明標本を示す.

1 - 3 - 2 ． 複数根管の透明標本

　図 7 -19〜21に, 複数根管の透明標本を示す.

1 - 3 - 3 ． 根尖の透明標本

　図 7 -22〜25に, 根尖の代表的な透明標本を示す.

下顎小臼歯における複数根管の透明標本

標本 1

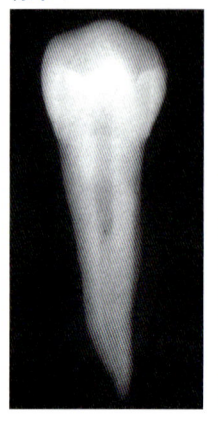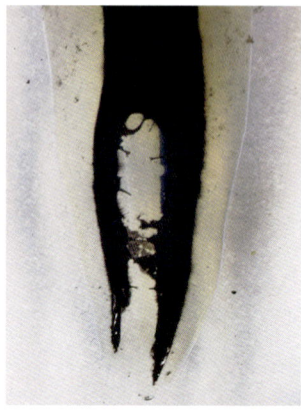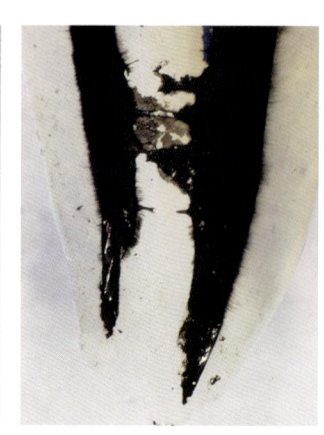

図19a｜図19b｜図19c

図7-19a　デンタルエックス線写真．根管は歯根中央で急に細くなっている．ここで根管は分岐していることが多い．よく見ると，2根管のように見える．

図7-19b　透明標本近心面観．管間側枝と多数の側枝が見られる．

図7-19c　bの根尖部拡大像．管間側枝．

標本 2

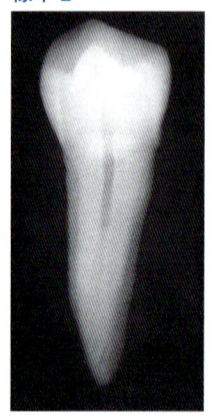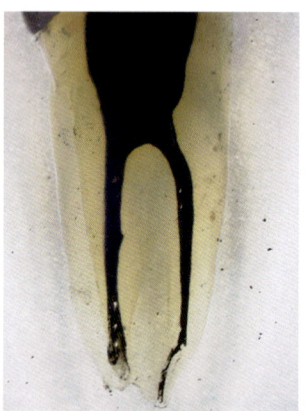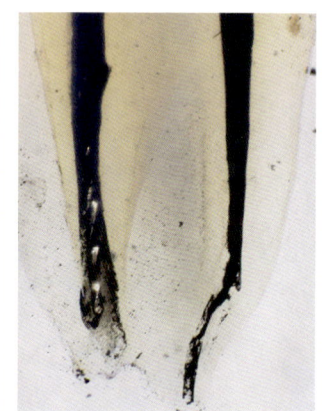

図20a｜図20b｜図20c

図7-20a　デンタルエックス線写真．歯根中央部で根管は急に細くなり，消失したように見える．根管の分岐のためである．

図7-20b　透明標本近心面観．2根管で，側枝は見られない．

図7-20c　bの根尖部拡大像．ファイルは根管に追随できずに根管から逸脱している．

標本 3

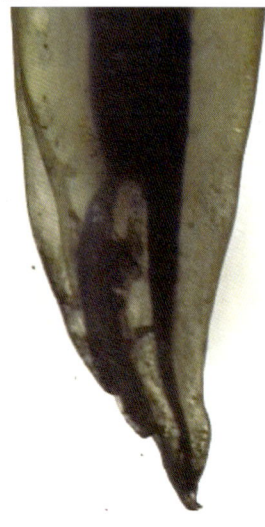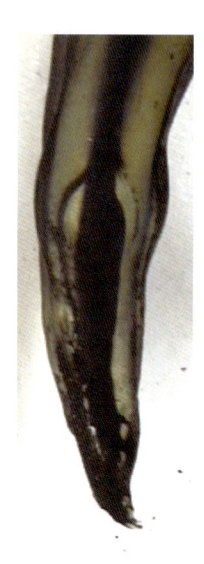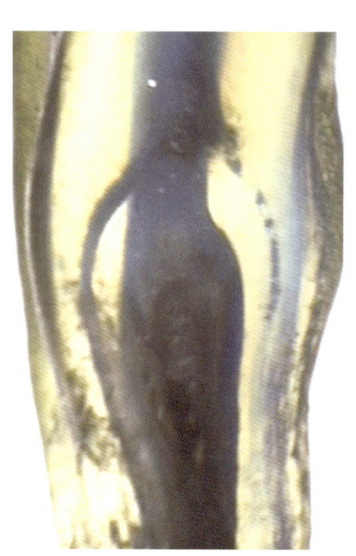

図21a｜図21b｜図21c

図7-21a～c　3根管の透明標本．a：頬側（右側）2根管と舌側（左側）1根管．b：頬側面観．頬側2根管が分岐している．c：bの分岐部拡大像．

下顎小臼歯根尖の代表的な透明標本

標本 1

図22a 図22b 図22c

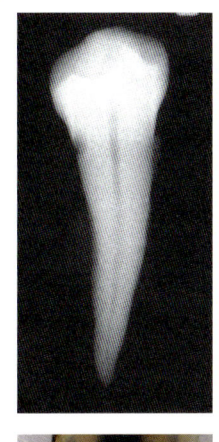 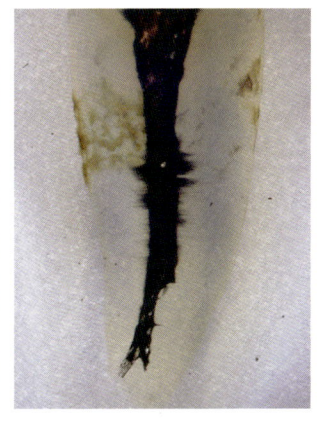 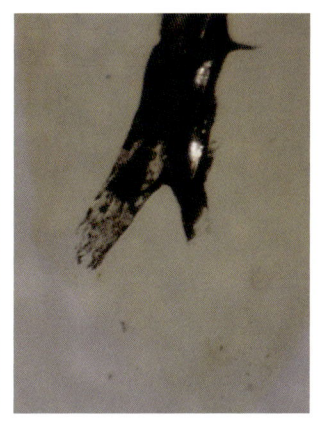

図 7 -22a　デンタルエックス線写真.
図 7 -22b　透明標本近心面観.
図 7 -22c　bの根尖部拡大像. 湾曲に追随できずに根管から外れて, ファイルが食い込んでいるように見える. しかし, 拡大像をよく見ると, 根尖で分岐した根管にファイルが入っていることがわかる.

標本 2

図23a 図23b 図23c

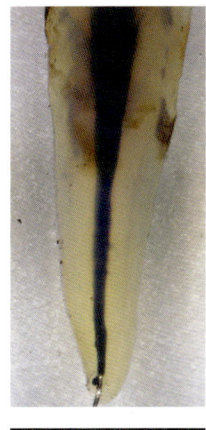 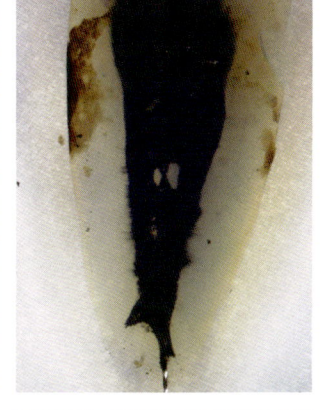 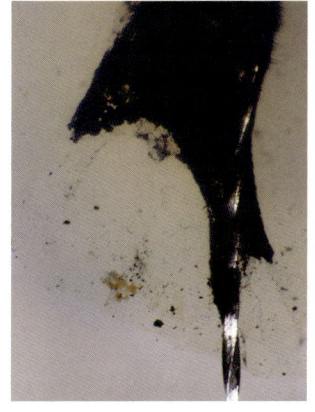

図 7 -23a　透明標本頬側面観. 単純なまっすぐな根管に見える.
図 7 -23b　透明標本近心面観. 根尖部に側枝や分岐が見られる.
図 7 -23c　bの根尖部拡大像.

標本 3

図24a 図24b 図24c

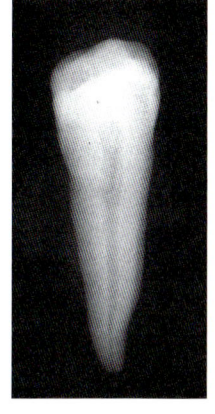 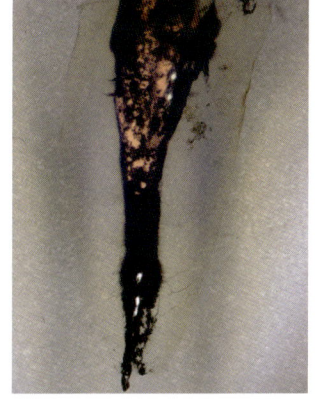 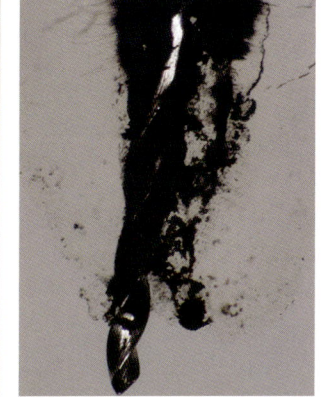

図 7 -24a　デンタルエックス線写真.
図 7 -24b　透明標本近心面観.
図 7 -24c　bの根尖部拡大像. 根尖で分岐し, 2 根管となっている.

標本 4

図25a 図25b 図25c

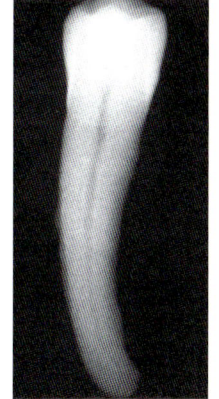 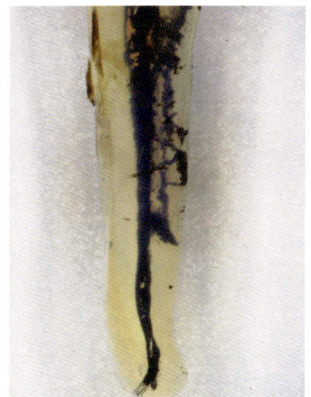 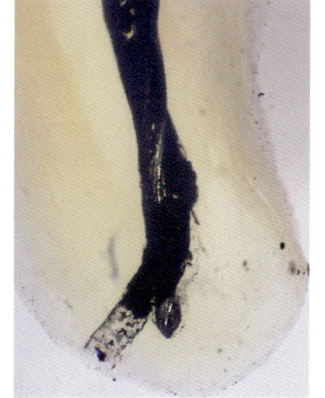

図 7 -25a　デンタルエックス線写真. 歯根の湾曲と根尖部根管の湾曲が逆になっている.
図 7 -25b　透明標本頬側面観.
図 7 -25c　bの根尖部拡大像. 歯根の湾曲と根管の湾曲は逆であるが, ファイルはそれらに関係なくまっすぐに進もうとして根管壁に食い込んでいる.

下顎小臼歯根管形態の代表的な透明標本

標本1

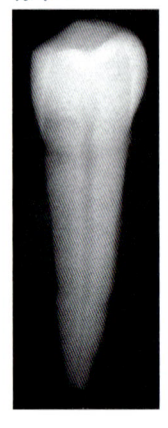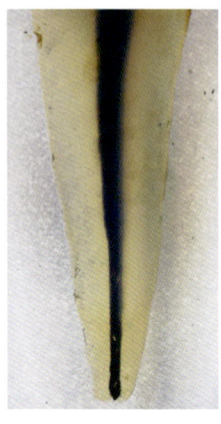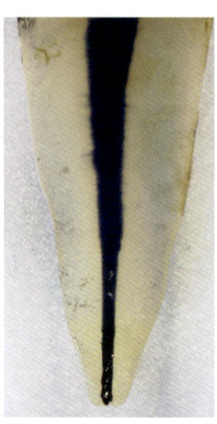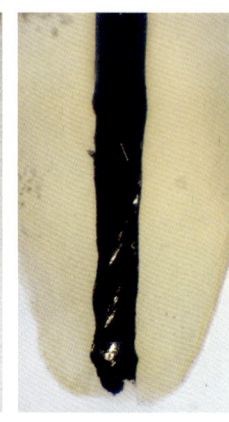

図26a 図26b 図26c

図7-26a〜d　Type I．a：デンタルエックス線写真．歯根も根管もまっすぐに見える．b：透明標本頬側面観．c：近心面観．デンタルエックス線写真のとおり，どの方向から見てもまっすぐな根管．d：cの根尖部拡大像．

標本2

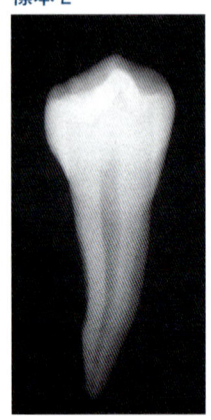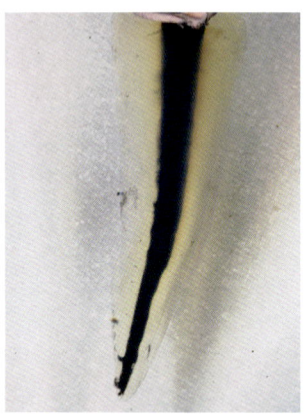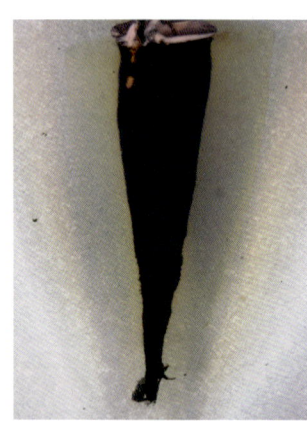

図27a 図27b 図27c

図7-27a〜c　Type I．a：デンタルエックス線写真．根管は比較的太く明瞭に見える．b：透明標本頬側面観．c：透明標本近心面観．頬舌的なテーパーが大きい．

標本3

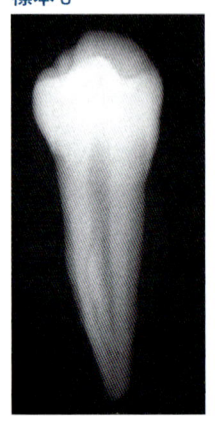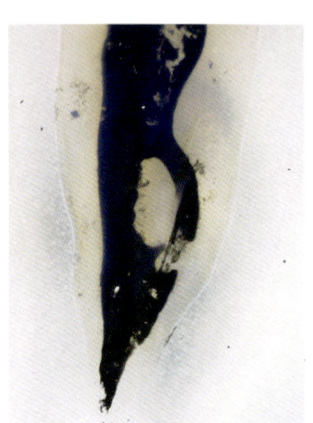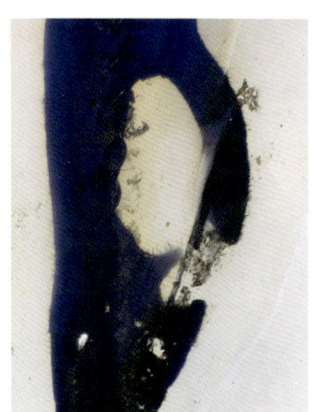

図28a 図28b 図28c

図7-28a〜c　Type III．a：デンタルエックス線写真．b：透明標本．c：bの分岐部拡大像．

1-3-4．根管形態の透明標本

　図7-26〜33に，代表的な根管形態の透明標本を示す．

標本 4

図29a 図29b 図29c

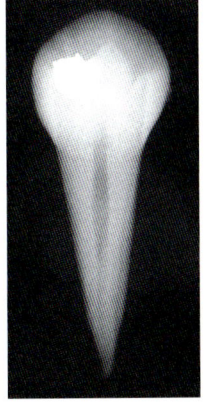 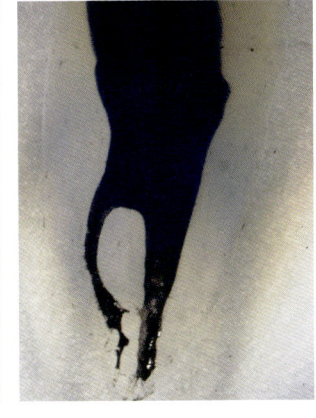 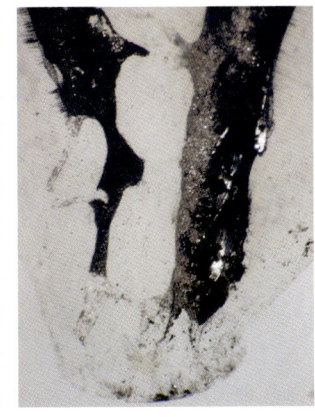

図7 -29a〜c　Type V．a：デンタルエックス線写真．b：透明標本近心面観．舌側に分岐根管が見られる．c：bの根尖部拡大像．根尖分岐やループ状の側枝が見られる．

標本 5

図30a 図30b 図30c

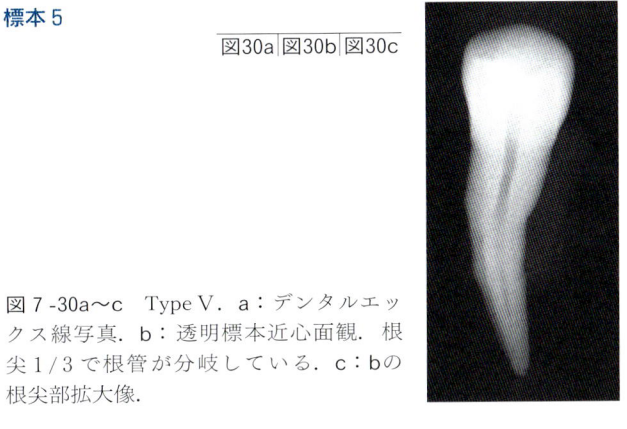 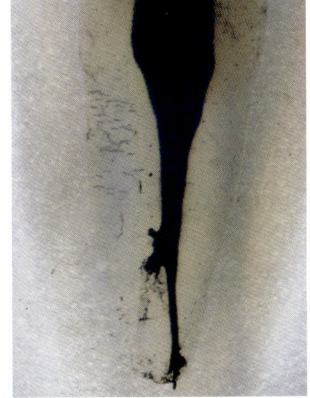 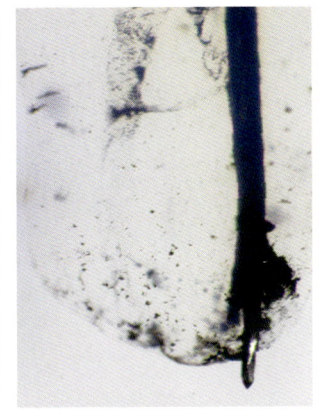

図7 -30a〜c　Type V．a：デンタルエックス線写真．b：透明標本近心面観．根尖 1 / 3 で根管が分岐している．c：bの根尖部拡大像．

標本 6

図31a 図31b 図31c

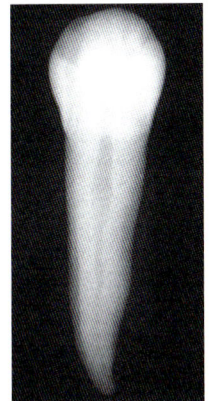 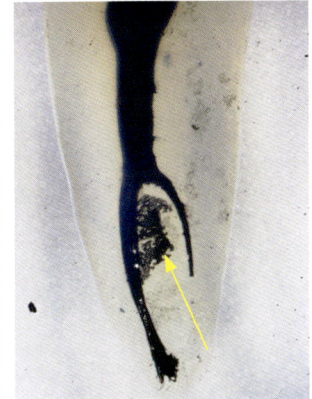 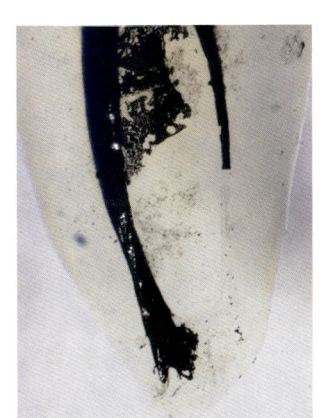

図7 -31a〜c　Type V．a：デンタルエックス線写真．b：透明標本近心面観．黄矢印部は根管ではなく，根面溝からの歯根陥入部．c：bの拡大像．

標本 7

図32a 図32b 図32c

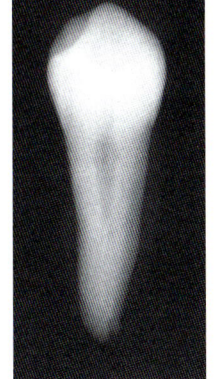 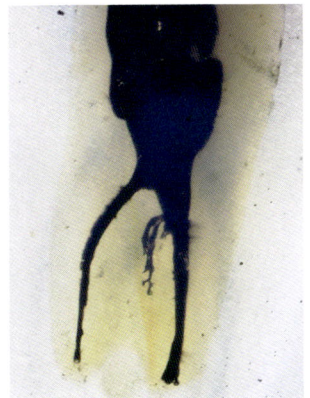 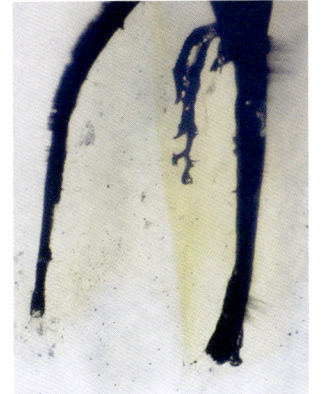

図7 -32a〜c　Type V．a：デンタルエックス線写真．歯根中央部で根管は消失．b：透明標本近心面観．歯根中央部で根管が分岐し，さらに根尖側で側枝とも根管ともつかない分岐が見られる．c：bの根尖部拡大像．

標本8

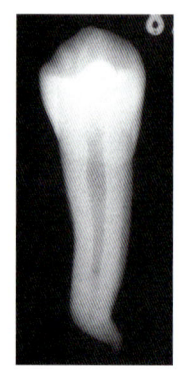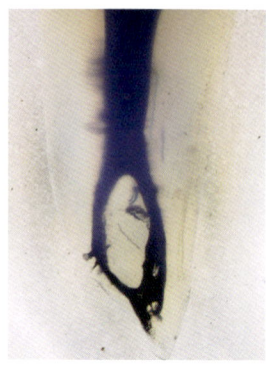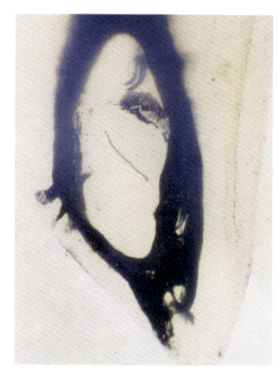

図33a｜図33b｜図33c
図33d｜図33e｜図33f

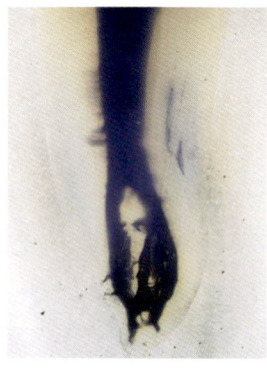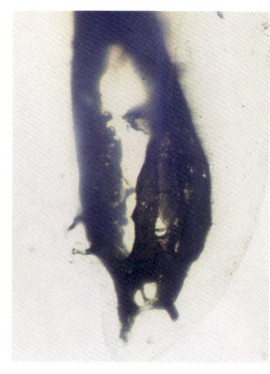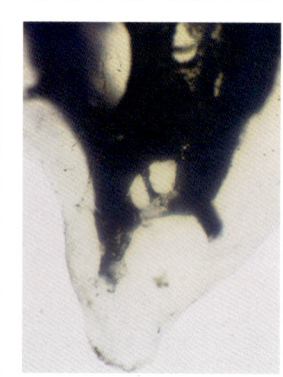

図7-33a〜f　根管形態は1-2-3-1-2．a：デンタルエックス線写真．根尖付近で歯根は湾曲し，根管は不明瞭になっている．b：透明標本頬側面観．デンタルで根尖部の根管が不明瞭になった部分で根管が分岐している．c：bの根尖部拡大像．d：透明標本近心面観．e：dの根尖部の拡大像．根管は3分岐したあと，根尖部で再び合流している．f：根尖部の拡大像．3分岐した根管は合流し，さらに2つに分かれ，管間側枝を形成して2つの根尖孔に終止している．

下顎小臼歯根管形態の臨床例

症例1

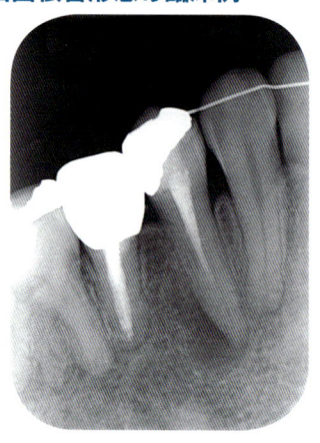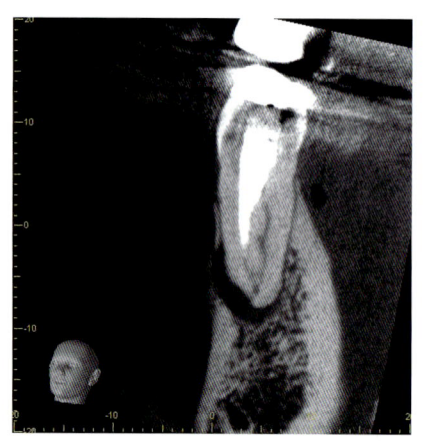

図34a｜図34b

図7-34a　28歳，女性の下顎第一小臼歯デンタルエックス線写真．根尖部透過像が見られる．
図7-34b　CBCT（Veraview X800，モリタ）歯列直交断像．頬側根管が湾曲の途中まで根管充填されている．頬側根管根尖部と舌側根管は未処置のままであった．根管の分岐は歯頸部付近なので，根管形態はTypeⅡ．

症例2

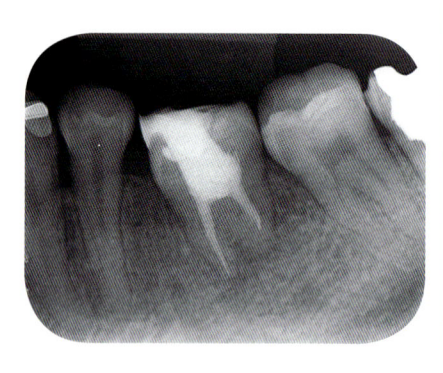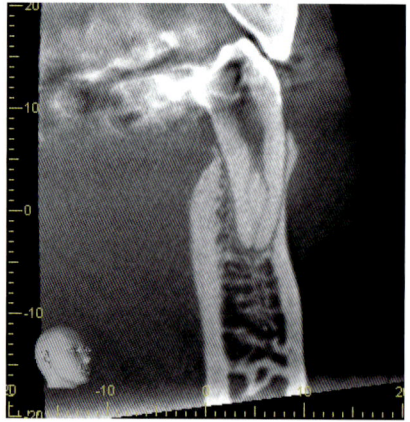

図35a｜図35b

図7-35a　34歳，女性の下顎左側第二小臼歯デンタルエックス線写真．根管は歯根中央部で消失しているように見える．
図7-35b　CBCT（3DXマルチイメージマイクロ，モリタ）歯列直交断像．歯根中央部で根管が分岐し，根尖で合流している．図34よりも分岐の位置が根尖寄りなのでTypeⅢ．

症例 3

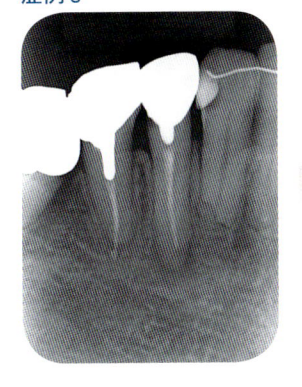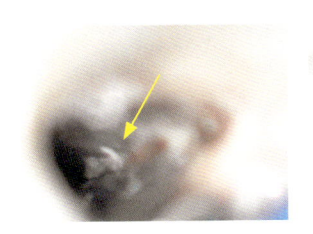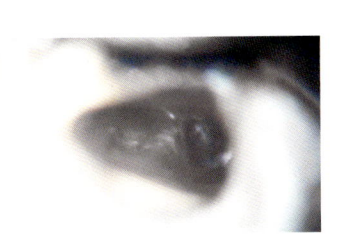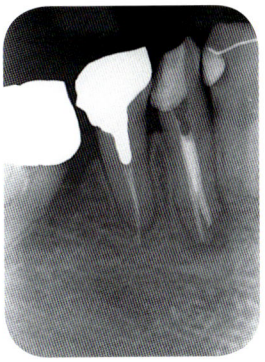

図36a 図36b 図36c 図36d
図36e

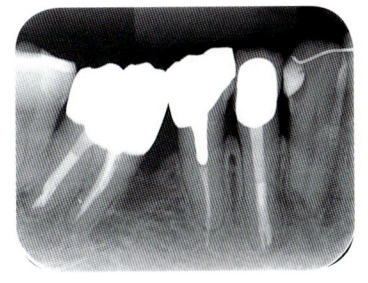

図 7 -36a　61歳，女性の下顎右側第一小臼歯デンタルエックス線写真．根尖部透過像が見られる．

図 7 -36b　根管治療時に根管内を観察した画像．舌側の未処置根管の入り口（黄矢印部）には削片が詰め込まれているために白く見える．根管形態はTypeⅤ．

図 7 -36c　根管形成後．

図 7 -36d　2 根管の根管充填確認のデンタルエックス線写真．

図 7 -36e　1 年 9 か月後．根尖部透過像は消失している．

症例 5

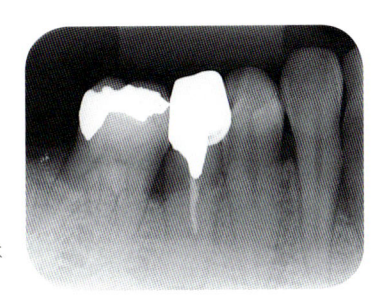

図 7 -37a　45歳，女性の下顎右側第二小臼歯デンタルエックス線写真．以前の根管充填は歯根中央部で止まっている．

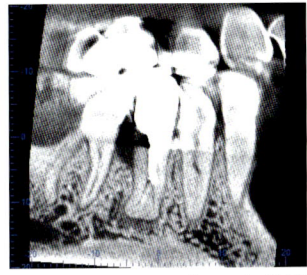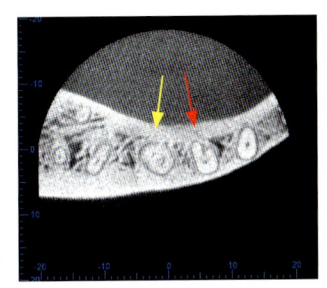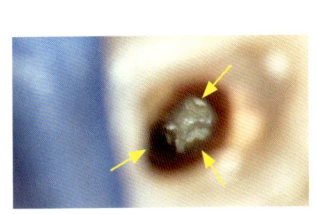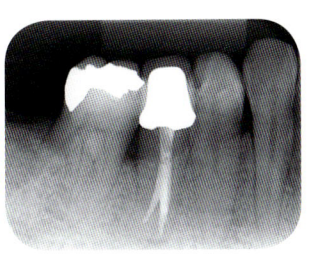

図 7 -37b　CBCT（3DX）歯列平行断像．歯根中央部で分岐した根管を確認できる．根管充填は根管分岐の部分で止まっている．

図 7 -37c　根尖近くでのCBCT水平断面像．第二小臼歯（黄矢印部）では遠心根管と近心根管に分かれ，近心根管は幅広で樋状根管様になっているのかもしれない．第一小臼歯（赤矢印部）は，舌側に根面溝を有する形態となっている．

図 7 -37d　根管治療時に探索した根管（黄矢印部）．3 根管となっていた．

図 7 -37e　根管充填 6 か月後のデンタルエックス線写真．近心 2 根管，遠心 1 根管の 3 根管であった．

1 - 3 - 5 ．根管形態の臨床例

　図 7 -34〜37に，代表的な根管形態の臨床例を示す．

下顎小臼歯側枝の代表例

標本1

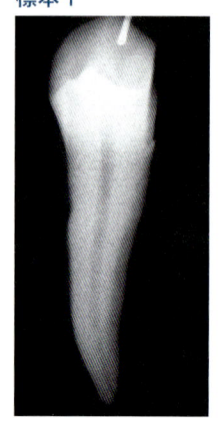 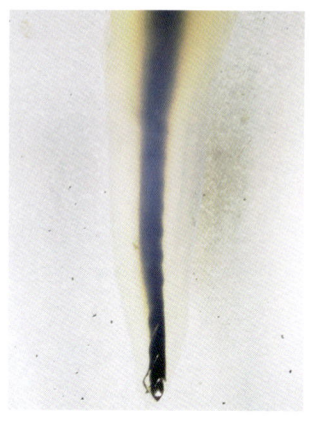 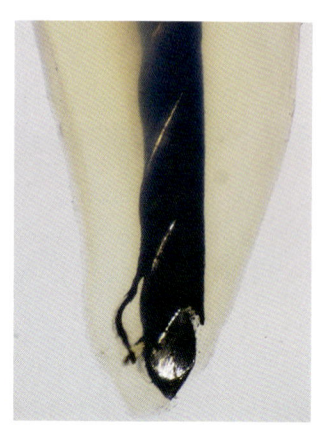

図38a 図38b 図38c

図7-38a　デンタルエックス線写真.
図7-38b　透明標本頬側面観.
図7-38c　bの根尖部拡大像. 小さな側枝が見られる.

標本2

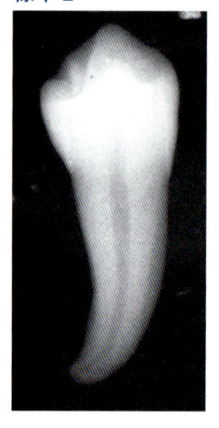 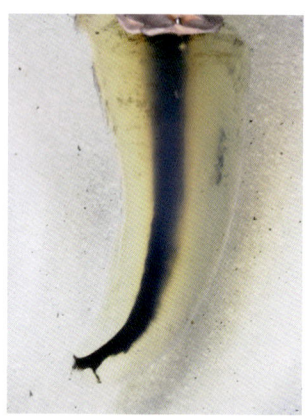 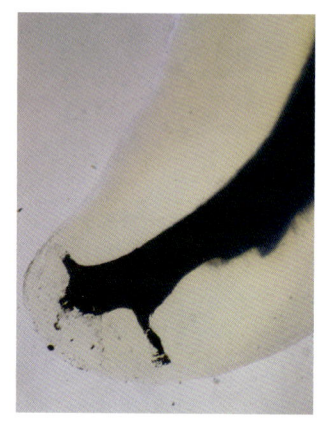

図39a 図39b 図39c

図7-39a　デンタルエックス線写真. 遠心に向かって湾曲している.
図7-39b　透明標本頬側面観. 根尖には側枝が見られる.
図7-39c　bの根尖部拡大像.

標本3

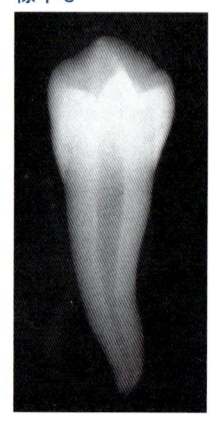 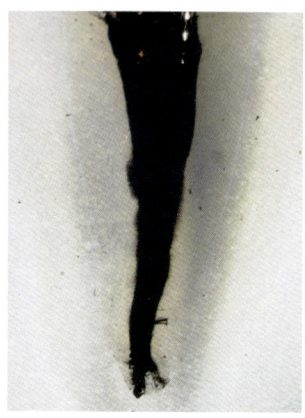 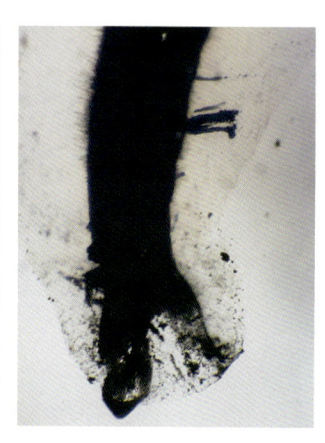

図40a 図40b 図40c

図7-40a　デンタルエックス線写真.
図7-40b　透明標本頬側面観.
図7-40c　根尖部拡大像. 根尖分岐の他, 側枝は1箇所に数本が密集していた.

1-3-6．側枝の透明標本

　図7-38〜42に，下顎小臼歯側枝の代表的な透明標本を示す.

1-3-7．根尖分岐の透明標本

　図7-43〜45に下顎小臼歯根尖分岐の代表的な透明標本を示す.

標本 4

図41a 図41b 図41c

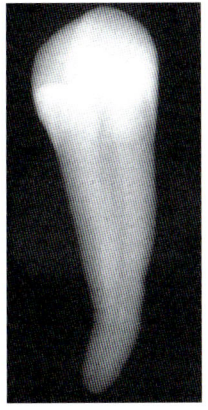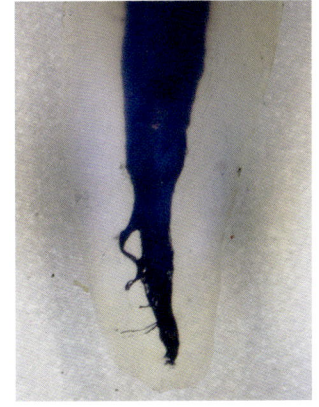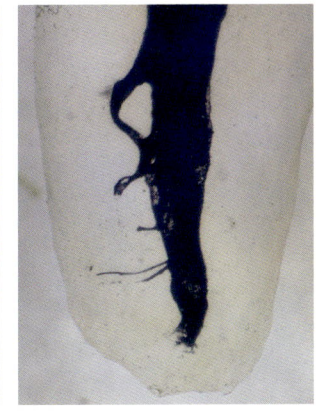

図 7 -41a　デンタルエックス線写真.
図 7 -41b　透明標本近心面観.
図 7 -41c　bの根尖部拡大像. 多数の側枝が見られる.

標本 5

図42a 図42b 図42c

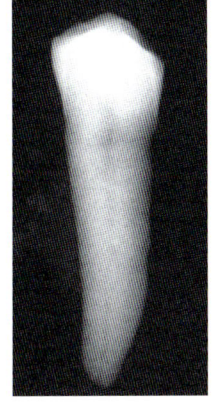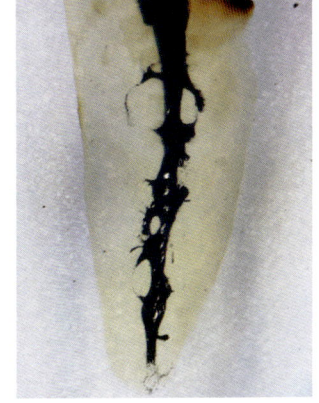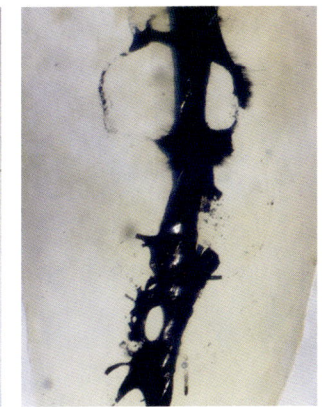

図 7 -42a　デンタルエックス線写真.
図 7 -42b　透明標本近心面観. 根管はまっすぐな 1 本であるが, 棘状あるいはループ状の側枝が見られる.
図 7 -42c　bの歯根中央部拡大像.

下顎小臼歯根尖分岐の透明標本
標本 1

図43a 図43b

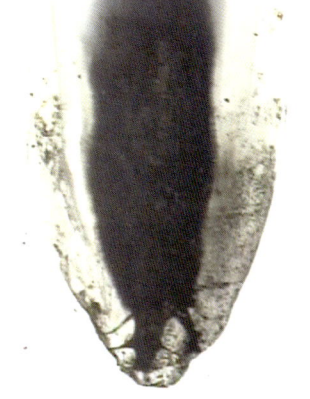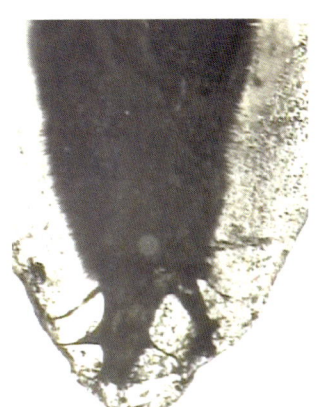

図 7 -43a　幅の広い根管だが, 根尖部で多数の分岐根管を有している.
図 7 -43b　aの根尖部拡大像.

標本 2

図44a 図44b 図44c

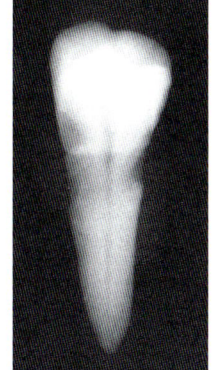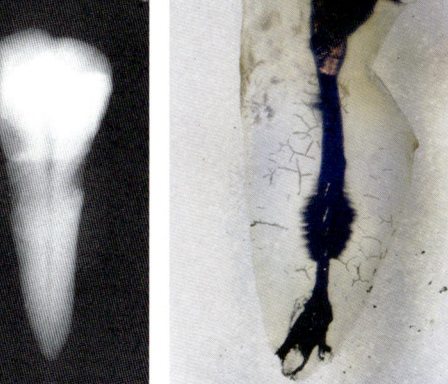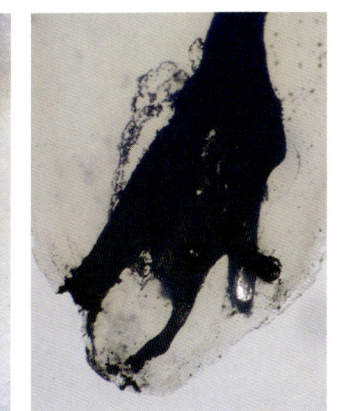
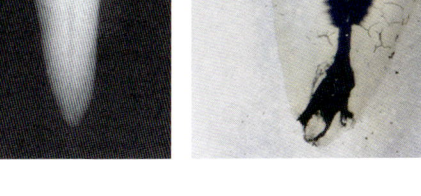

図 7 -44a　デンタルエックス線写真. 根尖まで根管が見えており, 単純な形態に思える.
図 7 -44b　透明標本近心面観. 歯根中央部は象牙細管.
図 7 -44c　bの根尖部拡大像. 根尖部の根管は膨らんでいて, いくつかの分岐根管を出している.

標本3

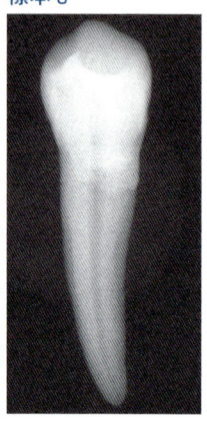 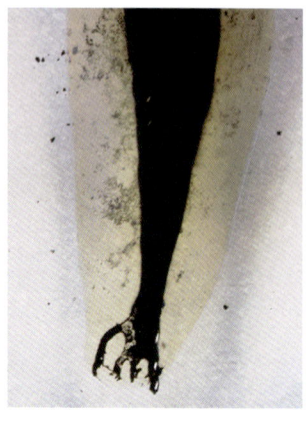 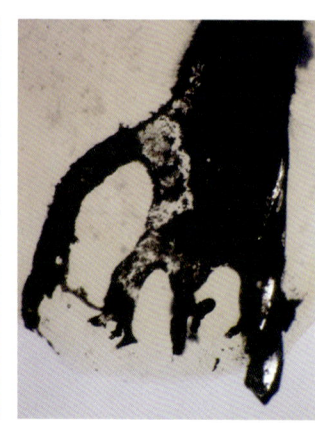

図45a 図45b 図45c

図7 -45a　デンタルエックス線写真．単純な根管形態．
図7 -45b　透明標本近心面観．根尖分岐が見られる．
図7 -45c　bの根尖部拡大像．根尖分岐にも管間側枝がある．

下顎小臼歯管間側枝の透明標本
標本1

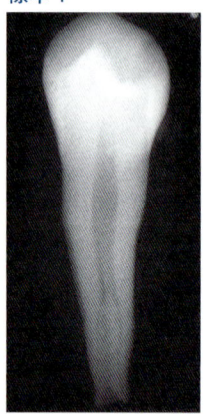 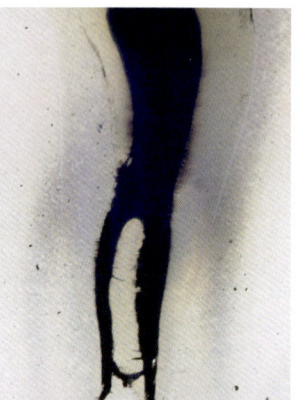 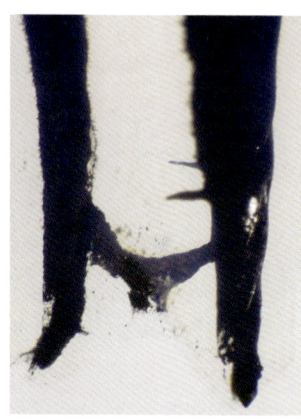

図46a 図46b 図46c

図7 -46a　デンタルエックス線写真．歯根中央部で根管が分岐している．
図7 -46b　透明標本近心面観．歯根中央部で舌側（左側）に根管が分岐している．
図7 -46c　bの根尖部拡大像．管間側枝はT字根管となっている．

標本2

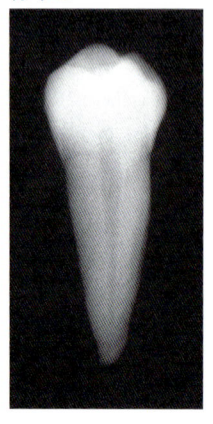 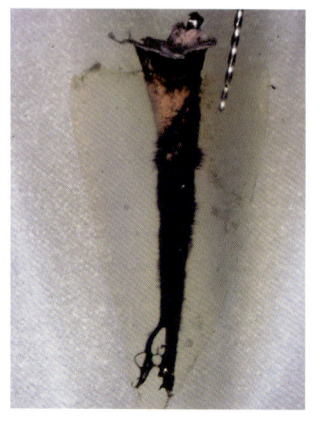 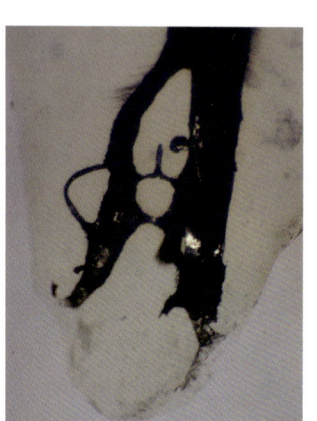

図47a 図47b 図47c

図7 -47a　デンタルエックス線写真．単純な根管形態に見える．
図7 -47b　透明標本近心面観．根尖で根管は分岐している．
図7 -47c　bの根尖部拡大像．管間側枝やループ状の側枝が見られる．

1 - 3 - 8．管間側枝の透明標本

　図7 -46〜48に，下顎小臼歯管間側枝の代表的な透明標本を示す．

1 - 4．側枝の分布
1 - 4 - 1．垂直分布

　図7 -49に下顎小臼歯側枝の垂直分布[28]を示す．根尖3 mm以内の側枝が見られるのは80％程度である．

標本 3

図48a 図48b 図48c

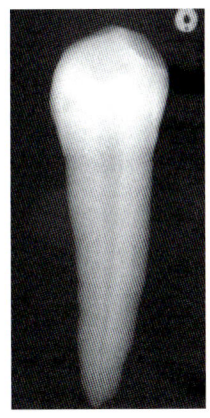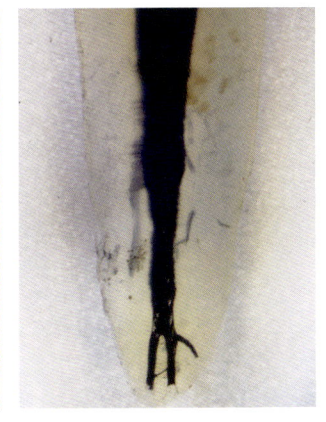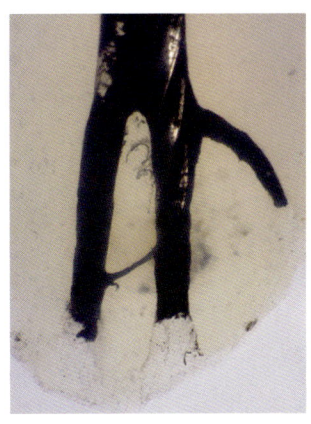

図 7 -48a　デンタルエックス線写真.
図 7 -48b　透明標本近心面観. 根尖分岐
が認められる.
図 7 -48c　bの根尖部拡大像. 根尖分岐
にも管間側枝が認められる.

下顎小臼歯側枝の垂直分布[28]

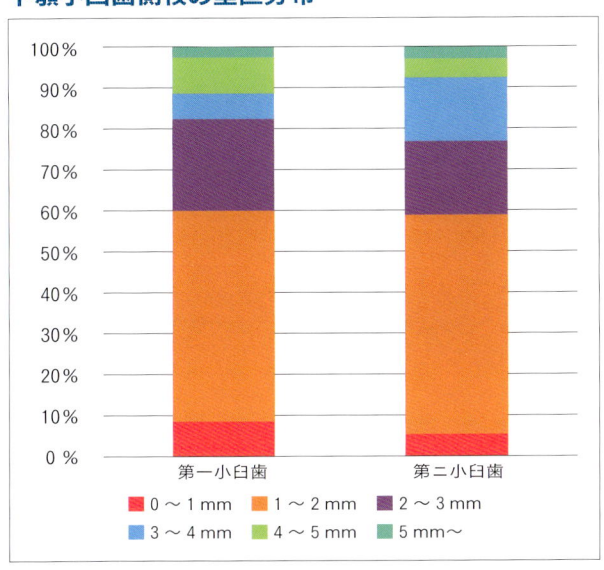

図 7 -49　下顎小臼歯側枝の垂直分布[28].

下顎小臼歯側枝の水平分布[28]

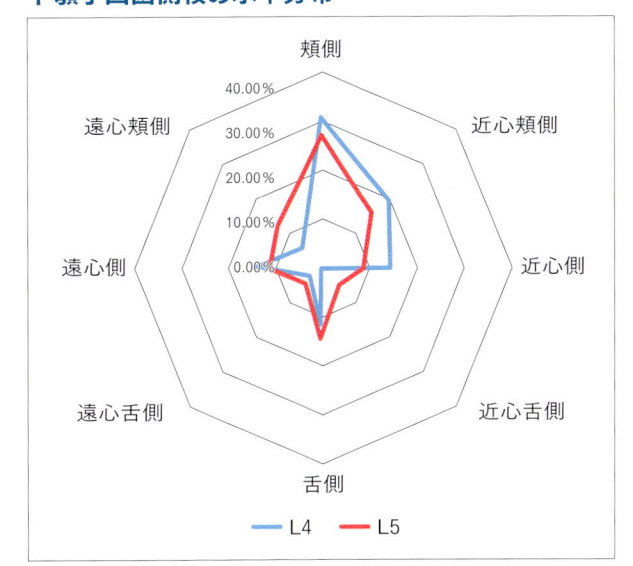

図 7 -50　下顎小臼歯側枝の水平分布[28].

下顎小臼歯歯根中央部近心に見られた側枝の透明標本

標本 1

図51a 図51b 図51c

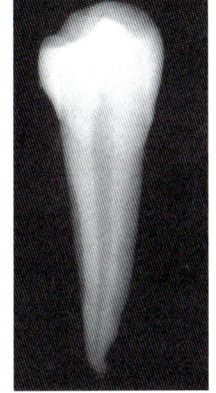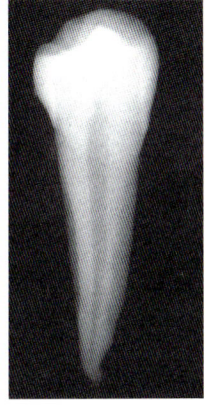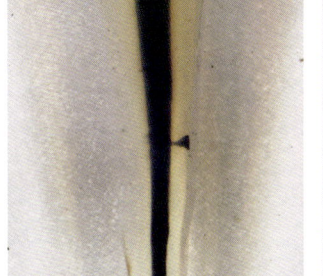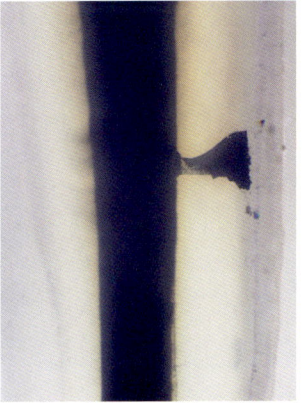

図 7 -51a　デンタルエックス線写真.
図 7 -51b　透明標本頬側面観. 近心に側
枝が認められる.
図 7 -51c　bの側枝部拡大像.

1 - 4 - 2 ．水平分布

　図 7 -50に下顎小臼歯の側枝の水平分布[28]を示す.
第一小臼歯と第二小臼歯にはほとんど差はなく, 頬
側から近心にかけて多く分布している.

1 - 4 - 3 ．透明標本

　図 7 -51,52に歯根中央部近心に見られた側枝の透
明標本を示す.

標本2

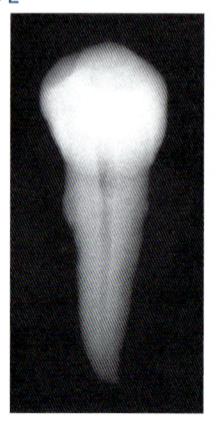
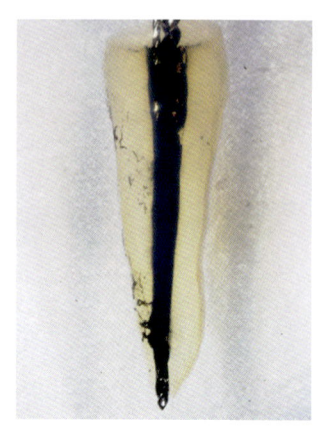
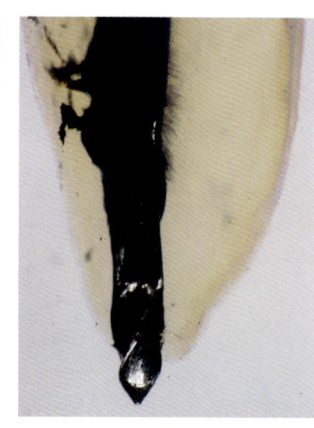

図52a 図52b 図52c

図7-52a　デンタルエックス
線写真.
図7-52b　透明標本頬側面観.
近心に側枝が見られる.
図7-52c　bの側枝拡大像.

下顎小臼歯側枝が原因の病変例

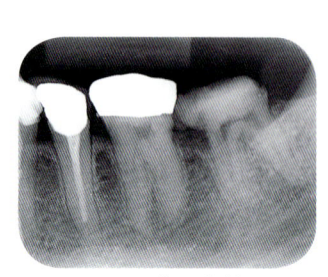
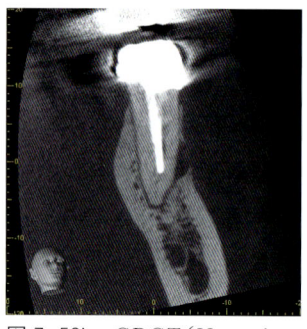
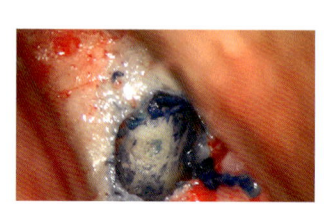
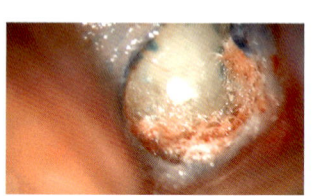

図7-53a　29歳，女性の下顎
左側第二小臼歯デンタルエッ
クス線写真.

図7-53b　CBCT（Veraview
X800，モリタ）歯列直交断像.
歯根中央部に側枝が見られ，
開口部には骨欠損がある.

図7-53c　逆根管治療時に確
認できた側枝.

図7-53d　側枝の逆根管充填.
MTAを使用.

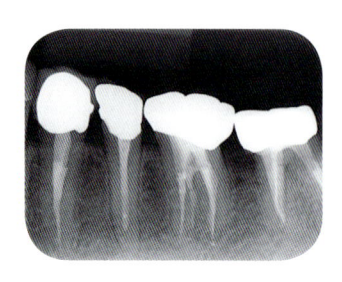

図7-53e　逆根管充填確認のデンタルエックス線写真. 逆根管充填は白い点に見える.

1-4-4．臨床例

　図7-53に，下顎小臼歯の側枝が原因となった病
変例を示す.

1-5．根尖部の形態

1-5-1．根尖孔径

　下顎小臼歯の根尖孔径を図7-54に示す. 単根管
より複根管のほうが根尖孔径は小さい. 単根管の場
合は近遠心径より頬舌径のほうが大きい.

1-5-2．根尖部根管のテーパー

　根尖部のテーパーを図7-55に示す. 複根管の場
合は頬側根管，舌側根管ともテーパーは大きくない
が，単根管の場合は頬舌側のテーパーが大きい.

1-5-3．透明標本

　下顎小臼歯の根尖孔の大きさと根尖部のテーパー
を示す透明標本を図7-56, 57に示す.

下顎小臼歯の根尖孔径

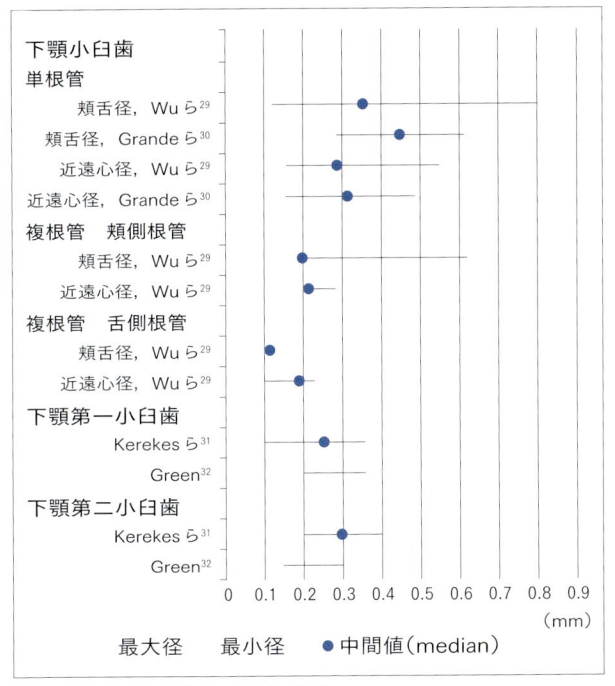

最大径　　最小径　　●中間値（median）

図 7 -54　下顎小臼歯の根尖孔径.

下顎小臼歯根尖部 5 mmの根管のテーパー

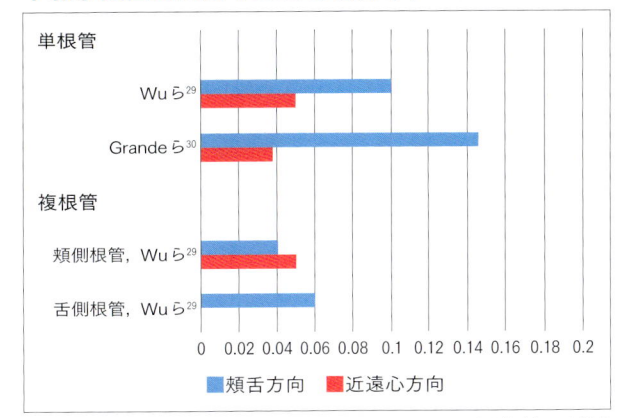

■ 頬舌方向　　■ 近遠心方向

図 7 -55　根尖部 5 mmの根管のテーパー. 舌側根管の近遠心的なテーパーは 0 である.

根尖孔の大きさと根尖部のテーパーを示す透明標本

標本 1

| 図56a | 図56b | 図56c |

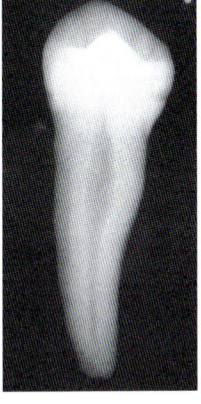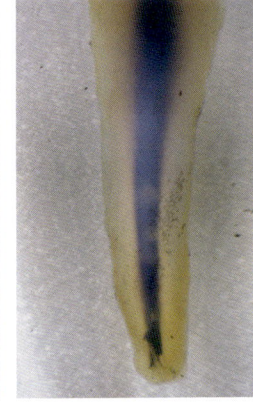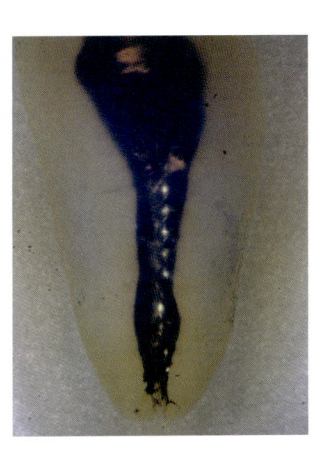

図 7 -56a　デンタルエックス線写真.
図 7 -56b　透明標本頬側面観.
図 7 -56c　近心面観. 頬側面観より根管径が大きい.

標本 2

| 図57a | 図57b | 図57c |

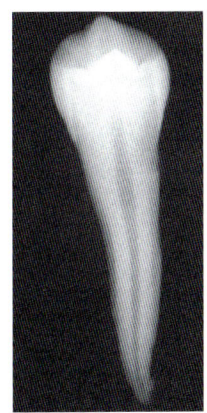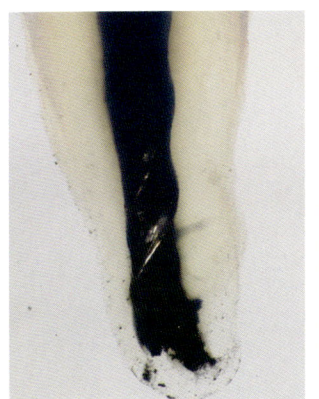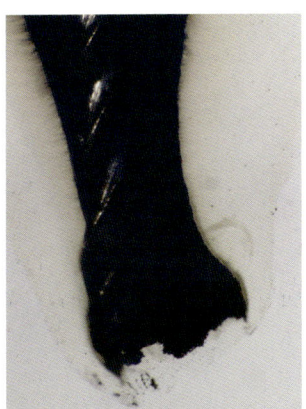

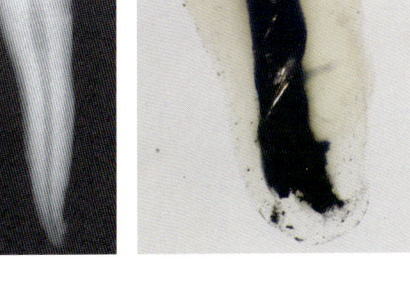

図 7 -57a　デンタルエックス線写真.
図 7 -57b　透明標本頬側面観の根尖部拡大像.
図 7 -57c　近心面観の根尖部拡大像. 頬舌径は近遠心径より大きい.

下顎小臼歯根管の低位分岐

標本 1

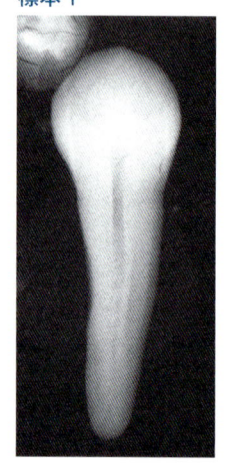 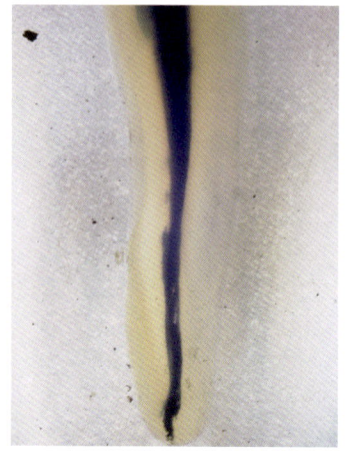 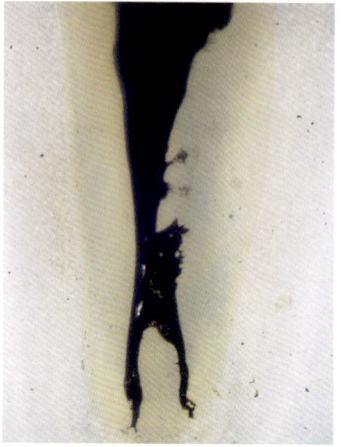 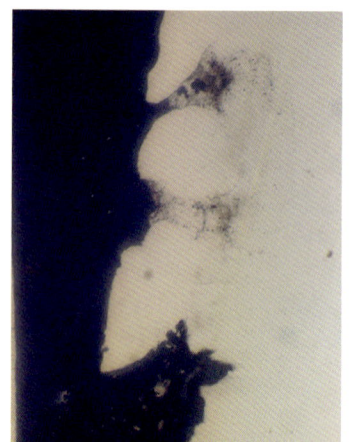

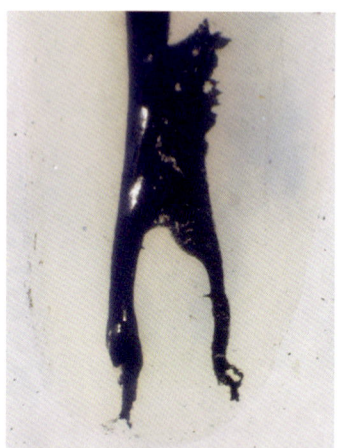 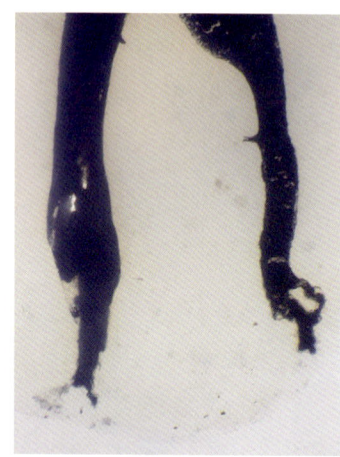

図58a	図58b	図58c	図58d
図58e	図58f		

図7-58a〜f　TypeⅢ．a：デンタルエックス線写真．b：透明標本頬側面観．単純な形態に見える．c：透明標本近心面観．歯根中央部には側枝があり，根尖1/3で根管は分岐している．d：cの歯根中央部側枝拡大像．e：根尖部拡大像．ファイルが入っている根管の舌側（右側）に分岐した根管がある．f：eの根尖部拡大像．舌側（右側）の根管は，根尖部で分岐してまた合流している．

標本 2

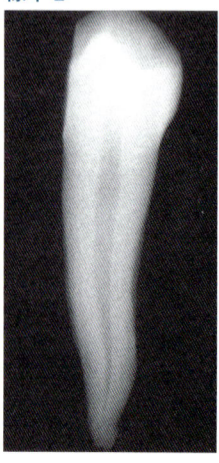 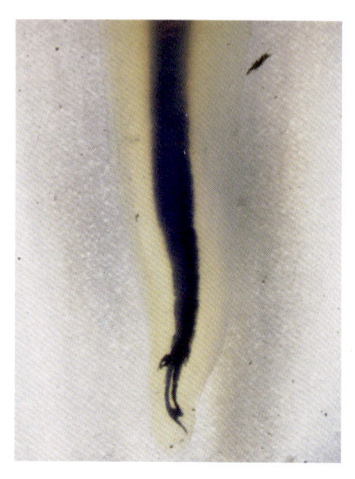 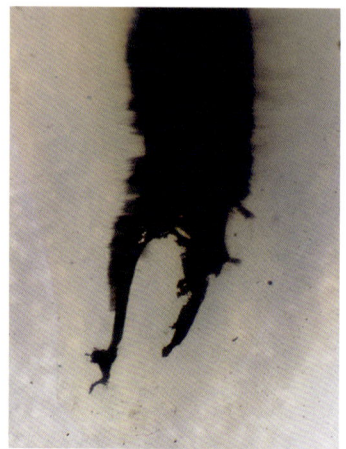

図59a	図59b	図59c

図7-59a　デンタルエックス線写真．

図7-59b　透明標本頬側面観．根尖で分岐している．

図7-59c　根尖部近心面観の拡大像．

標本 3

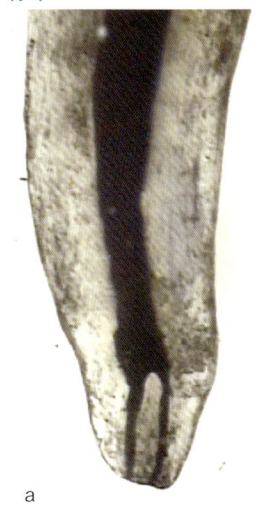 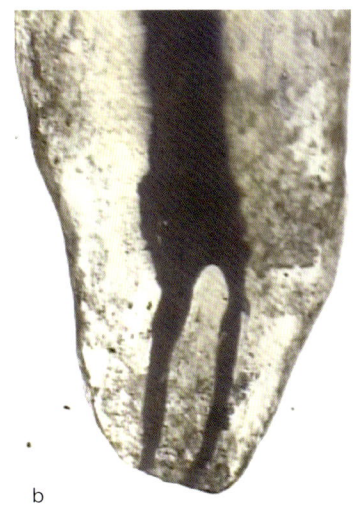

a　　　　　　　　　b

図 7 -60a　根尖部で分岐した根管．根管に幅があるため，この 2 根管は形成できそうである．

図 7 -60b　aの根尖部拡大像．

標本 4

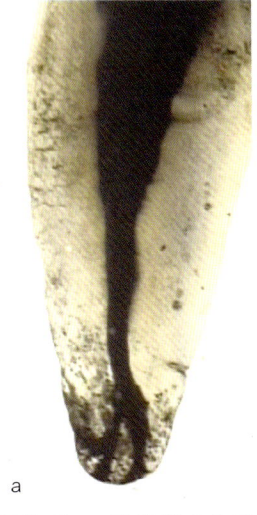 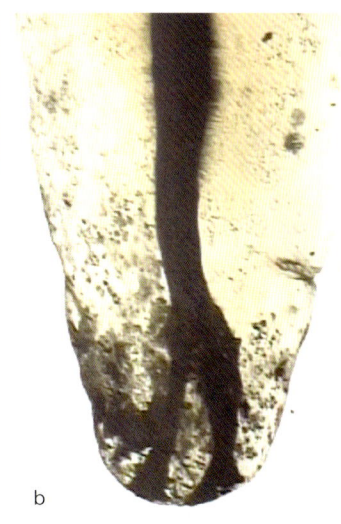

a　　　　　　　　　b

図 7 -61a　根尖部で分岐した根管．通常の根管形成は可能だろうか．

図 7 -61b　aの根尖部拡大像．

下顎小臼歯根管の低位分岐症例

図62a | 図62b

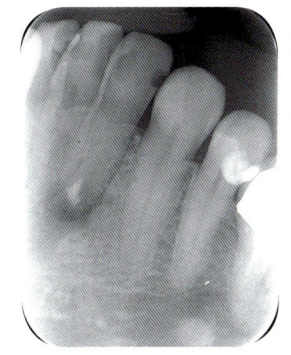 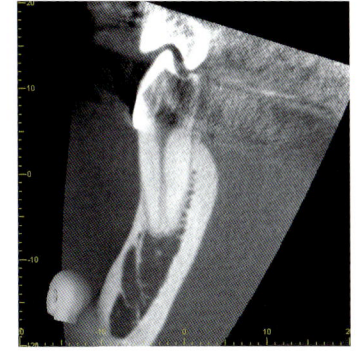

図 7 -62a　41歳，女性の下顎左側第一小臼歯デンタルエックス線写真．

図 7 -62b　CBCT（Veraview X800，モリタ）歯列直交断像．図 7 -61のような形態に見える．

2．特殊形態

2 - 1．下顎小臼歯根管の低位分岐

　下顎小臼歯の複根管では，根管が歯根中央部か，それより根尖側で分岐する形態に特徴がある．透明標本と臨床例を示す．根尖分岐というよりは，根管が分岐した形態であることに同意してもらえると思う．低位での分岐は歯科用顕微鏡を使わなければ確認が難しく，どちらの根管に器具を入れているかわかりにくい．根管充填では，もう一方の根管に充填材が意図せずに入ってしまうなど，難しい状況が出来しがちである．逆根管治療を検討したほうがよい場合もある．図 7 -58〜61に低位分岐の標本例および図 7 -62に臨床例を示す．

2 - 2．症例報告

　表 7 - 1 は，下顎小臼歯の根管形態に関する主な症例報告である．2007年のCleghornらの総説では，第一小臼歯の形態異常に関する症例報告は16本[7]，第二小臼歯の形態異常に関する症例報告は23本[27]であった．第二小臼歯は 1 根管がほとんどであるが，症例報告になるような複雑なめずらしい形態が出現する．歯根の低位で分岐した根管は根管治療が困難

表 7 - 1　**下顎小臼歯の形態に関する主な症例報告**

発表者	国	年	特徴
下顎第一小臼歯			
Aryanpourら[33]	ベルギー	2002	癒合歯
Cleghornら[34]	カナダ	2008	3 根 3 根管
八幡ら[35]	日本	2012	歯根膨隆と根管低位分岐
Farookら[36]	インド	2017	Type IX（1 - 3）
下顎第二小臼歯			
Shapiraら[37]	アフリカ系米国女児	1982	3 根 4 根管と 2 根 4 根管
ElDeeb[38]	米国コケージャン	1982	3 根 3 根管
Englandら[1]	米国	1991	1 根 2 根管，2 根 2 根管，1 根 3 根管
Wong[39]	米国コケージャン	1991	1 根 4 根管
Holtzman[40]	イスラエル	1998	4 根管
Macriら[41]	アルゼンチン	2000	5 根管
Al-Fouzan[42]	サウジアラビア	2001	4 根管
Rhodes[43]	英国	2001	4 根管
Rödigら[44]	ドイツ	2003	3 根管
De Moorら[45]	ベルギー	2005	2 根 3 根管
Tzanetakisら[46]	ギリシャ	2007	4 根管
Cleghornら[34]	カナダ	2008	樋状根管
Sachdevaら[47]	インド	2008	4 根管
八幡ら[35]	日本	2012	2 根
Agrawalら[48]	インド	2016	陥入歯 Oehlers のType III
Ringら[49]	米国	2017	樋状根 3 根管
下顎第一小臼歯／第二小臼歯			
Nallapatiら[50]	ジャマイカ系コケージャン	2005	3 根管 3 根尖孔

下顎小臼歯根管特異形態例の透明標本
標本 1

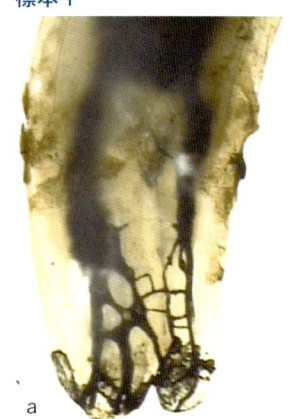
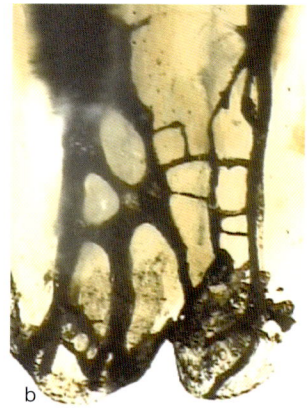

図 7 -63a, b　a：歯根上部では 2 根管だが，歯根中央部で網目状に根管が分岐している．b：aの根尖部拡大像．

である．貝津ら[51]は，複根管性下顎小臼歯の根管形成について調べ，根管分岐位置が根中央より根尖寄りで，強い湾曲を示す細い根管では，根管壁を十分に削除しなければ根管形成器具の挿入がきわめて困難であることを明らかにしている．塩野ら[52]は，分岐した根管口の位置が根尖寄りであれば根管充填操作が困難になることがあることを報告している．このような非外科的根管治療が困難な下顎小臼歯に対して，八幡ら[35]は逆根管治療での対応を報告している．

2 - 3．特異形態

下顎小臼歯のめずらしい形態例の透明標本を図 7 -63, 64に，臨床例を図 7 -65に示す．

標本 2

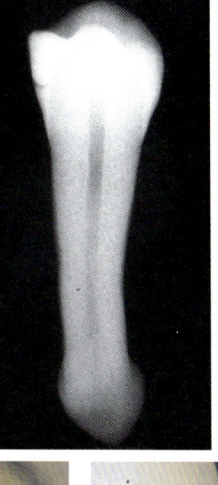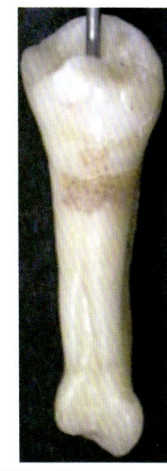

図 7 -64a　デンタルエックス線写真.
図 7 -64b　舌側に歯根中央部から根尖にかけて，浅い根面溝が見られる.
図 7 -64c　透明標本頬側面観.
図 7 -64d　cの側枝拡大像. 多数の側枝が見られる.
図 7 -64e　cの根尖部拡大像.
図 7 -64f　近心面観. 根尖近くで根管は樋状根管となって広がり，いくつかの根尖孔を有している.

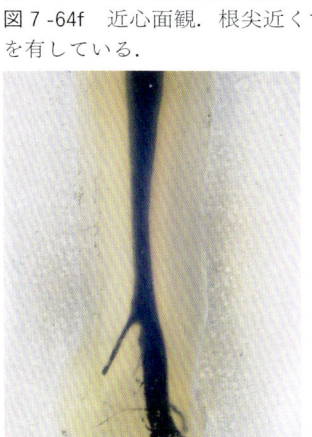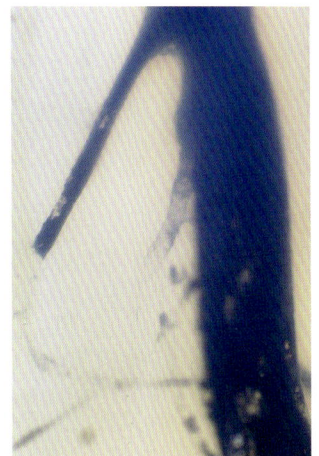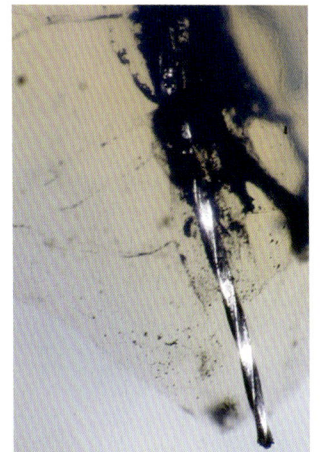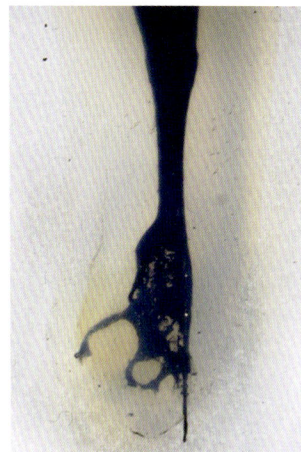

下顎小臼歯根管特異形態例の臨床例

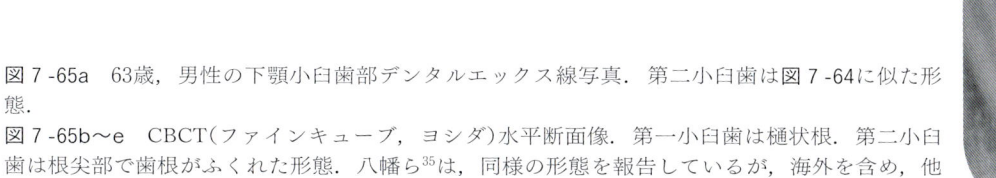

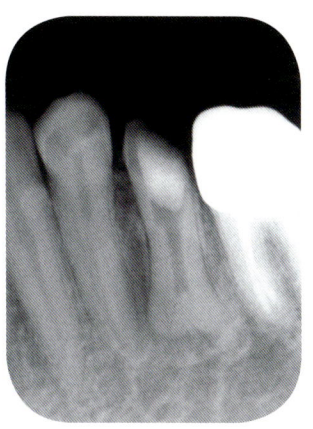

図 7 -65a　63歳，男性の下顎小臼歯部デンタルエックス線写真. 第二小臼歯は図 7 -64に似た形態.
図 7 -65b〜e　CBCT（ファインキューブ，ヨシダ）水平断面像. 第一小臼歯は樋状根. 第二小臼歯は根尖部で歯根がふくれた形態. 八幡ら[35]は，同様の形態を報告しているが，海外を含め，他にこのような形態の報告は見当たらない.

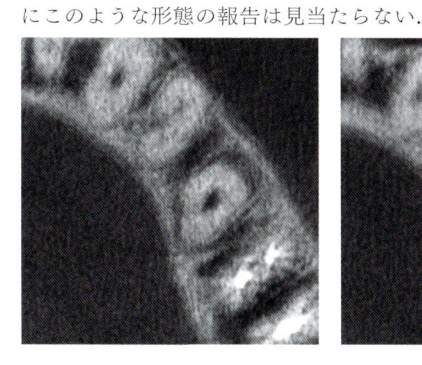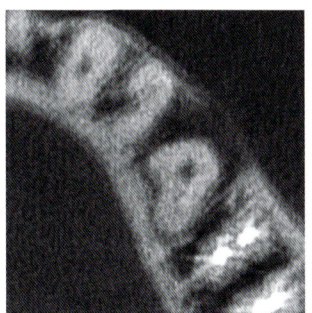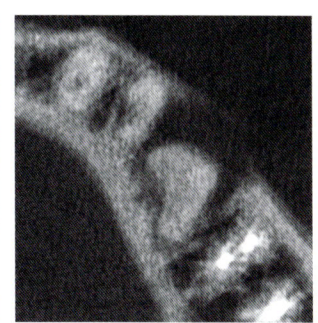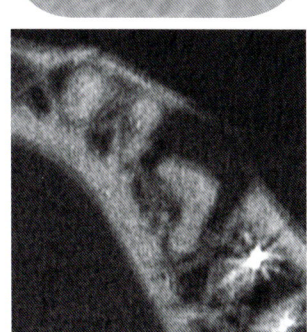

表7-2　下顎小臼歯における樋状根の出現率

下顎第一小臼歯

発表者	国	年	調査方法	樋状根(%)
Fanら[21]	中国	2012	μCT	44.6
Fanら[53]	中国	2008	μCT	24.0
Luら[20]	中国	2006	分割	18.0
Baisdenら[10]	米国	1992	分割	14.0
Velmuruganら[17]	インド	2009	透明標本	14.0
Peiris[6]	スリランカ	2008	透明標本	12.3
Peiris[6]	日本	2008	透明標本	4.3
Martins[3]	ポルトガル	2017	CBCT	2.3
Singhら[5]	インド	2014	透明標本	0.0

下顎第二小臼歯

発表者	国	年	調査方法	樋状根(%)
Singhら[5]	インド	2014	透明標本	92
Peiris[6]	スリランカ	2008	透明標本	3.1
Martinsら[3]	ポルトガル	2017	CBCT	0.6
Peiris[6]	日本	2008	透明標本	0

根面溝の見られる下顎小臼歯の透明標本

標本1

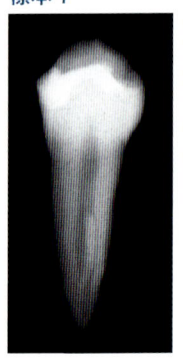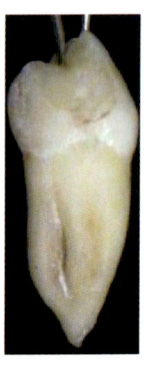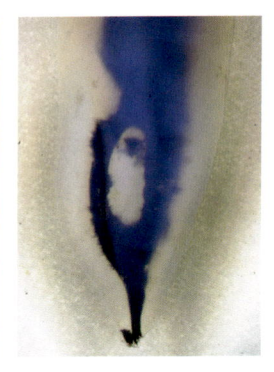

図66a｜図66b｜図66c

図7-66a　デンタルエックス線写真，根管中央部に分岐した根管が認められる．
図7-66b　歯根近心面観．歯根中央部に根面溝が認められる．
図7-66c　透明標本近心面観．根面溝で根管が分岐している．分岐は主根管から舌側に向かって分かれている．

標本2

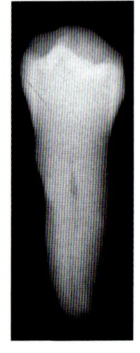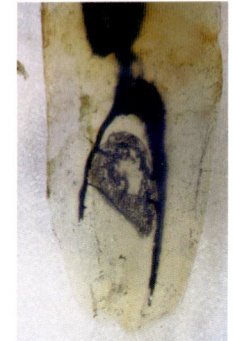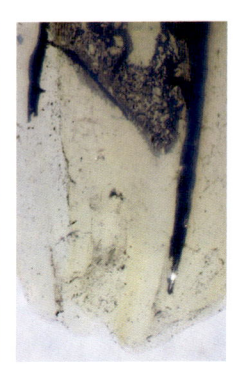

図67a｜図67b｜図67c

図7-67a〜c　TypeV．a：デンタルエックス線写真．歯根中央部で根管が不明瞭になっている．b：透明標本．透明標本近心面観．根管は歯根中央部で分岐している．c：bの根尖部拡大像．

2-4．樋状根
2-4-1．出現率

　下顎小臼歯で根面溝が見られる歯は樋状根となることがある．根管形態が分岐して複雑なことが多い．根面溝の歯根内への陥入が浅くとも，根面溝のある歯は樋状根と見なすのがよいかもしれない．下顎小臼歯樋状根出現率を表7-2に示す．

2-4-2．透明標本

　根面溝の見られる下顎小臼歯の透明標本を図7-66, 67に示す．

2-4-3．臨床例

　樋状根管の臨床例を図7-68, 69に示す．

下顎小臼歯樋状根の症例
症例 1

図 7 -68a　19歳，女性の下顎左側第一小臼歯デンタルエックス線写真．2 根に見える．
図 7 -68b　CBCT（Veraview X800，モリタ）歯列平行断像．デンタルエックス線写真と同様，歯根中央部で 2 根に分岐している．
図 7 -68c〜g　CBCT水平断像．歯根が分岐したところは樋状根となっていた．

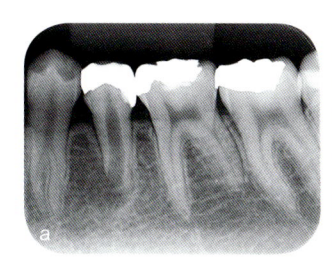
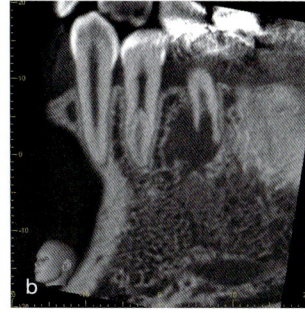

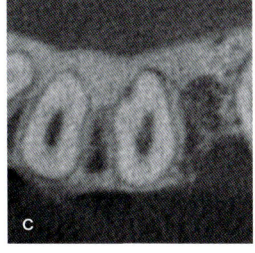
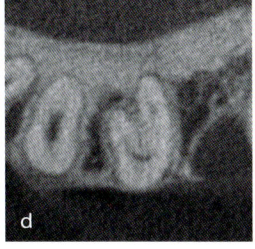
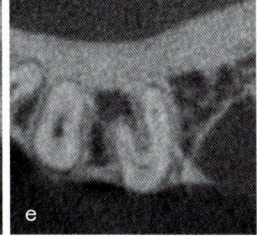
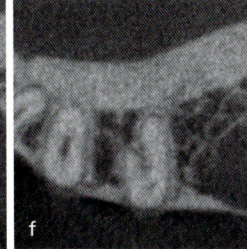
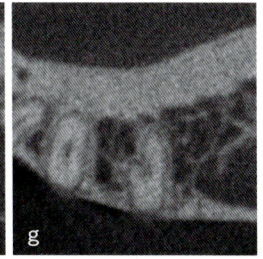

症例 2

図 7 -69a　43歳，女性の下顎右側第一小臼歯デンタルエックス線写真．
図 7 -69b　CBCT（3 DX マルチイメージ マイクロ，モリタ）歯列直交断像．舌側根管は未処置である．
図 7 -69c　CBCT水平断面像．樋状根となっている．

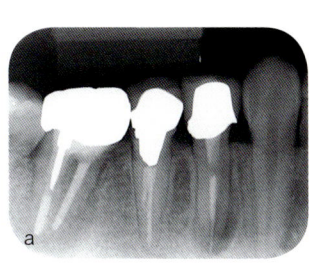
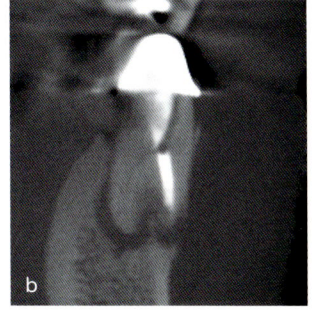
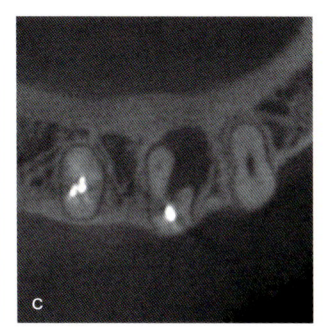

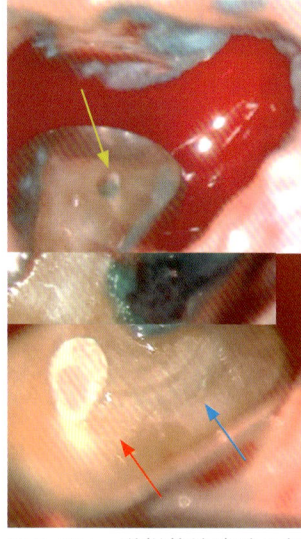
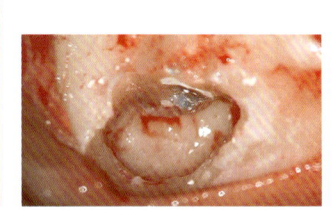
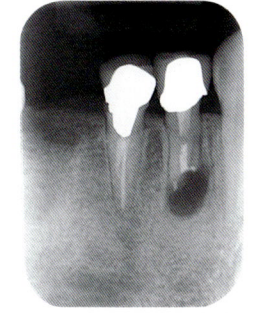
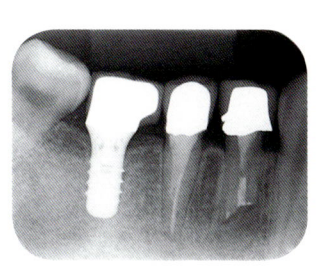

図 7 -69d　逆根管治療時の根尖断面画像．3 枚の画像を合成して全体が見えるように加工した．舌側根管（黄矢印部），頬側根管（赤矢印部），およびイスマス（青矢印部）が確認できる．

図 7 -69e　EBAセメントを用いた逆根管充填．頬側のイスマスは形成したが，頬側根管と舌側根管をつなぐ歯質は薄く，イスマスの形成はできなかった．

図 7 -69f　逆根管充填確認のデンタルエックス線写真．

図 7 -69g　3 年 3 か月後のデンタルエックス線写真．根尖部透過像は縮小している．

小臼歯に中心結節が存在する臨床例

症例 1

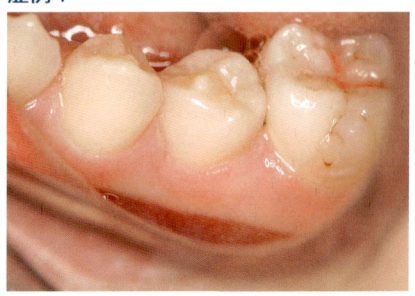 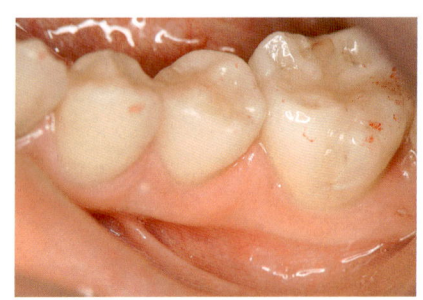

図 7 -70a　11歳，女児の下顎左側第二小
臼歯の中心結節.

図 7 -70b　14歳時の口腔内写真.

症例 2

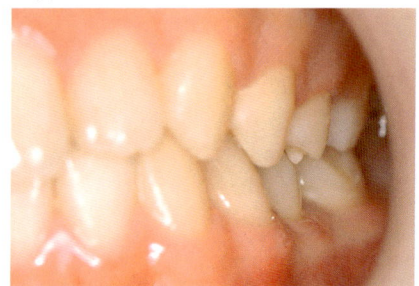

図 7 -71　12歳，女児の口腔内写真．上
顎第二小臼歯に中心結節が見られた.

2 - 5 ．中心結節

　下顎小臼歯には中心結節が出現することがある．中心結節は歯冠部に見られる突起で，歯髄腔が突起先端まで伸びている．対合歯と咬合するようになると，削れたり破折したりして露髄し，根未完成のまま失活することがある．最近では，中心結節からの感染に対して再生療法を行った症例報告[54]を時折見かける．図 7 -70aは11歳，女児の下顎左側第二小臼歯の中心結節である．咬合に参加する前に中心結節周囲をレジンで埋め，突起を補強する（図 7 -70b）.

　中心結節は上顎小臼歯にも見られることがある．図 7 -71は，その例である．咬合で突起が破折しそうなことがわかるだろう．小学校高学年から中学生でこのような形態を発見したら，早期に対応すべきである.

第 7 章のまとめ

　下顎小臼歯は 1 根管の単純な形態がほとんどあるが，複根管となる場合はきわめて複雑になることが

ある．以下のようなエックス線写真所見があるときには，複根管を疑わなければならない.

・歯根中央から根尖にかけて根管が急に細くなるか，消失して見える.
・根尖が膨らんだような歯根形態.
・根管が複数見える.
・ 2 根に分かれている.

　これらのような場合は，CBCT撮影は必須である．逆根管治療を検討したほうがよい症例は少なくない．また，再根管治療でこれらの複雑な根管に遭遇することも多いだろう． 2 つめの根管を探す場合は，下顎前歯と同様に歯根内部で舌側の根管壁を探すとよい．難治症例に遭遇したら，根管形態を改めて評価すべきである.

　Wuら[18]の台湾人のCBCTを用いた調査で，下顎第一小臼歯が複雑な根管形態ならば，下顎第一大臼歯に遠心舌側根が出現する傾向があるという．今後，CBCTを用いた臨床での調査が進めば，臨床的に役に立つデータがますます報告されてくるかもしれない.

参考文献

1 ．England MC Jr, Hartwell GR, Lance JR. Detection and treatment of multiple canals in mandibular premolars. J Endod 1991；17(4)：174-178.

2 ．Trope M, Elfenbein L, Tronstad L. Mandibular premolars with more than one root canal in different race groups. J Endod 1986；12(8)：343-345.

3．Martins JNR, Francisco H, Ordinola-Zapata R. Prevalence of C-shaped Configurations in the Mandibular First and Second Premolars : A Cone-beam Computed Tomographic In Vivo Study. J Endod 2017 ; 43(6): 890-895.

4．Bürklein S, Heck R, Schäfer E. Evaluation of the Root Canal Anatomy of Maxillary and Mandibular Premolars in a Selected German Population Using Cone-beam Computed Tomographic Data. J Endod 2017 ; 43(9): 1448-1452.

5．Singh S, Pawar M. Root canal morphology of South asian Indian mandibular premolar teeth. J Endod 2014 ; 40(9): 1338-1341.

6．Peiris R, Takahashi M, Sasaki K, Kanazawa E. Root and canal morphology of permanent mandibular molars in a Sri Lankan population. Odontology 2007 ; 95(1): 16-23.

7．Cleghorn BM, Christie WH, Dong CC. The root and root canal morphology of the human mandibular first premolar : a literature review. J Endod 2007 ; 33(5): 509-516.

8．小川淳，關聖太郎．歯科用コーンビームCT画像における日本人の歯根と根管形態の観察―下顎小臼歯部―．日歯内療誌 2018 ; 39（ 2): 54-59.

9．Vertucci FJ. Root canal anatomy of the human permanent teeth. Oral Surg Oral Med Oral Pathol 1984 ; 58(5): 589-599.

10．Baisden MK, Kulild JC, Weller RN. Root canal configuration of the mandibular first premolar. J Endod 1992 ; 18(10): 505-508.

11．Pineda F, Kuttler Y. Mesiodistal and buccolingual roentgenographic investigation of 7,275 root canals. Oral Surg Oral Med Oral Pathol 1972 ; 33(1): 101-110.

12．Calişkan MK, Pehlivan Y, Sepetçioğlu F, Türkün M, Tuncer SS. Root canal morphology of human permanent teeth in a Turkish population. J Endod 1995 ; 21(4): 200-204.

13．Sert S, Aslanalp V, Tanalp J. Investigation of the root canal configurations of mandibular permanent teeth in the Turkish population. Int Endod J 2004 ; 37(7): 494-499.

14．Sert S, Bayirli GS. Evaluation of the root canal configurations of the mandibular and maxillary permanent teeth by gender in the Turkish population. J Endod 2004 ; 30(6): 391-398.

15．Awawdeh LA, Al-Qudah AA. Root form and canal morphology of mandibular premolars in a Jordanian population. Int Endod J 2008 ; 41(3): 240-248.

16．Khedmat S, Assadian H, Saravani AA. Root canal morphology of the mandibular first premolars in an Iranian population using cross-sections and radiography. J Endod 2010 ; 36(2): 214-217.

17．Velmurugan N, Sandhya R. Root canal morphology of mandibular first premolars in an Indian population : a laboratory study. Int Endod J 2009 ; 42(1): 54-58.

18．Wu YC, Su CC, Tsai YC, Cheng WC, Chung MP, Chiang HS, Hsieh CY, Chung CH, Shieh YS, Huang RY. Complicated Root Canal Configuration of Mandibular First Premolars Is Correlated with the Presence of the Distolingual Root in Mandibular First Molars : A Cone-beam Computed Tomographic Study in Taiwanese Individuals. J Endod 2017 ; 43(7): 1064-1071.

19．Walker RT. Root canal anatomy of mandibular first premolars in a southern Chinese population. Endod Dent Traumatol 1988 ; 4(5): 226-228.

20．Lu TY, Yang SF, Pai SF. Complicated root canal morphology of mandibular first premolar in a Chinese population using the cross section method. J Endod 2006 ; 32(10): 932-936.

21．Fan B, Ye W, Xie E, Wu H, Gutmann JL. Three-dimensional morphological analysis of C-shaped canals in mandibular first premolars in a Chinese population. Int Endod J 2012 ; 45(11): 1035-1041.

22．Yang H, Tian C, Li G, Yang L, Han X, Wang Y. A cone-beam computed tomography study of the root canal morphology of mandibular first premolars and the location of root canal orifices and apical foramina in a Chinese subpopulation. J Endod 2013 ; 39(4): 435-438.

23．莇内純史，高橋和人，横地千仭．真空注入法による歯髄腔の形態学的研究 第 1 報．歯基礎誌 1971 ; 13(4): 403-427.

24．恩田千爾，正木岳馬．小臼歯の根管解剖．松本歯学 1992 ; 18(1); 1-17.

25．Yoshioka T, Villegas JC, Kobayashi C, Suda H. Radiographic evaluation of root canal multiplicity in mandibular first premolars. J Endod 2004 ; 30(2): 73-74.

26．Zapata OR, Monteiro Bramante C, Gagliardi Minotti P, Cavalini Cavenago B, Gutmann JL, Moldauer BI, Versiani MA, Hungaro Duarte MA. Micro-CT evaluation of C-shaped mandibular first premolars in a Brazilian subpopulation. Int Endod J 2015 ; 48(8): 807-813.

27．Cleghorn BM, Christie WH, Dong CC. The root and root canal morphology of the human mandibular second premolar : a literature review. J Endod 2007 ; 33(9): 1031-1037.

28．莇内純史，高橋和人，横地千仭．真空注入法による歯髄腔の形態学的研究 第 2 報．歯基礎誌 1972 ; 14(2): 156-185.

29．Wu MK, R'oris A, Barkis D, Wesselink PR. Prevalence and extent of long oval canals in the apical third. Oral Surg Oral Med Oral Pathol Oral Radiol Endod 2000 ; 89(6): 739-743.

30．Grande NM, Plotino G, Pecci R, Bedini R, Pameijer CH, Somma F. Micro-computerized tomographic analysis of radicular and canal morphology of premolars with long oval canals. Oral Surg Oral Med Oral Pathol Oral Radiol Endod 2008 ; 106(3): e70-76.

31．Kerekes K, Tronstad L. Morphometric observations on root canals of human premolars. J Endod 1977 ; 3(2): 74-79.

32．Green D. Double canals in single roots. Oral Surg Oral Med Oral Pathol 1973 ; 35(5): 689-696.

33．Aryanpour S, Bercy P, Van Nieuwenhuysen JP. Endodontic and periodontal treatments of a geminated mandibular first premolar. Int Endod J 2002 ; 35(2): 209-214.

34．Cleghorn BM, Christie WH, Dong CC. Anomalous mandibular premolars : a mandibular first premolar with three roots and a mandibular second premolar with a C-shaped canal system. Int Endod J 2008 ; 41(11): 1005-1014.

35．八幡祥生，山内隆守，海老原新，須田英明．複雑な形態を呈する下顎小臼歯の歯内治療．日歯内療誌 2012, 33(1): 14-19.

36．Zoya-Farook A, Abhishek P, Shahabadi A. Cone-beam Computed Tomographic Evaluation and Endodontic Management of a Mandibular First Premolar with Type IX Canal Configuration : Case Report. J Endod 2017 ; 43(7): 1207-1213.

37．Shapira Y, Delivanis P. Multiple-rooted mandibular second premolars. J Endod 1982 ; 8(5): 231-232.

38．ElDeeb ME. Three root canals in mandibular second premolars : literature review and a case report. J Endod 1982 ; 8(8): 376-377.

39．Wong M. Four root canals in a mandibular second premolar. J Endod 1991 ; 17(3): 125-126.

40．Holtzman L. Root canal treatment of mandibular second premolar with four root canals : a case report. Int Endod J 1998 ; 31(5): 364-366.

41．Macri E, Zmener O. Five canals in a mandibular second premolar. J Endod 2000 ; 26(5): 304-305.

42．Al-Fouzan KS. The microscopic diagnosis and treatment of a mandibular second premolar with four canals. Int Endod J 2001 ; 34(5): 406-410.

43．Rhodes JS. A case of unusual anatomy : a mandibular second premolar with four canals. Int Endod J 2001 ; 34(8): 645-648.

44．Rödig T, Hülsmann M. Diagnosis and root canal treatment of a mandibular second premolar with three root canals. Int Endod J 2003 ; 36(12): 912-919.

45．De Moor RJ, Calberson FL. Root canal treatment in a mandibular second premolar with three root canals. J Endod 2005 ; 31(4): 310-313.

46．Tzanetakis GN, Lagoudakos TA, Kontakiotis EG. Endodontic treatment of a mandibular second premolar with four canals using operating microscope. J Endod 2007 ; 33(3): 318-321.

47．Sachdeva GS, Ballal S, Gopikrishna V, Kandaswamy D. Endodontic management of a mandibular second premolar with four roots and four root canals with the aid of spiral computed tomography : a case report. J Endod 2008 ; 34(1): 104-107.

48. Agrawal PK, Wankhade J, Warhadpande M. A Rare Case of Type III Dens Invaginatus in a Mandibular Second Premolar and Its Non-surgical Endodontic Management by Using Cone-beam Computed Tomography：A Case Report. J Endod 2016；42(4)：669-672.

49. Ring J, Ring KC. Rare Root Canal Configuration of Mandibular Second Premolar Using Cone-beam Computed Tomographic Scanning. J Endod 2017；43(11)：1897-1900.

50. Nallapati S. Three canal mandibular first and second premolars：a treatment approach. J Endod 2005；31(6)：474-476.

51. 貝津徹，田中幹久，佐藤友則，北島佳代子，五十嵐勝，川崎孝一．ヒト抜去下顎小臼歯過剰根管の拡大可能性について．日歯保存誌 2005；48(1)：144-151.

52. 塩野正幸，髙橋和裕，齊藤髙弘，天野義和．下顎第一小臼歯過剰根管における根管治療上の検討．日歯保存誌 2006；49(4)：545-551.

53. Fan B, Yang J, Gutmann JL, Fan M. Root canal systems in mandibular first premolars with C-shaped root configurations. Part I：Microcomputed tomography mapping of the radicular groove and associated root canal cross-sections. J Endod 2008；34(11)：1337-1341.

54. Natera M, Mukherjee PM. Regenerative Endodontic Treatment with Orthodontic Treatment in a Tooth with Dens Evaginatus：A Case Report with a 4-year Follow-up. J Endod 2018；44(6)：952-955.

第 8 章

下顎第一大臼歯

本章では，下顎第一大臼歯根管の解剖学的形態について解説する．

下顎第一大臼歯は，6歳臼歯といわれるように萌出時期が早く，う蝕に罹患しやすいために根管治療が低年齢で行われる可能性がある．歯根は近心根と遠心根の2根に分かれるが，遠心舌側根が出現して3根となることがある．3根はモンゴロイドに多く，日本人でも当然よく見かける．近心根ではMM根管が出現し，3根管になることがめずらしくない．MM根管が未処置のために，根尖病変の原因になっている症例を見かけることがある．

下顎第一大臼歯の透明標本の代表例

標本1　**標本2**　**標本3**

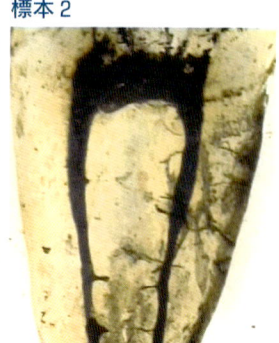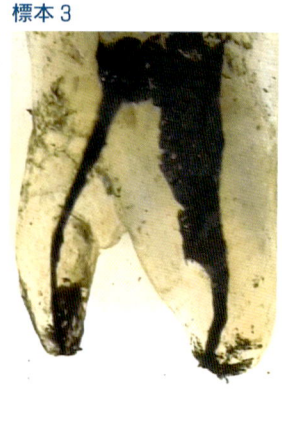

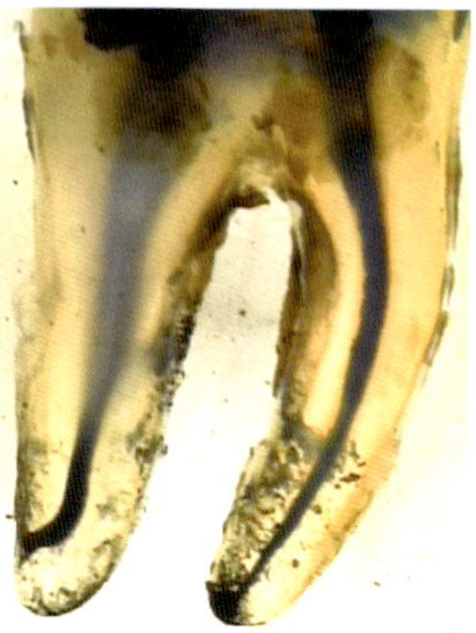

図1 ｜ 図2 ｜ 図3

図8-1　下顎第一大臼歯頬側面観．遠心根の根尖は遠心を向いていることがある．近心根は緩やかに湾曲している．
図8-2　2根管性の近心根．
図8-3　2根性の遠心根．遠心舌側根（左側）が出現するのはモンゴロイドの特徴である．

下顎第一大臼歯の歯根数

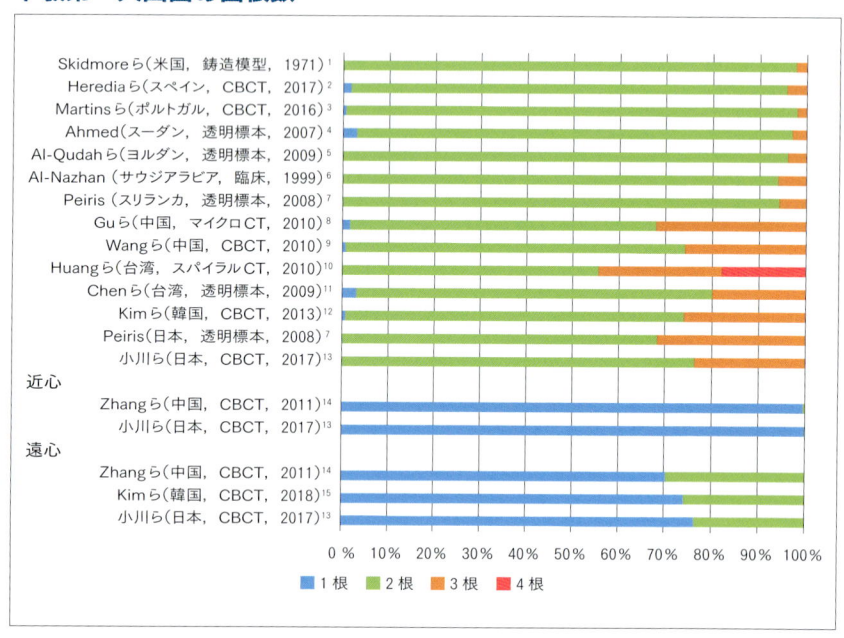

図8-4　下顎第一大臼歯の歯根数．

1．基本形態

　下顎第一大臼歯は6歳臼歯といわれるように萌出時期が早く，う蝕に罹患しやすいために根管治療が低年齢で行われる可能性がある．歯根は近心根と遠心根の2根に分かれる（図8-1）．根管は遠心1根管，近心2根管（図8-2）というのが一般的な理解だろう．しかし，下顎第一大臼歯に特徴的な形態が知られている．近心根にはMM根管が出現し，モンゴロイドでは遠心舌側根（図8-3）が好発する．

1-1．歯根数

　歯根数や根管数の調査では，1歯単位と近遠心に分けた報告がある．下顎第一大臼歯の歯根数を図8-4に示す．人種差があり，欧米，アフリカ，アラブ諸国からの報告では近遠心とも1根が多く，アジアでは遠心2根が多く見られるようになる．ごく稀に単根が出現するが，樋状根である．

1-2．根管数

　図8-5，6に下顎第一大臼歯の根管数を示す．1歯単位では3〜4根管がほとんどで，2あるいは5

下顎第一大臼歯の根管数

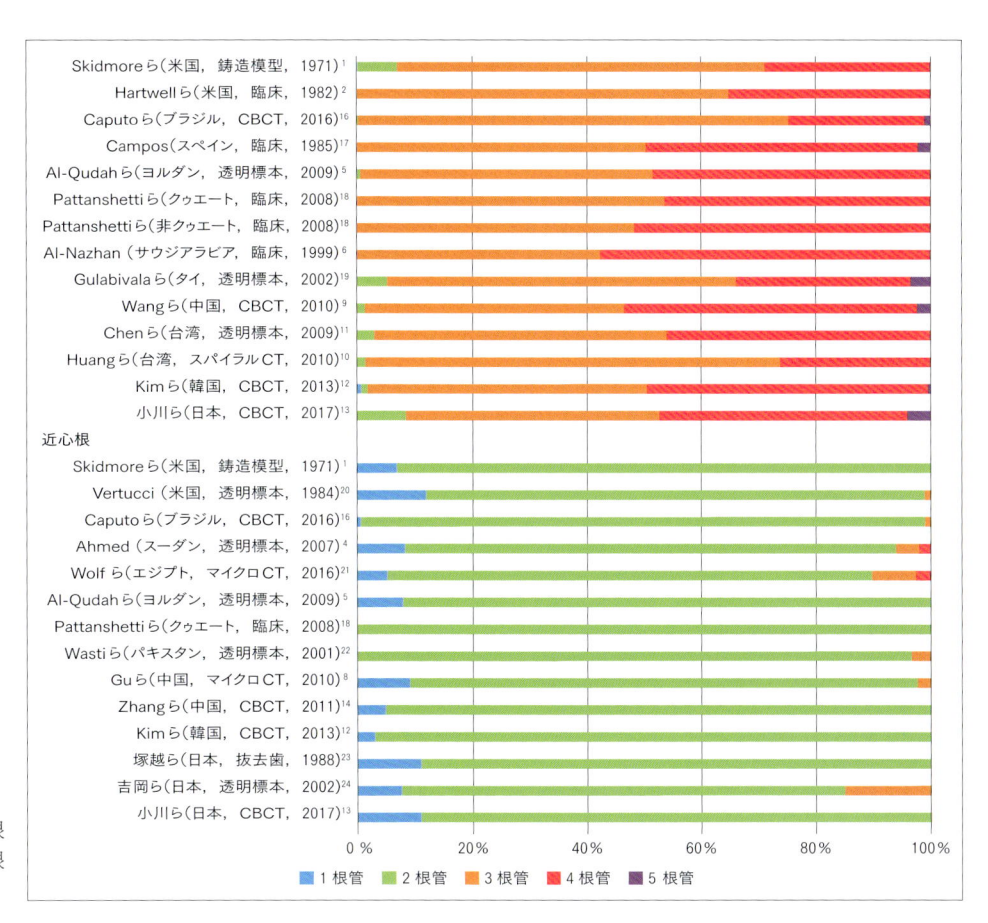

図 8-5　下顎第一大臼歯の根管数．1歯全体と近心根の根管数．

下顎第一大臼歯遠心根の根管数

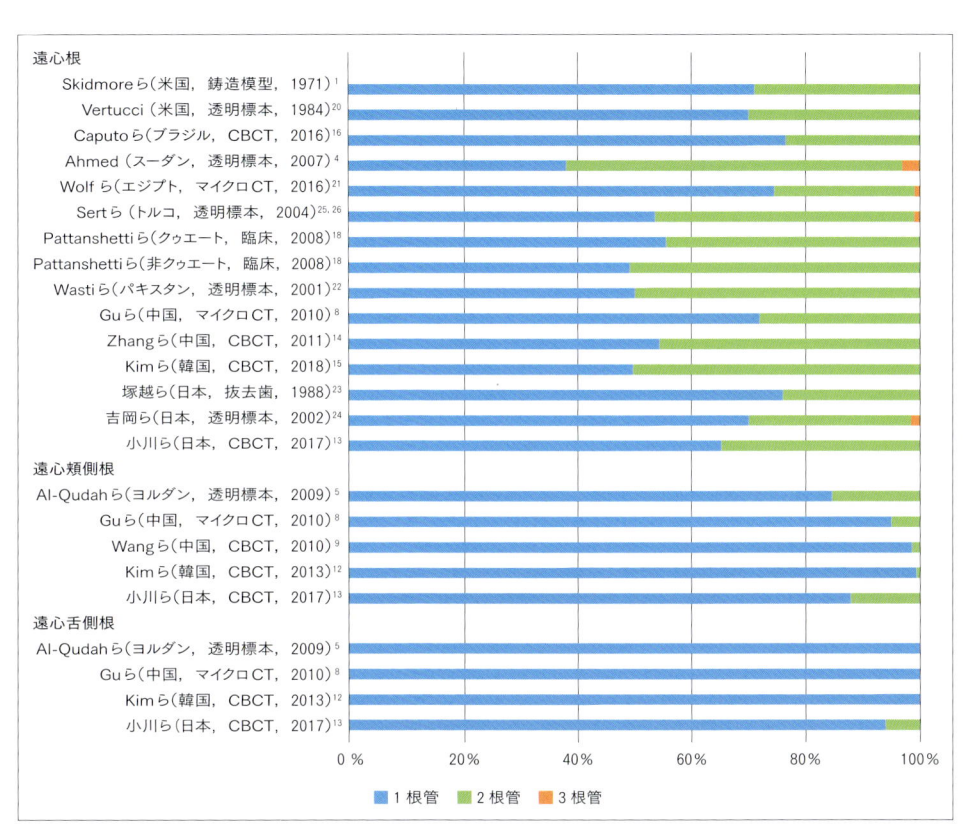

図 8-6　下顎第一大臼歯遠心根の根管数．

下顎第一大臼歯の根尖孔数

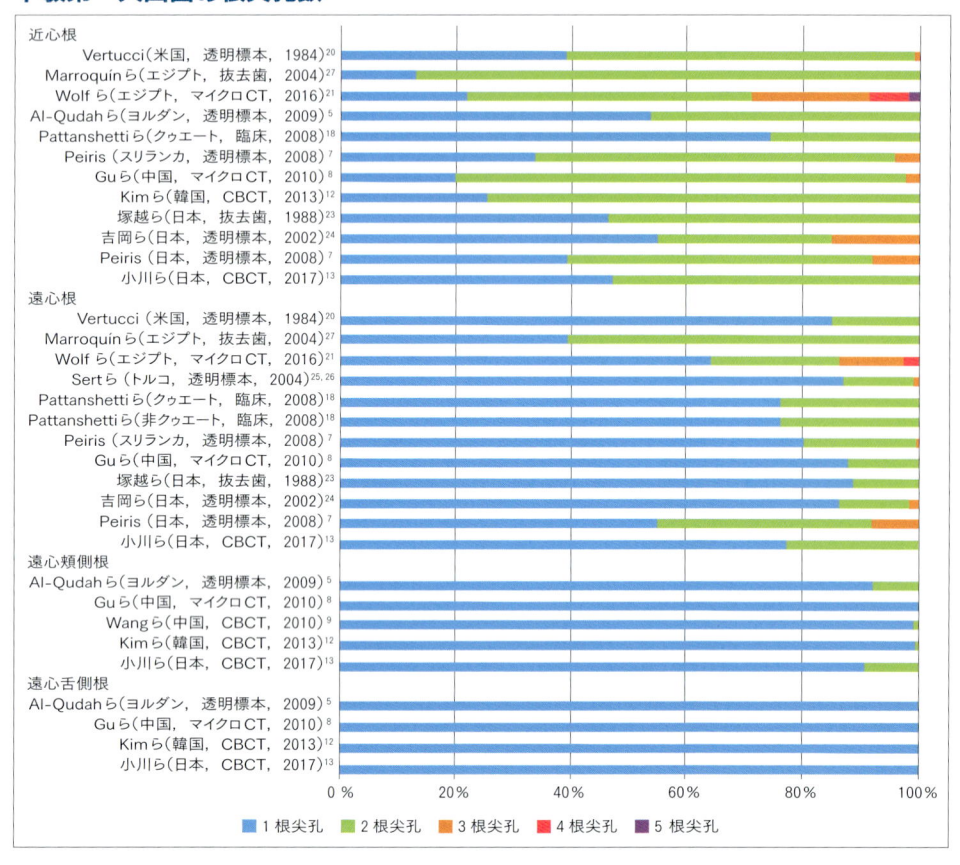

図 8 - 7 　下顎第一大臼歯の根尖孔数.

下顎第一大臼歯近心根における根管形態分類別の出現率

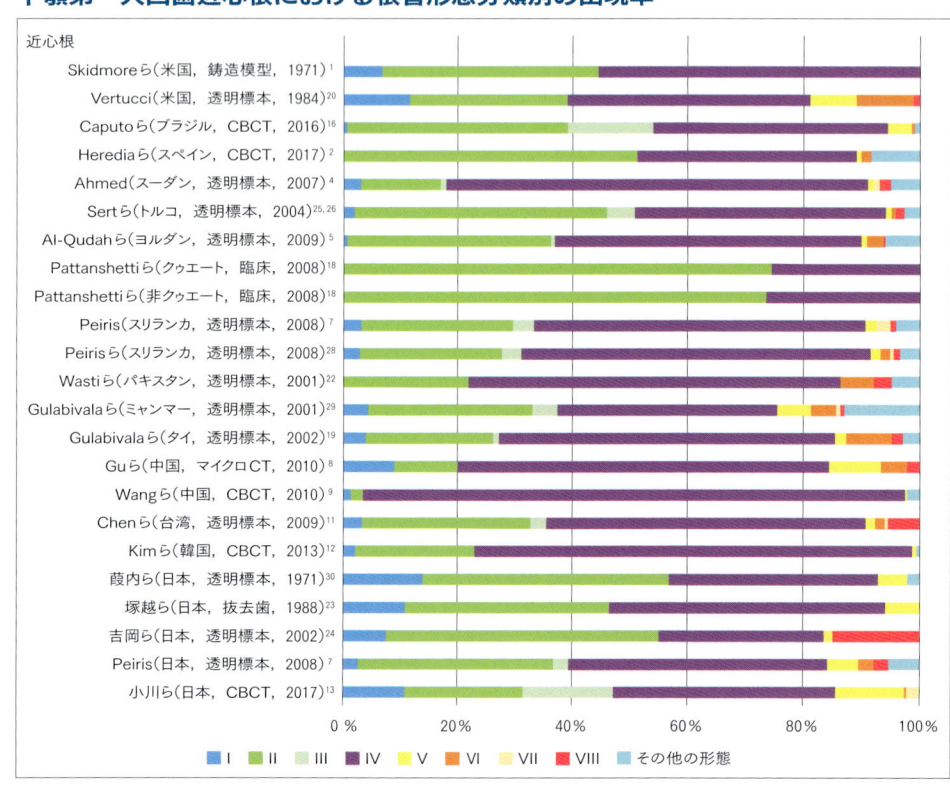

図 8 - 8 　下顎第一大臼歯近心根における根管形態分類別の出現率.

下顎第一大臼歯遠心根における根管形態分類別の出現率

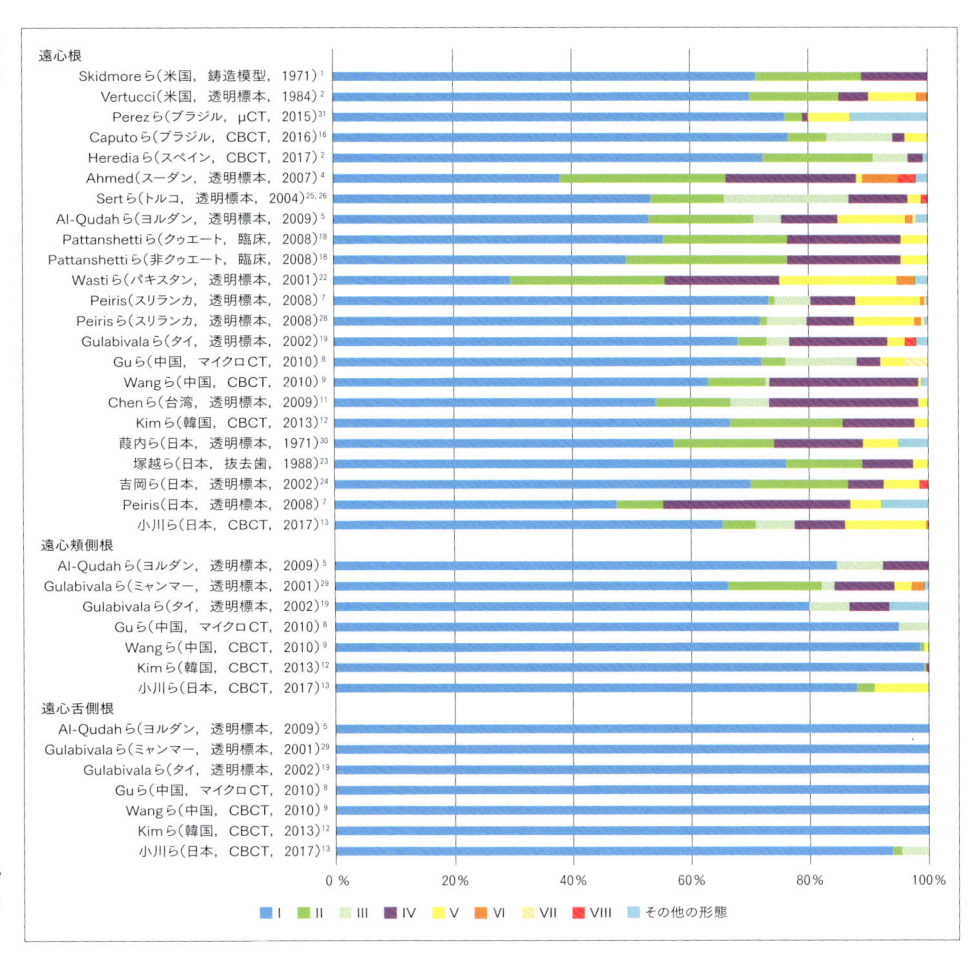

図8-9　下顎第一大臼歯遠心根における根管形態分類別の出現率.

根管はめずらしい．近心根はほとんどが2根管である．1根管は約10%，3根管以上は数パーセントの出現率である．遠心根が1根だと，30%程度は2根管となる．2根に分かれていれば，遠心頬側根は約90%が1根管，遠心舌側根はほとんどが1根管である．

1-3．根尖孔数

歯根別の根尖孔数を図8-7に示す．近心根は2根尖孔が多く，遠心根は1根尖孔が多い．それぞれ，3根尖孔も見られる．遠心が2根に分かれている場合は，どちらの歯根もほとんどが1根尖孔である．

1-4．根管形態分類別の出現率

根管形態分類別の出現率について，近心根を図8-8に，遠心根を図8-9に示す．他の歯種と比べ

ると，根管形態には人種差があまり見られない．近心根はType IIおよびIIIが多く，遠心根はType Iが多い．遠心根の根管断面は長円形で，歯冠側に向かうほど扁平になる．Vertucciの分類にないような複雑な形態は少ない[31].

1-5．臨床例

CBCTを利用すると，とてつもなく複雑な根管形態が明らかになることがある（図8-10,11）．透明標本で見える複雑な形態がCBCTでも確認できる場合がある．見えたからといって処置できるだろうか？

1-6．透明標本

図8-12〜28に，下顎第一大臼歯におけるさまざまな根管形態の透明標本を示す．

臨床的に見られた複雑な下顎第一大臼歯の根管
症例1

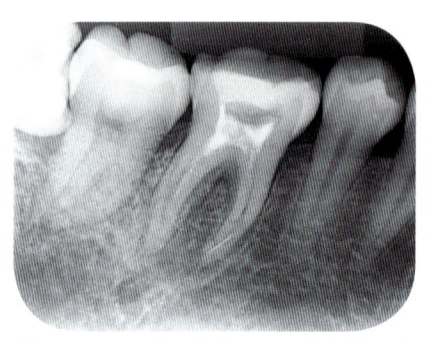

図8-10a　34歳，女性の下顎右側第一大臼歯デンタルエックス線写真.

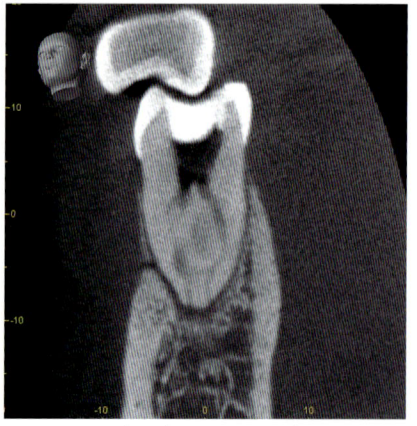

図8-10b　遠心根のCBCT（Veraview X800，モリタ）歯列直交断像.

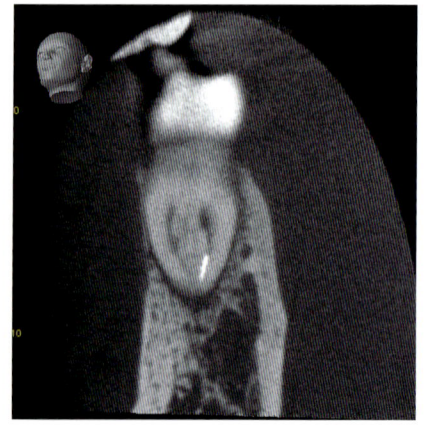

図8-10c　近心根のCBCT歯列直交断像. それぞれ複雑な分岐癒合が見られる.

症例2

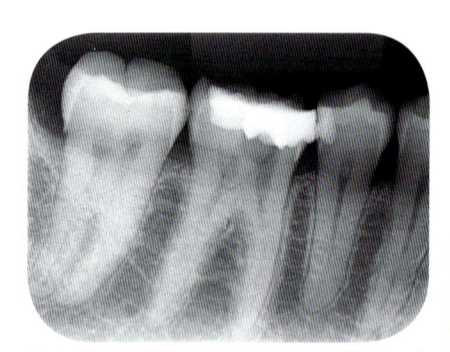

図8-11a　29歳，女性の下顎右側第一大臼歯デンタルエックス線写真. 根管が石灰化で狭窄している.

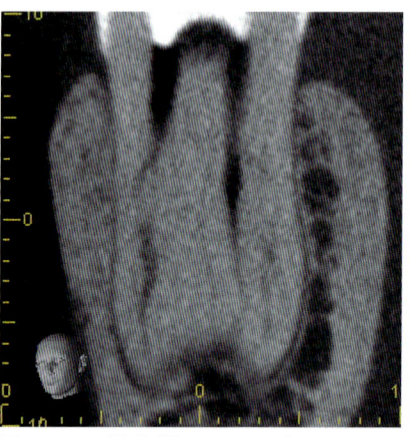

図8-11b　近心根のCBCT（Veraview X800，モリタ）歯列直交断像. 左が頬側. 頬側根管は1根管であるが，途中で分岐癒合が見られる. 舌側根管はさらに舌側に分岐している. MM根管もあるようだ. 4根管は確認できるが，それ以上あるかもしれない.

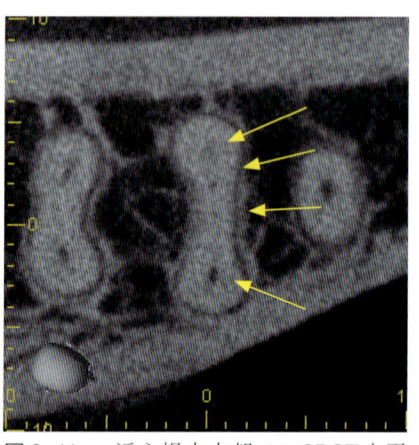

図8-11c　近心根中央部でのCBCT水平断像. 4根管は確認できるがイスマスでつながっていると思われる. 歯根の近遠心的な幅に十分な厚さがないので，イスマスの形成が必要な場合，十分な注意が必要である.

下顎第一大臼歯根管形態の代表的な透明標本①：近心根
標本1　　　　　標本2

図12a | 図12b

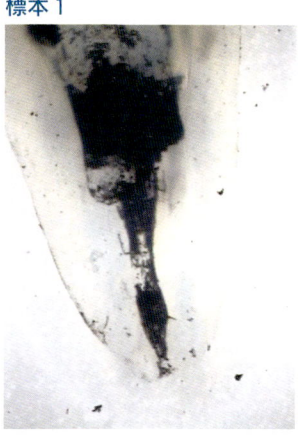 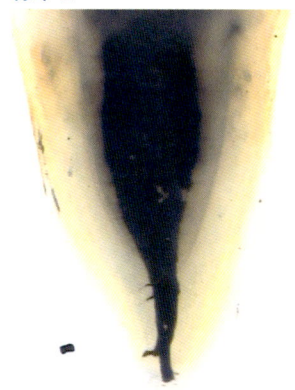

図8-12a, b　Type I.

標本3　標本4　標本5

図13a 図13b 図13c

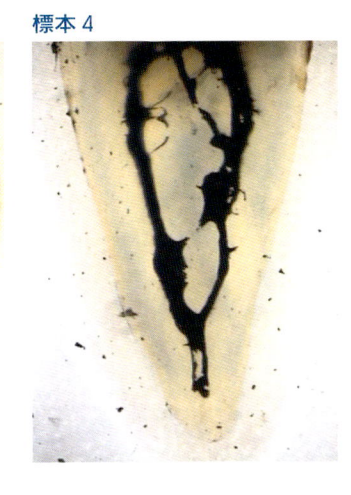
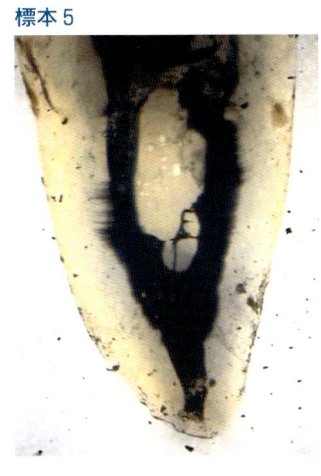

図8-13a〜c　TypeⅡ. a：湾曲している．b：MM根管や管間側枝が見られる．c：太い根管で，根尖近くの根管合流部は広くなっている．

標本6

図14a 図14b

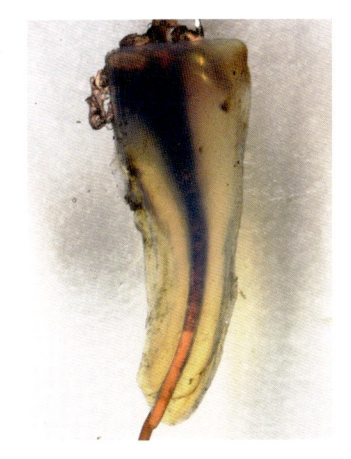
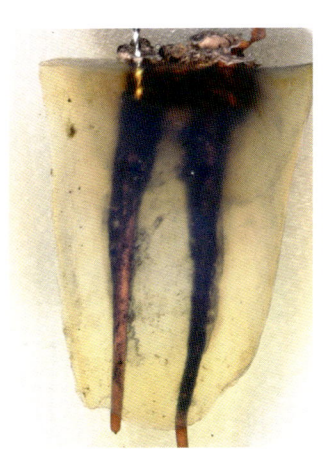

図8-14a, b　TypeⅣ. a：頰側面観．b：近心面観．側枝などが見られない単純な形態．

標本7　標本8　標本9　標本10

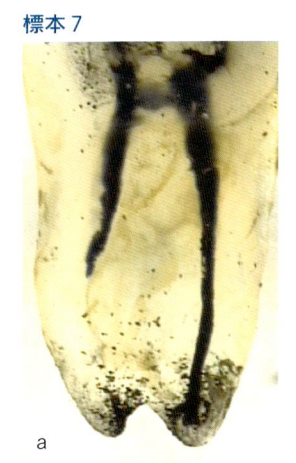
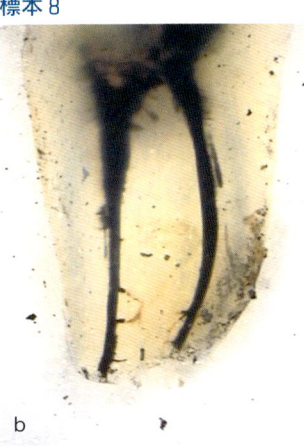
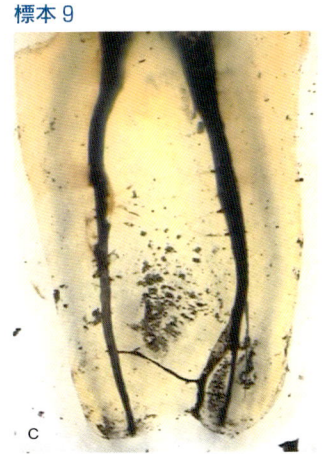
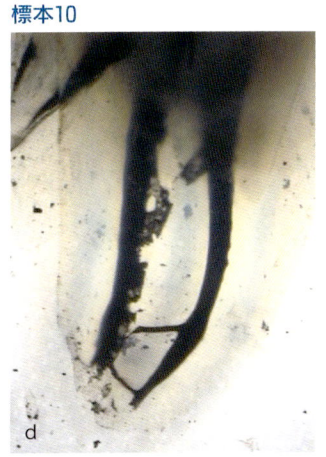

a　b　c　d

図8-15a〜d　TypeⅣ. a：近心根の典型例．左側の根管の根尖側1/2は石灰化している．b：いくつかの側枝が見られる．c：管間側枝や根尖部の多数の分岐根管が見られる．右側の根管根尖部の根管形成では，どの根管にファイルが入るだろうか．d：管間側枝．

標本11

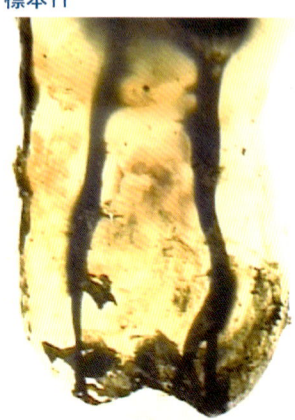

標本12

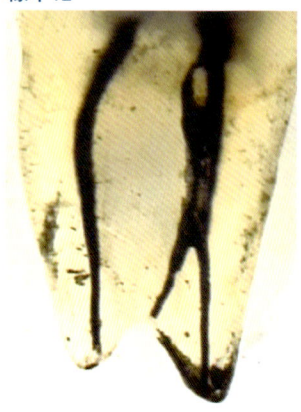

標本13

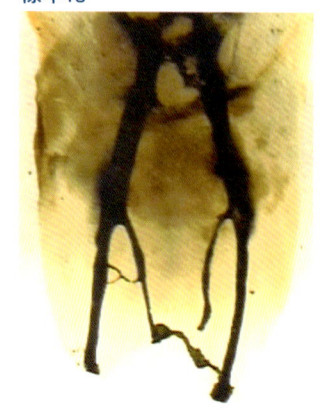

図16a　図16b　図16c

図8-16a〜c　低位で分岐した根管を有する2根管性の近心根．a：右側の根管が低位で分岐している．b：右側の根管は低位で分岐し，MM根管のようになっている．c：根管形態は2-4．管間側枝あり．

標本14

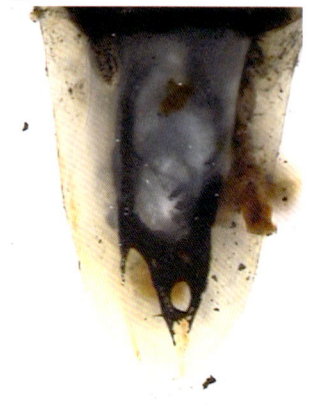

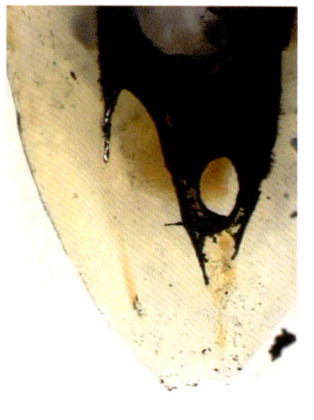

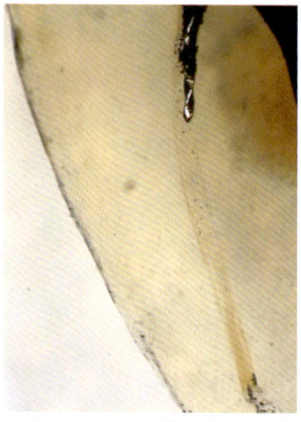

標本15

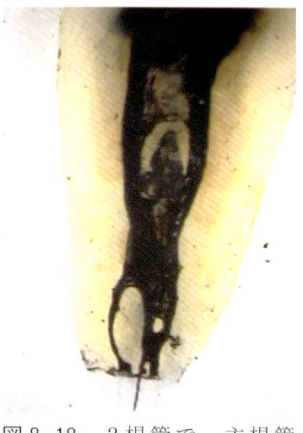

図8-17a　2根管だが，歯根下部で3根管となっている．

図8-17b　aの根尖部拡大像．T字根管が右側の根管と合流している．

図8-17c　bの拡大像．左側の根管は石灰化している．

図8-18　2根管で，主根管は根尖で合流している．歯根下部で細い根管が分岐している．

下顎第一大臼歯根管形態の代表的な透明標本②：遠心根

標本1

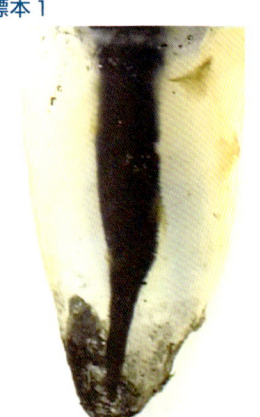

標本2

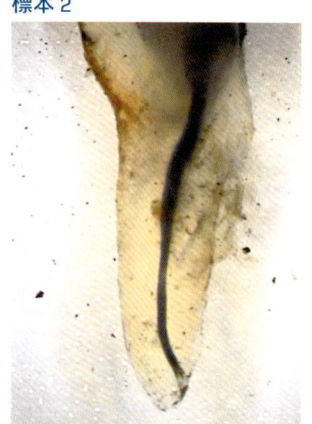

標本3

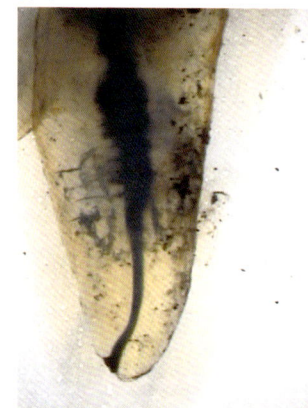

図19　図20a　図20b

図8-19　遠心根管の典型例．Type I．

図8-20a, b　2根性の遠心根．a：遠心舌側根．Type I．b：遠心頰側根．Type I．

標本 4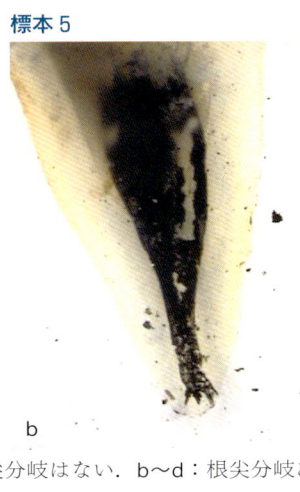

標本 5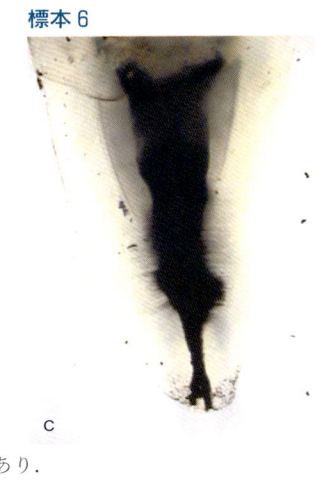

標本 6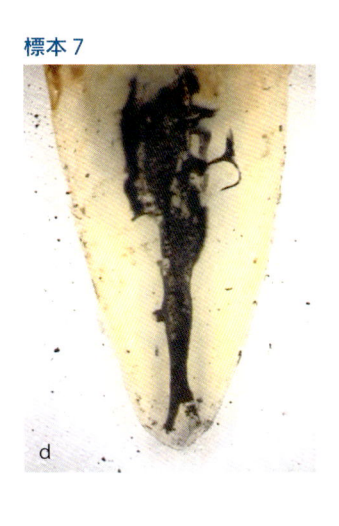

標本 7

a　b　c　d

図 8 -21a〜d　Type Ⅰ．a：根尖分岐はない．b〜d：根尖分岐あり．

標本 8

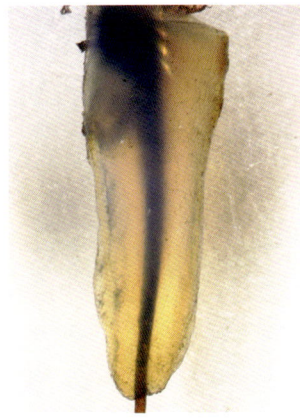

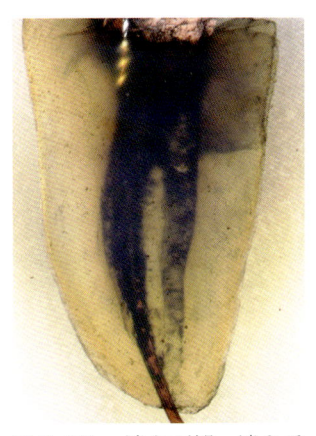

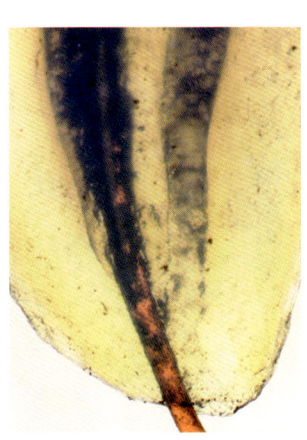

図 8 -22a　頬側面観．

図 8 -22b　遠心面観．遠心舌側根管が未処置となっている．Type Ⅱ．頬側面観から，遠心面観のこのような形態を推測することはできない．

図 8 -22c　bの根尖部拡大像．根尖近くで根管が合流している．

標本 9

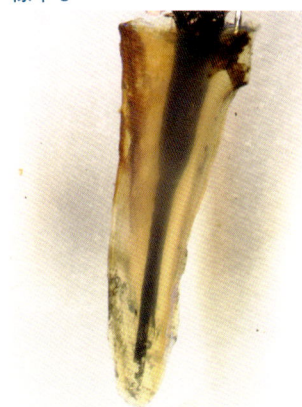

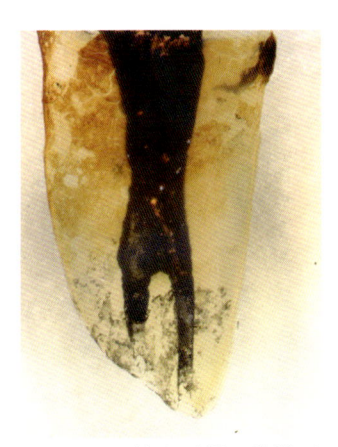

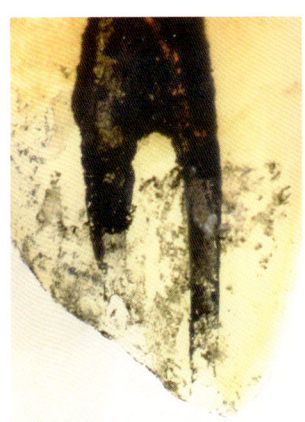

標本10

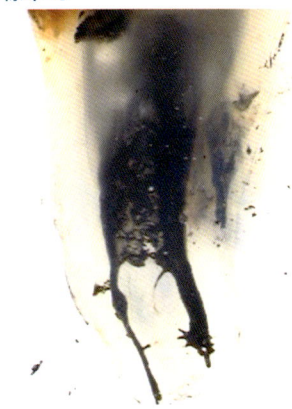

図 8 -23a　頬側面観．

図 8 -23b　遠心面観．歯根下部で分岐している．

図 8 -23c　bの根尖部拡大像．左側が舌側．臨床的には舌側根管を見つけられないことが多い．

図 8 -24　Type Ⅲ．管間側枝が見られる．

標本10

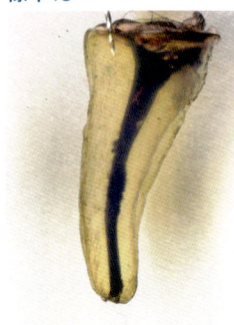 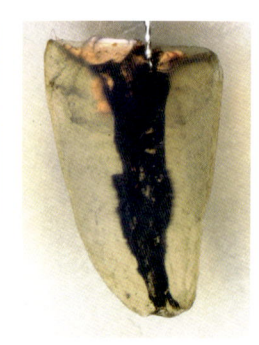 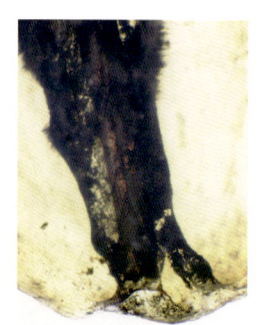

標本11

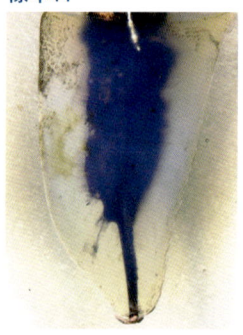 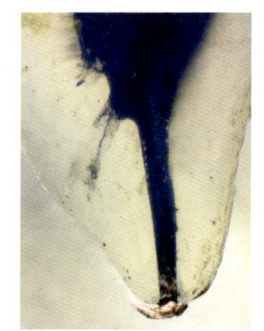

図8-25a　頰側面観.

図8-25b　遠心面観. 頰舌的に幅が広い根管.

図8-25c　bの根尖部拡大像. 根尖で根管が分岐している.

図8-26a　遠心根遠心面. Type V.

図8-26b　bの根尖部拡大像. 舌側に分岐根管が見られる.

標本12

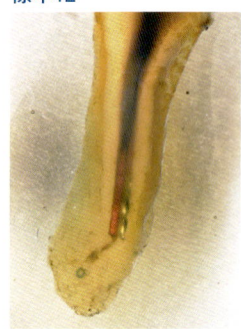 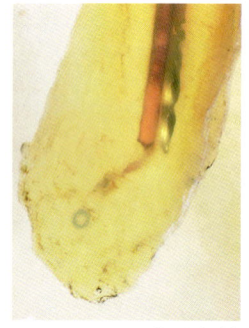 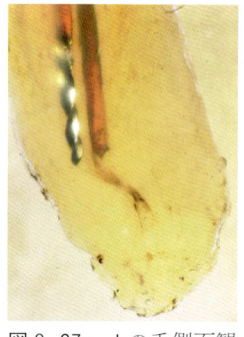 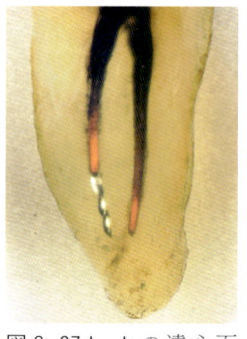 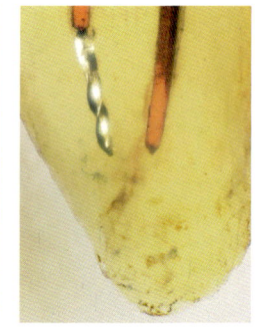

図8-27a　遠心根頰側面. 根尖部で根管は遠心に急激に湾曲している.

図8-27b　aの根尖部拡大像.

図8-27c　bの舌側面観根尖部拡大像. 遠心に湾曲したあと, さらに下向きに湾曲している.

図8-27d　bの遠心面観.

図8-27e　dの根尖部拡大像. 2根管が1つに合流している. つまり, Y字型に合流し, 1根管となった部分はS字型に湾曲し, 下向きに終止する. 根尖孔に至るまで, 少なくとも3回湾曲している.

標本13

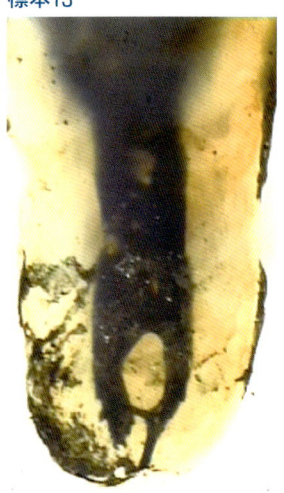

図8-28　根管上部で2根管, 中央部のイスマスの下で再び分岐する. 根管形態はTypeⅦ(1-2-1-2).

下顎第一大臼歯における側枝の出現率

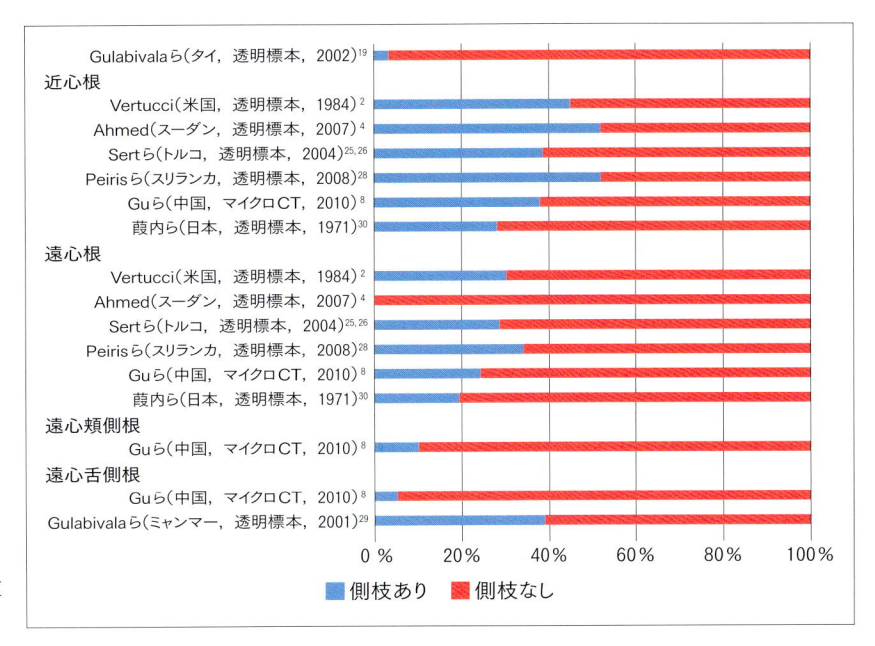

図 8 -29　下顎第一大臼歯における側枝の出現率.

下顎第一大臼歯における根尖分岐の出現率

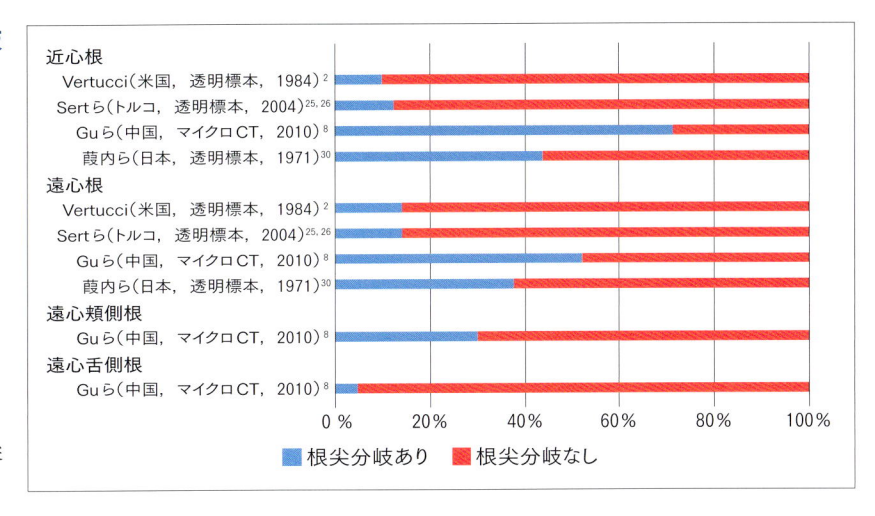

図 8 -30　下顎第一大臼歯における根尖分岐の出現率.

1-7．側枝の出現率

図 8 -29に管外側枝の出現率を示す. 近心根は約40%，遠心根は約30%であるが，日本人ではどちらも約20%でやや少ない.

1-8．根尖分岐の出現率

図 8 -30に根尖分岐の出現率を示す. 10〜40%の出現が見られる. 日本人は約40%と多い.

1-9．側枝の分布
1-9-1．垂直分布

図 8 -31に側枝の垂直分布[32]を示す. 根尖から3 mm以内に側枝が見られるのは，近遠心根とも80%前後である.

1-9-2．水平分布

図 8 -32に側枝の水平分布[32]を示す. 近心根は頬側に，遠心根は遠心への分布が目立つ.

下顎第一大臼歯側枝の垂直分布[32]

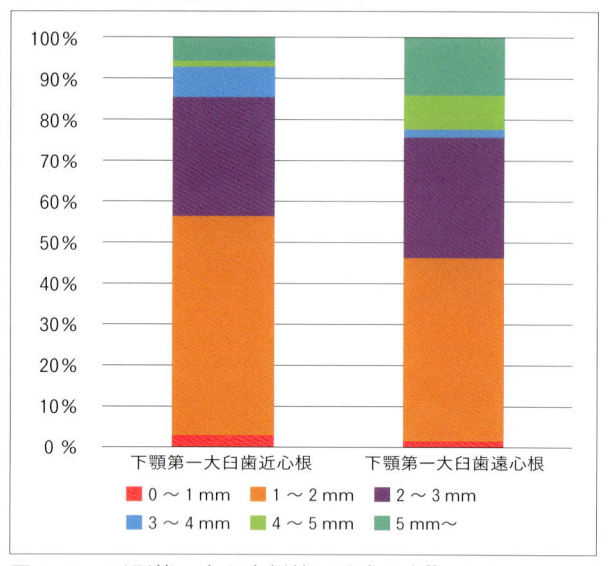

図8-31　下顎第一大臼歯側枝の垂直分布[32]．根尖からの距離の定義は第1章（17ページ）を参照．

下顎第一大臼歯側枝の水平分布[32]

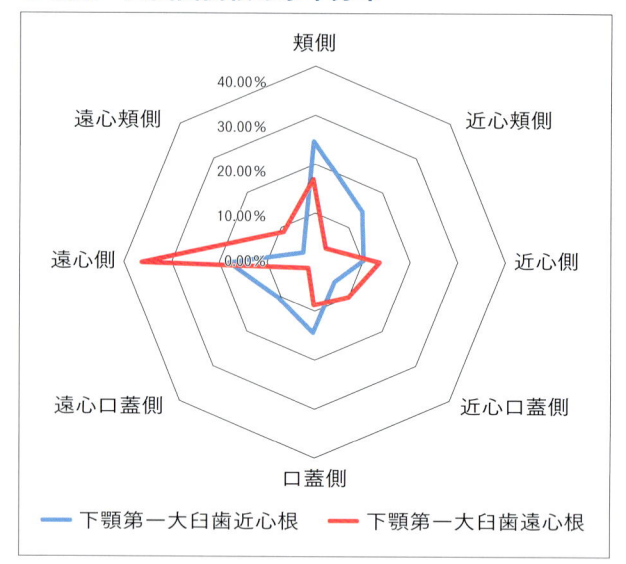

図8-32　下顎第一大臼歯側枝の水平分布[32]．水平分布の定義は第1章（17ページ）を参照．

下顎第一大臼歯側枝の透明標本①：近心根

標本1

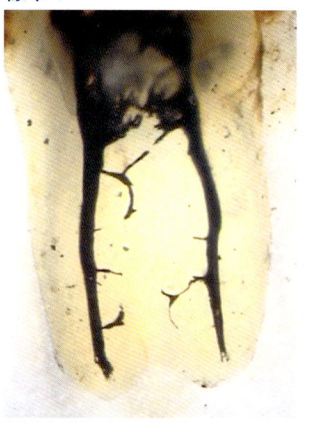

図33a　図33b　図33c

図8-33a　TypeIVと多数の側枝．

図8-33b　aの根尖部近心面観．拡大像．根尖は微妙に湾曲している．

図8-33c　同，遠心面観．根尖は分岐している様子がわかる．

標本2

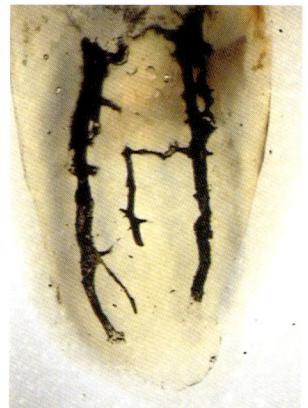

図8-34　TypeIVで多数の側枝．

標本3

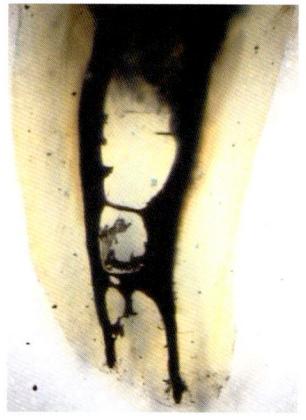

図8-35　TypeIVで管間側枝が見られる．

標本4

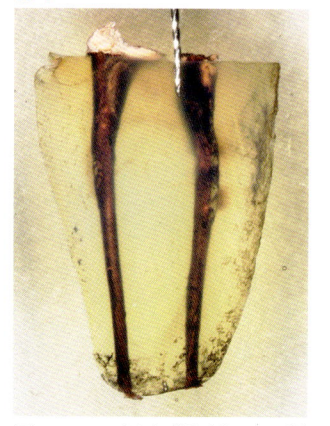

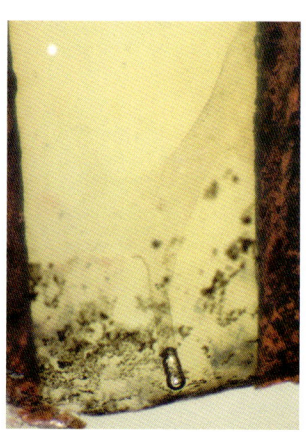

図8-36a　近心根近心面．単純なTypeIVの形態に見える．

図8-36b　aの根尖部拡大像．インクは入っていないが，T字根管が見られる．

標本 5

図37a 図37b 図37c

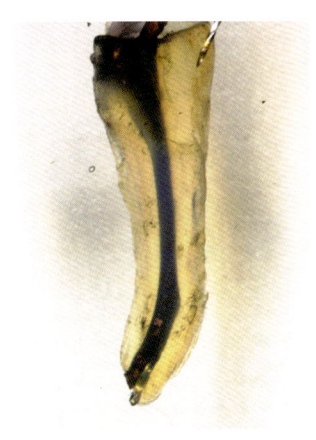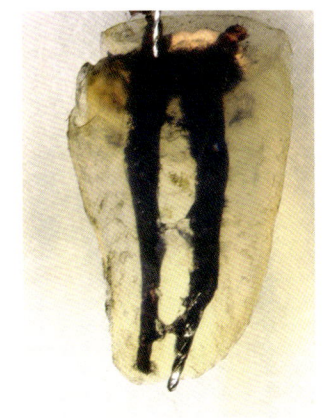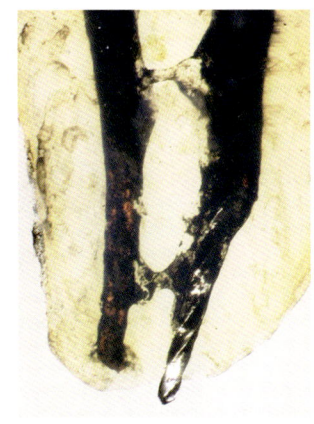

図 8 -37a　近心根頬側面観.
図 8 -37b　近心根近心面観.
図 8 -37c　bの根尖部拡大像.
管間側枝が 2 つ見られる.

標本 6

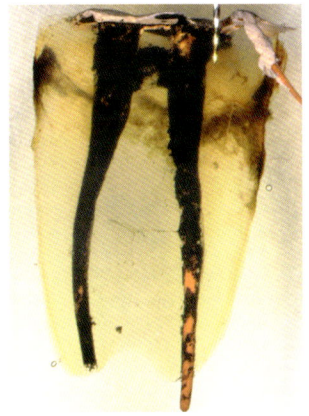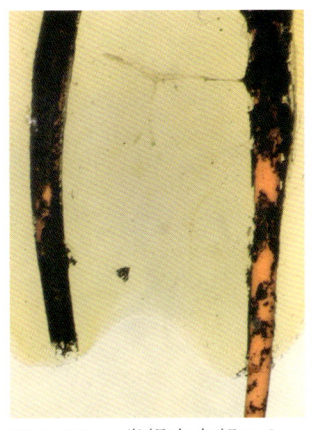

図 8 -38a　近心根近心面観.

図 8 -38b　歯根中央部に 2 つの開口部をもつT字根管.

標本 7

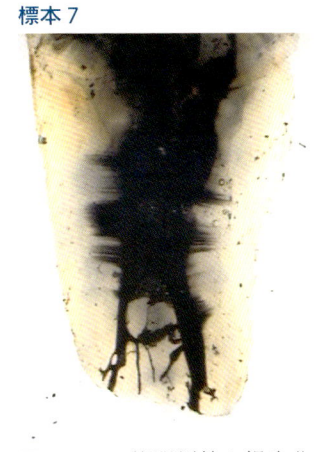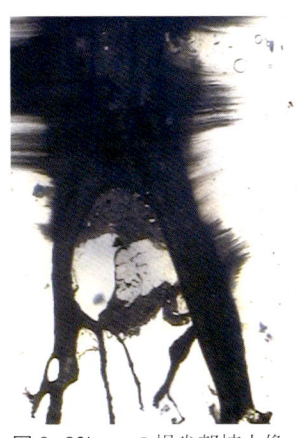

図 8 -39a　管間側枝と根尖分岐.

図 8 -39b　aの根尖部拡大像.

標本 8

図40 図41a 図41b

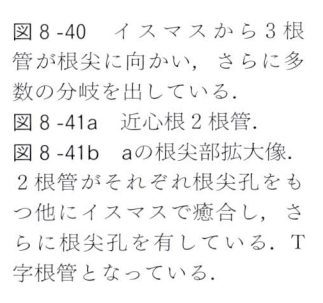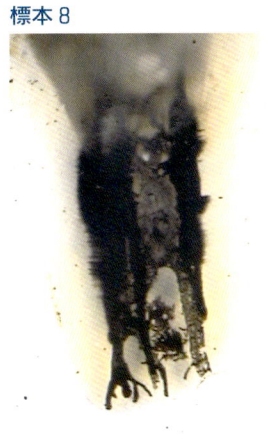

図 8 -40　イスマスから 3 根管が根尖に向かい, さらに多数の分岐を出している.
図 8 -41a　近心根 2 根管.
図 8 -41b　aの根尖部拡大像. 2 根管がそれぞれ根尖孔をもつ他にイスマスで癒合し, さらに根尖孔を有している. T字根管となっている.

標本 9

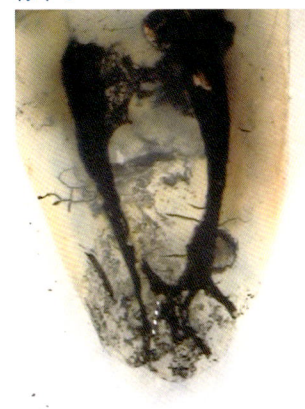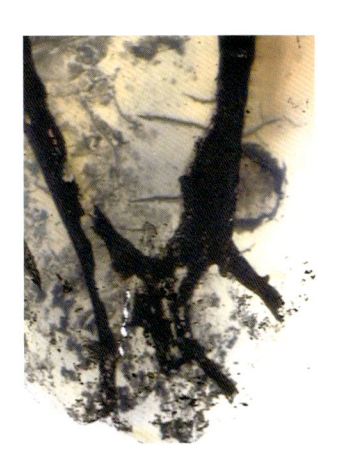

1 - 9 - 3. 透明標本

　図 8 -33〜45に下顎第一大臼歯側枝・根尖分岐の透明標本を示す.

下顎第一大臼歯側枝の透明標本②：遠心根

標本 1

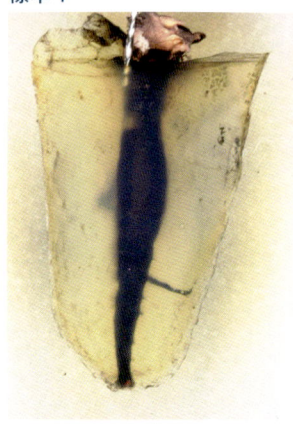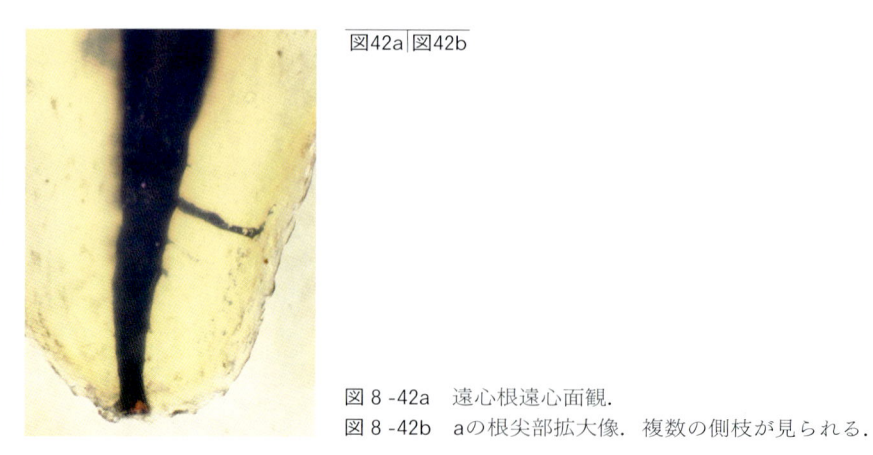

図42a｜図42b

図 8 -42a　遠心根遠心面観.
図 8 -42b　aの根尖部拡大像. 複数の側枝が見られる.

標本 2

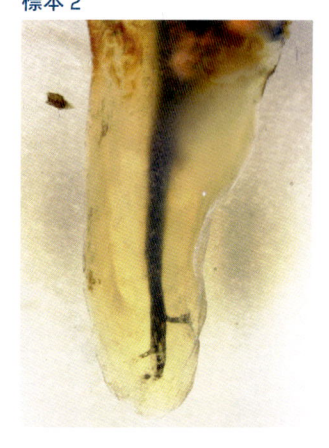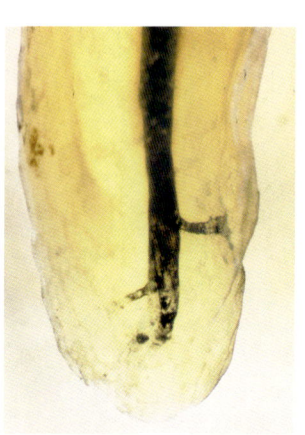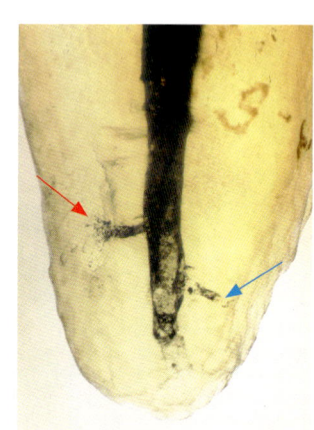

図43a｜図43b｜図43c

図 8 -43a　遠心根頬側面観.
図 8 -43b　aの根尖部拡大像.
画面右が近心.
図 8 -43c　bの根尖部遠心面
観. 画面右が頬側. 赤矢印部
の側枝は近心舌側, 青矢印部
の側枝は遠心頬側に開口して
いる.

標本 3

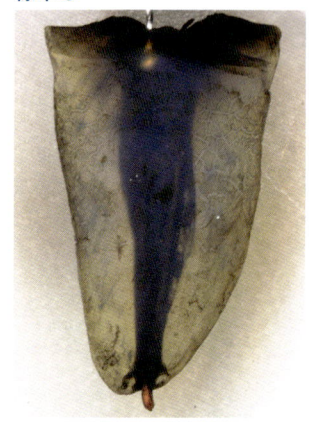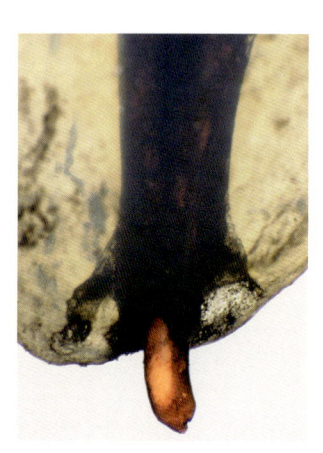

図44a｜図44b

図 8 -44a　遠心根遠心面観.
図 8 -44b　aの根尖部拡大像. 根尖分岐.

1 -10．根尖部の形態
1 -10- 1．根尖孔径

　下顎大臼歯の根尖孔径を図 8 -46〜48に示す. 近心根も遠心根も歯根の扁平な形態を反映して, 近遠心径よりも頬舌径のほうが大きい. 短径が約0.2mm, 長径は0.3〜0.4mmである. 第一大臼歯と第二大臼歯ではほとんど違いがない(図 8 -47,48).

　Keleşら[35]は, 2 根管 1 根尖孔(Type II)の根管に

標本 4

図45a｜図45b

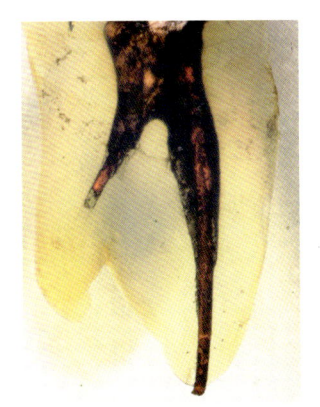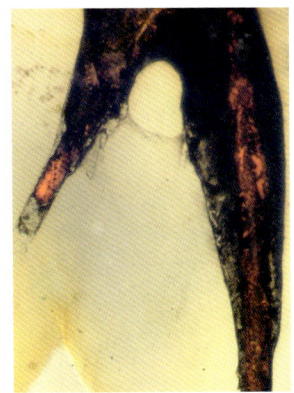

図 8 -45a　Radix entomolarisを有する遠心根.
図 8 -45b　aの管間側枝.

下顎大臼歯の根尖孔径

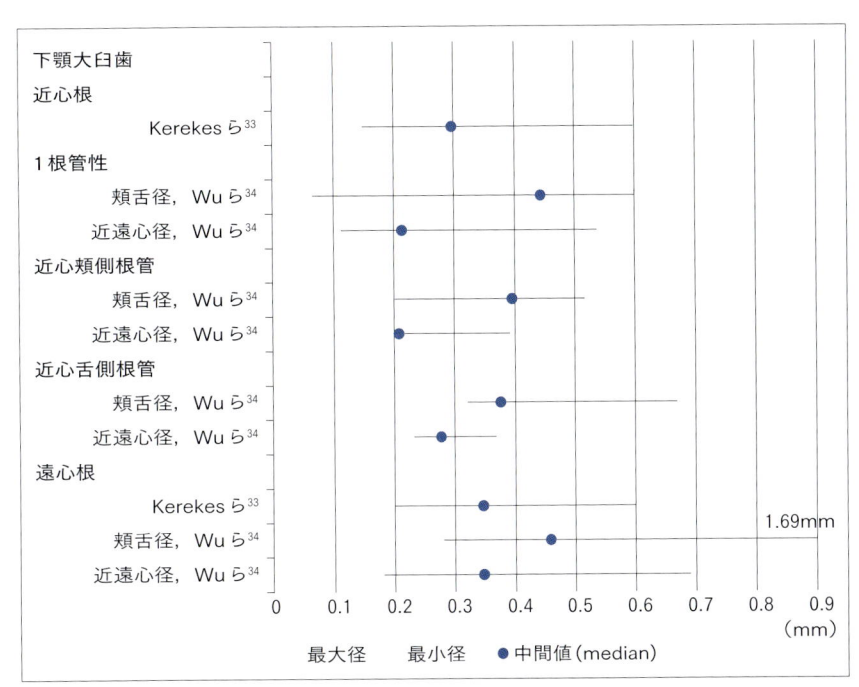

下顎大臼歯
近心根
　　　　　Kerekes ら[33]
1 根管性
　　　　頬舌径, Wu ら[34]
　　　　近遠心径, Wu ら[34]
近心頬側根管
　　　　頬舌径, Wu ら[34]
　　　　近遠心径, Wu ら[34]
近心舌側根管
　　　　頬舌径, Wu ら[34]
　　　　近遠心径, Wu ら[34]
遠心根
　　　　　Kerekes ら[33]
　　　　頬舌径, Wu ら[34]
　　　　近遠心径, Wu ら[34]

1.69mm

0　0.1　0.2　0.3　0.4　0.5　0.6　0.7　0.8　0.9
(mm)
最大径　　最小径　　●中間値(median)

図 8 -46　下顎大臼歯の根尖孔径. 第一大臼歯と第二大臼歯を区別していない. Kerekesら[33]のデータ以外は, Wuら[34]のデータ.

下顎第一大臼歯の根尖孔の長径と短径[27]

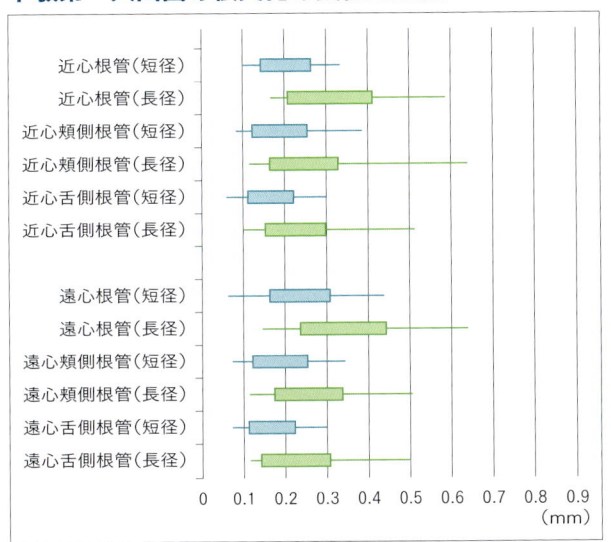

近心根管(短径)
近心根管(長径)
近心頬側根管(短径)
近心頬側根管(長径)
近心舌側根管(短径)
近心舌側根管(長径)

遠心根管(短径)
遠心根管(長径)
遠心頬側根管(短径)
遠心頬側根管(長径)
遠心舌側根管(短径)
遠心舌側根管(長径)

0　0.1　0.2　0.3　0.4　0.5　0.6　0.7　0.8　0.9
(mm)

図 8 -47　下顎第一大臼歯の根尖孔の長径と短径[27].

下顎第二大臼歯の根尖孔の長径と短径[27]

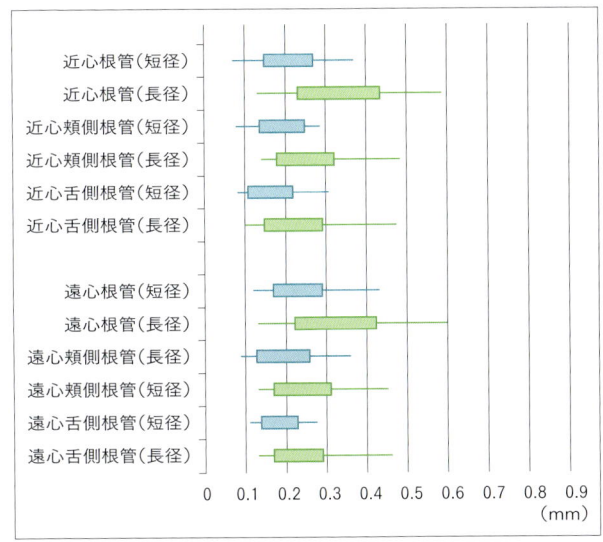

近心根管(短径)
近心根管(長径)
近心頬側根管(短径)
近心頬側根管(長径)
近心舌側根管(短径)
近心舌側根管(長径)

遠心根管(短径)
遠心根管(長径)
遠心頬側根管(長径)
遠心頬側根管(短径)
遠心舌側根管(短径)
遠心舌側根管(長径)

0　0.1　0.2　0.3　0.4　0.5　0.6　0.7　0.8　0.9
(mm)

図 8 -48　下顎第二大臼歯の根尖孔の長径と短径[27].

２根管１根尖孔の根管の根尖部での根尖孔径[35]

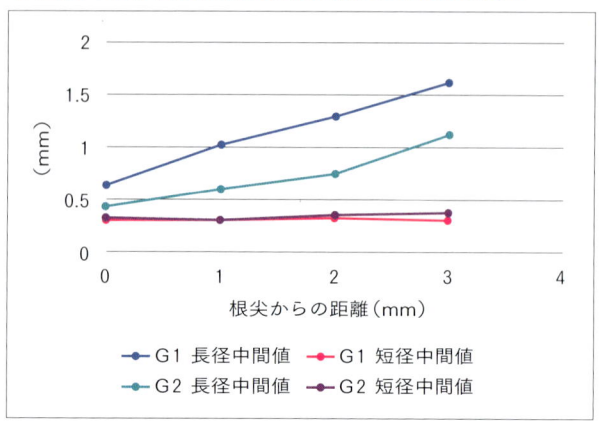

図8-49　２根管１根尖孔（Vertucci Type II）の根管における根尖部での根尖孔径．G1：根尖から３mm以内で２根管が１根管に合流．G2：根尖から３〜９mmの位置で合流．

根尖部５mmの根管のテーパー[36]

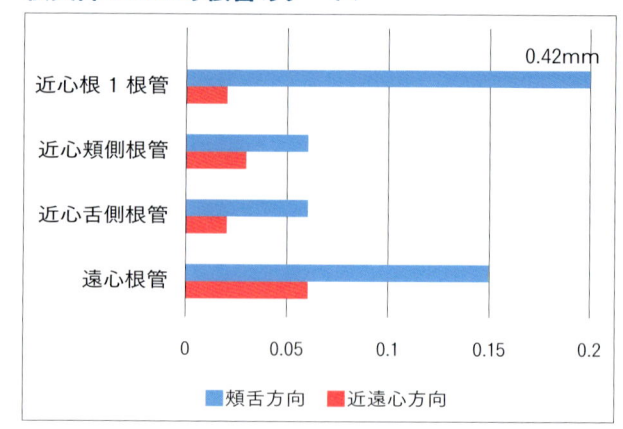

図8-50　根尖部５mmの根管のテーパー[36]．本研究では第一大臼歯と第二大臼歯を区別していない．

下顎大臼歯根尖部の透明標本

標本1

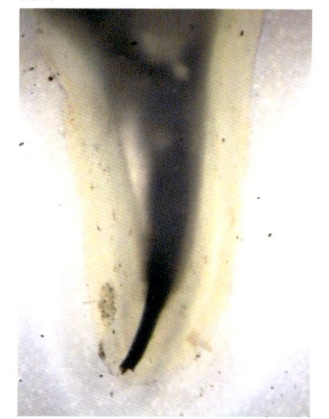

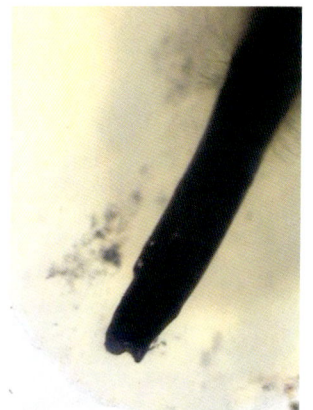

図8-51a　遠心根．

図8-51b　aの根尖部拡大像．分岐はなく，単純な形態．

標本2

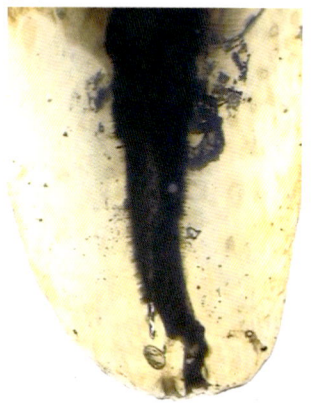

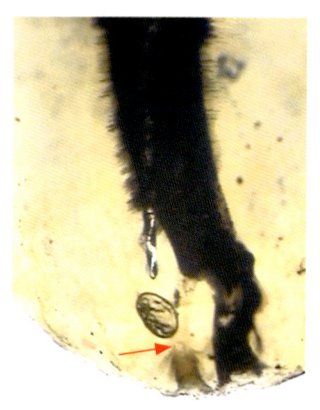

図8-52a　根尖部で根管は湾曲している．

図8-52b　aの根尖部拡大像．根管に挿入したファイルは根管に追従できず，根管壁に突き刺さっている．根管は湾曲し，分岐している（赤矢印部）．

おける根尖部根尖孔径をマイクロCTで調べた（図8-49）．根管合流位置が根尖に近いか遠いかで比較しているが，短径は両群に差はなく，根尖３mmでの根管径にはほとんど変化がない．長径は歯冠側に向かうにつれ，太くなる．根尖近くで根管が合流する群（G1）のほうが根管径は大きかった．

1-10-2．根尖部根管のテーパー

根尖部のテーパーを図8-50に示す．頬舌方向のテーパーは大きく，１根管の場合はさらに大きい．

1-10-3．透明標本

図8-51,52に，下顎大臼歯根尖部の透明標本を示す．

表 8 - 1　**下顎大臼歯の形態に関する主な症例報告**

発表者	国	年	歯根数		根管数		特徴
			D	M	D	M	
Campos[17]	スペイン	1985	1	1	2	3	5 根管，近心 3 根管を 4 症例
DeGroodら[36]	米国	1997	1	1	2	3	近心 3 根管，5 根管
Holtzmann[37]	イスラエル	1997	1	1	1	3	近心 3 根管
Kimuraら[38]	日本	2000	2	1	3	2	5 根管，遠心 2 根 3 根管
Lawら[39]	米国	2004	2	1			一卵性双生児の 3 根
Baughら[40]	米国	2004	1	1	2	3	近心 3 根管
Leeら[41]	韓国	2006	3	1	3	2	遠心 3 根をCTデータから模型に再現
Ghoddusiら[42]	イラン	2007	2	1	4	2	遠心 4 根管
Chandraら[43]	インド	2009	1	1	3	2	5 根管，遠心 3 根管
Yesilsoyら[44]	米国	2009	2	1	2	3	近心 3 根管
Yesilsoyら[44]	米国	2009	1	1	1	3	近心 3 根管
Krithikadattaら[45]	インド	2010	1	1	1	1	2 根管
Kottoorら[46]	インド	2010	1	1	3	2	5 根管，遠心 3 根管
Laら[47]	韓国	2010	1	1	2	4	近心 3 根管，CBCTで検査
Ryanら[48]	米国	2011	1	1	3	3	6 根管
Abellaら[49]	スペイン	2011	2	1	2	2	強い湾曲のradix entomolaris
Yueら[50]	韓国	2016					molar-incisor malformationによる形態異常，5 根管

2．特殊形態

2 - 1．症例報告

　表 8 - 1 に，最近の下顎第一大臼歯の症例報告を示す．これを見ると，近心 3 根管，全体で 5 根管以上という報告が多い．歯科用顕微鏡を利用することで近心根の 3 つ目の根管，MM（middle mesial）根管の発見が相次いで報告された．

　しかし，MM 根管の出現はそれほどめずらしくないことがわかってきたため，症例報告ではなく出現率の調査へ移行していったと考えられる．症例報告を積み重ねることでわかってくることがあるので，これを軽視してはいけない．

2 - 2．多根管の症例

　下顎第一大臼歯 5 根管（図 8 -53）および 6 根管（図 8 -54）の症例を示す．

2 - 3．MM 根管
2 - 3 - 1．出現率

　2015年から米国でMM 根管出現率の調査報告が相次いだ（図 8 -55）．出現率は第一大臼歯で20％強，第二大臼歯で10〜20％である．このうち，Nosratら[52]は歯科用顕微鏡を用いて臨床的に下顎大臼歯のMM 根管出現率を調査した（図 8 -56）．MM 根管は第一大臼歯のほうが多く，若年者で多く見つかった．遠心根に 2 根管ある歯のほうがMM 根管出現率は高かった．

　トルコのKeleşら[55]は，マイクロCTでMM 根管が見つかった下顎大臼歯を選び根管口の位置を調べた（図 8 -57）．CEJから 2 mm 以上離れた根管口は7.5％で，これらは探索不能としている．切削してMM 根管を探索した例を図 8 -58に示す．

　彼ら[56]は次いで，近心根の根尖孔の位置が解剖学的根尖と比較して非常にばらつきがあることを報告した（図 8 -59）．MM 根管の根尖孔は解剖学的根尖とは一致せず，5 mm 以上離れていることもある．

下顎第一大臼歯 5 根管および 6 根管の症例
症例 1

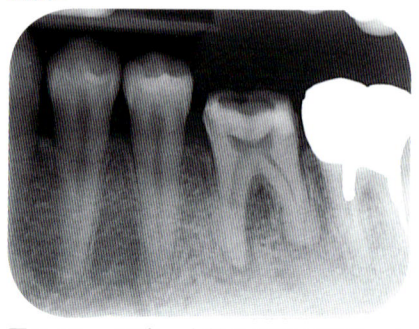 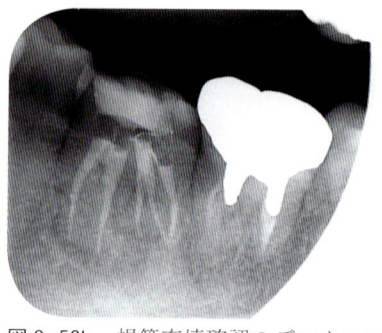 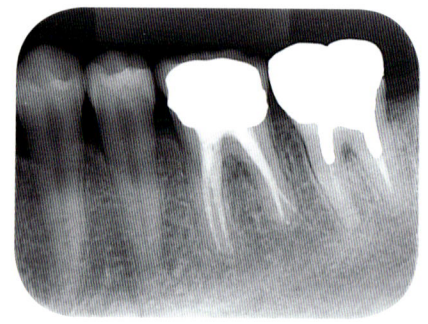

図 8 -53a　39歳，女性の下顎左側第一大臼歯デンタルエックス線写真.

図 8 -53b　根管充填確認のデンタルエックス線写真. 偏遠心撮影. 近心が 2 根管，遠心が 3 根管で 5 根管.

図 8 -53c　3 年 4 か月後のデンタルエックス線写真. 根尖部透過像は消失している.

症例 2

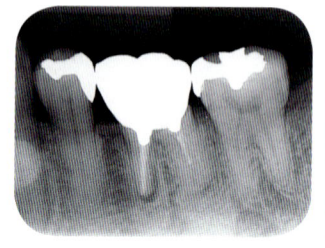 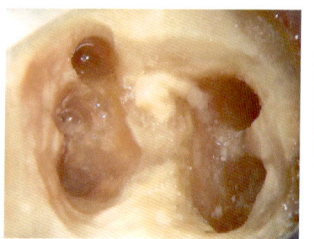 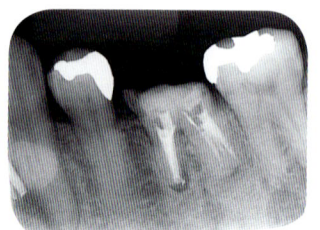 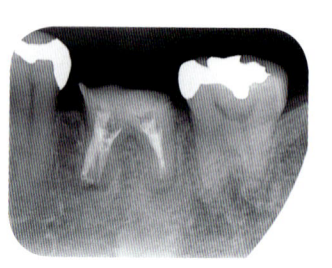

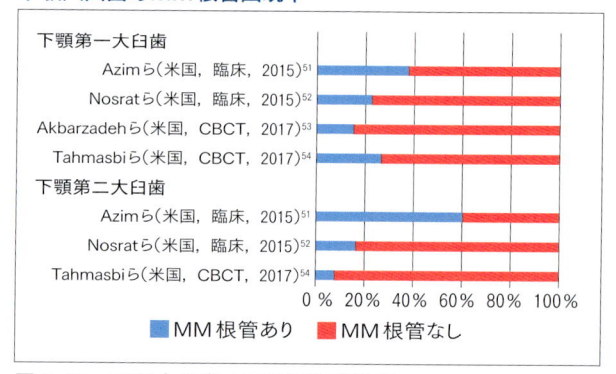

図54a｜図54b｜図54c｜図54d｜図54e

図 8 -54a　45歳，女性の下顎左側第一大臼歯デンタルエックス線写真.
図 8 -54b　近遠心とも 3 根管ずつ，合計 6 根管であった.
図 8 -54c　根管充填後のデンタルエックス線写真. 遠心の 3 根管が確認できる.
図 8 -54d　偏遠心撮影. 近心の 3 根管が確認できる.
図 8 -54e　4 年 1 か月後. 根尖部異常像は改善している.

MM 根管出現率

下顎大臼歯の MM 根管出現率

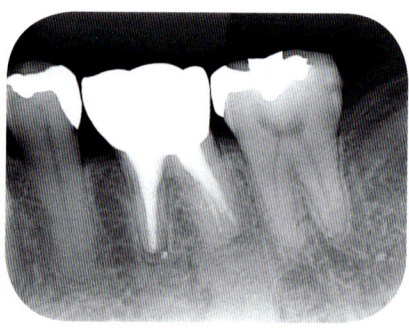

図 8 -55　下顎大臼歯の MM 根管出現率.

歯科用顕微鏡を用いた臨床での MM 根管出現率[52]

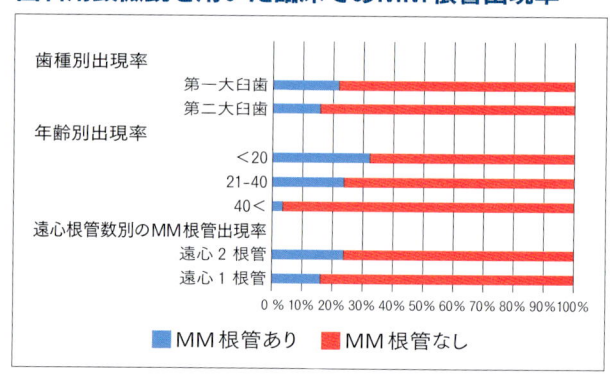

図 8 -56　米国での調査. 歯科用顕微鏡を用いた臨床での MM 根管出現率[52].

MM根管の根管口の位置のセメントエナメル境からの距離[55]

図8-57　MM根管の根管口の位置のセメント‐エナメル境からの距離[55]．探索のための切削はCEJレベルに根管口があれば不要，1～2mmに根管口があれば切削が必要，2mm以上だと切削しても探索は不能と分類した．

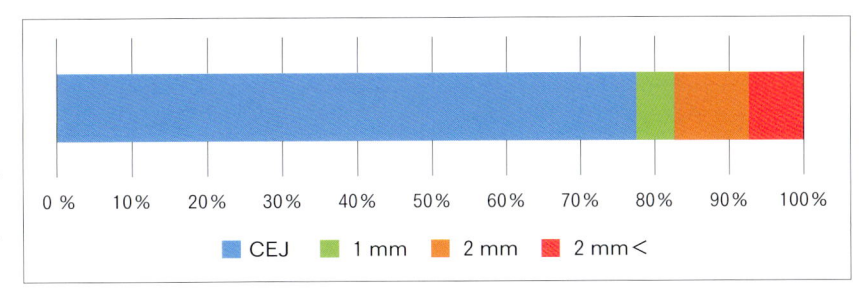

切削してMM根管を探索した症例

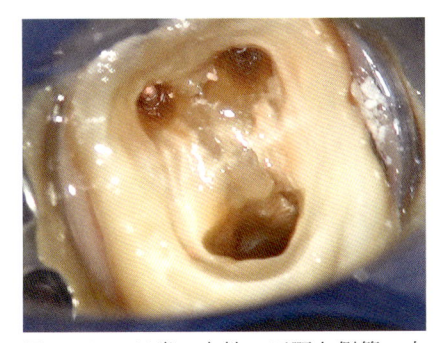

図8-58a　43歳，女性の下顎左側第一大臼歯の根管治療．

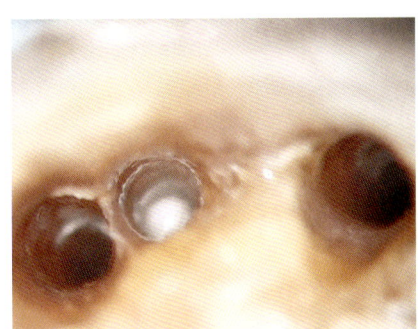

図8-58b　MM根管を探索．

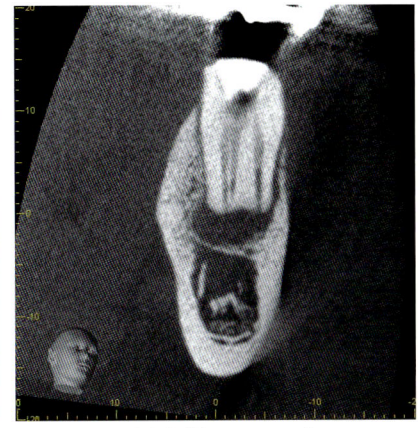

図8-58c　近心根のCBCT（Veraview X800，モリタ）歯列直交断像．3根管を確認できる．

根尖孔と解剖学的根尖の距離

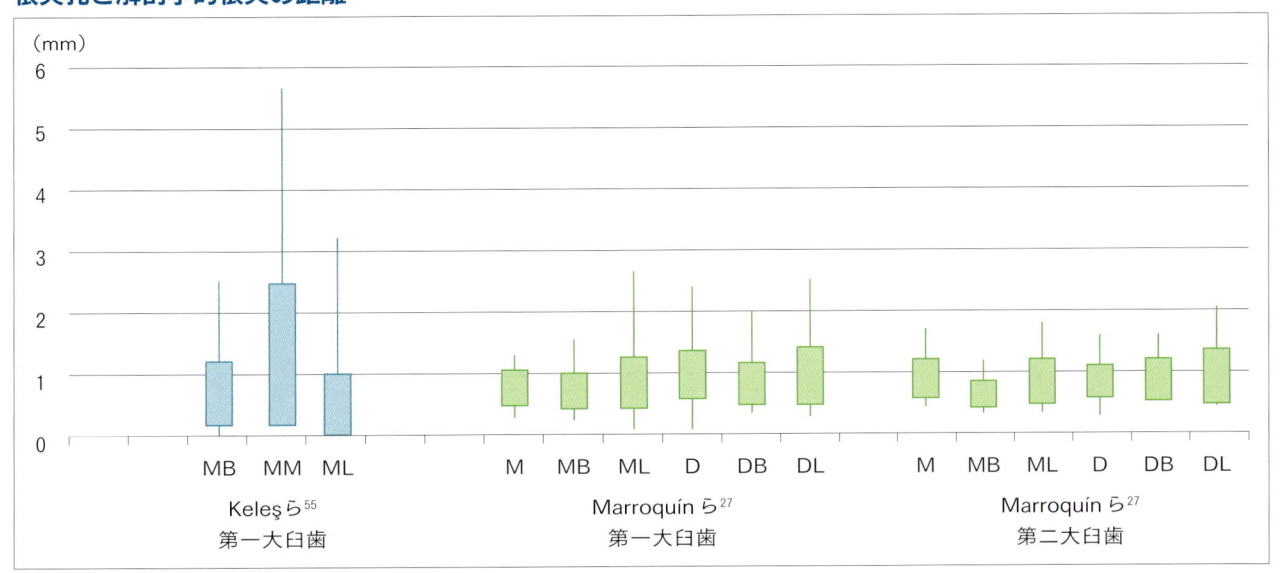

図8-59　下顎第一大臼歯近心根の解剖学的根尖と根尖孔の位置のずれ．Marroquínら[27]によるMM根管以外のデータと比較しても，MM根管の根尖孔が解剖学的根尖から離れていることがわかる．

下顎第一大臼歯MM根管の透明標本

標本1

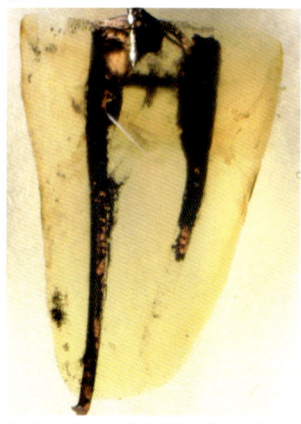 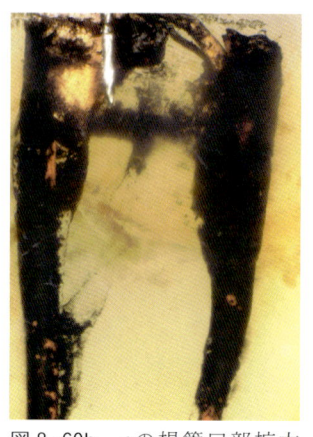

図8-60a 近心根近心面観.

図8-60b aの根管口部拡大像. MM根管があり, 一方の根管に合流している.

標本2

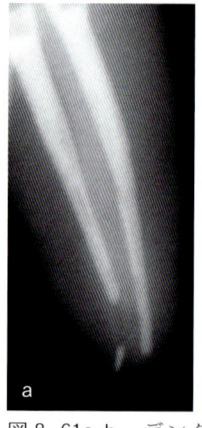 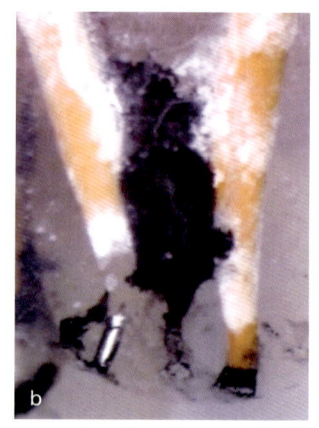

図8-61a, b デンタルエックス線写真では2根管であることしかわからない. 透明標本では近心根の根管形態2-3. 根管下部で2根管はイスマスでつながり, イスマスからもう1根管(MM根管)が分岐している. イスマスからMM根管にかけては未処置となっている.

標本3

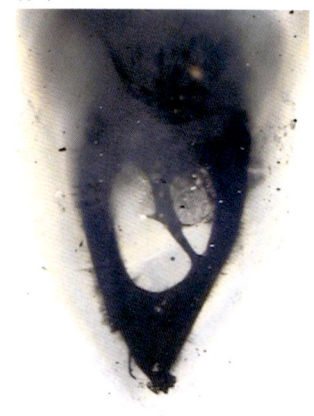 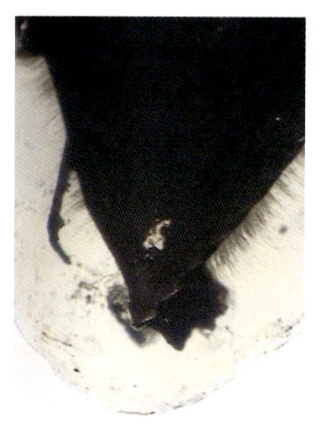

図8-62a 2根管1根尖孔だが, MM根管がある.

図8-62b aの拡大像. 根尖部に側枝が見られる.

標本4

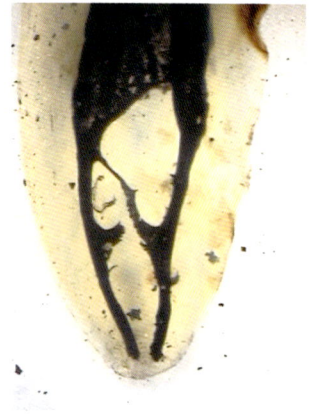

図8-63 管間側枝のようにも見えるMM根管.

標本5

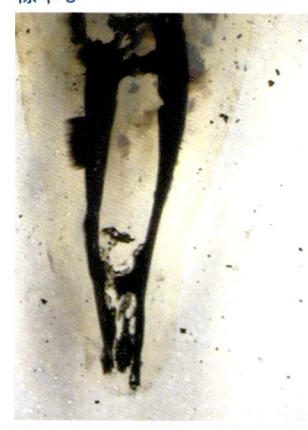

図8-64 T字根管で3根尖孔.

標本6

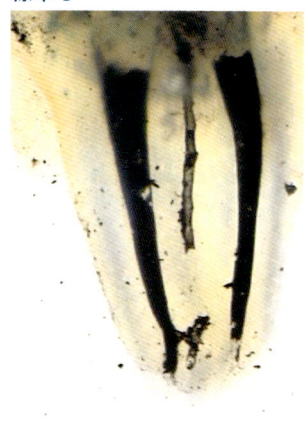

図8-65 明瞭なMM根管だが, 根尖近くで石灰化している.

2-3-2. 透明標本

図8-60〜65にMM根管の透明標本を示す.

2-3-3. 臨床例

図8-66〜70にMM根管の症例を示す. 1985年にスペインのCampos[17]は近心3根管の4症例を報告しているが(表8-1), 3症例は12〜16歳であった. 年齢を重ねると石灰化[57]してMM根管は見つかりにくくなる. MM根管はMBあるいはMLと合流することが多い(図8-68, 69)が, 根尖まで独立した3根尖孔のこともある(図8-70).

下顎第一大臼歯 MM 根管の症例

症例 1

図66a｜図66b｜図67

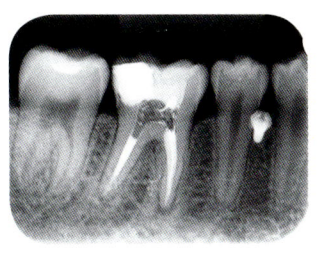
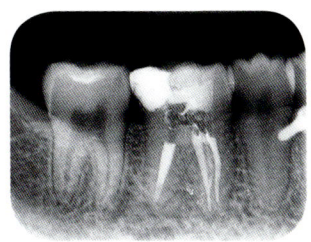
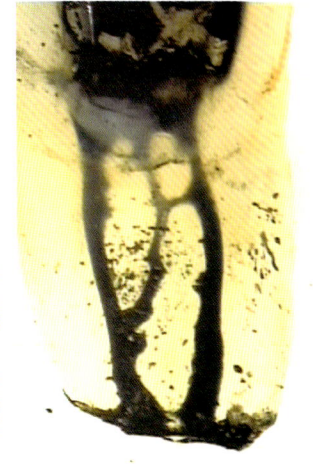

図 8 -66a　16歳，男児の下顎右側第一大臼歯の根管充填確認時のデンタルエックス線写真.

図 8 -66b　偏遠心撮影. 近心根のMM根管にも根管充填されている.

図 8 -67　図 8 -66bの近心根に似た根管形態. MM根管, 管間側枝が見られる.

症例 2

図 8 -68a　56歳，女性の下顎左側第一大臼歯デンタルエックス線写真.

図 8 -68b　根管形成途中で撮影した近心根のCBCT（Veraview X800，モリタ）歯列直交断像. 右が頬側. 舌側根管途中から分岐するMM根管（黄矢印部）が見られる.

図 8 -68c　CBCT水平断像. 近心根に 3 根管見られる.

図 8 -68d　根管充填後のデンタルエックス線写真偏遠心撮影. MM根管は近心舌側根管歯冠側から近心頬側根管根尖側に走行していた.

図 8 -69a　図 8 -68の症例に似た根管形態. 近心根近心面観. 左が頬側. 近心舌側根管から近心頬側根管にMM根管が見られる.

図 8 -69b　aのMM根管拡大像.

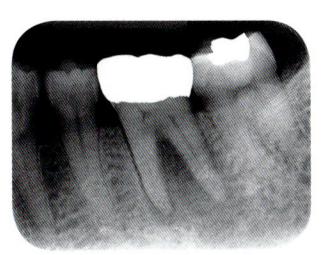
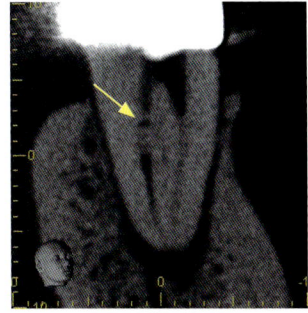
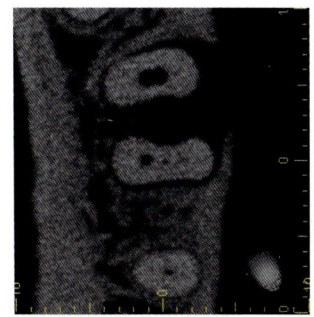

図68a｜図68b｜図68c
図68d｜図69a｜図69b

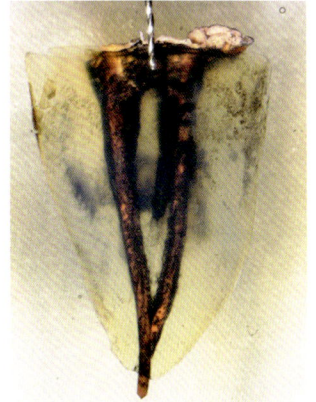
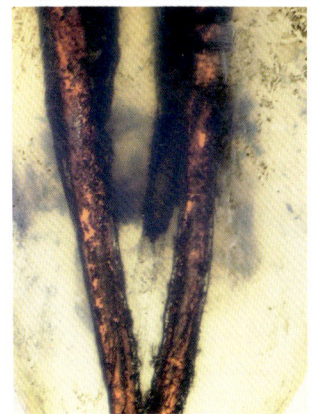

症例 3

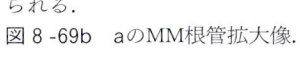
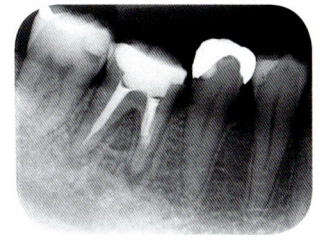
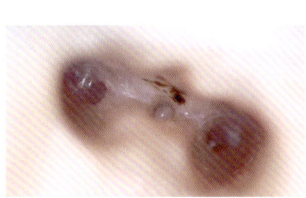
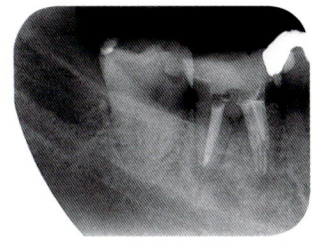
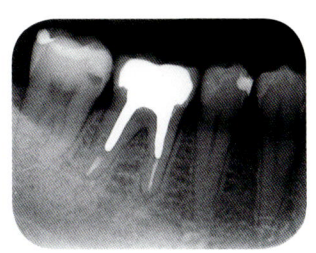

図 8 -70a　40歳，女性の下顎右側第一大臼歯デンタルエックス線写真. 近心根および遠心根の根尖に根尖部透過像が見られた.

図 8 -70b　近心根の 3 根管.

図 8 -70c　根管充填後のデンタルエックス線写真偏遠心撮影. 遠心 1 根管, 近心 3 根管 3 根尖孔.

図 8 -70d　2 年 2 か月後のデンタルエックス線写真. 根尖部透過像は消失している.

遠心舌側根の例

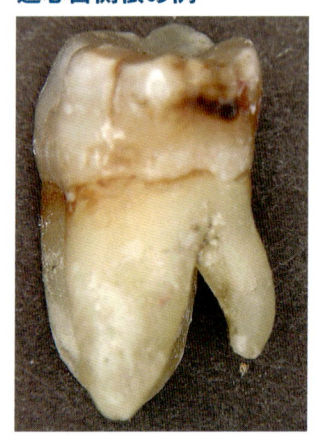 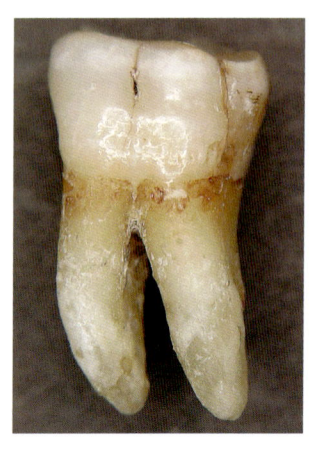 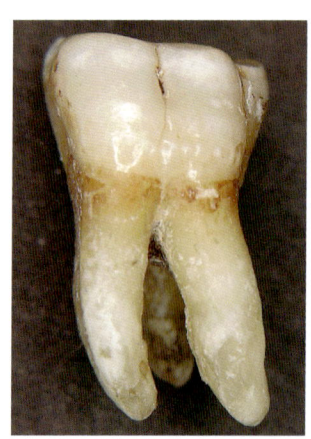

図71a 図71b 図71c

図8-71a〜c　遠心舌側根の例．a：遠心面観．b：頬側面観．c：頬側面観でも少し角度が変わると分岐部から遠心舌側根が見えることがある．

Radix paramolarisの抜去歯の例

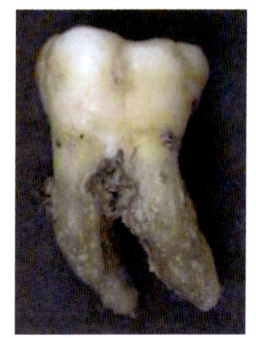 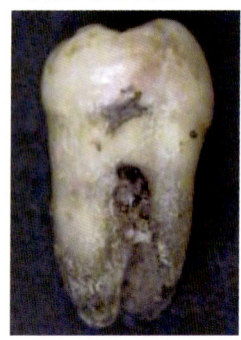 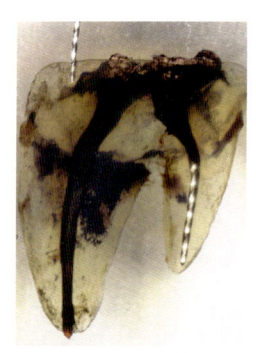 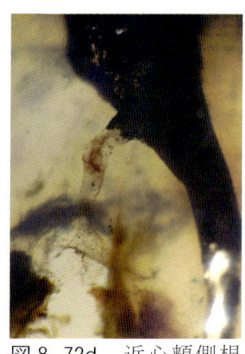 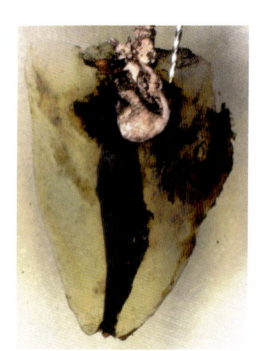

図8-72a　頬側面観．

図8-72b　近心面観．近心頬側根（写真右側）が矮小な副根となっている．

図8-72c　近心根の透明標本．

図8-72d　近心頬側根管から分岐部に向かって髄管のような側枝が見られた．

図8-72e　遠心根の透明標本．

表8-2　下顎第一大臼歯におけるradix paramolarisの出現率

発表者	国	年	調査方法	樋状根（%）
Huangら[10]	台湾	2010	スパイラルCT	40.50
Freitasら[59]	日本	1971	デンタル	4.50
Freitasら[59]	ヨーロッパ	1971	デンタル	2.80
吉岡ら[24]	日本	2002	透明標本	1.50
Herediaら[2]	スペイン	2017	CBCT	1.20
Shemeshら[60]	イスラエル	2015	CBCT	0.57
Zhangら[14]	中国	2011	CBCT	0.40

2-4．3根

　下顎大臼歯の歯根数は3根となることがある．これは遠心が2根になるためであるが，遠心舌側根が出現することが原因である（図8-71）．このような根は稀に近心頬側に出現することがある．

　第一大臼歯に多く，英語では"three-rooted mandibular first molar"（3根性下顎第一大臼歯）と呼ばれることがある．日本ではなじみがないが，ラテン語でradix entomolaris, radix paramolarisと呼んだほうがよいかもしれない．radix entomolarisが遠心舌側根，radix paramolarisが近心頬側根のことである．下顎第一大臼歯の歯根数は人種に関連があり[58]，radix entomolarisはモンゴロイドに多いのが特徴である．

2-4-1．Radix paramolaris（近心頬側根）

　図8-72にradix paramolarisの抜去歯の例を，表8-2に，下顎第一大臼歯におけるその出現率を示す．第一大臼歯において，Huangら[10]はきわめて多い出

Radix entomolaris の例

図8-73a〜d　Radix entomolaris. a：遠心面観. 遠心舌側根が頬側（右側）に向かって湾曲している. b：遠心面観のデンタルエックス線写真. c：遠心根の透明標本. d：近心根の透明標本.

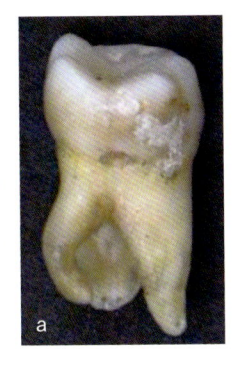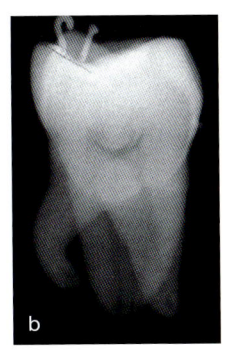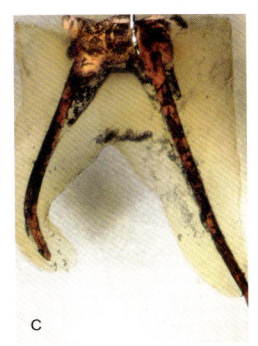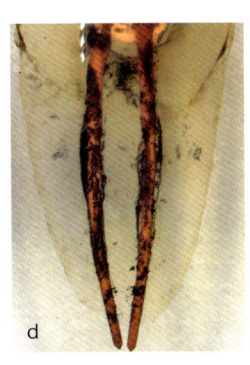

表8-3　下顎第一大臼歯非モンゴロイドのradix entomolaris出現率

発表者	国	年	調査方法	樋状根（%）
Freitasら[59]	ヨーロッパ	1971	デンタル	17.80
Chandraら[43]	インド	2011	デンタル	13.30
Gulabivalaら[29]	ミャンマー	2001	透明標本	10.07
Al-Nazhan[6]	サウジアラビア	1999	臨床	5.98
Peiris[7]	スリランカ	2008	透明標本	5.60
Gargら[61]	インド	2010	デンタル	4.55
Pattanshettiら[18]	クウェートと非クウェート	2008	臨床	4.00
Al-Qudahら[5]	ヨルダン	2009	透明標本	3.94
Curzon[66]	英国（コケージャン）	1973	抜去歯	3.45
Sperberら[62]	セネガル	1998	抜去歯	3.13
Ahmed[4]	スーダン	2007	透明標本	3.00
Peirisら[28]	スリランカ	2008	透明標本	3.00
Younesら[63]	サウジアラビア	1990	抜去歯	2.34
Skidmoreら[1]	米国	1971	鋳造標本	2.20
Shemeshら[60]	イスラエル	2015	CBCT	2.03
Martinsら[3]	ポルトガル	2016	CBCT	2.00
Caputoら[16]	ブラジル	2016	CBCT	1.46
Ondaら[65]	インド	1989	抜去歯	1.01
Herediaら[2]	スペイン	2017	CBCT	0.80
Schäferら[65]	ドイツ	2009	デンタル	0.68
Younesら[63]	エジプト	1990	抜去歯	0.66

表8-4　下顎第一大臼歯モンゴロイドのradix entomolaris出現率

発表者	国	年	調査方法	樋状根（%）
Curzonら[66]	Eskimo Point	1971	抜去歯	48.15
Guら[8]	中国	2010	マイクロCT	32.00
Peiris[7]	日本	2008	透明標本	31.60
Zhangら[14]	中国	2011	CBCT	29.80
Yangら[67]	中国	2010	デンタル	27.06
Kimら[15]	韓国	2018	CBCT	25.89
Kimら[12]	韓国	2013	CBCT	25.82
Wangら[9]	中国	2010	CBCT	25.80
Tuら[68]	台湾	2009	CBCT	25.61
Songら[69]	韓国	2010	CT	24.50
小川ら[13]	日本	2017	CBCT	23.60
Wuら[70]	台湾	2018	CBCT	23.00
Kimら[71]	韓国	2012	CBCT	22.80
Parkら[72]	韓国	2013	CBCT	22.40
Huangら[73]	台湾	2010	スパイラルCT	22.00
Chenら[74]	台湾	2009	透明標本	22.00
Tuら[75]	台湾	2007	デンタル	17.77
Walkerら[76]	中国	1988	透明標本	15.00
Loh[77]	シンガポール	1990	抜去歯	7.90
吉岡ら[24]	日本	2002	透明標本	4.50
Freitasら[59]	日本	1971	デンタル	3.20

現率を報告しているが, 他は人種によらず数パーセントである.

2-4-2. Radix entomolaris（遠心舌側根）

　図8-73にradix entomolarisの抜去歯の例を示す. Abellaら[49]は, 1970年〜2011年12月までの文献を渉猟し, 19,056本の下顎第一大臼歯の14.4%に遠心舌側根が見られたとしている.

　下顎第一大臼歯におけるradix entomolarisの非モンゴロイドでの出現率を表8-3に, モンゴロイドでの出現率を表8-4に示す. モンゴロイドではエスキモーの48%を筆頭に, 報告のほとんどが20%以上の出現率であるのに対して, 非モンゴロイドでは10%以上の報告もあるが, ほとんどは数パーセントである.

歯根が二重に湾曲していたために生じた穿孔および器具破折例

症例1

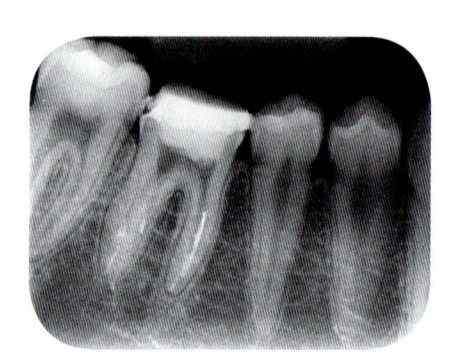 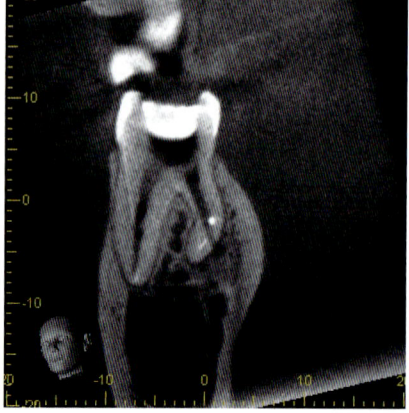

図74a 図74b

図8-74a, b　19歳，男性．a：下顎右側第一大臼歯デンタルエックス線写真．b：遠心舌側根のCBCT（Veraview X800，モリタ）歯列直交断像．遠心舌側根の湾曲した根尖には破折器具がありそうで，さらに根管形成は湾曲を無視して穿孔している．

症例2

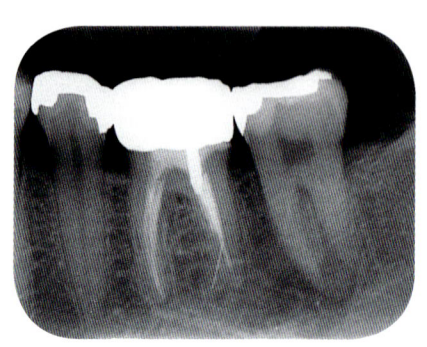 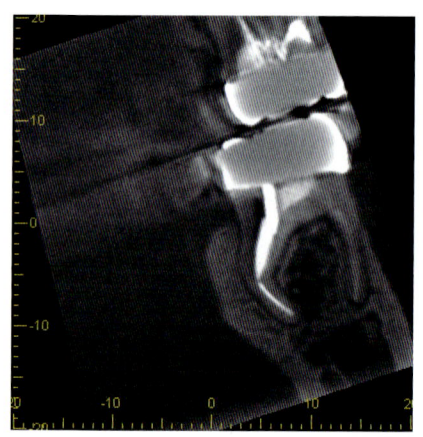

図75a 図75b

図8-75a, b　26歳，女性．a：下顎左側大臼歯部デンタルエックス線写真．b：下顎第一大臼歯遠心舌側根のCBCT（3DXマルチイメージマイクロ，モリタ）歯列直交断像．左が舌側．遠心舌側根の湾曲部で器具破折が見られる．

2-4-3．臨床上の注意

　Radix entomolarisは，モンゴロイドがほとんどの日本でもその存在があまり知られていないので，見逃しが多い．Radix entomolarisの根管を見つけるためには，髄腔開拡の形態に注意しなければならない[78]．Radix rootは重要で，かつ対応が困難な解剖学的形態で，主として遠心舌側に出現し，根管は細くアクセスが難しい[79]．

　歯根が二重に湾曲するために穿通できない，穿孔してしまう（図8-74），あるいは器具破折をすることがある（図8-75）．Radix paramolarisは，根管を見逃すことはないかもしれないが，イスマスを形成しようと思って削ると，根分岐部で穿孔してしまうかもしれない．

2-5．過剰根

　図8-76aは43歳，女性の下顎右側第一大臼歯デンタルエックス線写真である．図内黄矢印部に見逃しそうな過剰根が見られる．同部のCBCT像を図8-76bに示す．Radix entomoralisと似ているが，セメントエナメル境付近から分岐しており，容易に歯周ポケットができそうな点が異なっている．小さい歯根のために根管はないが，ポケットができると歯周病的に問題となる．

2-6．樋状根・樋状根管

　樋状根・樋状根管は，第一大臼歯にも出現する．それぞれの出現率を表8-5に示す．

　第一大臼歯についての日本人のデータはないが，出現率はきわめて低い．図8-77に臨床例を示す．

過剰根

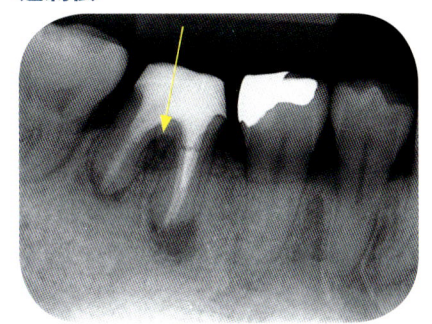

図 8 -76a　43歳，女性の下顎右側第一大臼歯．デンタルエックス線写真．黄矢印部に，見逃しそうな過剰根が見られる．

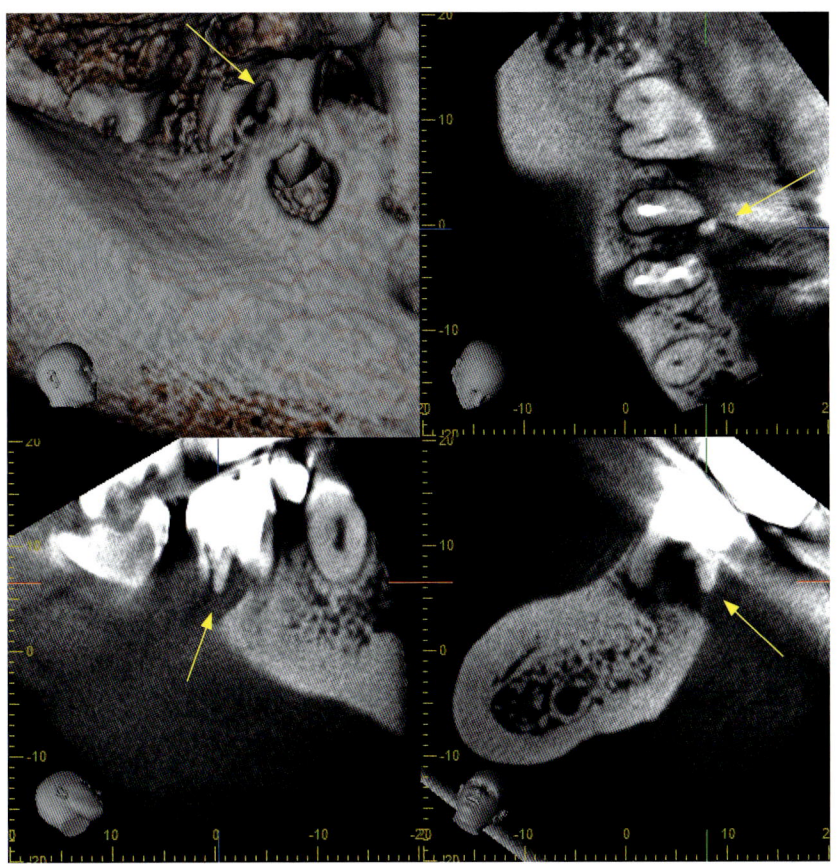

図 8 -76b　遠心舌側過剰根（黄矢印部）のCBCT（3 DXマルチイメージマイクロCT，モリタ）像．

表 8 - 5　第一大臼歯の樋状根と樋状根管出現率

発表者	国	発表年	調査方法	樋状根（%）	樋状根管（%）
Gulabivalaら[19]	タイ	2002	透明標本		10.00
Silvaら[80]	ブラジル	2013	デンタル		1.70
Martinsら[3]	ポルトガル	2016	CBCT		0.60
Herediaら[2]	スペイン	2017	CBCT	0.80	

第一大臼歯の樋状根と樋状根管の臨床例

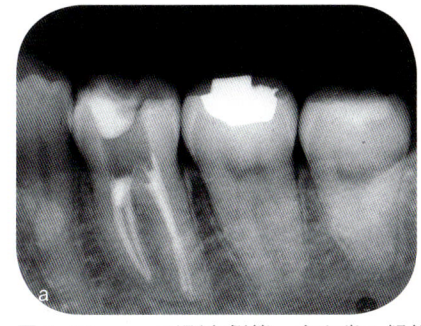 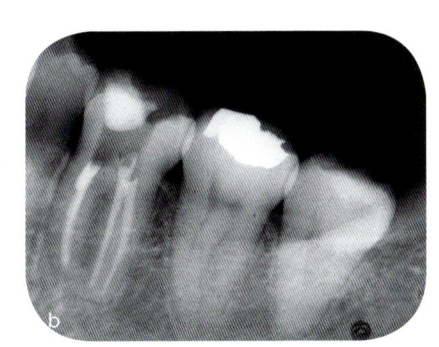 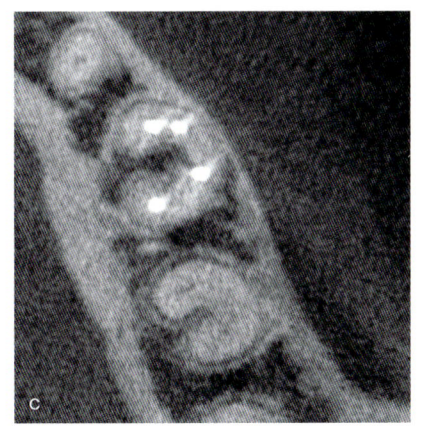

図 8 -77a〜c　下顎左側第一大臼歯の樋状根．a：根管充填確認のデンタルエックス線写真．正放線撮影．b：偏遠心撮影．c：CBCT（ファインキューブ，ヨシダ）水平断像．第一大臼歯も第二大臼歯も樋状根．

Type IIの根管形態が原因で穿通できない症例

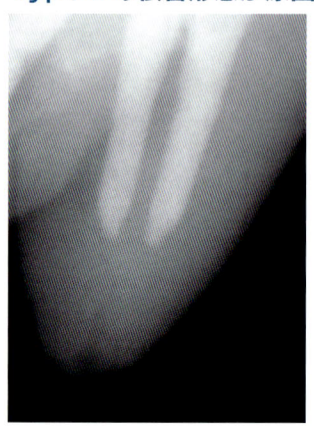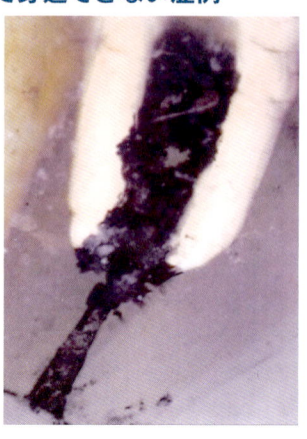

図78a 図78b

図8 -78a, b　近心根．デンタルエックス線写真（a）では，根管充填は根尖まで届いていないが，その先に根管が見える．透明標本（b）では，2根管が合流しているが，合流した先まで根管形成や根管充填ができていない．2根管の間にはイスマスが見られる．イスマスが根管となって，根尖までつながっている．

Type IIの根管形態が原因の穿通できない症例の治療例

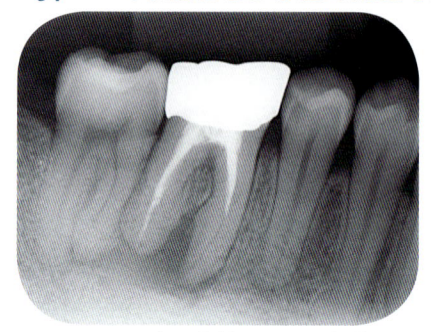

図8 -79a　31歳，女性の下顎右側第一大臼歯デンタルエックス線写真．近心根は歯根中央部までしか根管充填されていないが，その先に根管が見える．

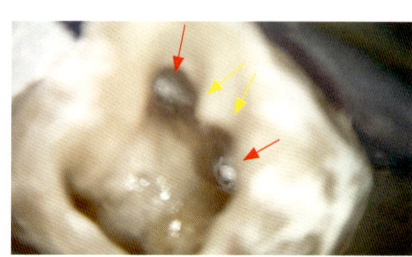

図8 -79b　再根管治療時．赤矢印部は以前の治療で形成した部分で，ファイルが突き当たる．根管は黄矢印部のところにある．

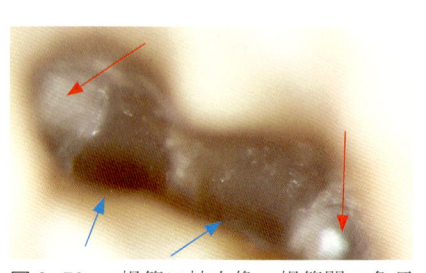

図8 -79c　根管口拡大像．根管間の象牙質を削除したことで根管（青矢印部）に器具を入れやすくなった．

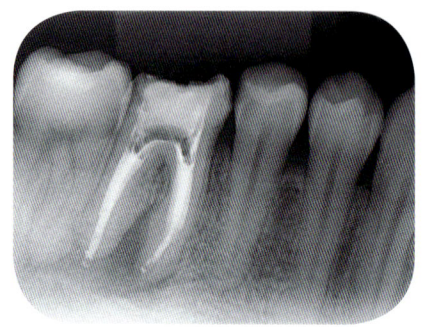

図8 -79d　根管充填後のデンタルエックス線写真．正放線撮影．

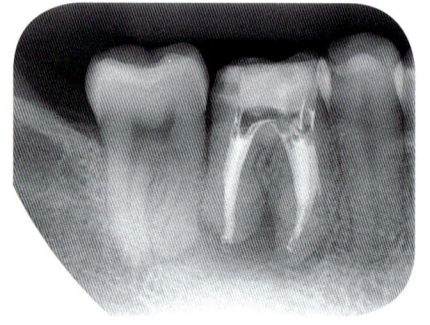

図8 -79e　偏遠心撮影．近心根の2根管は図78と同様に合流して1根尖孔となっていた．

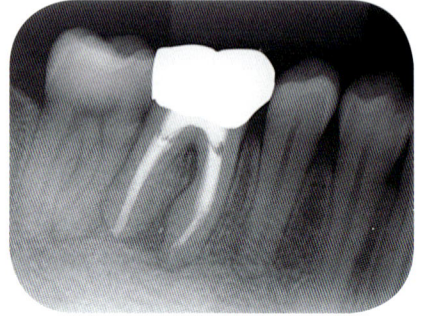

図8 -79f　3年7か月後．根尖部透過像は縮小している．

3．透明標本の臨床へのフィードバック

本書内のいたるところで根管形態の透明標本を示す意図は，その鑑賞にとどまらず，これらを臨床的に複雑な根管の治療していく戦略を考えるための情報（インテリジェンス）にすることにある．本項では，そのアイデアを，臨床例を交えて解説していく．

3-1．根管形成へ

「穿通できない症例」というのによく経験するが，石灰化しているばかりとは限らない．図8 -78のよ

根尖病変の原因になりうる下顎第一大臼歯 Type II の根管形態

標本 1

| 図80a | 図80b | 図80c |

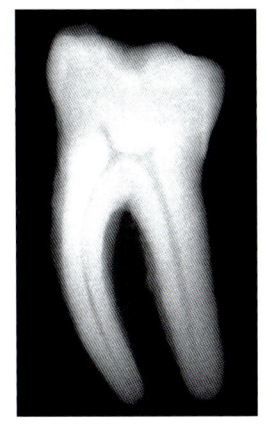 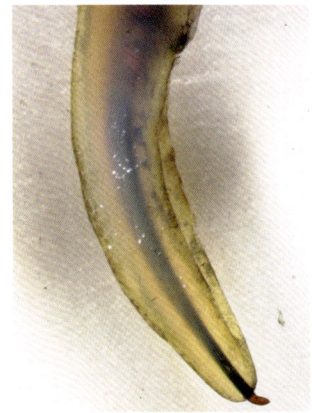 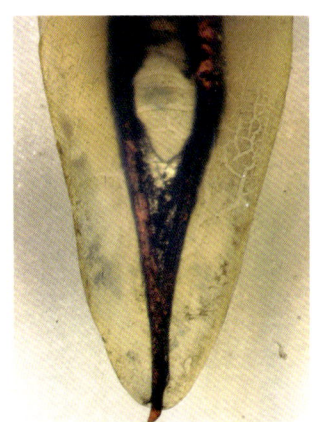

図 8 -80a　デンタルエックス線写真．歯根が長く，緩やかに湾曲している．
図 8 -80b　近心根頬側面観．
図 8 -80c　近心面観．

標本 2

| 図81a | 図81b |

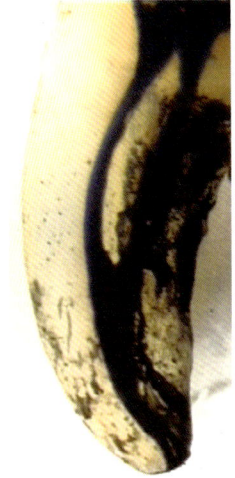 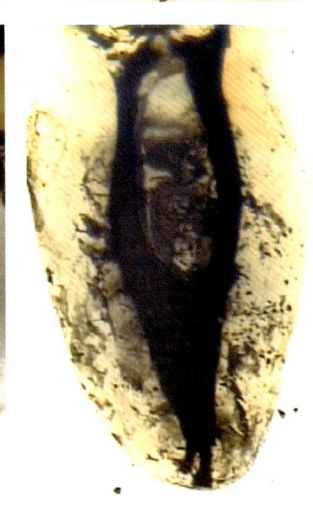

図 8 -81a, b　近心根．a：頬側面観，b：近心面観．2 根管が合流して1 根管となっているが，根尖部でわずかに分岐している．

標本 3

| 図82a | 図82b | 図82c |

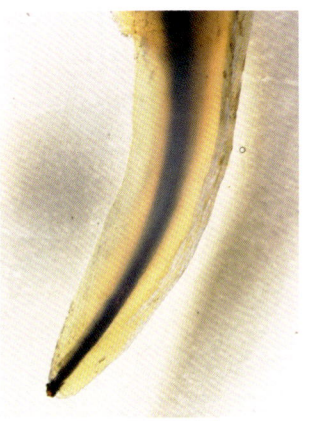 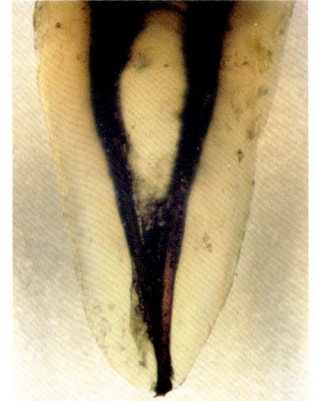 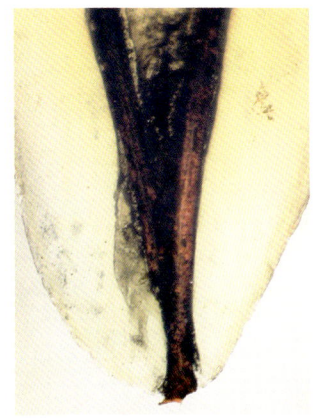

図 8 -82a　近心根頬側面観．
図 8 -82b　左側が頬側．2 根管が合流した部分のイスマスから頬側に根管が見られる．
図 8 -82c　根尖部拡大像．頬側根管に挿入したガッタパーチャは根尖部で舌側根管に合流し，頬側根管は未処置のままである．本来の形態は2 - 1 - 2 の Type VI である．

うに，Type II の根管形態が原因の場合がある．根管が癒合するところで，ファイルが根管の湾曲に追随できずにレッジのようになった．プレカーブをつけることと，根管間の象牙質を削除することで先端の根管に到達できる．このことを知っていれば，図8 -79のように治療が行える．

3 - 2 ．根尖病変の原因になりうる根管形態

図 8 -80～82は，いずれも下顎第一大臼歯のType II であるが，根尖部の様子が異なる．たとえば，図8 -83の症例の根尖病変の原因は，図8 -82のような未処置根管かもしれない．再発する症例とそうでな

未処置根管が原因かもしれない根尖病変症例

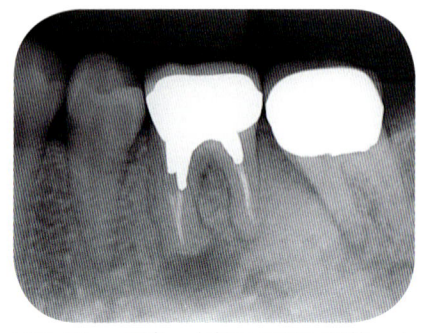 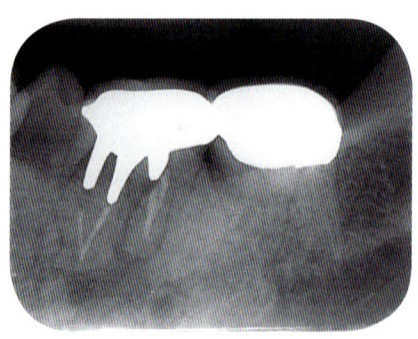 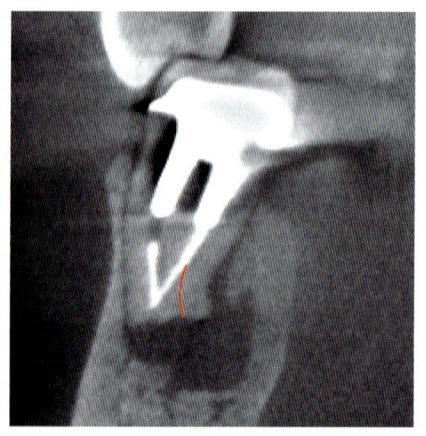

図 8 -83a　48歳，女性の下顎左側第一大臼歯デンタルエックス線写真．近心根に根尖部透過像が見られる．

図 8 -83b　偏遠心撮影では，近心根は 2 根管が合流した 1 根尖孔になっている．

図 8 -83c　CBCT近心根歯列直交断像（3DXマルチイメージマイクロ，モリタ）．左が頬側．歯根形態を考えると，舌側根管（赤線部）がありそうである．根尖近くにはイスマスがあり，近心舌側根管に挿入したファイルがイスマスを経由して近心頬側根管に入ってしまうことがある．そうすると舌側根管が未処置となり，再発の原因となる．次に示す図 8 -84のような形態がその例である．

図84a｜図84b

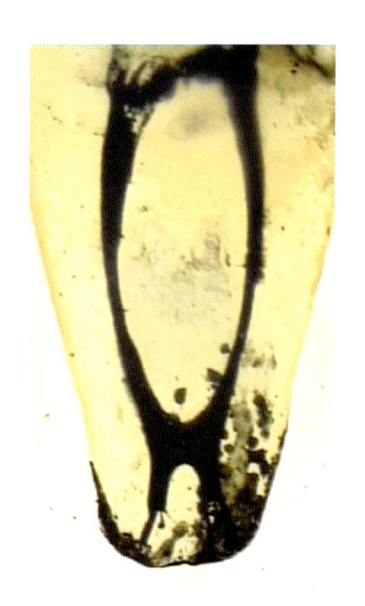 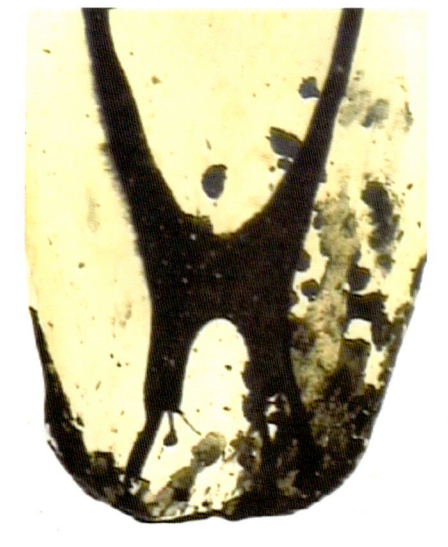

図 8 -84a, b　Type Ⅵ．a：あまり複雑な形態に見えないが，根尖部のイスマスにファイルが入ると，頬側→舌側あるいは舌側→頬側根管へ誘導されるかもしれない．b：根尖部の拡大像．根尖部には，側枝が見られる．

い症例の違いは，こんなところにあったりしないだろうか．

3 - 3 ．根尖部透過像の出現に影響のある形態とは？

　図 8 -85の症例では，通法どおりの根管治療を行っただけで根尖部透過像は縮小している．図 8 -86の症例では，同様の処置を行った．しかし，4 年 6 か月後，臨床症状はないが根尖部透過像は拡大している．一方で，図 8 -87は側枝にシーラーが入った下顎第一大臼歯である．図 8 -88は逆根管治療の症例である．1 年で根尖部の状態は著しく改善している．

根尖部透過像の出現に影響のある形態とは？

症例 1

図85a｜図85b

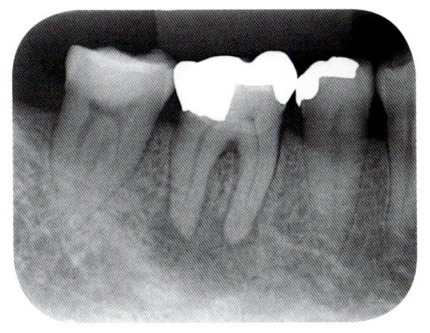 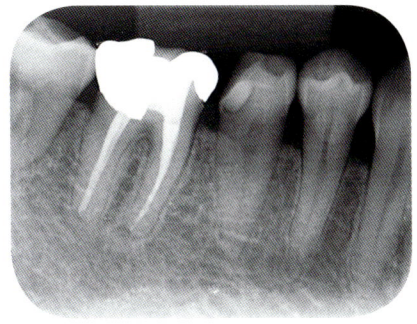

図 8 -85a　37歳，女性の下顎右側第一大臼歯デンタルエックス線写真．根尖部透過像が見られる．

図 8 -85b　根管充填 3 年後．根尖部透過像は縮小している．

症例 2

図86a｜図86b

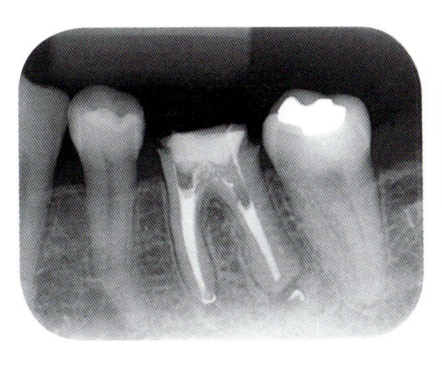 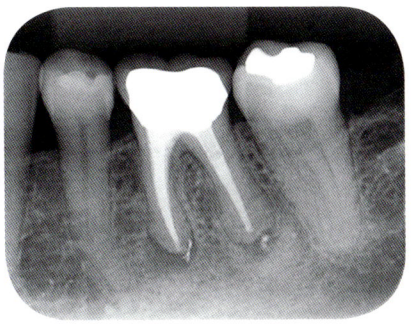

図 8 -86a　47歳，女性の下顎左側第一大臼歯根管充填後デンタルエックス線写真．

図 8 -86b　4 年 6 か月後のデンタルエックス線写真．

症例 3

図87a｜図87b

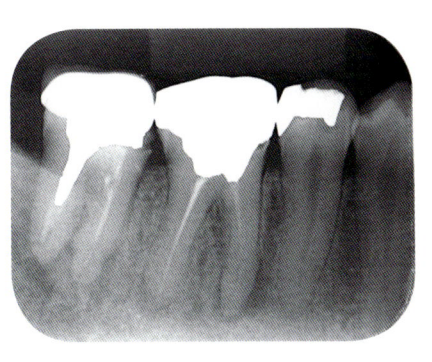 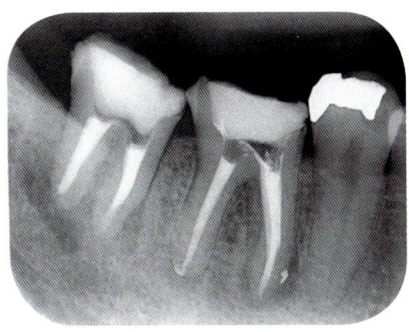

図 8 -87a　42歳，女性の下顎右側大臼歯部デンタルエックス線写真．

図 8 -87b　根管充填後のデンタルエックス線写真．第一大臼歯近心根には，側枝にシーラーが充填された．

症例 4

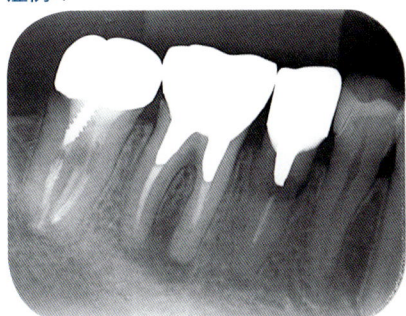 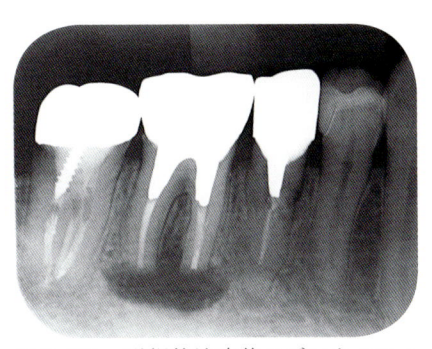 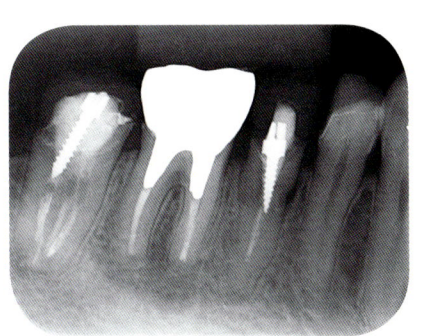

図 8 -88a　45歳，男性の下顎右側第一大臼歯デンタルエックス線写真．根尖部透過像が見られる．

図 8 -88b　逆根管治療後のデンタルエックス線写真．

図 8 -88c　逆根管治療 1 年後．根尖部透過像は消失し，歯根膜腔が戻っている．

複雑な根尖分岐，側枝が見られる根尖部

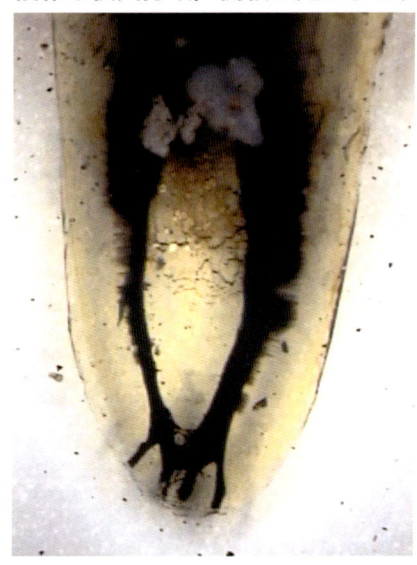

図 8 -89　２根管が根尖で合流し，４つの根尖孔を有する根尖部.

　これらの症例の根尖部の状態は，側枝の有無や処置の可否が原因なのだろうか．CBCTの診査でもそれ以上はわからないが，透明標本を見ると，根尖部には複雑な根尖分岐，側枝が見られる場合がある（図 8 -89）.

　がある．しかし，細かく見ていくと，近心根はイスマスとMM根管，遠心根は遠心舌側根の出現に気をつければよい．特徴を知れば注意すべきポイントは絞られる．ただし，近心根根尖は多数の分岐根管が見られることがある．逆根管治療の適応を考える必要があるだろう.

第 8 章のまとめ

　下顎大臼歯は歯根数も根管数も多く，複雑な印象

参考文献

1 . Skidmore AE, Bjorndal AM. Root canal morphology of the human mandibular firstmolar.Oral Surg Oral Med Oral Pathol 1971；32（5）：778-784.

2 . Heredia MP, Luque CMF, Bravo M, Baz PC, Ruíz-Piñón M, Baca P. Cone-beam Computed Tomographic Study of Root Anatomy and Canal Configuration of Molars in a Spanish Population. J Endod 2017；43（9）：1511-1516.

3 . Martins JN, Mata, Marques, Caramês. Prevalence of Root Fusions and Main Root Canal Merging in Human Upper and Lower Molars：A Cone-beam Computed Tomography In Vivo Study. J Endod 2016；42（6）：900-908.

4 . Ahmed HA, Abu-bakr NH, Yahia NA, Ibrahim YE. Root and canal morphology of permanent mandibular molars in a Sudanese population. Int Endod J 2007；40(10)：766-771.

5 . Al-Qudah AA, Awawdeh LA. Root and canal morphology of mandibular first and second molar teeth in a Jordanian population. Int Endod J 2009；42（9）：775-784.

6 . al-Nazhan S. Incidence of four canals in root-canal-treated mandibular first molars in a Saudi Arabian sub-population. Int Endod J 1999；32（1）：49-52.

7 . Peiris R. Root and canal morphology of human permanent teeth in a Sri Lankan and Japanese population. Anthropological Science 2008；116（2）：123-133.

8 . Gu Y, Lu Q, Wang H, Ding Y, Wang P, Ni L. Root canal morphology of permanent three-rooted mandibular first molars--part I：pulp floor and root canal system. J Endod 2010；36（6）：990-994.

9 . Wang Y, Zheng QH, Zhou XD, Tang L, Wang Q, Zheng GN, Huang DM. Evaluation of the root and canal morphology of mandibular first permanent molars in a western Chinese population by cone-beam computed tomography. J Endod 2010；36(11)：1786-1789.

10. Huang RY, Cheng WC, Chen CJ, Lin CD, Lai TM, Shen EC, Chiang CY, Chiu HC, Fu E. Three-dimensional analysis of the root morphology of mandibular first molars with distolingual roots. Int Endod J 2010；43（6）：478-484.

11. Chen G, Yao H, Tong C. Investigation of the root canal configuration of mandibular first molars in a Taiwan Chinese population. Int Endod J 2009；42(11)：1044‑1049.

12. Kim SY, Kim BS, Woo J, Kim Y. Morphology of mandibular first molars analyzed by cone‑beam computed tomography in a Korean population：variations in the number of roots and canals. J Endod 2013；39(12)：1516‑1521.

13. 小川淳，關聖太郎．歯科用コーンビームCT画像における下顎第一大臼歯の歯根と根管形態の観察．日歯内療誌 2017；38（2）：93‑98.

14. Zhang R, Wang H, Tian YY, Yu X, Hu T, Dummer PM. Use of cone‑beam computed tomography to evaluate root and canal morphology of mandibular molars in Chinese individuals. Int Endod J 2011；44(11)：990‑999.

15. Kim Y, Roh BD, Shin Y, Kim BS, Choi YL, Ha A. Morphological Characteristics and Classification of Mandibular First Molars Having 2 Distal Roots or Canals：3‑Dimensional Biometric Analysis Using Cone‑beam Computed Tomography in a Korean Population. J Endod 2018；44(1)：46‑50.

16. Caputo BV, Noro Filho GA, de Andrade Salgado DM, Moura‑Netto C, Giovani EM, Costa C. Evaluation of the Root Canal Morphology of Molars by Using Cone‑beam Computed Tomography in a Brazilian Population：Part I. J Endod 2016；42(11)：1604‑1607.

17. Campos HF. Unusual root anatomy of mandibular first molars. J Endod 1985；11(12)：568‑572.

18. Pattanshetti N, Gaidhane M, Al Kandari AM. Root and canal morphology of the mesiobuccal and distal roots of permanent first molars in a Kuwait population–a clinical study. Int Endod J 2008；41（9）：755‑762.

19. Gulabivala K, Opasanon A, Ng YL, Alavi A. Root and canal morphology of Thai mandibular molars. Int Endod J 2002；35(1)：56‑62.

20. Vertucci FJ. Root canal anatomy of the human permanent teeth. Oral Surg Oral Med Oral Pathol. 1984；58(5)：589‑599.

21. Wolf TG, Paqué F, Zeller M, Willershausen B, Briseño‑Marroquín B. Root Canal Morphology and Configuration of 118 Mandibular First Molars by Means of Micro‑Computed Tomography：An Ex Vivo Study. J Endod 2016；42(4)：610‑614.

22. Wasti F, Shearer AC, Wilson NH. Root canal systems of the mandibular and maxillary first permanent molar teeth of south Asian Pakistanis. Int Endod J 2001；34(4)：263‑266.

23. 塚越慎，小久保尚，田村幸子，滝沢久，中村治郎．大臼歯の根管治療における問題点の検討 I 下顎第一大臼歯について．日歯保存誌 1988；31(4)：1155‑1161.

24. 吉岡隆知，大石亜佐子，小林千尋，須田英明．ヒト下顎第一大臼歯の歯根・根管形態の分析．日歯保存誌 2002；45(3)：428‑433.

25. Sert S, Aslanalp V, Tanalp J. Investigation of the root canal configurations of mandibular permanent teeth in the Turkish population. Int Endod J 2004；37(7)：494‑499.

26. Sert S, Bayirli GS. Evaluation of the root canal configurations of the mandibular and maxillary permanent teeth by gender in the Turkish population. J Endod 2004；30(6)：391‑398.

27. Marroquín BB, El‑Sayed MA, Zönnchen BW. Morphology of the physiological foramen：I. Maxillary and mandibular molars. J Endod 2004；30(5)：321‑328.

28. Peiris HR, Pitakotuwage TN, Takahashi M, Sasaki K, Kanazawa E. Root canal morphology of mandibular permanent molars at different ages. Int Endod J 2008；41(10)：828‑835.

29. Gulabivala K, Aung TH, Alavi A, Ng YL. Root and canal morphology of Burmese mandibular molars. Int Endod J 2001；34(5)：359‑370.

30. 葭内純史，高橋和人，横池千仭．真空注入法による歯髄腔の形態学的研究第 1 報．歯基礎誌 1971；13(4)：403‑427.

31. Perez CF, Bramante CM, Villas‑Boas MH, Húngaro Duarte MA, Versiani MA, Zapata RO. Micro‑computed tomographic analysis of the root canal morphology of the distal root of mandibular first molar. J Endod 2015；41(2)：231‑236.

32. 葭内純史，高橋和人，横地千仭．真空注入法による歯髄腔の形態学的研究第 2 報．歯基礎誌 1972；14(2)：156‑185.

33. Kerekes K, Tronstad L. Morphometric observations on the root canals of human molars. J Endod 1977；3(3)：114‑118.

34. Keleş A, Keskin C. Apical Root Canal Morphology of Mesial Roots of Mandibular First Molar Teeth with Vertucci Type II Configuration by Means of Micro‑Computed Tomography. J Endod 2017；43(3)：481‑485.

35. Wu MK, R'oris A, Barkis D, Wesselink PR. Prevalence and extent of long oval canals in the apical third. Oral Surg Oral Med Oral Pathol Oral Radiol Endod 2000；89(6)：739‑743.

36. DeGrood ME, Cunningham CJ. Mandibular molar with 5 canals：report of a case. J Endod 1997；23(1)：60‑62.

37. Holtzmann L. Root canal treatment of a mandibular first molar with three mesial root canals. Int Endod J 1997；30(6)：422‑423.

38. Kimura Y, Matsumoto K. Mandibular first molar with three distal root canals.Int Endod J 2000；33(5)：468‑470.

39. Law AS, Beaumont RH. Resolution of furcation bone loss associated with vital pulp tissue after nonsurgical root canal treatment of three‑rooted mandibular molars：a case report of identical twins. J Endod 2004；30(6)：444‑447.

40. Baugh D, Wallace J. Middle mesial canal of the mandibular first molar：a case report and literature review. J Endod 2004；30(3)：185‑186.

41. Lee SJ, Jang KH, Spangberg LS, Kim E, Jung IY, Lee CY, Kum KY. Three‑dimensional visualization of a mandibular first molar with three distal roots using computer‑aided rapid prototyping. Oral Surg Oral Med Oral Pathol Oral Radiol Endod 2006；101(5)：668‑674.

42. Ghoddusi J, Naghavi N, Zarei M, Rohani E. Mandibular first molar with four distal canals. J Endod 2007；33(12)：1481‑1483.

43. Chandra SS, Rajasekaran M, Shankar P, Indira R. Endodontic management of a mandibular first molar with three distal canals confirmed with the aid of spiral computerized tomography：a case report. Oral Surg Oral Med Oral Pathol Oral Radiol Endod 2009；108(4)：e77‑e81.

44. Yesilsoy C, Porras O, Gordon W. Importance of third mesial canals in mandibular molars：report of 2 cases. Oral Surg Oral Med Oral Pathol Oral Radiol Endod 2009；108(1)：e55‑e58.

45. Krithikadatta J, Kottoor J, Karumaran CS, Rajan G. Mandibular first molar having an unusual mesial root canal morphology with contradictory cone‑beam computed tomography findings：a case report. J Endod 2010；36(10)：1712‑1716.

46. Kottoor J, Sudha R, Velmurugan N. Middle distal canal of the mandibular first molar：a case report and literature review. Int Endod J 2010；43(8)：714‑722.

47. La SH, Jung DH, Kim EC, Min KS. Identification of independent middle mesial canal in mandibular first molar using cone‑beam computed tomography imaging. J Endod 2010；36(3)：542‑545.

48. Ryan JL, Bowles WR, Baisden MK, McClanahan SB. Mandibular first molar with six separate canals. J Endod 2011；37(6)：878‑880.

49. Abella F, Mercadé M, Duran‑Sindreu F, Roig M. Managing severe curvature of radix entomolaris：three‑dimensional analysis with cone beam computed tomography.Int Endod J 2011；44(9)：876‑885.

50. Yue W, Kim E. Nonsurgical Endodontic Management of a Molar‑Incisor Malformation‑affected Mandibular First Molar：A Case Report. J Endod 2016；42(4)：664‑668.

51. Azim AA, Deutsch AS, Solomon CS. Prevalence of middle mesial canals in mandibular molars after guided troughing under high magnification：an in vivo investigation. J Endod 2015；41(2)：164‑168.

52. Nosrat A, Deschenes RJ, Tordik PA, Hicks ML, Fouad AF. Middle mesial canals in mandibular molars：incidence and related factors. J Endod 2015；41(1)：28‑32.

53. Akbarzadeh N, Aminoshariae A, Khalighinejad N, Palomo JM, Syed A, Kulild JC, Sadeghi G, Mickel A. The Association between the Anatomic Landmarks of the Pulp Chamber Floor and the Prevalence of Middle Mesial Canals in Mandibular First Molars：An In Vivo Analysis. J Endod 2017；43(11)：1797‑1801.

54. Tahmasbi M, Jalali P, Nair MK, Barghan S, Nair UP. Prevalence of Middle Mesial Canals and Isthmi in the Mesial Root of Mandibular Molars：An In Vivo Cone-beam Computed Tomographic Study. J Endod 2017；43（7）：1080-1083.

55. Keleş A, Keskin C. Detectability of Middle Mesial Root Canal Orifices by Troughing Technique in Mandibular Molars：A Micro-computed Tomographic Study. J Endod 2017；43（8）：1329-1331.

56. Keleş A, Keskin C. Deviations of Mesial Root Canals of Mandibular First Molar Teeth at the Apical Third：A Micro-computed Tomographic Study. J Endod 2018；44（6）：1030-1032.

57. Gu L, Wei X, Ling J, Huang X. A microcomputed tomographic study of canal isthmuses in the mesial root of mandibular first molars in a Chinese population. J Endod 2009；35（3）：353-356.

58. de Pablo OV, Estevez R, Péix Sánchez M, Heilborn C, Cohenca N. Root anatomy and canal configuration of the permanent mandibular first molar：a systematic review. J Endod 2010；36（12）：1919-1931.

59. Freitas JAS, Lopes ES, Casati-Alvares L. Anatomic variations of lower first permanent molar roots in two ethnic groups. Oral Surg Oral Med Oral Pathol 1971；31（2）：274-278.

60. Shemesh A, Levin A, Katzenell V, Ben Itzhak J, Levinson O, Zini A, Solomonov M. Prevalence of 3- and 4-rooted first and second mandibular molars in the Israeli population. J Endod 2015；41（3）：338-342.

61. Garg AK, Tewari RK, Kumar A, Hashmi SH, Agrawal N, Mishra SK. Prevalence of three-rooted mandibular permanent first molars among the Indian Population. J Endod 2010；36（8）：1302-1326.

62. Sperber GH, Moreau JL. Study of the number of roots and canals in Senegalese first permanent mandibular molars. Int Endod J 1998；31（2）：117-122.

63. Younes SA, al-Shammery AR, el-Angbawi MF. Three-rooted permanent mandibular first molars of Asian and black groups in the Middle East. Oral Surg Oral Med Oral Pathol 1990；69（1）：102-105.

64. Onda S, Minemura R, Masaki T, Funatsu S. Shape and number of the roots of the permanent molar teeth. Bull Tokyo Dent Coll 1989；30（4）：221-231.

65. Schäfer E, Breuer D, Janzen S. The prevalence of three-rooted mandibular permanent first molars in a German population. J Endod 2009；35（2）：202-205.

66. Curzon ME. Three-rooted mandibular permanent molars in English Caucasians. J Dent Res 1973；52（1）：181.

67. Yang Y, Zhang LD, Ge JP, Zhu YQ. Prevalence of 3-rooted first permanent molars among a Shanghai Chinese population. Oral Surg Oral Med Oral Pathol Oral Radiol Endod 2010；110（5）：e98-e101.

68. Tu MG, Huang HL, Hsue SS, Hsu JT, Chen SY, Jou MJ, Tsai CC. Detection of permanent three-rooted mandibular first molars by cone-beam computed tomography imaging in Taiwanese individuals. J Endod 2009；35（4）：503-537.

69. Song JS, Choi HJ, Jung IY, Jung HS, Kim SO. The prevalence and morphologic classification of distolingual roots in the mandibular molars in a Korean population. J Endod 2010；36（4）：653-657.

70. Wu YC, Cheng WC, Weng PW, Chung MP, Su CC, Chiang HS, Tsai YC, Chung CH, Shieh YS, Huang RY. The Presence of Distolingual Root in Mandibular First Molars Is Correlated with Complicated Root Canal Morphology of Mandibular Central Incisors：A Cone-beam Computed Tomographic Study in a Taiwanese Population. J Endod 2018；44（5）：711-716. e1.

71. Kim SY, Yang SE. Cone-beam computed tomography study of incidence of distolingual root and distance from distolingual canal to buccal cortical bone of mandibular first molars in a Korean population. J Endod 2012；38（3）：301-304.

72. Park JB, Kim N, Park S, Kim Y, Ko Y. Evaluation of root anatomy of permanent mandibular premolars and molars in a Korean population with cone-beam computed tomography. Eur J Dent 2013；7（1）：94-101.

73. Huang RY, Cheng WC, Chen CJ, Lin CD, Lai TM, Shen EC, Chiang CY, Chiu HC, Fu E. Three-dimensional analysis of the root morphology of mandibular first molars with distolingual roots. Int Endod J 2010；43（6）：478-484.

74. Chen G, Yao H, Tong C. Investigation of the root canal configuration of mandibular first molars in a Taiwan Chinese population. Int Endod J 2009；42（11）：1044-1049.

75. Tu MG, Tsai CC, Jou MJ, Chen WL, Chang YF, Chen SY, Cheng HW. Prevalence of three-rooted mandibular first molars among Taiwanese individuals. J Endod 2007；33（10）：1163-1166.

76. Walker RT. Root form and canal anatomy of mandibular first molars in a southern Chinese population. Endod Dent Traumatol 1988；4（1）：19-22.

77. Loh HS. Incidence and features of three-rooted permanent mandibular molars. Aust Dent J 1990；35（5）：434-437.

78. De Moor RJ, Deroose CA, Calberson FL. The radix entomolaris in mandibular first molars：an endodontic challenge. Int Endod J 2004；37（11）：789-799.

79. Souza-Flamini LE, Leoni GB, Chaves JF, Versiani MA, Cruz-Filho AM, Pécora JD, Sousa-Neto MD. The radix entomolaris and paramolaris：a micro-computed tomographic study of 3-rooted mandibular first molars. J Endod 2014；40（10）：1616-1621.

80. Silva EJ, Nejaim Y, Silva AV, Haiter-Neto F, Cohenca N. Evaluation of root canal configuration of mandibular molars in a Brazilian population by using cone-beam computed tomography：an in vivo study. J Endod 2013；39（7）：849-852.

第9章

下顎第二大臼歯

本章では，第二大臼歯根管の解剖学的形態，樋状根，および下顎大臼歯過剰根について解説する．

下顎第二大臼歯には，単根歯と複根歯がある．複根歯は下顎第一大臼歯に似た形態だが，根管形態はやや単純化する．下顎大臼歯近心根は決まったパターンがない[1]．根尖孔径はばらつきが大きく，根尖部のイスマスもめずらしくない．これに対して，単根歯は樋状根，樋状根管となって，複雑な根管形態を呈する場合がある．樋状根管は根管数や根管形態が変化に富み，根管治療がきわめて難しい[2]．

下顎第二大臼歯の歯根数

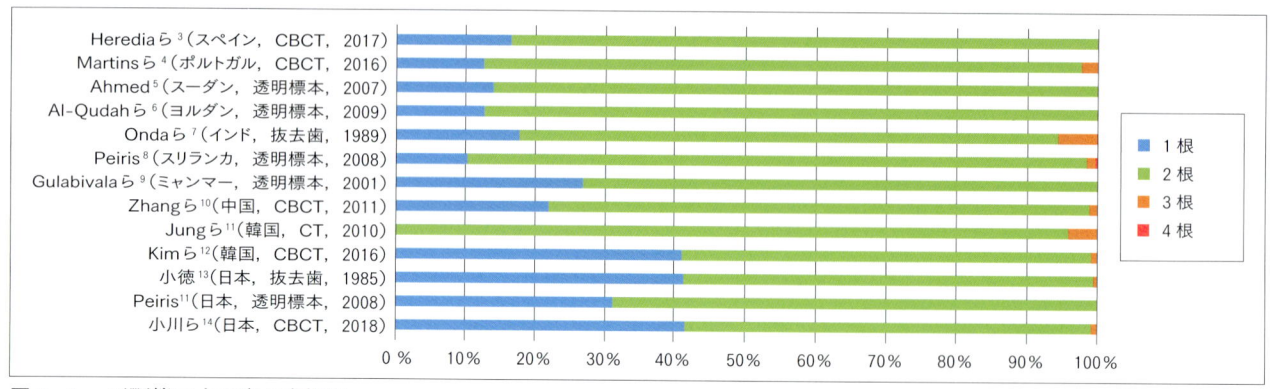

図 9 - 1　下顎第二大臼歯の歯根数.

下顎第二大臼歯 1 歯全体の根管数

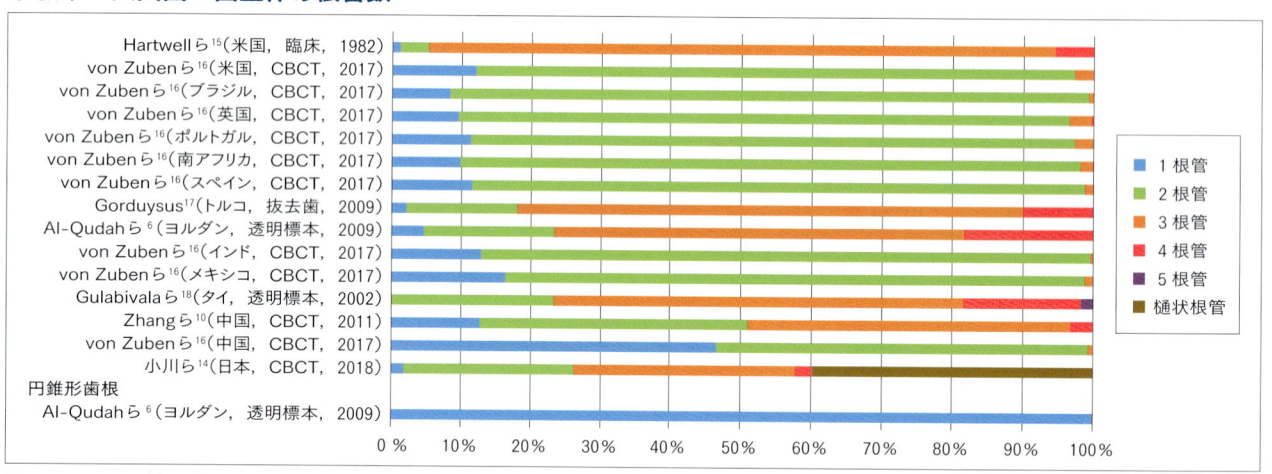

図 9 - 2　下顎第二大臼歯 1 歯全体の根管数.

1．基本形態

下顎第二大臼歯の歯根数や根管数の調査では，1歯単位と近遠心根に分けた報告がある．

1 - 1．歯根数

歯根数を図 9 - 1 に示す．調査した国によって出現率に差があり，コケージャンやアフリカ人が多い国では，1 根が20％以下，モンゴロイドでは20〜40％となっている．3 根が数パーセント出現している．

1 - 2．根管数

1 歯全体の根管数を図 9 - 2 に示す．CBCTでの調査だと 2 根管と判定されることが多いようである

が，歯を直接観察する臨床，抜去歯，透明標本だと3 根管となる場合が多い．なお，根に陥入のない円錐形の歯根ではすべて 1 根管であった．

複根性下顎第二大臼歯の歯根ごとの根管数を図9 - 3 に示す．近心根は 2 根管，遠心根は 1 根管が多い．これらのデータは，透明標本での調査に基づくものが多い．図 9 - 2 のCBCTでの結果は，そのまま受け取ってよいかどうか，さらなる研究が待たれる．

1 - 3．根尖孔数

根尖孔数を図 9 - 4 に示す．円錐形の歯根では 1根尖孔である．遠心根は 1 根尖孔がほとんどで，近心根も 1 根尖孔が多い．2 根管でも，合流して 1 根尖孔になった例が多いと考えられる．

**下顎第二大臼歯歯根ごと
の根管数**

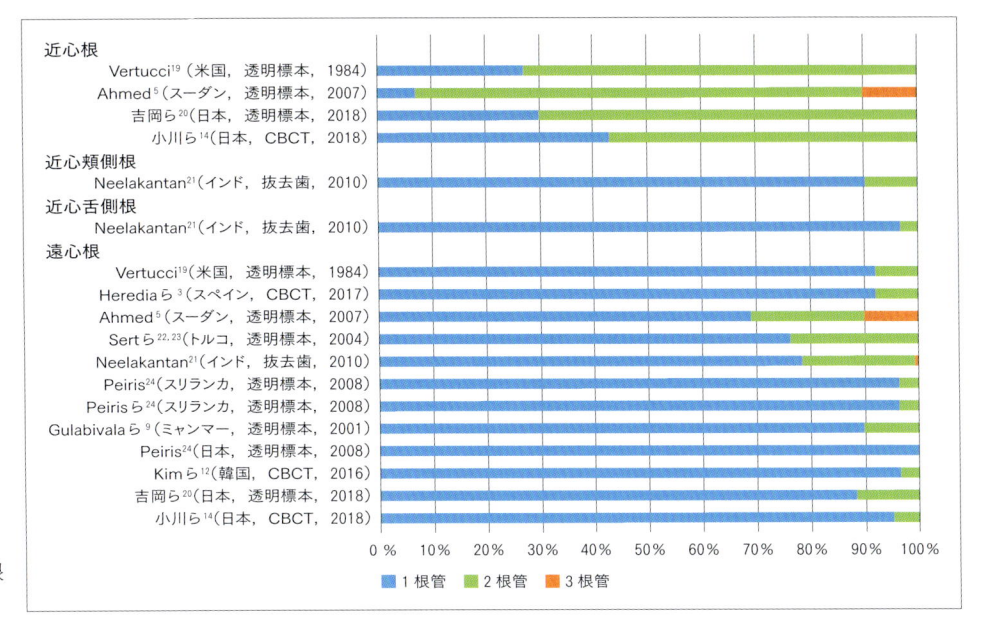

図 9 - 3　下顎第二大臼歯歯根
ごとの根管数.

**下顎第二大臼歯の根尖孔
数**

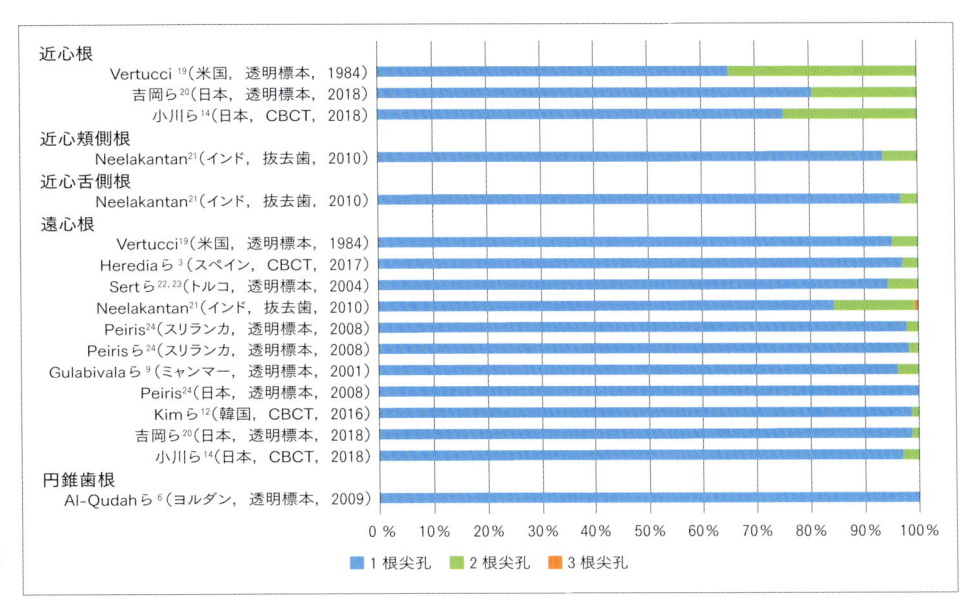

図 9 - 4　下顎第二大臼歯の根
尖孔数.

1-4．透明標本

　下顎第二大臼歯1歯全体の透明標本を図9-5〜
9に示す.

1-5．根管形態分類別の出現率
1-5-1．単根歯

　単根歯の根管形態分類別の出現率を図9-10に示
す. Type I, IVおよびその他の形態が目立つ. 歯
根内部での分岐癒合の複雑さが推測される.

1-5-2．複根歯の近心根とその透明標本

　近心根の根管形態分類別の出現率を図9-11に,
透明標本を図9-12,13に示す. 近心根は1根尖孔で
もType II, IIIの出現率が高く, 歯根内での分岐癒
合が多いことがわかる. 下顎第二大臼歯近心根は位
置的にアクセスが難しい場合が多いが, 1根管見つ
けても安心せず, もう1根管ないか丹念に探さねば
ならない.

下顎第二大臼歯1歯全体の透明標本

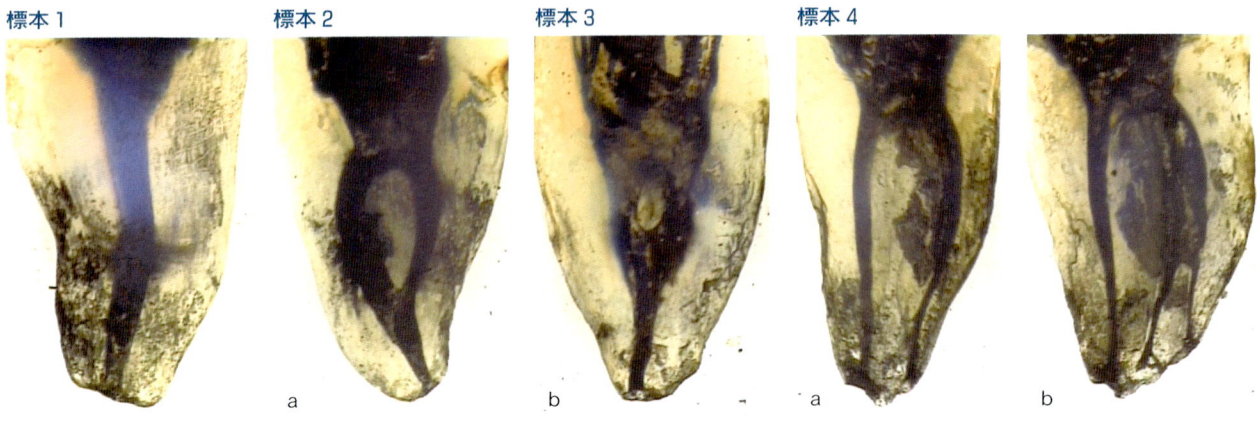

標本1　**標本2**　**標本3**　**標本4**

a　　b　　a　　b

図9-5　単根，Type I．　図9-6a,b　単根，Type II．　図9-7a,b　単根，Type VIII．a：頬側面観．2根管に見える．b：近心頬側面観．近心が2根管．

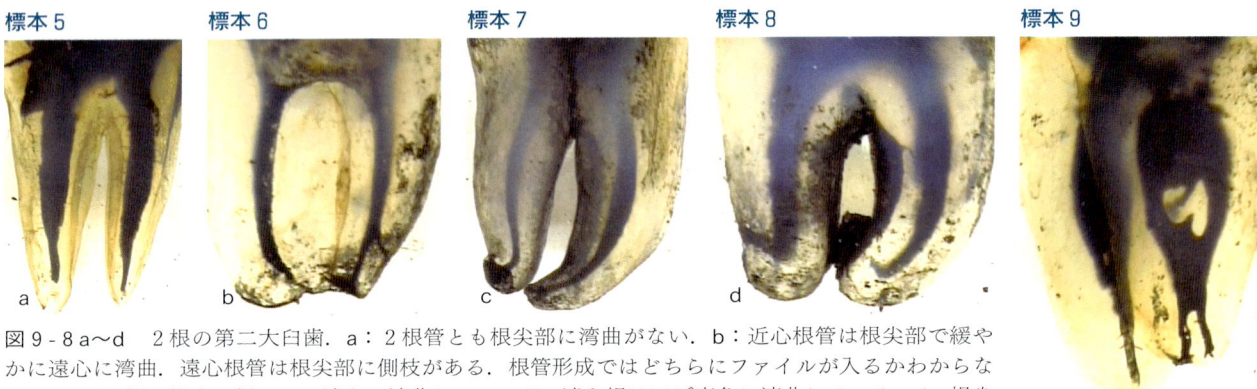

標本5　**標本6**　**標本7**　**標本8**　**標本9**

a　　b　　c　　d

図9-8a〜d　2根の第二大臼歯．a：2根管とも根尖部に湾曲がない．b：近心根管は根尖部で緩やかに遠心に湾曲．遠心根管は根尖部に側枝がある．根管形成ではどちらにファイルが入るかわからない．c：近心根の根尖は緩やかに遠心に湾曲しているが，遠心根はほぼ直角に湾曲している．d：根尖は強い角度で遠心に湾曲している．

図9-9　2根3根管．

下顎第二大臼歯単根歯における根管形態分類別の出現率

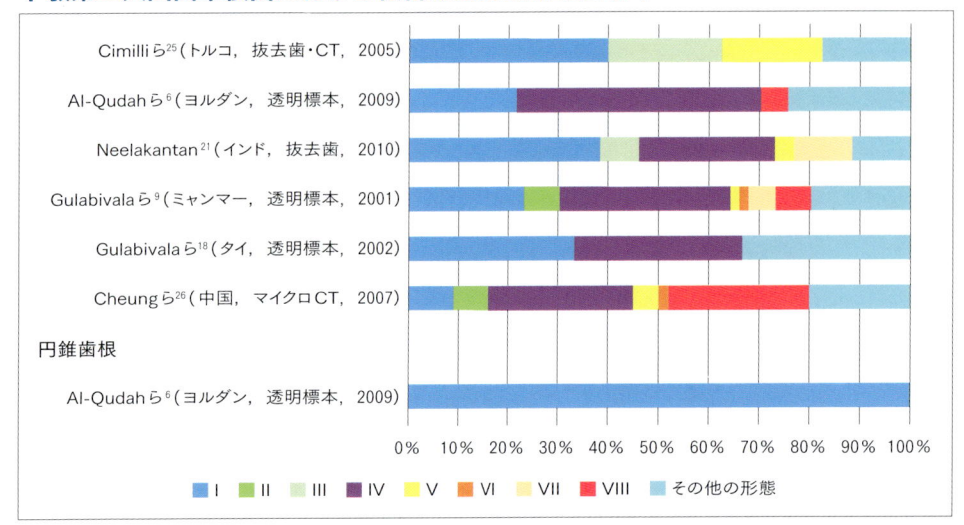

Cimilliら[25]（トルコ，抜去歯・CT，2005）	
Al-Qudahら[6]（ヨルダン，透明標本，2009）	
Neelakantan[21]（インド，抜去歯，2010）	
Gulabivalaら[9]（ミャンマー，透明標本，2001）	
Gulabivalaら[18]（タイ，透明標本，2002）	
Cheungら[26]（中国，マイクロCT，2007）	
円錐歯根	
Al-Qudahら[6]（ヨルダン，透明標本，2009）	

0%　10%　20%　30%　40%　50%　60%　70%　80%　90%　100%

■ I　■ II　■ III　■ IV　■ V　■ VI　■ VII　■ VIII　■ その他の形態

図9-10　下顎第二大臼歯単根歯における根管形態分類別の出現率．

下顎第二大臼歯近心根における根管形態分類別の出現率

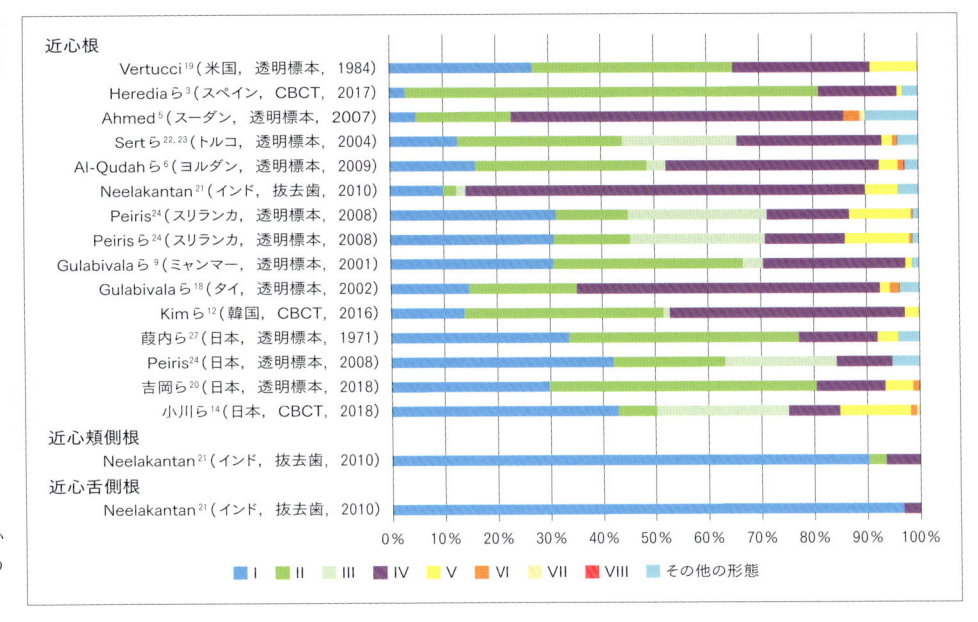

図 9 -11　下顎第二大臼歯近心根における根管形態分類別の出現率.

下顎第二大臼歯近心根の透明標本

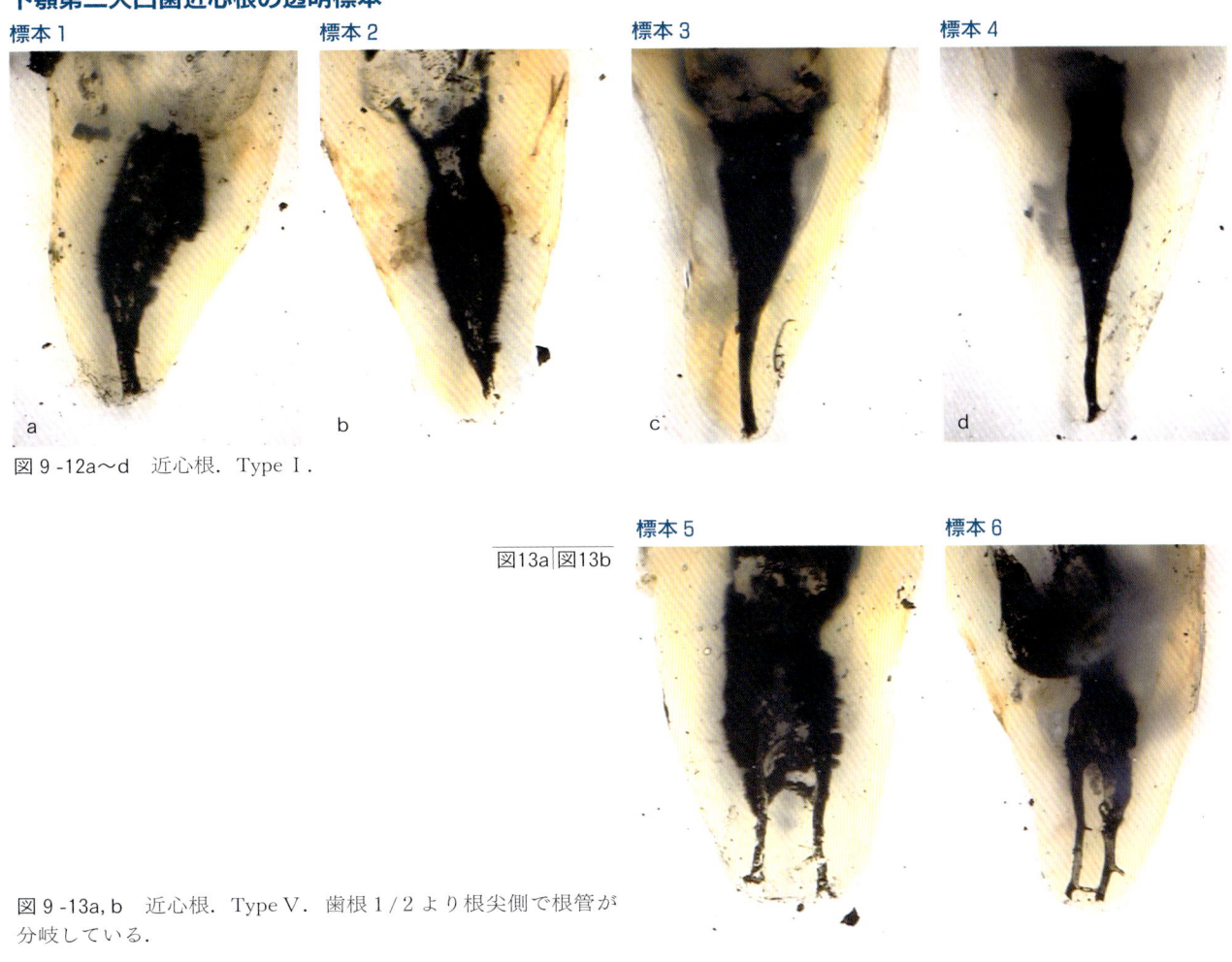

図 9 -12a〜d　近心根. Type I.

図 9 -13a, b　近心根. Type V. 歯根 1 / 2 より根尖側で根管が分岐している.

下顎第二大臼歯遠心根における根管形態分類別の出現率

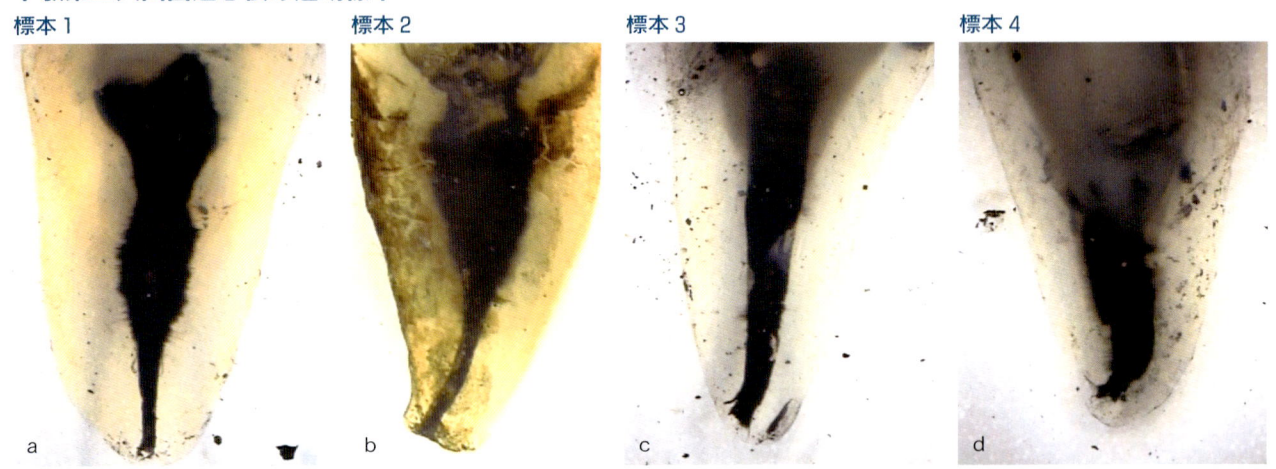

図 9 -14　下顎第二大臼歯遠心根における根管形態分類別の出現率.

下顎第二大臼歯遠心根の透明標本

標本 1　　　　標本 2　　　　標本 3　　　　標本 4

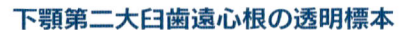

図 9 -15a〜d　遠心根．TypeⅠ．根尖部の湾曲．a：湾曲なし．b：根尖 1 / 3 での緩やかな湾曲．c：根尖部のみの緩やかな湾曲．d：根尖部の急激な湾曲．

1 - 5 - 3 ．複根歯の遠心根とその透明標本

　遠心根の根管形態出現率を図 9 -14に，透明標本を図 9 -15に示す．遠心根はTypeⅠがほとんどで，形態の変異が少ない．

1 - 5 - 4 ．複根歯の留意すべき根管形態

　図 9 -16,17に複根性下顎第二大臼歯の透明標本を示す．根管をインディアンインクで染色後，根管形成および根管充填を行った．根管充填後にインクが残っている部分は，根管形成されなかった未処置の部分である．

　下顎第二大臼歯近心根の臨床例を図 9 -18に示す．

1 - 6 ．側枝の出現率

　側枝出現率を図 9 -19に示す．人種や歯根による偏りはあまり見られず，20〜30％である．

1 - 7 ．根尖分岐の出現率

　根尖分岐出現率を図 9 -20に示す．莇内ら[27]の報告では，近遠心根とも高い出現率となっている．

複根性下顎第二大臼歯の透明標本

標本 1

図16a 図16b 図16c

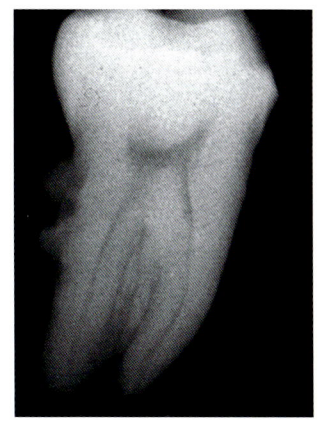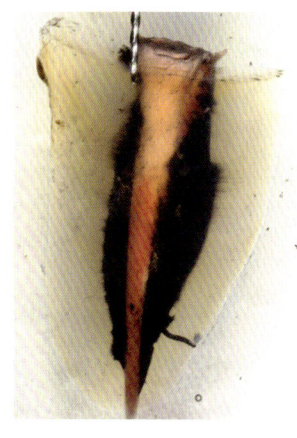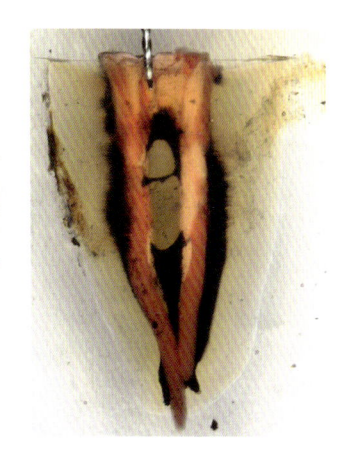

図 9 -16a〜c　遠心根管はフィンと側枝，近心根管は管間側枝とイスマス，フィンが見られる．a：術前エックス線写真．b：遠心根遠心面観．c：近心根近心面観．

標本 2

図17a 図17b 図17c

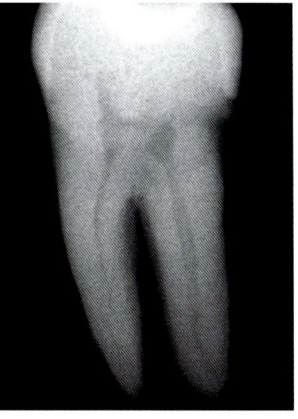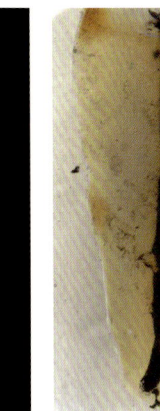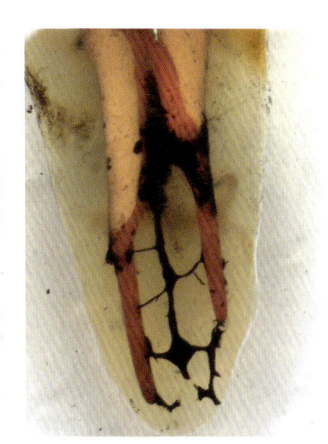

図 9 -17a〜c　遠心根管はType Ⅰだが，フィンや側枝が見られる．近心根管はType Ⅷで，MM根管と管間側枝が見られる．a：術前エックス線写真．b：遠心根遠心面観．c：近心根近心面観．

複根性下顎第二大臼歯の臨床例

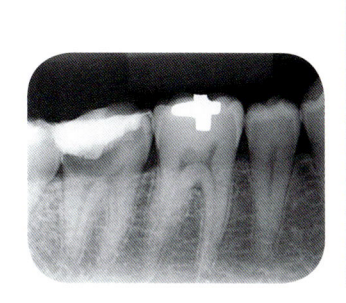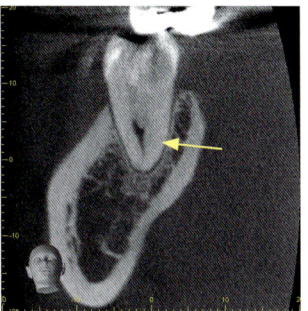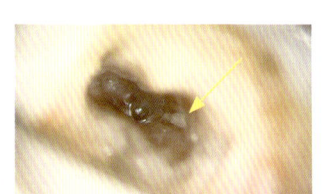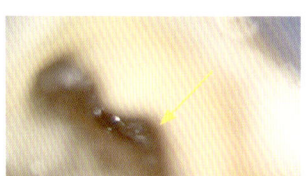

図18a 図18b 図18c 図18d
図18e

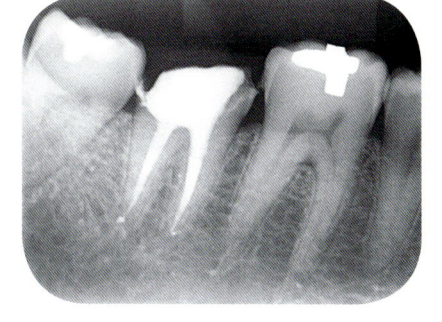

図 9 -18a〜e　39歳，男性の下顎右側第二大臼歯．a：デンタルエックス線写真．b：根管形成後の近心根CBCT（Veraview X800，モリタ）歯列直交断像．舌側にフィン（黄矢印部）が見つかった．c：近心根管根尖部舌側に見えた根管内のフィン（黄矢印部）．d：フィン（黄矢印部）形成後．e：根管充填および築造後．

下顎第二大臼歯における側枝の出現率

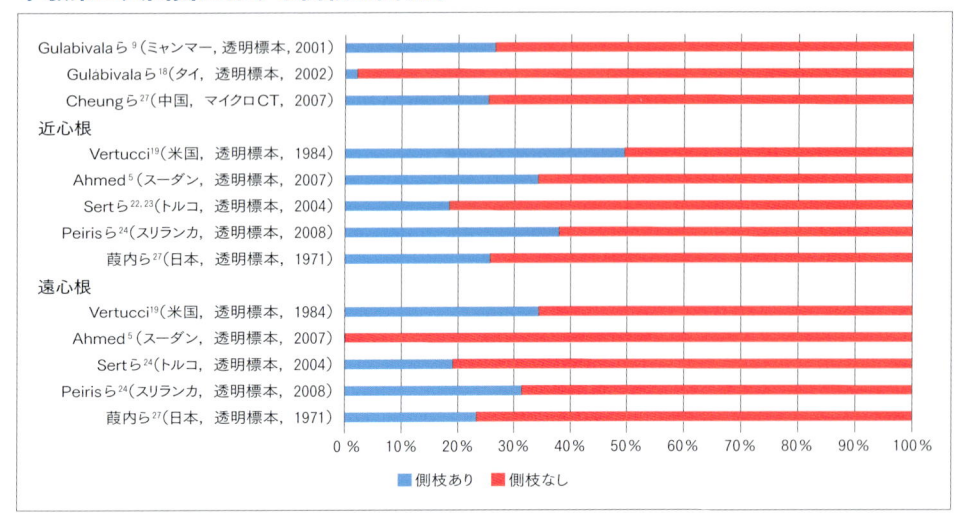

図9-19　下顎第二大臼歯における側枝の出現率.

下顎第二大臼歯における根尖分岐の出現率

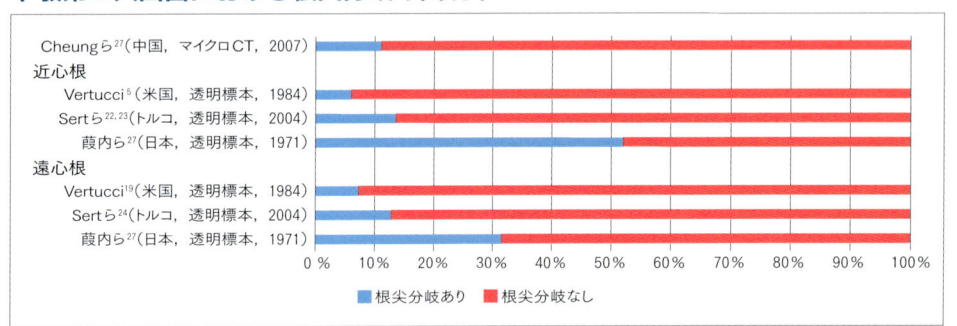

図9-20　下顎第二大臼歯における根尖分岐の出現率.

下顎第二大臼歯における側枝の垂直分布[28]

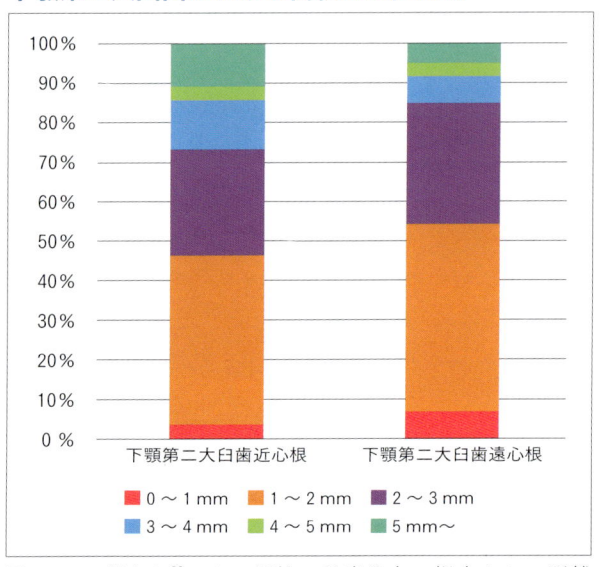

図9-21　葭内ら[28]による側枝の垂直分布. 根尖からの距離の定義は第1章(17ページ)を参照.

下顎第二大臼歯における側枝の水平分布[28]

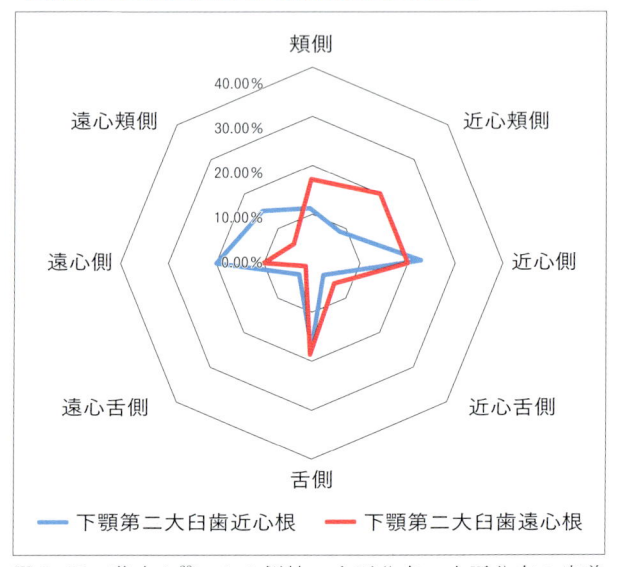

図9-22　葭内ら[28]による側枝の水平分布. 水平分布の定義は第1章(17ページ)を参照.

下顎第二大臼歯側枝の透明標本

標本1

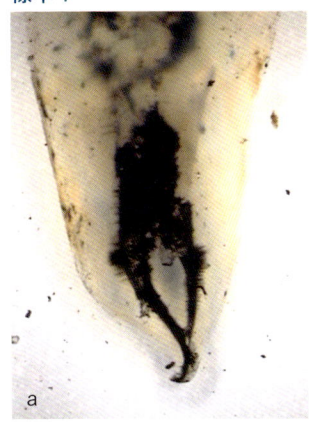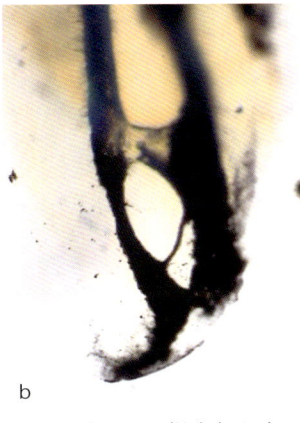

図9-23a, b　近心根Type III．a：近心面観．b：根尖部を少し回転させて撮影した拡大像．管間側枝が観察できる．

標本2

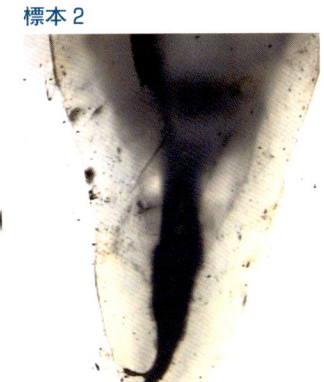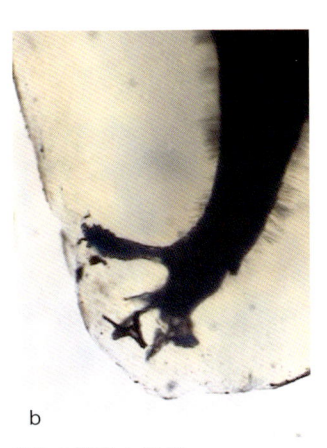

図9-24a, b　遠心根．Type I．根尖の湾曲と側枝．

下顎第二大臼歯に側枝が見られた臨床例

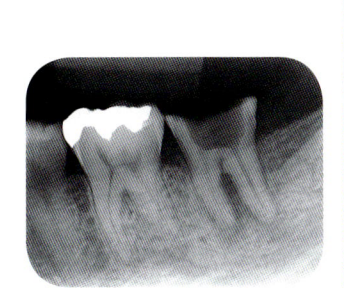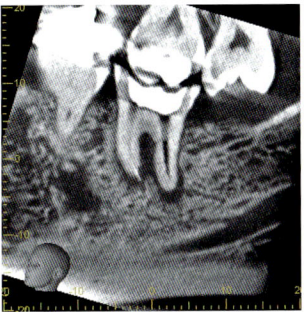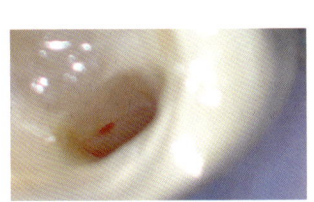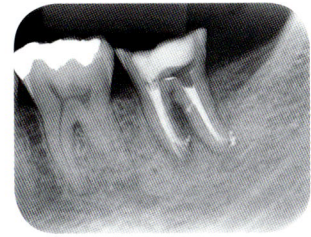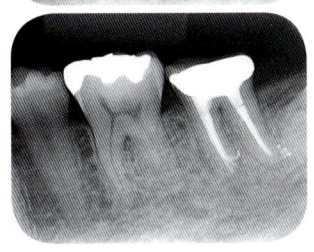

図25a	図25b	図25c	図25d
		図25e	

図9-25a〜e　32歳，女性の下顎左側第二大臼歯．a：術前デンタルエックス線写真．近心根に破折ファイルが見られる．b：CBCT（Veraview X800，モリタ）歯列平行断像．遠心根分岐部側に側枝が見られる．c：歯科用顕微鏡下で確認した遠心根の側枝．d：根管充填確認のデンタルエックス線写真．近心根の破折ファイルは除去しなかった．近心根，遠心根とも根尖は急な角度で遠心に湾曲している．側枝にもシーラーが入っている．e：1年5か月後のデンタルエックス線写真．歯根周囲の透過像は消失し，経過良好である．

1-8．側枝の分布

1-8-1．垂直分布

図9-21に側枝の垂直分布[28]を示す．根尖から3mm以内に側枝が見られるのは近心根73％，遠心根85％と若干差がある．

1-8-2．水平分布

図9-22に側枝の水平分布[28]を示す．近心根では近心から頬側にかけて，遠心根では近心と遠心に出現率が高い．近遠心とも舌側にも出現する．

1-8-3．透明標本

図9-23, 24に，下顎第二大臼歯の副根管の透明標本を示す．

1-8-4．臨床例

側枝が見られた臨床例を図9-25に示す．

表 9 - 1　　Radix paramolarisの下顎第二大臼歯出現率

発表者	国	発表年	調査方法	樋状根（%）
Shemeshら[29]	イスラエル	2015	透明標本	1.37
小徳（1根性）[13]	日本	1985	抜去歯	0.24
小徳（2根性）[13]	日本	1985	抜去歯	0.29
Peiris[8]	スリランカ	2008	透明標本	0.20

Radix paramolarisを有する第二大臼歯の臨床例

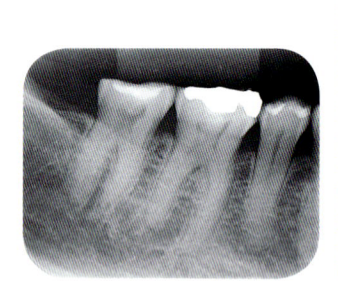 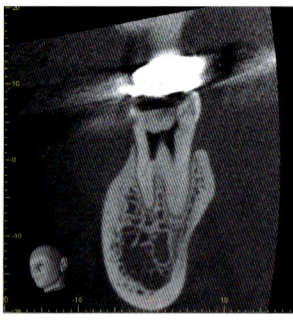

図26a｜図26b

図 9 -26a, b　54歳，女性．a：下顎右側第二大臼歯デンタルエックス線写真．b：近心根のCBCT（Veraview X800，モリタ）歯列直交断像．左が頰側．近心頰側根がradix paramolaris．近心根にイスマスを探して形成しようとすると，分岐部に穿孔してしまうので，このような形態ではイスマスの探索には注意すべきである．

表 9 - 2　　下顎第二大臼歯のradix entomolaris 出現率

発表者	国	発表年	調査方法	Radix entomolaris
Ferrazら[30]	モンゴロイド	1993	デンタル	15.20
Ferrazら[30]	アフリカ人	1993	デンタル	7.50
Ferrazら[30]	コケージャン	1993	デンタル	6.80
小徳（1根性）[13]	日本	1985	抜去歯	2.30
Parkら[31]	韓国	2013	CBCT	2.00
小徳（2根性）[13]	日本	1985	抜去歯	1.88
Peiris[8]	スリランカ	2008	透明標本	1.40
Kimら[12]	韓国	2016	CBCT	0.72
Songら[32]	韓国	2010	CT	0.70
Shemeshら[29]	イスラエル	2015	CBCT	0.41

第二大臼歯のradix entomolaris

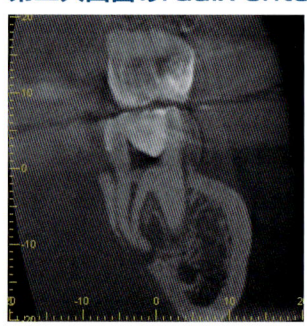 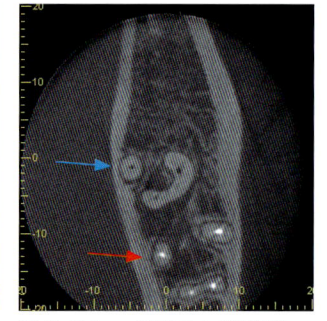 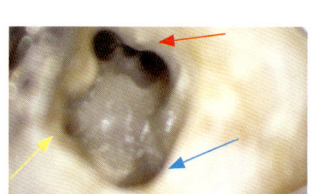 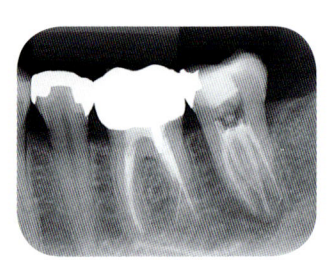

図 9 -27a　第二大臼歯遠心舌側根の歯列直交断像．

図 9 -27b　CBCT水平断像．赤矢印部は，第一大臼歯遠心舌側根．青矢印部は，第二大臼歯遠心舌側根．第二大臼歯は樋状根で，遠心舌側根（radix entomolaris）を有している．

図 9 -27c　第二大臼歯根管形成後．赤矢印部は，頰側根管．黄矢印部：近心舌側根管．青矢印部は，遠心舌側根管．

図 9 -27d　第二大臼歯根管充填後のデンタルエックス線写真．左から樋状根の近心舌側根管と 3 根管 1 根尖孔の頰側根管，および遠心舌側根管．

根面溝を呈する臨床例

標本1

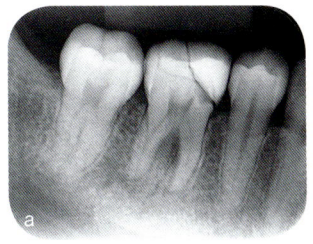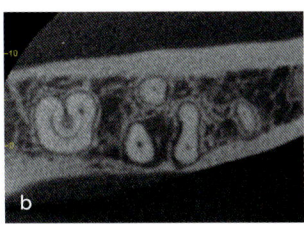

図9-28a, b　28歳，女性の下顎右側第二大臼歯．a：デンタルエックス線写真．b：歯根中央部のCBCT水平断像．下が頬側．Fanの分類でC2．根面溝は舌側を向いている．

標本2

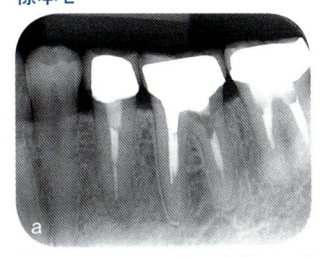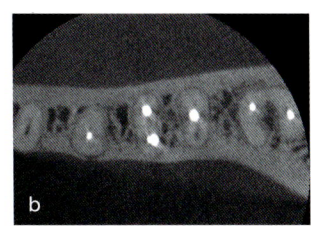

図9-29a, b　46歳，女性の下顎左側第二大臼歯．a：デンタルエックス線写真．b：CBCT（Veraview X800，モリタ）水平断像．下が頬側．根面溝は頬側を向いていることもある．

樋状根

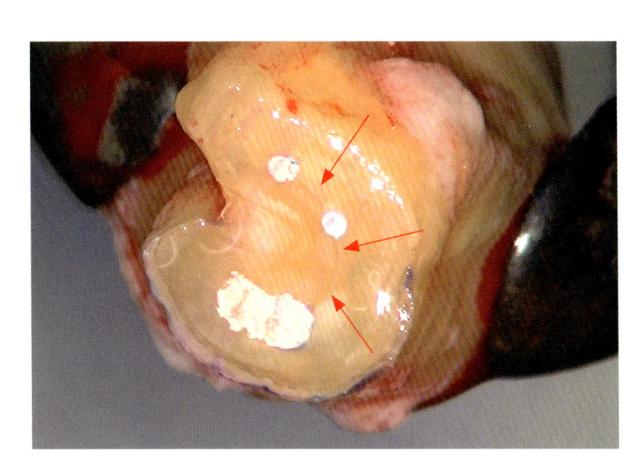

図9-30　64歳，女性の下顎左側第二大臼歯．意図的再植のために根尖を切除した．近心2根管，遠心1根管であったが，それぞれの根管はイスマスでつながっている（赤矢印部）．このイスマスはCBCTでは写らないほど薄い．逆根管充填を行う場合は，このイスマスも処置が必要である．

2．特殊形態

2-1．3根

2-1-1．Radix paramolaris（近心頬側根）

　表9-1にradix paramolaris（近心頬側根）の出現率を示す．図9-26にradix paramolarisを有する第二大臼歯の臨床例を示す．

2-1-2．Radix entomolaris（遠心舌側根）

　表9-2にradix entomolaris（遠心舌側根）の出現率を示す．第二大臼歯では，第一大臼歯に比べると多くない．図9-27に第二大臼歯のradix entomolarisを有する症例を示す．

2-2．樋状根

2-2-1．歯根の分離様式

　歯根に刻まれた溝を根面溝というが，根面溝は図9-28に示すように舌側を向いていることが多い．舌側と頬側の両方に見られることもあるが，図9-29のように頬側のみというのはめずらしい．

2-2-2．樋状根と樋状根管

　樋状根の中に入っている根管がすべて樋状根管とは限らない．図9-30は，意図的再植のために抜歯した樋状根である．遠心1根管，近心2根管であるが，それぞれの根管はイスマスでつながっている．このようなイスマスは，透明標本でもマイクロCTでも検出されない可能性が高く，樋状根管とは判断されない．

表9-3　第二大臼歯の樋状根出現率

発表者	国	発表年	調査方法	樋状根(%)
von Zubenら[16]	中国	2017	CBCT	44.00
Parkら[31]	韓国	2013	CBCT	42.60
Kimら[12]	韓国	2016	CBCT	41.88
小川ら[14]	日本	2018	CBCT	39.90
小徳[13]	日本	1985	抜去歯	28.30
Cimilliら[25]	トルコ	2005	抜去歯・CBCT	22.80
Zhangら[10]	中国	2011	CBCT	22.30
von Zubenら[16]	メキシコ	2017	CBCT	14.20
von Zubenら[16]	インド	2017	CBCT	12.30
von Zubenら[16]	米国	2017	CBCT	11.30
von Zubenら[16]	スペイン	2017	CBCT	11.00
von Zubenら[16]	南アフリカ	2017	CBCT	9.30
Herediaら[3]	スペイン	2017	CBCT	9.00
von Zubenら[16]	ポルトガル	2017	CBCT	8.30
von Zubenら[16]	英国	2017	CBCT	7.80
Neelakantan[21]	インド	2010	抜去歯	7.54
von Zubenら[16]	ブラジル	2017	CBCT	6.80

表9-4　第二大臼歯の樋状根管出現率

発表者	国	発表年	調査方法	樋状根(%)
Jinら[33]	韓国	2006	CT	44.50
小川ら[14]	日本	2018	CBCT	39.90
Zhengら[34]	中国	2011	CBCT	38.60
Salomón[35]	現代マヤ人	2014	臨床	34.60
Seoら[36]	韓国	2004	臨床	32.70
Salomón[35]	古代マヤ人	2014	エックス線写真	31.90
Seoら[36]	韓国	2004	抜去歯	31.30
Zhangら[10]	中国	2011	CBCT	29.00
Jungら[11]	韓国	2010	CT	28.90
吉岡ら[37]	日本	2017	透明標本	28.90
Gulabivalaら[9]	ミャンマー	2001	透明標本	28.90
Gulabivalaら[18]	タイ	2002	透明標本	22.40
Al-Fouzan[38]	サウジアラビア	2002	臨床	10.90
Yigitら[39]	トルコ	2013	CBCT	10.60
Martinsら[4]	ポルトガル	2016	CBCT	8.90
Sinanogluら[40]	トルコ	2014	CBCT	8.60
Cimilliら[25]	トルコ	2005	抜去歯	8.60
Silvaら[41]	ブラジル	2013	CBCT	8.40
Peirisら[24]	スリランカ	2008	透明標本	3.00

2-2-3．出現率

　第二大臼歯における樋状根および樋状根管の出現率を表9-3，4に示す．モンゴロイドでの出現率が高く，明らかに人種差が認められる．

2-2-4．歯根形態と透明標本

　図9-31〜38に，単根性下顎第二大臼歯の根管をインディアンインクで染色後，根管形成および根管充填を行った症例を示す．それぞれ，a：術前エックス線写真，b：頬側面観，c：舌側面観，d：術前根管口，e：根管形成後の根管口，f：根管充填後の透明標本頬側面観，g：遠心面観，h：舌側面観，i：近心面観，となる．これらの症例は，参考文献37で使用したデータである．根管充填後にインクが残っている部分は，根管形成で未処置となっていた部分である．

2-2-5．臨床例

　図9-39に，樋状根に根管充填を行った臨床例を示す．

根管を染色後，根管形成および根管充填を行った単根性下顎第二大臼歯とその透明標本

症例・標本 1

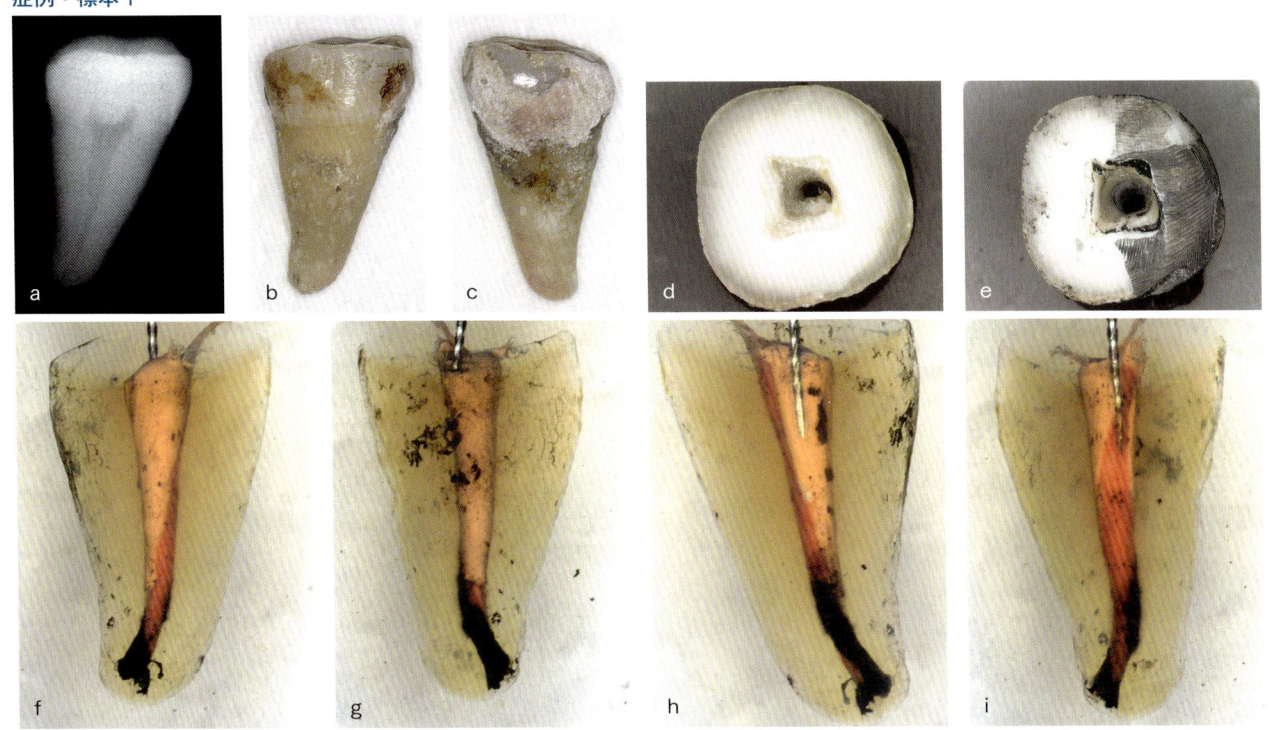

図 9 -32a～i　エックス線写真で見えたとおりの 1 根管．ただし，染色された部分が本来の根管で，根管形成は湾曲に追従せずに直線化し，未処置部分が残る結果となっている．

症例・標本 2

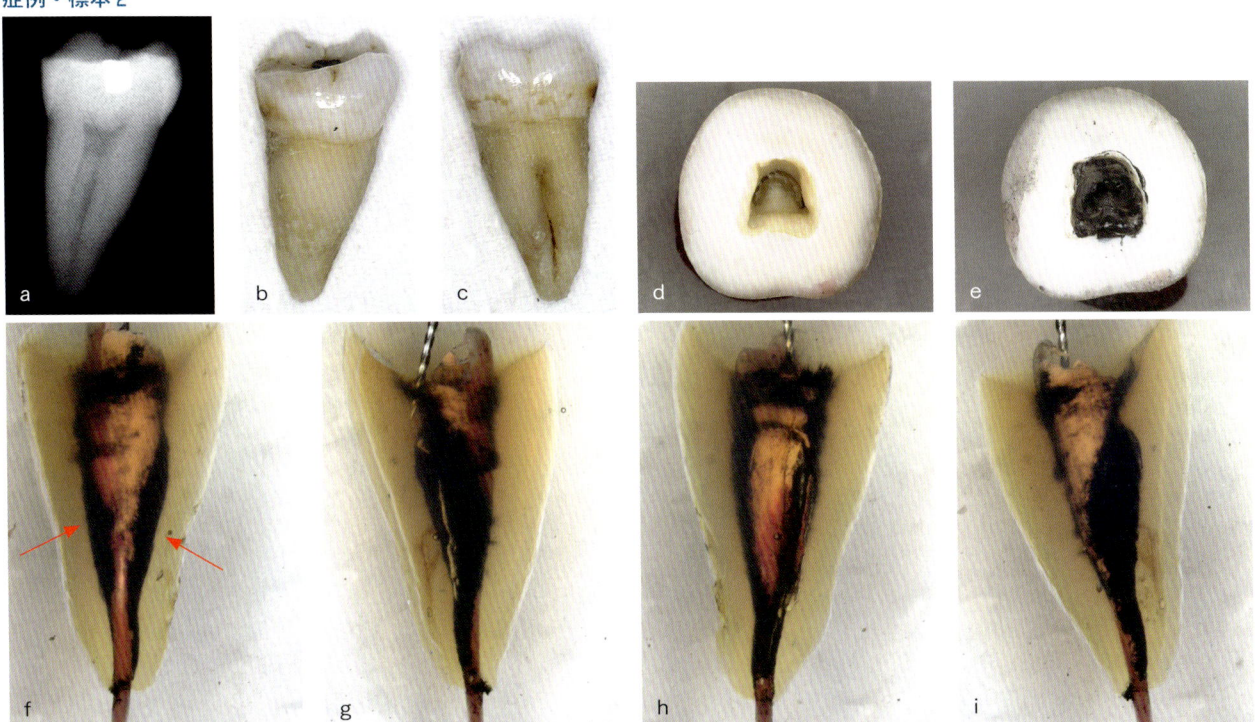

図 9 -33a～i　エックス線写真では 2 根管に見えるが，1 根尖孔の樋状根管．近心と遠心に伸びたフィン（赤矢印部）が未処置となっている．このフィンの部分がエックス線写真で根管のように写っている．

症例・標本3

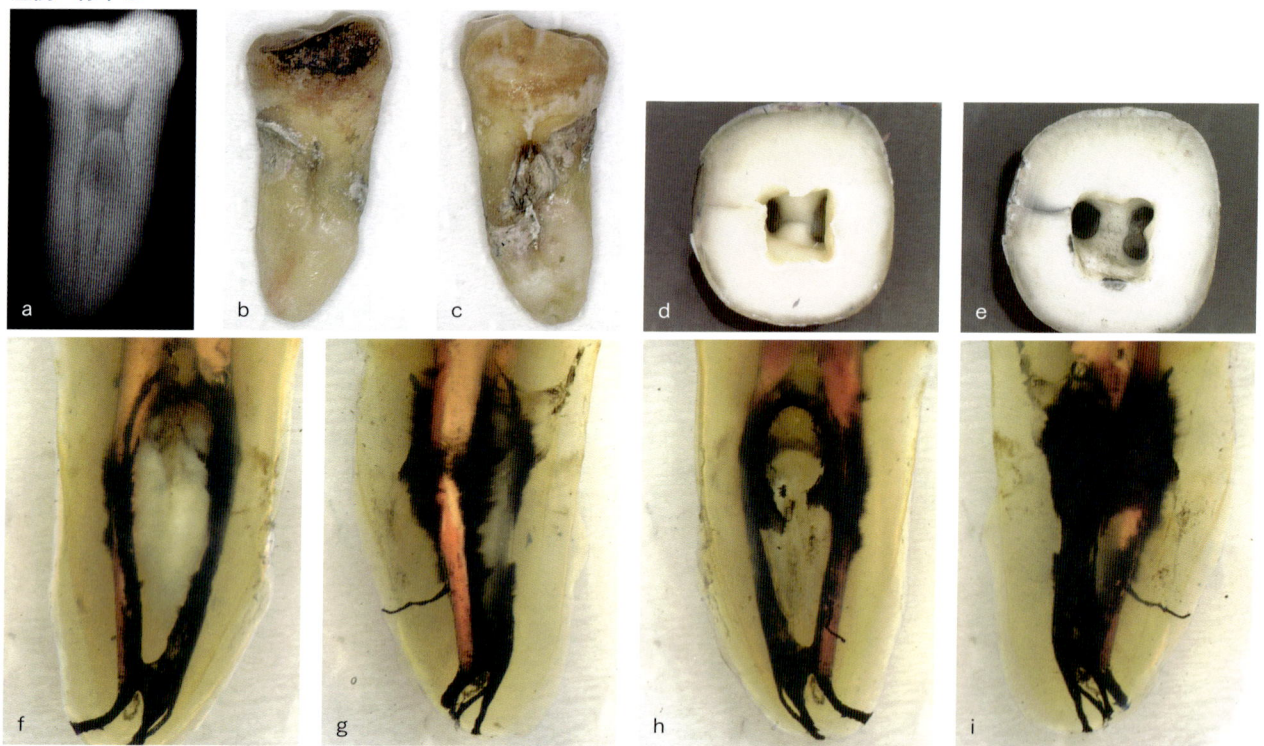

図9-34a～i　遠心は1根管で，根尖で強く湾曲している．遠心根中央では舌側に側枝がある．近心は2根管でイスマスで癒合し，根尖分岐がある．近心根管と遠心根管は根尖部のイスマスで交通している．

症例・標本4

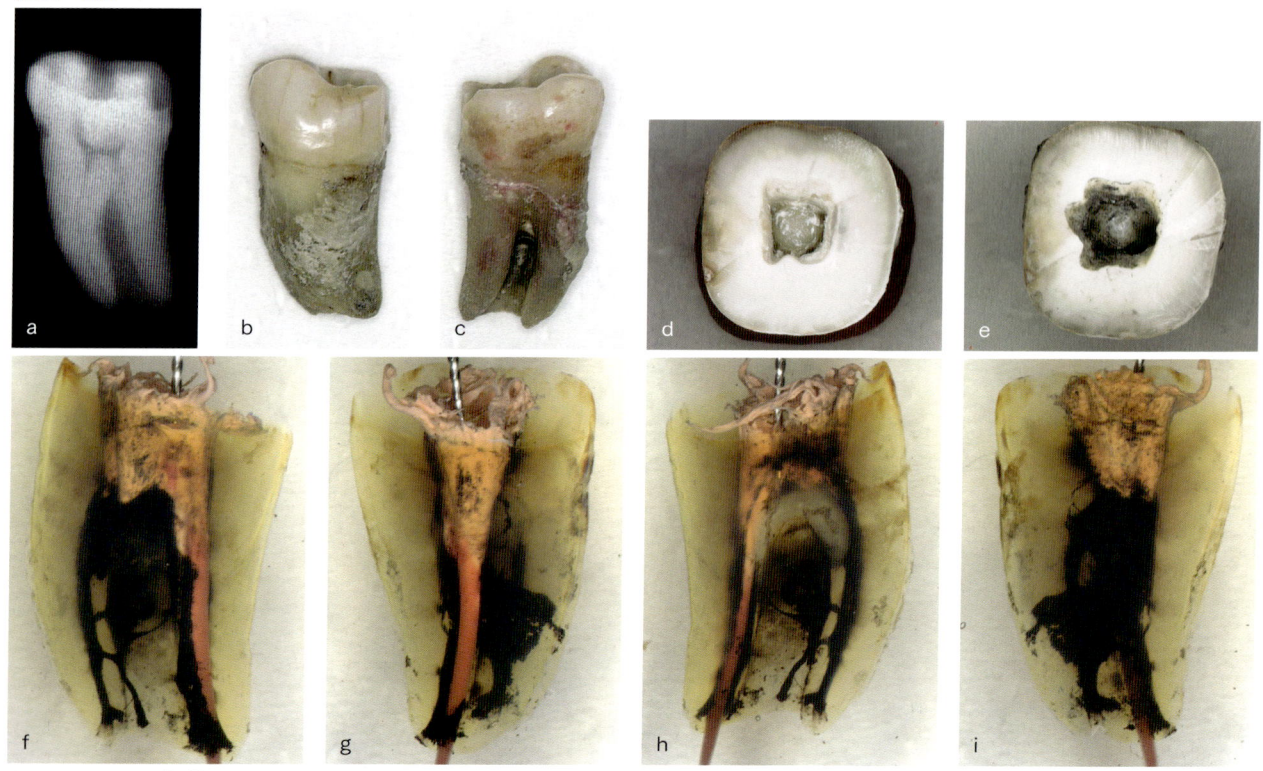

図9-35a～i　3根管．近心根は根管口が狭窄してファイルを挿入できず，未処置となってしまった．管間側枝が見られる．

症例・標本 5

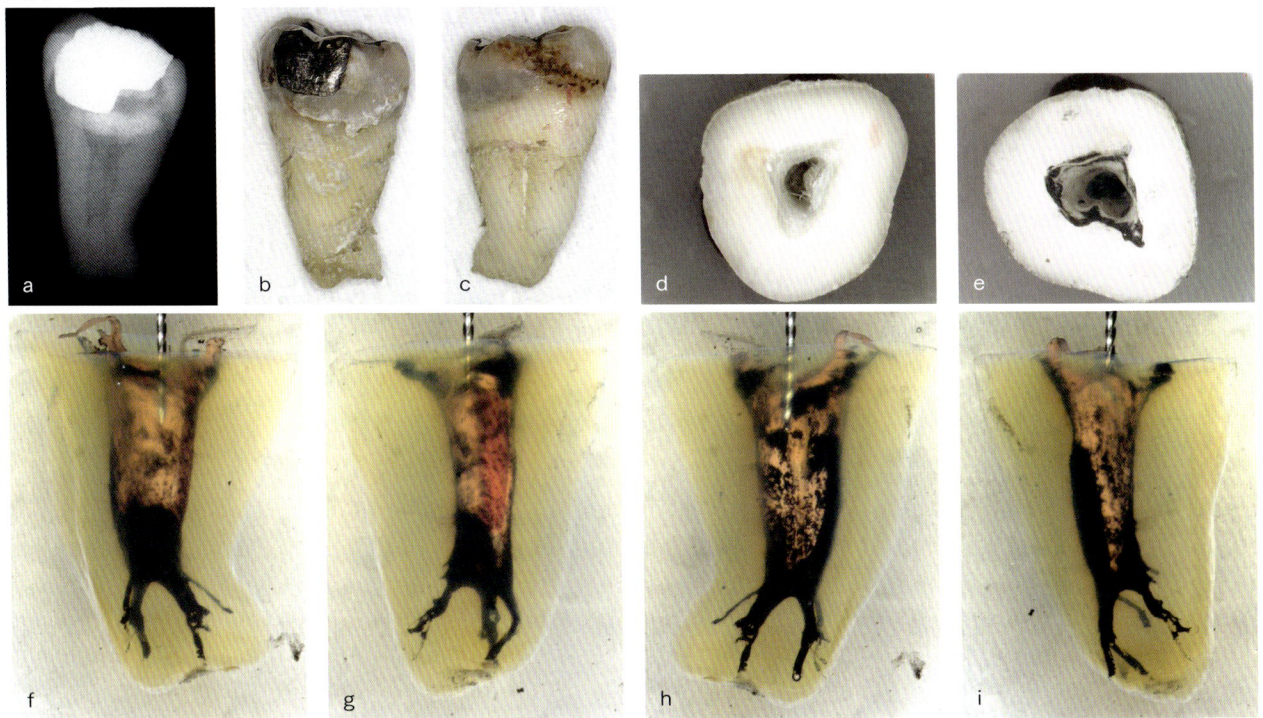

図 9 -36a〜i　根尖 1 / 3 で根管が 4 根管以上に分岐している．タウロドントのような形態．

症例・標本 6

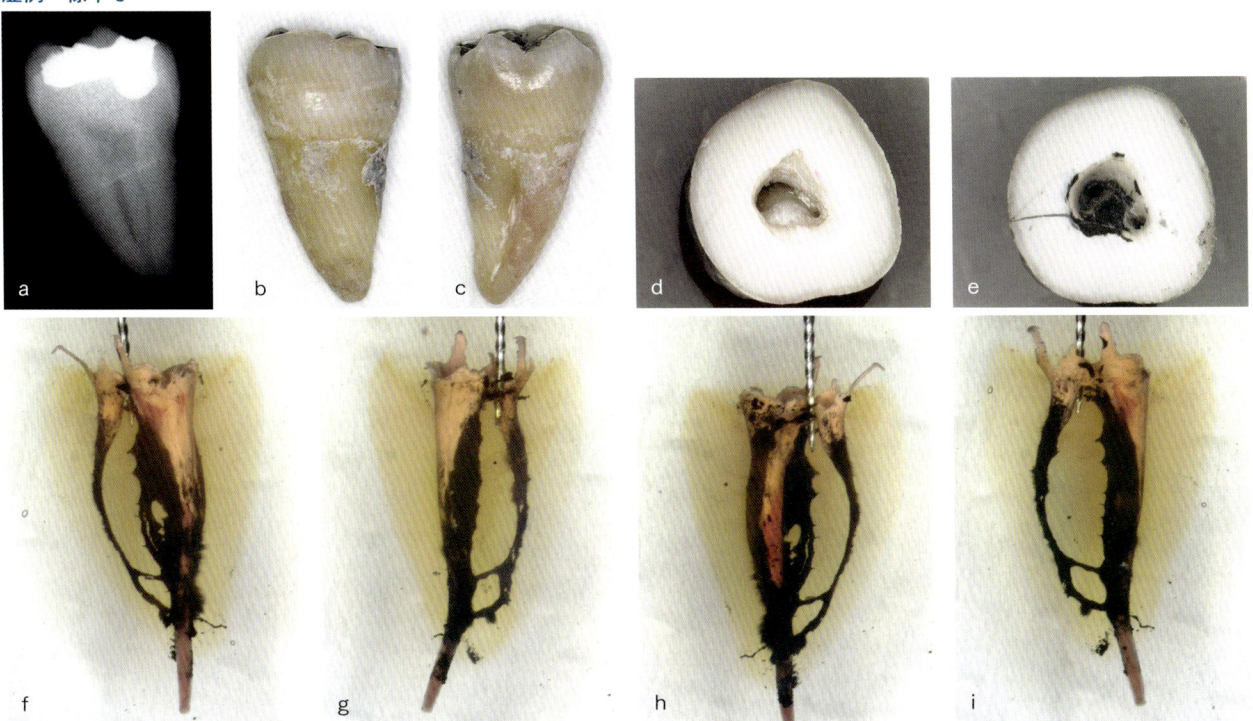

図 9 -37a〜i　近心根管と樋状根管の遠心根管が根尖で合流して 1 根管となっている．管外側枝および管間側枝が見られる．

症例・標本 7

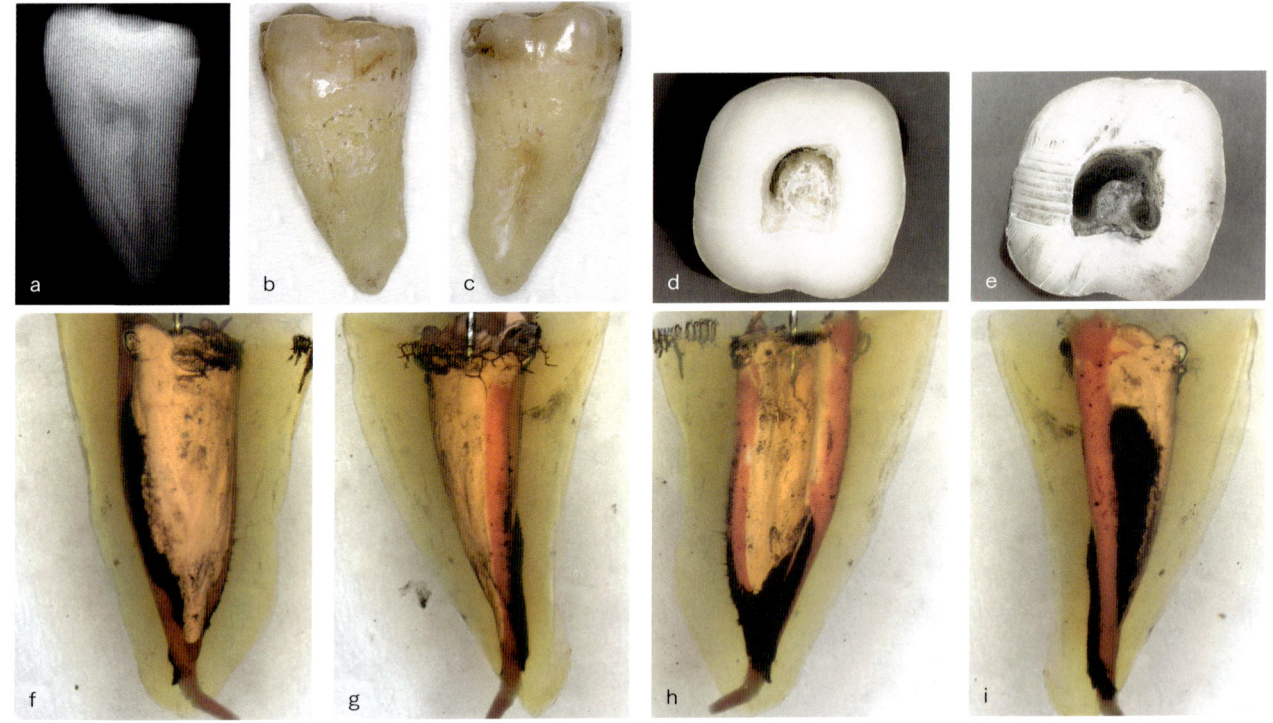

図 9 -38a〜i 樋状根管．1 根尖孔．うまく処置できるような形態であった．それでもインクが残っている部分は未処置である．

さまざまな樋状根の臨床例

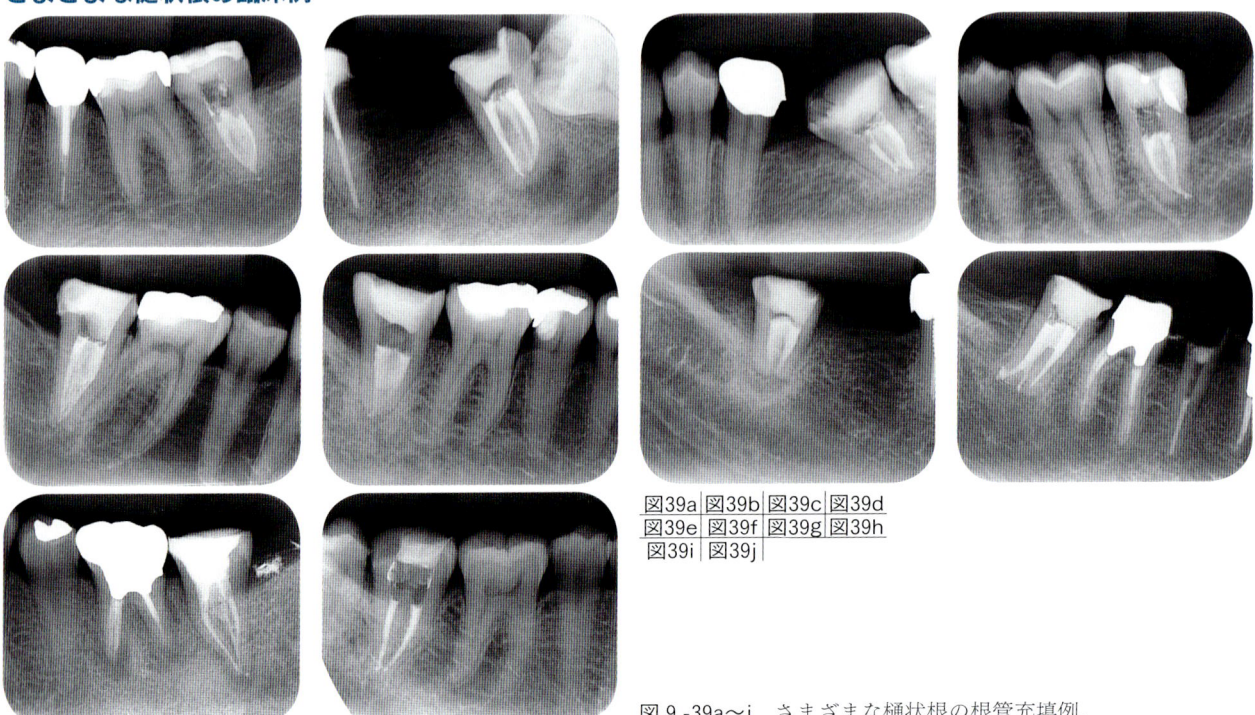

図39a	図39b	図39c	図39d
図39e	図39f	図39g	図39h
図39i	図39j		

図 9 -39a〜j さまざまな樋状根の根管充填例．

下顎第二大臼歯舌側に見られる過剰根の臨床例

症例 1

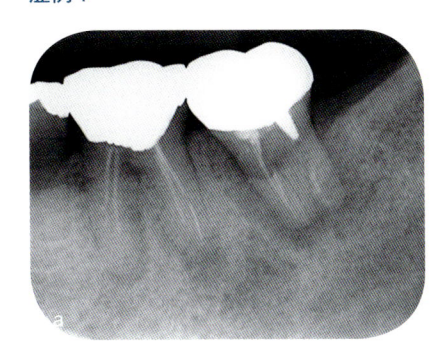
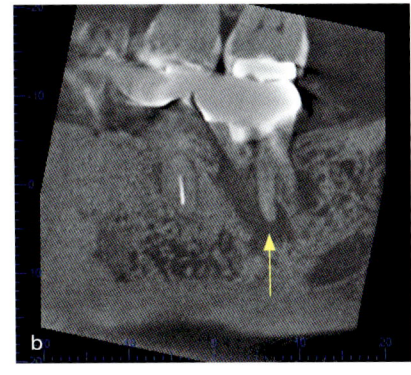
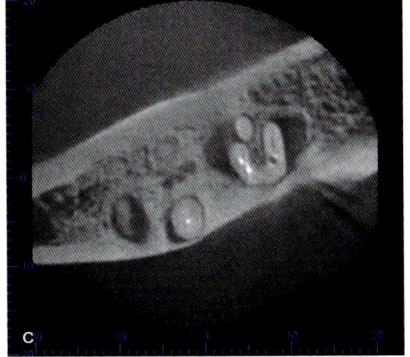

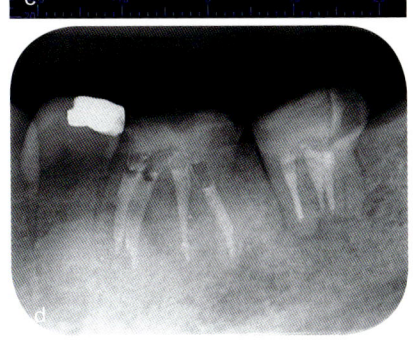

図 9 -40a　44歳，女性の下顎左側大臼歯部デンタルエックス線写真．第一大臼歯DL根には，破折器具が見られる．第二大臼歯には真ん中に過剰根が見られる．
図 9 -40b　CBCT（3 DXマルチイメージマイクロCT，モリタ）歯列平行断像．黄矢印部が過剰根．遠心根から分岐している．
図 9 -40c　CBCT水平断像．第二大臼歯は樋状根で，舌側に過剰根が見られる．
図 9 -40d　根管充填後のデンタルエックス線写真偏遠心撮影．第一大臼歯DL根の破折器具は除去した．第二大臼歯過剰根は根管が石灰化して見つからなかった．

症例 2

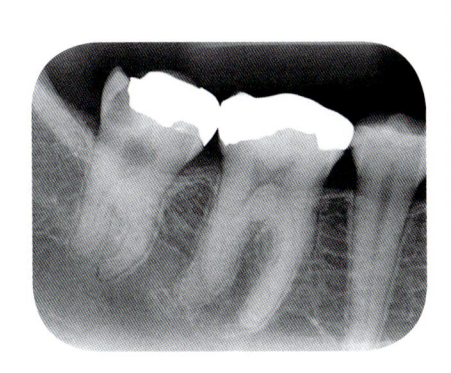
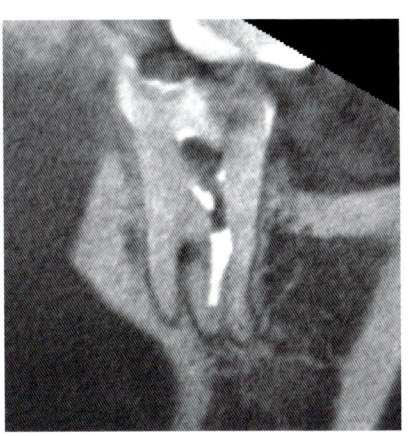
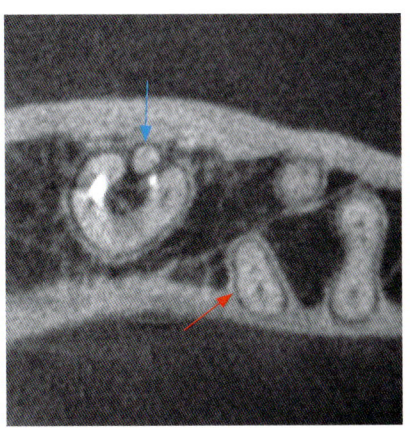

図41a 図41b 図41c
図41d

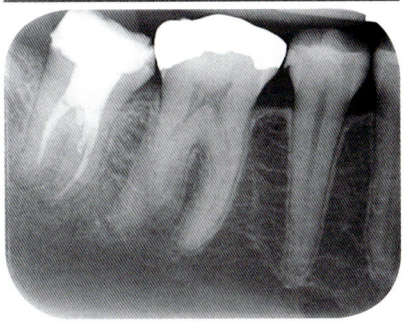

図 9 -41a　28歳，女性の下顎右側第二大臼歯デンタルエックス線写真．
図 9 -41b　CBCT歯列平行断像．右側が近心．近心根と遠心根の間が過剰根．
図 9 -41c　水平断面像．下が頬側．頬側根は樋状根で，舌側に過剰根（青矢印部）がある．右側は下顎右側第一大臼歯．遠心頬側根（赤矢印部）は 2 根管．
図 9 -41d　根管充填後のデンタルエックス線写真．

2 - 3．過剰根

　下顎第二大臼歯舌側に過剰根を見ることがある．図 9 -40, 41に臨床例を示す．過剰根をマイクロCTで観察すると，細い根管を有するという報告[42]が

あるが，図 9 -40, 41の症例では，過剰根の根管を探索することはできなかった．これらの過剰根は，radix entomoralisに似た形状である．

第9章のまとめ

　下顎第二大臼歯というと，樋状根が思い浮かぶ．モンゴロイドでは，樋状根は遠心舌側根のような過剰根とともに他人種に比べて出現率が高いが，出現率は5割に満たない．これらの形態は，デンタルエックス線写真では診断が難しい場合がある．CBCTでは，その形態を正確に診断できる．そのた

め，近年になって，これらの形態に関する報告は急増している．複根歯は第一大臼歯に準じて対応すればよいが，樋状根の根管形態は治療が難しそうな場合がある．

　また，下顎第二大臼歯は解剖学的位置関係（最後方歯，頬側骨面から根尖が離れている）から逆根管治療の適応にはならない．再発した場合の対応は意図的再植になるが，適応可能か十分に検討しなければならない．

参考文献

1．Villas-Bôas MH, Bernardineli N, Cavenago BC, Marciano M, Del Carpio-Perochena A, de Moraes IG, Duarte MH, Bramante CM, Ordinola-Zapata R. Micro-computed tomography study of the internal anatomy of mesial root canals of mandibular molars. J Endod 2011；37(12)：1682-1686.

2．Melton DC, Krell KV, Fuller MW. Anatomical and histological features of C-shaped canals in mandibular second molars. J Endod 1991；17(8)：384-388.

3．Heredia MP, Luque CMF, Bravo M, Baz PC, Ruíz-Piñón M, Baca P. Cone-beam computed tomographic study of root anatomy and canal configuration of molars in a Spanish population. J Endod 2017；43(9)：1511-1516.

4．Martins JN, Mata A, Marques D, Caramês J. Prevalence of root fusions and main root canal merging in human upper and lower molars；a cone-beam computed tomography in vivo study. J Endod 2016；42(6)：900-908.

5．Ahmed HA, Abu-bakr NH, Yahia NA, Ibrahim YE. Root and canal morphology of permanent mandibular molars in a Sudanese population. Int Endod J 2007；40(10)：766-771.

6．Al-Qudah AA, Awawdeh LA. Root and canal morphology of mandibular first and second molar teeth in a Jordanian population. Int Endod J 2009；42(9)：775-84.

7．Onda S, Minemura R, Masaki T, Funatsu S. Shape and number of the roots of the permanent molar teeth. Bull Tokyo Dent Coll 1989；30(4)：221-231.

8．Peiris R, Takahashi M, Sasaki K, Kanazawa E. Root and canal morphology of permanent mandibular molars in a Sri Lankan population. Odontology 2007；95(1)：16-23.

9．Gulabivala K, Aung TH, Alavi A, Ng YL. Root and canal morphology of Burmese mandibular molars. Int Endod J 2001；34(5)：359-370.

10．Zhang R, Wang H, Tian YY, Yu X, Hu T, Dummer PM. Use of cone-beam computed tomography to evaluate root and canal morphology of mandibular molars in Chinese individuals. Int Endod J 2011；44(11)：990-999.

11．Jung HJ, Lee SS, Huh KH, Yi WJ, Heo MS, Choi SC. Predicting the configuration of a C-shaped canal system from panoramic radiographs. Oral Surg Oral Med Oral Pathol Oral Radiol Endod 2010；109(1)：e37-41.

12．Kim SY, Kim BS, Kim Y. Mandibular second molar root canal morphology and variants in a Korean subpopulation. Int Endod J 2016；49(2)：136-144.

13．小徳賢司．日本人下顎第二大臼歯歯根の形態学的研究．歯科学報 1985；85：43-64.

14．小川淳，關聖太郎．歯科用コーンビームCT画像における日本人下顎第二大臼歯の歯根と根管形態の観察．日歯内療法誌 2018；39(1)：12-18.

15．Hartwell G, Bellizzi R. Clinical investigation of in vivo endodontically treated mandibular and maxillary molars. J Endod 1982；8(12)：555-557.

16．von Zuben M, Martins JNR, Berti L, Cassim I, Flynn D, Gonzalez JA, Gu Y, Kottoor J, Monroe A, Rosas Aguilar R, Marques MS, Ginjeira A. worldwide prevalence of mandibular second molar c-shaped morphologies evaluated by cone-beam computed tomography. J Endod 2017；43(9)：1442-1447.

17．Gorduysus O, Nagas E, Cehreli ZC, Gorduysus M, Yilmaz Z. Localization of root canal orifices in mandibular second molars in relation to occlusal dimension. Int Endod J 2009；42(11)：973-977.

18．Gulabivala K, Opasanon A, Ng YL, Alavi A. Root and canal morphology of Thai mandibular molars. Int Endod J 2002；35(1)：56-62.

19．Vertucci FJ. Root canal anatomy of the human permanent teeth. Oral Surg Oral Med Oral Pathol 1984；58(5)：589-599.

20．吉岡隆知，猪原光．複根性下顎第二大臼歯の根管形態．日歯内療法誌 2018；39(1)：9-11.

21．Neelakantan P, Subbarao C, Subbarao CV, Ravindranath M. Root and canal morphology of mandibular second molars in an Indian population. J Endod 2010；36(8)：1319-1322.

22．Sert S, Aslanalp V, Tanalp J. Investigation of the root canal configurations of mandibular permanent teeth in the Turkish population. Int Endod J 2004；37(7)：494-499.

23．Sert S, Bayirli GS. Evaluation of the root canal configurations of the mandibular and maxillary permanent teeth by gender in the Turkish population. J Endod 2004；30(6)：391-398.

24．Peiris HR, Pitakotuwage TN, Takahashi M, Sasaki K, Kanazawa E. Root canal morphology of mandibular permanent molars at different ages. Int Endod J 2008；41(10)：828-35.

25．Cimilli H, Cimilli T, Mumcu G, Kartal N, Wesselink P. Spiral computed tomographic demonstration of C-shaped canals in mandibular second molars. Dentomaxillofac Radiol 2005；34(3)：164-167.

26．Cheung GS, Yang J, Fan B. Morphometric study of the apical anatomy of C-shaped root canal systems in mandibular second molars. Int Endod J 2007；40(4)：239-246.

27．葭内純史，高橋和人，横地千仭．真空注入法による歯髄腔の形態学的研究第1報．歯基礎誌 1971；13(4)：403-427.

28．葭内純史，高橋和人，横地千仭．真空注入法による歯髄腔の形態学的研究第2報．歯基礎誌 1972；14(2)：156-185.

29．Shemesh A, Levin A, Katzenell V, Ben Itzhak J, Levinson O, Zini A, Solomonov M. Prevalence of 3- and 4-rooted first and second mandibular molars in the Israeli population. J Endod 2015；41(3)：338-342.

30．Ferraz JA, Pécora JD. Three-rooted mandibular molars in patients of Mongolian, Caucasian and Negro origin. Braz Dent J 1993；3(2)：113-117.

31. Park JB, Kim N, Park S, Kim Y, Ko Y. Evaluation of root anatomy of permanent mandibular premolars and molars in a Korean population with cone-beam computed tomography. Eur J Dent 2013；7(1)：94‐101.

32. Song JS, Choi HJ, Jung IY, Jung HS, Kim SO. The prevalence and morphologic classification of distolingual roots in the mandibular molars in a Korean population. J Endod 2010；36(4)：653‐657.

33. Jin GC, Lee SJ, Roh BD. Anatomical study of C-shaped canals in mandibular second molars by analysis of computed tomography. J Endod 2006；32(1)：10‐13.

34. Zheng Q, Zhang L, Zhou X, Wang Q, Wang Y, Tang L, Song F, Huang D. C-shaped root canal system in mandibular second molars in a Chinese population evaluated by cone-beam computed tomography. Int Endod J 2011；44(9)：857‐862.

35. Ramírez-Salomón M, Vega-Lizama E, Tiesler V, Alvarado-Cárdenas G, López-Villanueva M, Sierra-Sosa T, Cucina A. The C-shaped canal molar：an Endodontic-Archaeological study of the relationships between Mayan pre-Hispanic and contemporary population of Yucatán. Int Endod J 2014；47(11)：1084‐1089.

36. Seo MS, Park DS. C-shaped root canals of mandibular second molars in a Korean population：clinical observation and in vitro analysis. Int Endod J 2004；37(2)：139‐144.

37. 吉岡隆知，猪原光．単根性下顎第二大臼歯の根管形態．日歯内療誌 2017；38(3)：165‐170.

38. Al-Fouzan KS. C-shaped root canals in mandibular second molars in a Saudi Arabian population. Int Endod J 2002；35(6)：499‐504.

39. Helvacioglu-Yigit D, Sinanoglu A. Use of cone-beam computed tomography to evaluate C-shaped root canal systems in mandibular second molars in a Turkish subpopulation：a retrospective study. Int Endod J 2013；46(11)：1032‐1038.

40. Sinanoglu A, Helvacioglu-Yigit D. Analysis of C-shaped canals by panoramic radiography and cone-beam computed tomography：root-type specificity by longitudinal distribution. J Endod 2014；40(7)：917‐921.

41. Silva FJ, Nejaim Y, Silva AV, Haiter-Neto F, Cohenca N. Evaluation of root canal configuration of mandibular molars in a Brazilian population by using cone-beam computed tomography：an in vivo study. J Endod 2013；39(7)：849‐852.

42. 横須賀孝史，貝津徹，上田重，川崎孝一．マイクロフォーカスエックス線ＣＴを用いた下顎第二大臼歯歯根の異常形態と過剰根管の観察．日歯保存誌，49(5)：693‐697，2006.

第10章

根尖部透過像の解剖学

歯内療法学的に解剖で問題となるのは，歯根形態や根管形態ばかりではなく，骨との位置関係も重要である．そのなかで，根尖の歯槽骨面からの突出は根尖部圧痛の原因となるばかりでなく，根尖病変があっても根尖部透過像を形成しない理由となる．根尖の突出はCBCTで診断できるが，デンタルエックス線写真では診断できない．

本章では，画像上での根尖病変の見え方について検討してみたい．

ヒト下顎骨近心根を含む断面およびそのコンタクトマイクロラジオグラフィと単純撮影によるエックス線写真

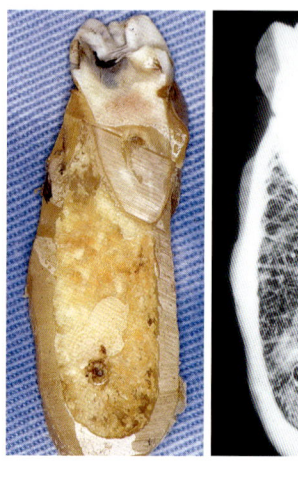
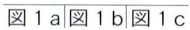
図1a 図1b 図1c
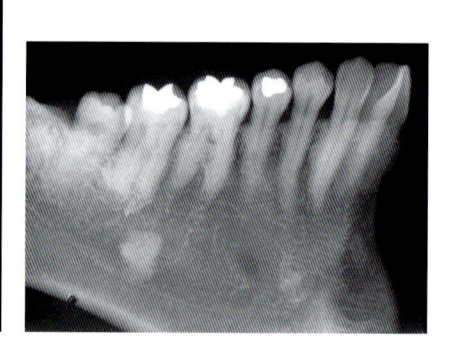

図10-1 a, b　ヒト下顎骨の第一大臼歯近心根を含む断面(a)と，軟エックス線を用いたそのコンタクトマイクロラジオグラフィ(b)．
図10-1 c　aの骨を切り出す前の下顎骨の単純撮影によるエックス線写真．

下顎右側第一大臼歯近心根CBCT歯列直交断像

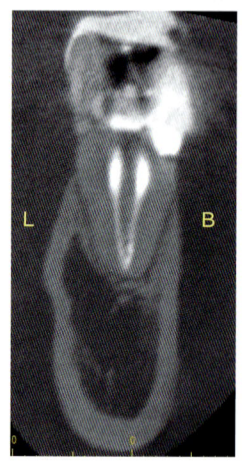

図10-2　49歳，女性の下顎右側第一大臼歯近心根CBCT(Veraview X800，モリタ)歯列直交断像．右が頬側．

1．骨の基本構造

図10-1 a, bは，ヒト下顎骨の第一大臼歯近心根を含む断面とそのコンタクトマイクロラジオグラフィである．下顎骨の外周には厚さ1〜2mmの皮質骨が取り巻き，内部には海綿骨と骨髄が充満している．断面像で見ると海綿骨と骨髄の区別は難しいが，エックス線写真で見ると海綿骨の分布は一目瞭然である．海綿骨は一様に分布しているのではなく，歯根周囲と頬側皮質骨近傍で密度が高い．舌側皮質骨近傍に海綿骨は少ない[1]．この下顎骨を切り出す前に撮影したエックス線写真(図10-1 b)では，このような海綿骨の分布は読影できず，歯槽骨にまばらに分布する骨梁パターンが見えるばかりである．

図10-2は，49歳，女性の下顎右側第一大臼歯近心根CBCT歯列直交断像である．図10-1 a, bと同様に厚い皮質骨，歯根周囲と頬側皮質骨付近に分布する海綿骨を確認できる．舌側皮質骨付近に海綿骨は見られない．

下顎骨では頬舌側とも皮質骨の頬側に骨が添加し，皮質骨舌側面で骨吸収して骨が発育増大する[1]．海綿骨は皮質骨であったものが，骨吸収により取り残されて骨梁として残存したものである．さらに，前歯部唇側面でオトガイ隆起の上方から歯槽頂に至る間の骨表面が随時吸収される[1]．これらの変化により，歯根が露出し，裂開(ディヒーセンス，dehiscence)あるいは開窓(フェネストレーション，fenestration)という状態を呈するようになる．上顎骨では，眼窩および梨状口より下方で歯槽骨縁に至る間の骨表面が加齢により全面的に吸収を受ける[1]．

2．根尖病変の解剖学

2-1．根尖部透過像に関与する因子

パノラマやデンタルエックス線写真で根尖部透過像が見えるかどうかは，根管治療をすべきかどうかの判断を左右する．パノラマでの所見はデンタルエックス線写真より詳しくないので，歯内療法では

病変の位置とデンタルエックス線写真での病変の見え方

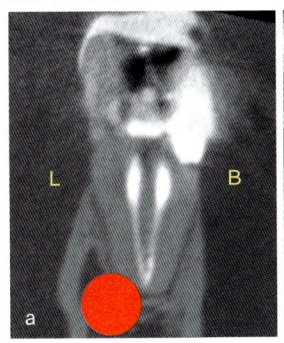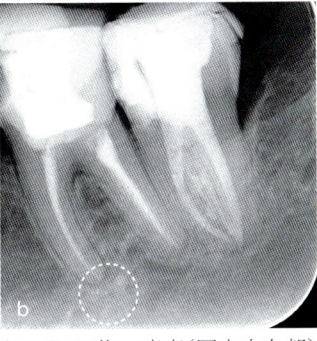

図10-3a, b　aは図10-2と同じCBCT像．病変（図内赤丸部）が下顎骨内の舌側皮質骨付近にある時，皮質骨を侵襲していないので，デンタルエックス線写真上では，図内点線部のあたりに存在するはずの病変はほとんど把握できない．

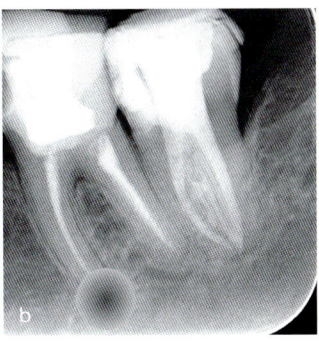

図10-4a, b　病変が根尖周囲，すなわち海綿骨と皮質骨の接合部付近に存在するとき，海綿骨と皮質骨内表面が侵蝕されるので，デンタルエックス線写真では境界不明瞭な病変像が見られるはずである．

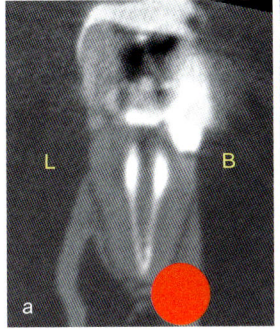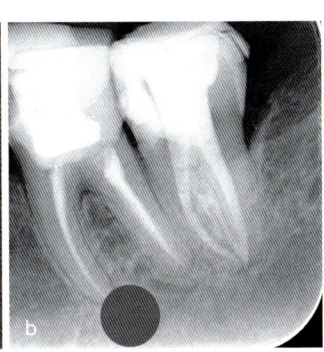

図10-5a, b　病変が皮質骨を穿孔した場合，デンタルエックス線写真上で境界明瞭なエックス線透過像となる．

主にデンタルエックス線写真が用いられる．デンタルエックス線写真での根尖部透過像は根尖病変をどこまで正確に描出しているのだろうか．

　根尖部透過像の大きさと根尖病変の大きさは同じではない．根尖部透過像は単に，骨欠損を示しているに過ぎない．Bender & Seltzerによる古典[2,3]（初出は1961年であるが，2003年にJournal of Endodonticsに再掲された）で，骨のどの部分が欠損すると透過像として表現されるかを報告している．

A．口内法のエックス線写真で骨の病変が検出できるのは次の時である．
　　a：皮質骨の穿孔
　　b：皮質骨外面からの広範な侵蝕
　　c：皮質骨内面からの侵蝕
B．海綿骨に限局した病変はエックス線写真では検出できない．
C．エックス線写真読影での明らかな海綿骨の破壊

や骨梁パターンの消失は，海綿骨と皮質骨の接合部での皮質骨内表の侵蝕が原因である．
D．エックス線写真では，次のものは通常は検出できない．
　　a：骨疾患の初期段階
　　b：硬組織が稀薄な領域での破壊像

2-2. 根尖部透過像の見え方
2-2-1. 理論

　以上のことより，根尖部透過像とは主として緻密な骨の欠損である．根尖病変周囲に骨があれば根尖部透過像は根尖病変を示す．しかし，根尖病変周囲に骨がなければエックス線写真では描出されない．

　図10-3〜5に，病変の位置とデンタルエックス線写真での病変の見え方を解説する．同じ大きさの病変でも，頬舌的に位置が変わるとデンタルエックス線写真上での透過像の見え方が変わる．

皮質骨欠損の見え方

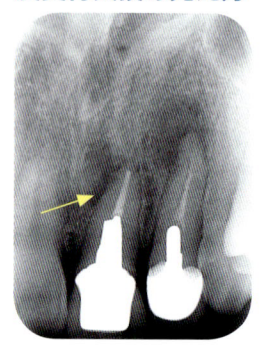

図10- 6　48歳，女性の上顎左側前歯部デンタルエックス線写真.

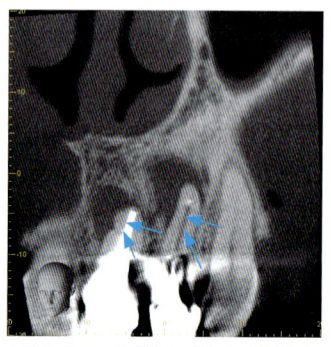

図10- 7　上顎左側中切歯および側切歯のCBCT（Veraview X800，モリタ）歯列平行断像．歯根には病変の原因と考えられる側枝（青矢印部）が確認できる．

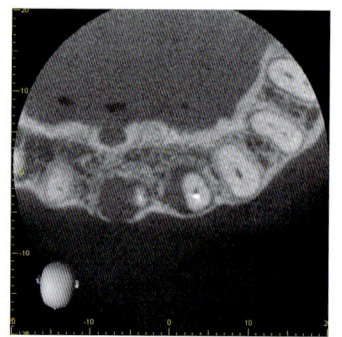

図10- 8　CBCT水平断像でも中切歯の唇側のみに骨の開窓が確認できる．この開窓は，図10- 7の青矢印部の濃い透過像に相当する．

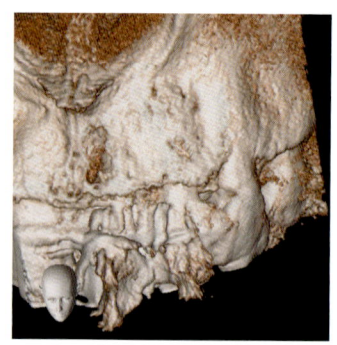

図10- 9　立体構築像では，中切歯唇側に骨の開窓が確認できる．

2-2-2．臨床例

①皮質骨欠損

　48歳，女性の上顎左側前歯部デンタルエックス線写真を図10- 6 に示す．中切歯および側切歯の根尖病変は境界不明瞭である．図10- 7 のCBCT歯列平行断像より，骨欠損の領域を確認できる．CBCT像では中切歯の病変はほとんど根尖を含まず，側枝が原因の歯根側方病変であった．側切歯の病変は根尖を含んでいるようであるが，やはり側枝による病変である．

　CBCT水平断像（図10- 8 ）でわかるように，病変の唇側には皮質骨が，口蓋側には海綿骨と皮質骨が残存している．皮質骨の穿孔がないので境界明瞭とはならない．注意して見ると，図10- 6 黄矢印部に周囲より濃い透過像が認められるが，この部分は，CBCT像（図10- 8 ，9 ）で確認できるように唇側皮質骨が開窓した部分である．

②海綿骨の病変

　図10-10aは51歳，女性の下顎左側第一大臼歯デンタルエックス線写真である．近心根にのみ小さな根尖部透過像が見える．CBCT歯列平行断像（図10-10b）で見ると，実際は遠心根にも同じくらいの大きさの骨欠損があった．近心根のCBCT歯列直交断像（図10-10c）では，骨幅の約 1 / 2 の大きさの骨欠損が

見られた．この骨欠損は頬側皮質骨と海綿骨境界部を侵蝕していた．一方，遠心根（図10-10d）では根尖部骨欠損は骨幅の約 1 / 4 程度の，皮質骨を侵蝕しない海綿骨に限局した骨欠損であった．これらの骨欠損の見え方は，Bender & Seltzerの報告[2, 3]のとおりの結果である．

③薄くなった歯槽骨

　図10-11aは61歳，女性の上顎右側側切歯デンタルエックス線写真である．根尖部透過像が認められ，その周囲にも骨梁の見られない円形の像が見られた．この骨梁のない領域は，CBCT歯列直交断像（図10-11c）で見ると海綿骨はなく，緻密な骨のみの部分であった．逆根管治療を行い，5 年 3 か月後のデンタルエックス線写真（図10-11b）では，根尖部透過像はほぼ消失している．CBCT歯列直交断像（図10-11d）では，根尖を切除した部分に緻密な皮質骨が伸びてきて根尖に到達している．やはり海綿骨はない．歯槽骨基底部でのCBCT水平断像（図10-11e）を見ると，上顎前歯部の広い範囲で歯槽骨が薄くなっていた．

④上顎大臼歯の病変

　図10-12aは，境界不明瞭な根尖部透過像を有する50歳，男性の上顎右側第一大臼歯近心頬側根デンタルエックス線写真である．うっかりすると見落とす

海綿骨病変の見え方

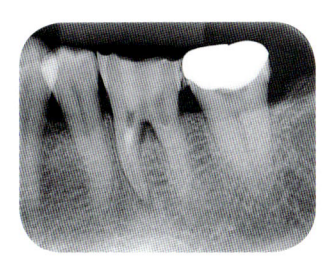

図10-10a　51歳，女性の下顎左側第一大臼歯デンタルエックス線写真．近心根に小さな根尖部透過像が見える．

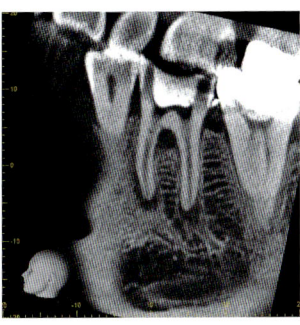

図10-10b　CBCT（Veraview X800，モリタ）歯列平行断像．第一大臼歯には近心根にも遠心根にも骨欠損像が見られる．

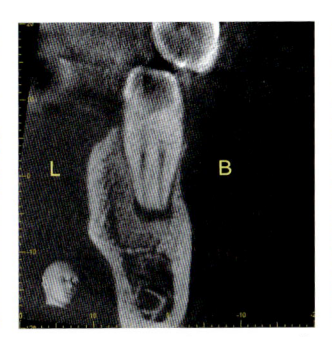

図10-10c　近心根のCBCT歯列直交断像．右側が頬側．根尖部には頬舌幅の約1/2の大きさの骨欠損が見られた．

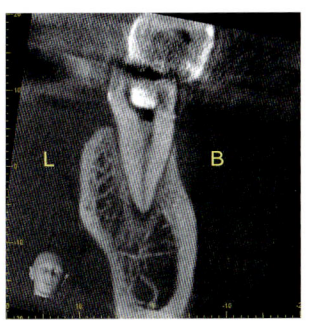

図10-10d　遠心根のCBCT歯列直交断像．右側が頬側．根尖部には頬舌幅の約1/4の大きさの海綿骨に限局した骨欠損が見られた．

薄くなった歯槽骨の見え方

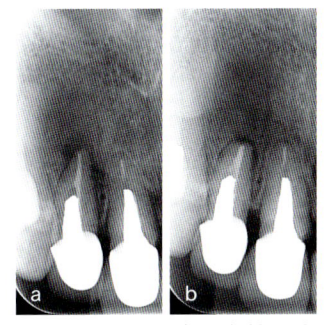

図10-11a, b　61歳，女性の上顎右側側切歯デンタルエックス線写真．a：術前，b：逆根管充填5年3か月後．

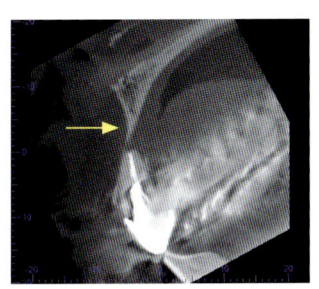

図10-11c　右側側切歯のCBCT（3DXマルチイメージマイクロCT，モリタ）歯列直交断像．黄矢印部は，骨梁のない皮質骨だけの部分．

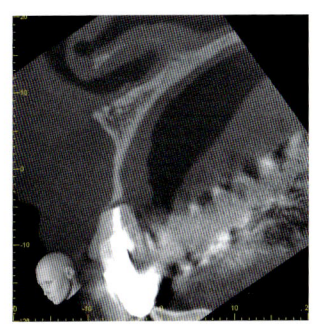

図10-11d　側切歯の逆根管充填5年3か月後のCBCT（Veraview X800，モリタ）歯列直交断像．

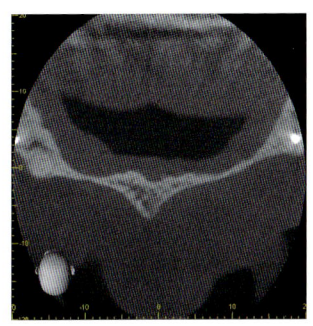

図10-11e　歯槽骨基底部でのCBCT水平断像．

上顎大臼歯病変の見え方

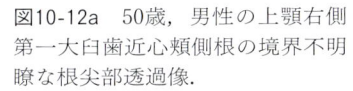

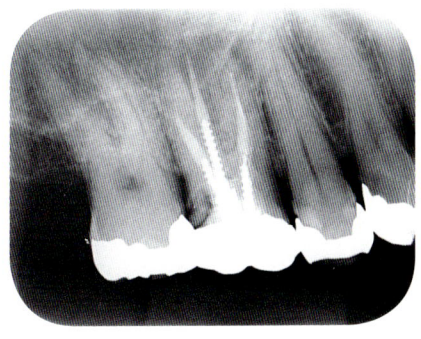
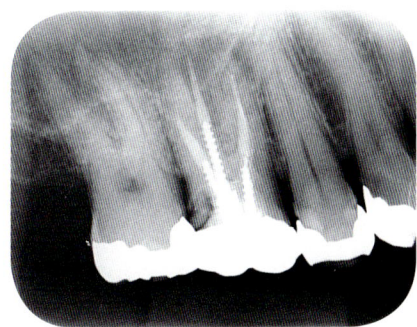

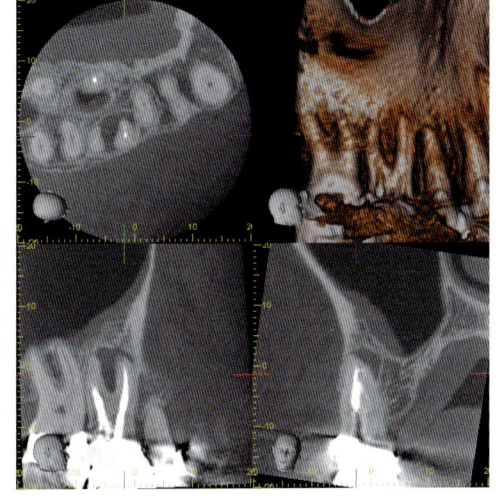

図10-12a　50歳，男性の上顎右側第一大臼歯近心頬側根の境界不明瞭な根尖部透過像．

図10-12b　aの第一大臼歯近心頬側根のCBCT（Veraview X800，モリタ）像．

かもしれないような透過像がある．CBCT像（図10-12b）では，近心頬側根根尖を中心に広がる骨欠損が明瞭である．皮質骨に穿孔がないこと，エックス線照射方向で骨欠損の口蓋側に多量の骨が存在すること，および上顎洞が近接することがデンタルエックス線写真で病変の存在をわかりにくくしている．

骨表面に広がる病変の見え方

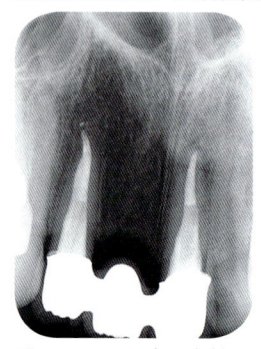

図10-13a　42歳，女性の上顎左側中切歯デンタルエックス線写真.

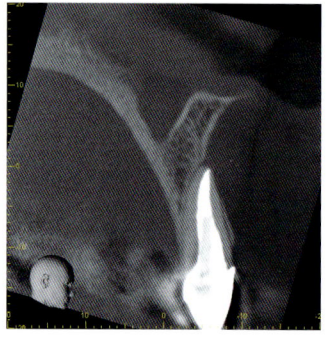

図10-13b　上顎左側中切歯のCBCT(Veraview X800，モリタ)歯列直交断像.

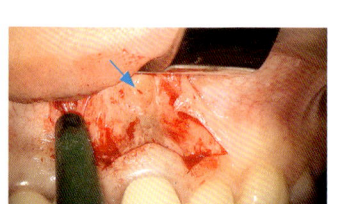

図10-13c　逆根管治療時に根尖病変(青矢印部)を確認した.

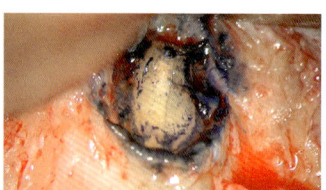

図10-13d　病変摘出後に根尖を確認した．根尖部には根尖孔を含む破折線が確認された.

⑤骨表面に広がる病変

図10-13aは42歳，女性の上顎左側中切歯デンタルエックス線写真である．根尖部の歯根膜腔の拡大が認められた．口腔内では根尖相当部に歯肉腫脹があり，圧痛を訴えていた．CBCT歯列直交断像(図10-13b)では，根尖部皮質骨より唇側に根尖が突出していることがわかる．逆根管治療時には骨開窓部に肉芽組織と思われる病変(図10-13c)が認められ，摘出した．根尖を露出させると(図10-13d)，根尖は周囲の骨面から若干突出していた.

3．根と歯槽骨の関係

3-1．フェネストレーションと根尖突出

根尖部骨欠損は文字どおり根尖部に生じるが，根尖および歯槽骨との関係を考えると図10-14(根尖部骨欠損の分類)のようになる[4]．それぞれのTypeの定義を表10-1に示す．Type IIおよびIVは，唇・頬側の根尖部歯槽骨に開窓がある．この開窓のことをフェネストレーションといい「根尖孔が歯槽骨の開窓部から覗ける」という意味である.

これに対して，Type Vは歯槽骨から根尖孔が露出あるいは根尖が突出している[4,5]．Type Vのことをフェネストレーションと表現することがあるが，正確ではない．区別して根尖突出というべきである．過去の論文でも，フェネストレーションと根尖突出は明確に区別されていない．フェネストレーションは乾燥骨で調べられていたが，臨床的にはCTを使用するようになって発見された．2000年にBoucherら[9]は，難治性疼痛の治療のために，根尖切除により根尖断端を骨の内部に戻すと症状が消失することを報告した．ただし彼らは根尖突出ではなく，フェネストレーションと記載している.

根尖突出やフェネストレーションはエックス線照射方向の形態なので，デンタルエックス線写真では把握が困難である．主たる症状は根尖部圧痛で，歯肉腫脹や瘻孔をともなうこともある．根尖部圧痛を訴える場合は，フェネストレーションや根尖突出を疑って検査を進める．根尖部に指先をあて，垂直方向や水平方向に打診を行って，指先に振動を感じる(歯根震盪)かどうかで確認することができる[10]．CBCTで確定診断が得られる．進行すると，根尖が粘膜から飛び出す場合がある[7,8,11]．Type Vでは，根尖性歯周炎が歯槽骨表面で広がる．その炎症巣を直接指で触ることにより不快感となる．炎症は歯槽骨表面での広がりなので，根尖部透過像を示すような根尖部骨欠損が見られない場合がある．上顎歯の唇・頬側でこのような炎症が起きると，根尖部，鼻翼部，頬部，あるいは目の下まで腫れたり痛みを感じたりすることがある.

根尖部骨欠損と根尖孔の位置関係

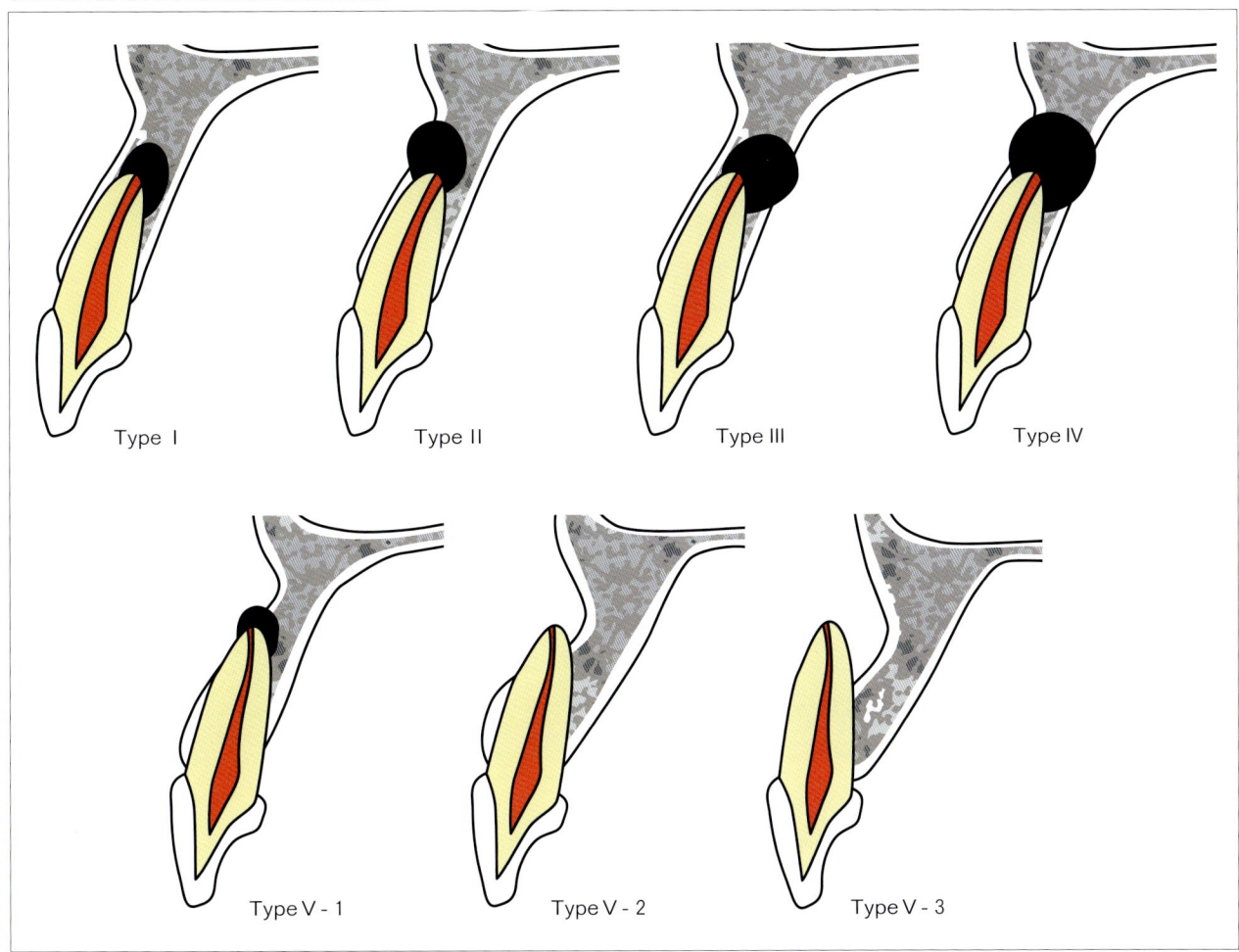

図10-14　根尖部骨欠損と根尖孔の位置関係.

表10-1　根尖部骨欠損と根尖孔の位置関係の分類と治療法

分類	定義	治療法
Type I	根尖部骨欠損が海綿骨を中心に広がり，皮質骨に穿孔がない	根管治療，逆根管治療
Type II	根尖部骨欠損が唇・頬側に穿孔	根管治療，逆根管治療
Type III	根尖部骨欠損が口蓋・舌側に穿孔	根管治療，逆根管治療
Type IV	根尖部骨欠損が唇・頬側および口蓋・舌側の両方に穿孔．このような骨欠損形態をthrough & throughという	根管治療，逆根管治療
Type V	根尖部骨欠損の有無にかかわらず，根尖孔が唇・頬側の骨面から突出．根尖部圧痛を訴える	根管治療あるいは状況説明で症状が落ち着かなければ逆根管治療を選択する
V-1	根尖孔のみ突出．根尖部骨欠損はないこともある	根管治療および／あるいは逆根管治療
V-2	根尖1/3が突出．根尖部骨欠損は見られない	根管治療および／あるいは逆根管治療
V-3	歯根全体が突出	抜歯になることが多い

　TypeⅠ～Ⅳは，非外科的根管治療でも逆根管治療でも対応可能である．歯の状況に応じて選択すればよい．TypeⅤでは，状況を説明することにより患者が納得して，治療が必要なくなる場合もある[10]が，逆根管治療が必要となることが多い．

上顎歯の根尖と骨の関係

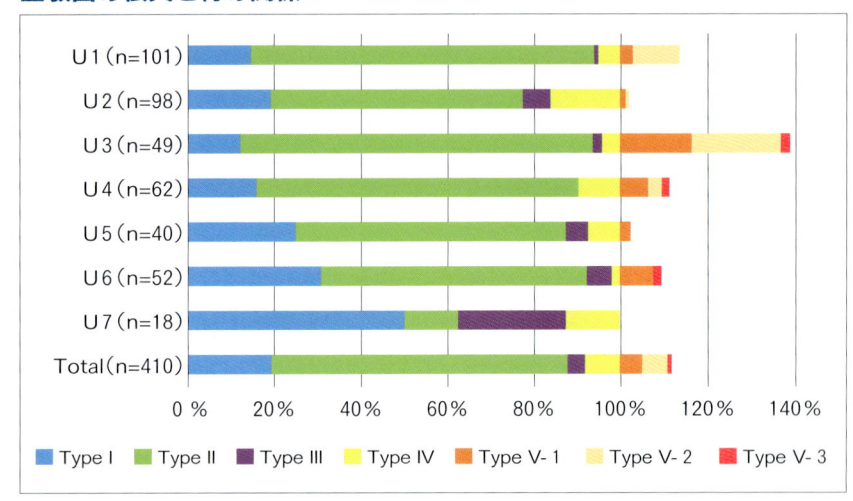

図10-15　上顎歯の根尖と骨の関係．Type Ⅰ〜Ⅳの合計が100%，Type Ⅴは Type ⅡあるいはⅣと重複している．

下顎歯の根尖と骨の関係

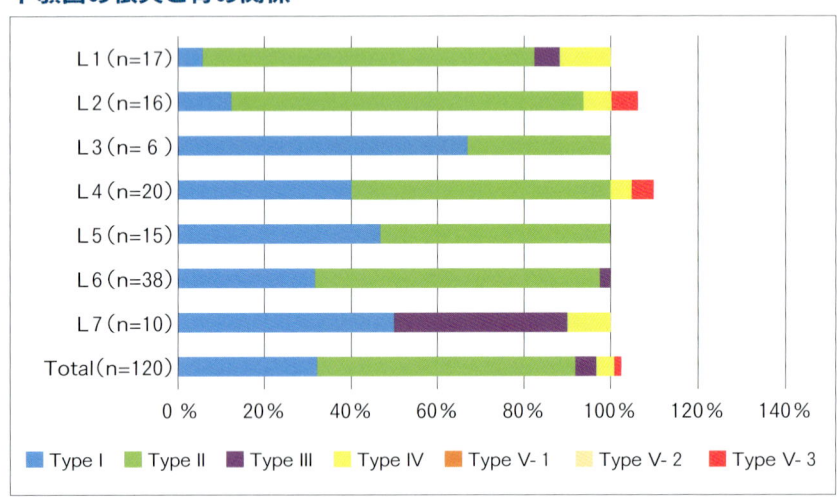

図10-16　下顎歯の根尖と骨の関係．Type Ⅰ〜Ⅳの合計が100%，Type Ⅴは Type ⅡあるいはⅣと重複している．

3-2．根尖と骨の関係

　難治性根尖性歯周炎における，根尖部骨欠損と根尖孔の位置関係の歯種ごとの出現率を，図10-15（上顎）および図10-16（下顎）に示す．これらのグラフではType Ⅰ〜Ⅳの合計が100%となる．Type Ⅴは Type ⅡあるいはⅣと重複しているので，グラフは100%を超えたところに表示している．これを見ると，根尖病変の位置は歯種ごとに特徴があることがわかる．上下顎とも，同一歯種（切歯，小臼歯，大臼歯）では遠心にあるほうが顎骨の中央に根尖が位置するために，根尖病変が皮質骨に穿孔せずに顎骨中央部に広がる（Type Ⅰ）ことが多い．根尖突出（Type Ⅴ）は，同一歯種の近心にある歯と犬歯に出現しやすい．上顎骨では根尖相当部が薄く，唇・頬側に開窓しやすい（Type Ⅱ）．下顎のほうが上顎よりも根尖部皮質骨が厚いために，Type Ⅰが多い．このことが逆根管治療を行う場合，上顎歯のほうが病変部にアクセスしやすい理由である．下顎歯では厚い皮質骨に覆われた病変が多いので，逆根管治療の難易度は高くなる．また，第二大臼歯は，上下顎とも他歯に比べると舌側皮質骨に開窓する例が多くなる（Type Ⅲ）．

3-3．根尖突出の出現率

　表10-2は，歯種別のType Ⅴの出現率である．上

表10-2　**歯種ごとの唇・頬側骨面からの歯根尖突出率**

上顎歯での根尖突出（%）	13.9	2.0	38.8	11.3	2.5	9.6	0.0	11.7
歯種	1	2	3	4	5	6	7	合計
下顎歯での根尖突出（%）	0.0	6.3	0.0	10.0	0.0	0.0	0.0	2.5

表10-3　**根尖孔突出の有無にかかわらない歯根のフェネストレーション出現率**

上顎歯でのフェネストレーション（%）	1.6	7.8	7.6	10.5	1.4	6.1	0.4	5.4
歯種	1	2	3	4	5	6	7	合計
下顎歯での根尖突出（%）	0.4	1.4	2.4	0.7	0.7	1.6	0	1.0

Type I

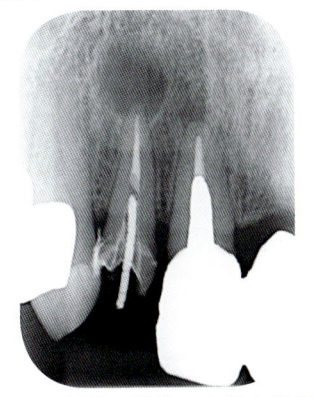 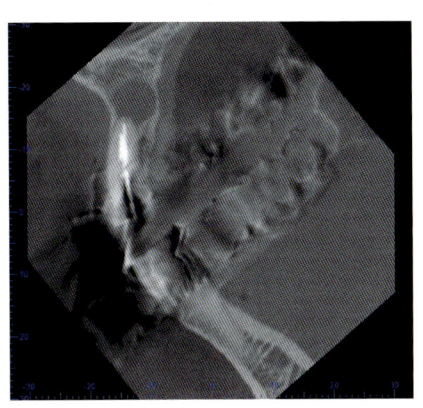 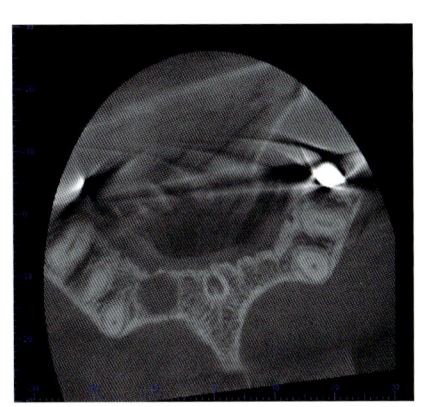

図10-17a　39歳，男性の上顎右側側切歯
デンタルエックス線写真.

図10-17b　CBCT（3 DXマルチイメージ
マイクロCT，モリタ）歯列直交断像.

図10-17c　CBCT水平断像.

顎犬歯がもっとも出現率が高く，上顎中切歯，第一小臼歯と続く．**図10-15**によると，Type VのなかではType V‐1およびV‐2の出現頻度が高い.

3‐4．フェネストレーションの出現率

Panら[5]は，中国人における根尖突出の有無にかかわらない歯根のフェネストレーション出現率をCBCTで調べ，歯種別に報告している（表10‐3）．4,387歯を調査対象とし，フェネストレーションは148本（3.37%）に見つかった.

乾燥骨を対象とした他の研究では，4.30〜9.70%の出現率である[5]．これらの調査では，歯根中央部の露出も含まれている．健全歯では必ずしもフェネストレーションや根尖突出の出現率は高いとはいえないことから，根尖性歯周炎はフェネストレーションや根尖突出の出現にとっては憎悪因子となる.

3‐5．臨床例

以下，**図10-14**の分類に当てはまる臨床例を供覧する（**図10-17〜25**）.

3‐5‐1．Type I

図10-17aは39歳，男性の上顎右側側切歯デンタルエックス線写真で，根尖部に透過像が認められる．CBCT歯列直交断像（**図10-17b**）および水平断像（**図10-17c**）で，病変は海綿骨内に広がっているが，皮質骨への侵蝕はほとんどない．皮質骨に穿孔していないにもかかわらず，病変周囲の骨がいっそう緻密化し，かつ豊富な海綿骨があるために根尖部透過像ははっきりと見える.

3‐5‐2．Type II

図10-18aは61歳，女性の上顎右側第一大臼歯デンタルエックス線写真である．近心頬側根に根尖

Type II

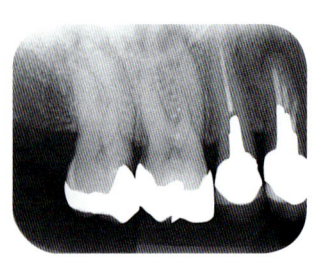
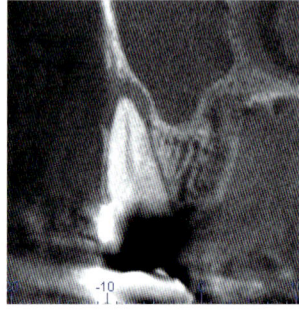
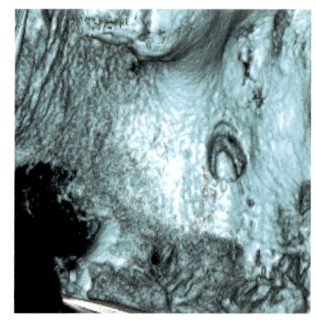

図18a 図18b 図18c

図10-18a　61歳，女性の上顎右側第一大臼歯デンタルエックス線写真．
図10-18b　第一大臼歯近心頬側根CBCT（3DXマルチイメージマイクロCT，モリタ）歯列直交断像．
図10-18c　CBCT立体構築像．

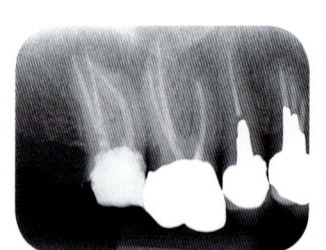
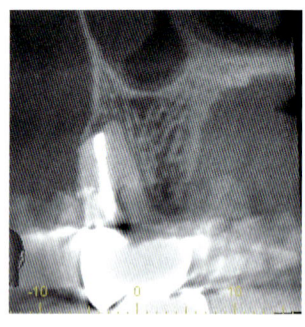
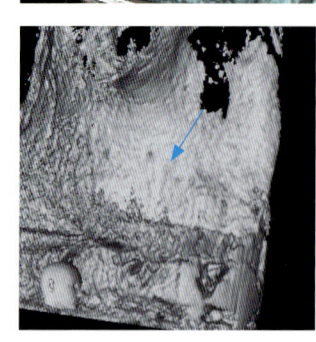

図18d 図18e 図18f

図10-18d　逆根管治療3年6か月後のデンタルエックス線写真．
図10-18e　逆根管治療3年6か月後の近心頬側根．
図10-18f　逆根管治療3年6か月後のCBCT立体構築像．青矢印部は，骨欠損のあった部分を指している．

Type III

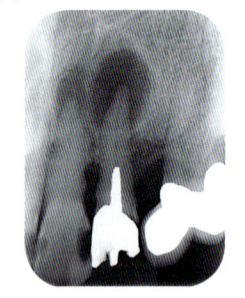
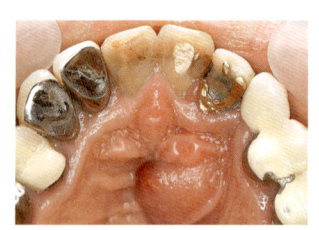
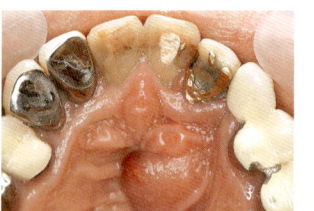

図19a 図19b

図10-19a　63歳，男性の上顎左側前歯部デンタルエックス線写真．
図10-19b　左側口蓋側の歯肉腫脹．

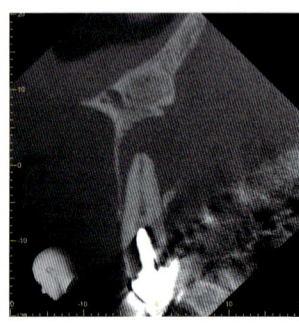
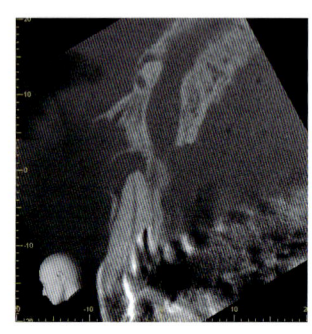
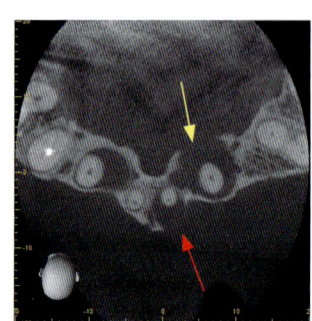

図19c 図19d 図19e

図10-19c　側切歯のCBCT（Veraview X800，モリタ）歯列直交断像．右側が口蓋側．
図10-19d　中切歯のCBCT歯列直交断像．右側が口蓋側．
図10-19e　上顎前歯部CBCT水平断像．上方が口蓋側．赤矢印部は左側中切歯，黄矢印部は左側側切歯．

透過像が見られる．近心頬側根の歯列直交断像（図10-18b）では根尖が骨の開窓部より内側に位置していることがわかる．CBCT立体構築像（図10-18c）では，根尖病変によりフェネストレーションとなり，根尖が覗いている．逆根管治療3年6か月後のデンタルエックス線写真（図10-18d）では，根尖部透過像は消失している．近心頬側根のCBCT歯列直交断像（図10-18e）では，根尖切断面に骨が再生している．

CBCT立体構築像（図10-18f）では，再生した骨によりフェネストレーションは見られなくなった．

3-5-3．Type III

　図10-19aは63歳，男性の上顎左側前歯部デンタルエックス線写真である．側切歯に大きな根尖部透過像が認められた．

　中切歯および側切歯の根管治療を開始すると，フ

Type IV

図20a│図20b

図10-20a　53歳，女性の上顎左側側切歯デンタルエックス線写真.

図10-20b　CBCT（3 DXマルチイメージマイクロCT，モリタ）歯列直交断像．アマルガムと思われる逆根管充填は歯根端切除した後の根管を封鎖していない．口蓋側に薄い骨が残っており，その断端がデンタルエックス線写真で線状に描出されていた.

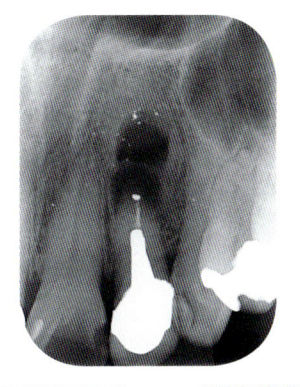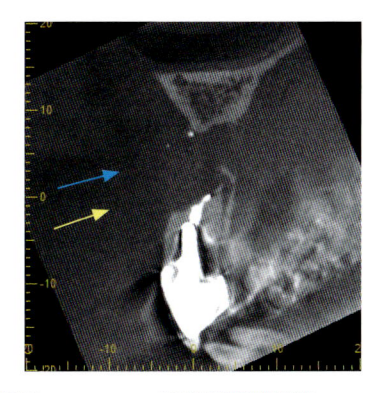

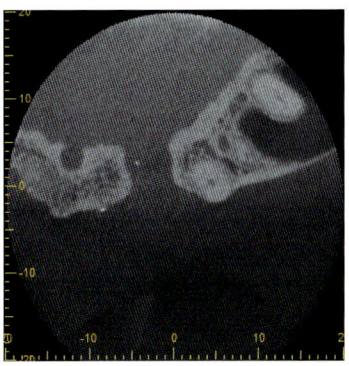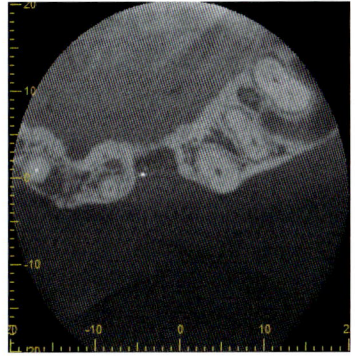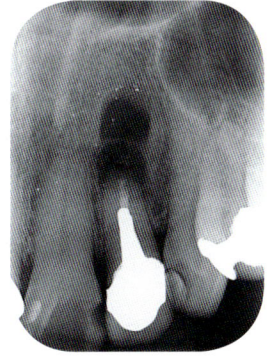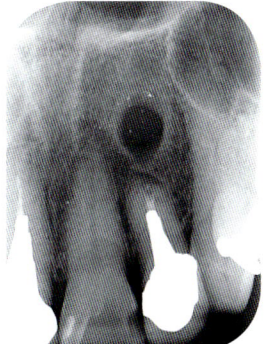

図10-20c　bの青矢印部でのCBCT水平断像.

図10-20d　bの黄矢印部でのCBCT水平断像.

図10-20e　モダンテクニックによる逆根管治療直後のデンタルエックス線写真.

図10-20f　逆根管治療4年5か月後のデンタルエックス線写真．根尖周囲は再生した骨に覆われているが，through & throughの部分は，そのまま残っている.

レアアップのために口蓋側歯肉が腫れた（図10-19b）．この原因はCBCT像で明らかになり，口蓋側に骨欠損が認められる側切歯であった（図10-19c）．口蓋側が腫れた場合，側切歯が原因であることは少なくない．

　図10-15より，側切歯では口蓋側に骨欠損があるType Ⅲ＋Ⅳは第二大臼歯に次いで多く，22％に見られている．ちなみに，中切歯は唇側に開口する骨欠損（Type Ⅱ）となっていた（図10-19d）．水平断像で見るとよくわかる（図10-19e）．

3-5-4．Type Ⅳ

　図10-20aは53歳，女性の上顎左側側切歯デンタルエックス線写真である．口腔外科医による歯根端切除術の既往があった根尖部には，長径約10mmの根尖部透過像があり，中央に分画するような線状の不透過像が認められた．CBCT歯列直交断像（図10-

20b）ではthrough & throughとなっているが，口蓋側に一部皮質骨が残っていた．図10-20b青矢印部でのCBCT水平断像（図10-20c）では，骨欠損は唇側から口蓋側に突き抜けていた（through & through）．図10-20bの黄矢印部でのCBCT水平断像（図10-20d）では口蓋側には骨が残り，骨欠損は唇側に開口していた．

　この症例に対しては，逆根管治療＊を行った（図10-20e）．4年5か月後，根尖周囲には骨が再生しているが（図10-20f），図10-20b青矢印部はエックス線透過性からthrough & throughのままと思われた．

　＊従来の歯根端切除術は根尖を除去することに主眼が置かれ，歯根切断面および根管の精査をするという視点が欠けていた．逆根管治療とは「CBCTおよび歯科用顕微鏡を駆使して根尖性歯周炎の原因を突き止めて処置する」という意味をもつ．根管治療を根尖方向から行うという意味で，従来の歯根端切除術とは一線を画している.

Type V

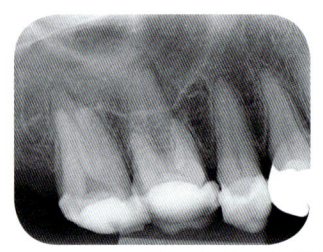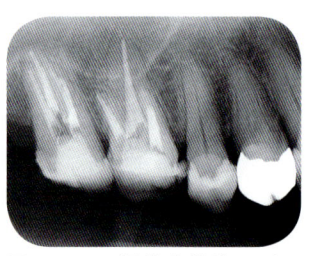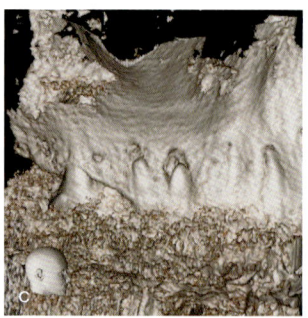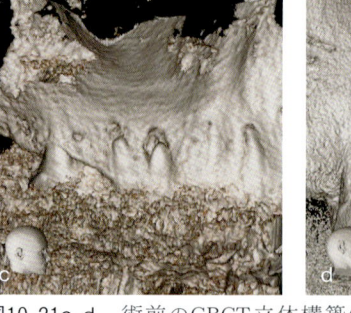

図10-21a　60歳，女性の上顎右側第一大臼歯デンタルエックス線写真．

図10-21b　根管充填後のデンタルエックス線写真．

図10-21c, d　術前のCBCT立体構築像（c：3DXマルチイメージマイクロCT，モリタ）と10か月後のCBCT立体構築像（d：Veraview X800，モリタ）．

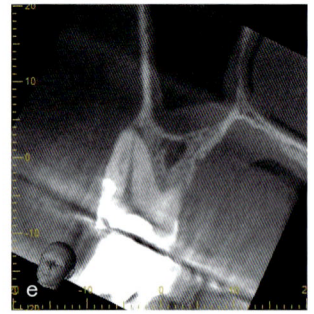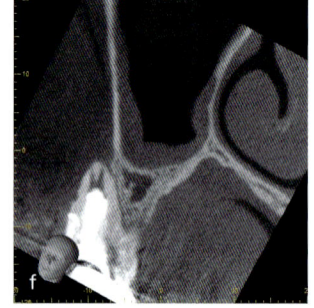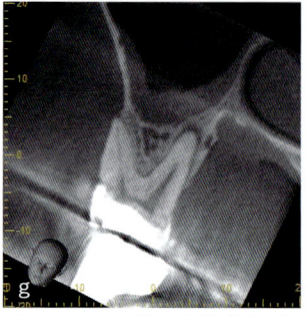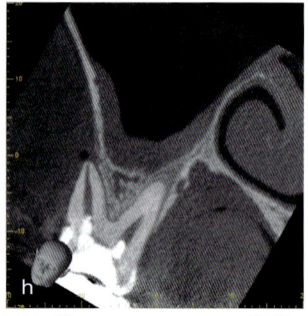

図10-21e, f　近心頬側根歯列直交断像．e：術前，Type V - 2．f：10か月後，Type V - 3．

図10-21g, h　遠心頬側根歯列直交断画像，Type V - 3．g：術前，h：10か月後，Type V - 3．

3 - 5 - 5．Type V

　図10-21aは60歳，女性の上顎右側大臼歯デンタルエックス線写真である．第一および第二大臼歯を根管治療したが，痛みがなかなか消失せず，根管充填を行うまでに1年以上を要した（図10-21b）．第一大臼歯について，CBCTで術前と10か月後の術中画像を比較した．立体構築像（図10-21c）では，上顎右側第一大臼歯近心根および遠心根の根尖部が歯槽骨に覆われずに見えている．10か月後（図10-21d）には，頬側の2根とも歯槽骨から露出している．

　近心頬側根は，術前（図10-21e）ではMB1は未処置でMB2が根管形成されていた．10か月後（図10-21f），2根管とも根管形成してあるが，根尖部にあった骨はなくなり，根尖を含む歯根全体が突出していた．根尖部圧痛の症状が見られた．遠心頬側根は術前（図10-21g）から歯根表面には歯槽骨がなく，Type V - 3であった．

　10か月後（図10-21h），根尖周囲歯槽骨の吸収は進み，近心頬側根と同様の状態となっている．補綴医は，頬側根を分割抜歯するという診断を下していた．

3 - 5 - 6．Type V- 1

　図10-22aは67歳，男性の上顎右側犬歯部デンタルエックス線写真である．右側鼻翼周囲の圧痛および頭痛を主訴としていたが「具体的にどこが痛いのかわからない」とのことであった．受診前の1年間は顎関節の治療を行っていた．それでも痛みに改善は見られず，歯内療法学的に異常所見はないかを検査するために来院した．異常がなければ，次は偏頭痛の治療を予定していた．

　まず疑うのは犬歯根尖突出による圧痛である．CBCT歯列直交断像では犬歯（図10-22b）の根管充填先端は骨表面に到達しているように見える．しかし，水平断像（図10-22c）では薄い骨に一層被覆されている．CBCT歯列直交断像（図10-22d）では，側切歯の根管充填先端も骨表面に一致している．水平断

Type V- 1

図10-22a　67歳，男性の上顎犬歯デンタルエックス線写真.

図10-22b　犬歯CBCT（3DXマルチイメージマイクロCT，モリタ）歯列直交断像.

図10-22c　犬歯の根管充填先端でのCBCT水平断像.　薄い骨に一層被覆されている.

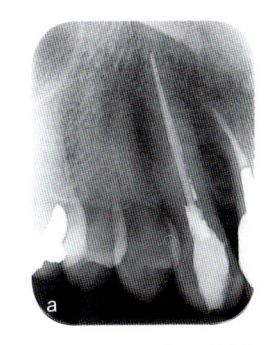
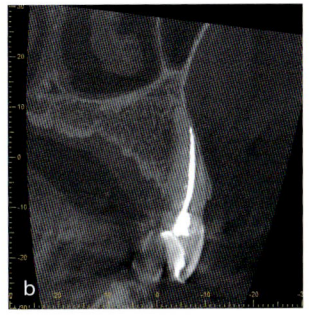
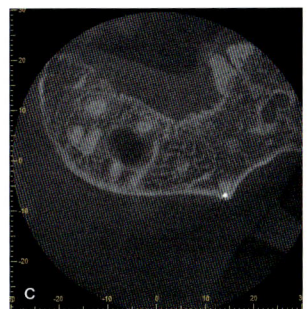

図22d｜図22e

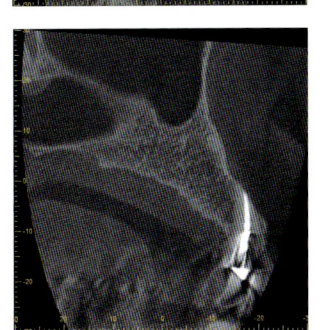
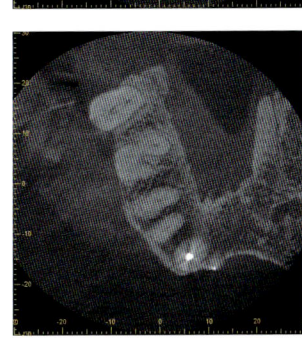

図10-22d　側切歯CBCT歯列直交断像.　根管充填先端は骨表面に一致している.

図10-22e　側切歯の根管充填先端でのCBCT水平断像.　根尖および根管充填は骨表面よりわずかに突出している.

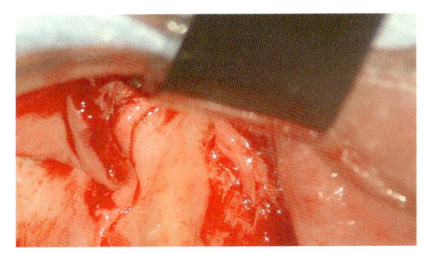
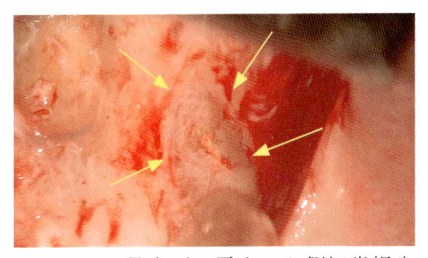
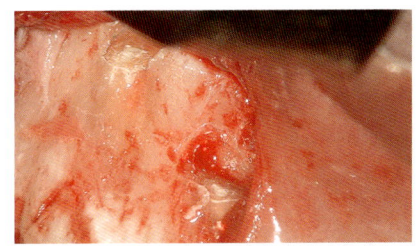

図10-22f　骨面より突出してはいるが，薄い骨に覆われた犬歯根尖.

図10-22g　骨表面に露出した側切歯根尖とその周囲の肉芽組織（黄矢印部）.

図10-22h　MTA（プロルートMTA，デンツプライシロナ）を用いた逆根管充填後.

図22i｜図22j

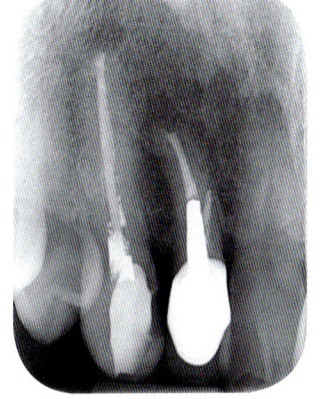
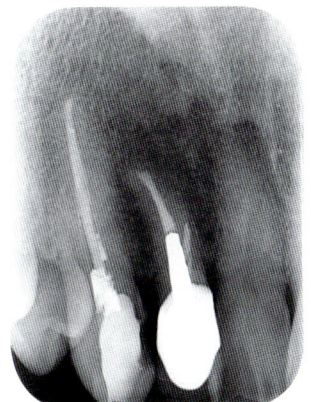

図10-22i　逆根管治療直後のデンタルエックス線写真.　側切歯の歯根中央部には術前より穿孔とその修復痕が認められた.

図10-22j　逆根管治療1年後のデンタルエックス線写真.

像（図10-22e）で確認すると，根尖および根管充填は骨表面よりわずかに突出していた.　犬歯が原因である可能性は低いかもしれないが，歯根が長く，根尖切除により歯冠歯根比が著しく悪化することはないことと，これまで長期の経過をたどっているために，一度の処置で問題を解決したいと考え，犬歯と側切歯の逆根管治療を行った.　犬歯はCBCT所見のとおり，根尖は薄い骨に覆われていた（図10-22f）.　側切歯は根尖が骨表面に露出し，その周囲に肉芽組織が認められた（図10-22g）.　それぞれ根尖を切除して逆根管充填を行った（図10-22h）.　術直後（図10-22i）および1年後のデンタルエックス線写真（図10-22j）を示す.　犬歯の根尖部透過像は消失している.　主訴である根尖部圧痛は緩和し，頭痛は消失した.

Type V- 2

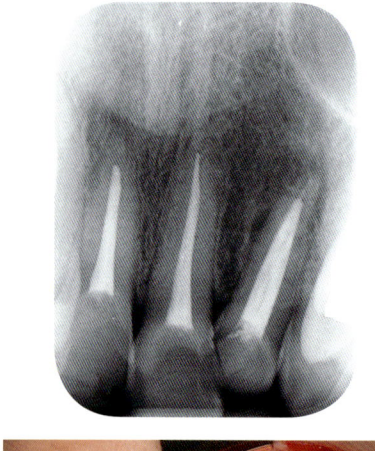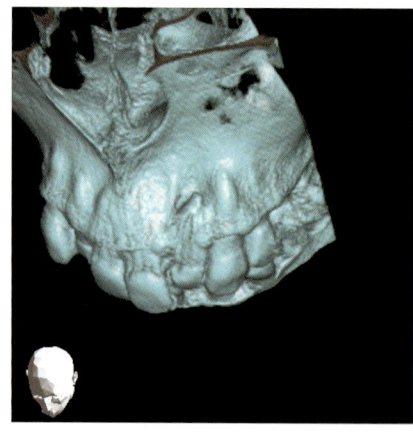

図23a 図23b

図10-23a　44歳，女性の上顎左側側切歯デンタルエックス線写真．
図10-23b　上顎左側前歯部の立体構築像．

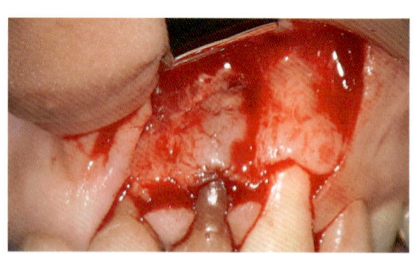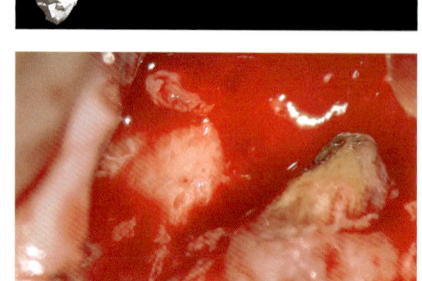

図23c 図23d

図10-23c　逆根管治療で肉芽を掻爬した．側切歯根尖部には，骨欠損が認められた．
図10-23d　拡大して見ると，側切歯根尖は歯槽骨から突出していた．

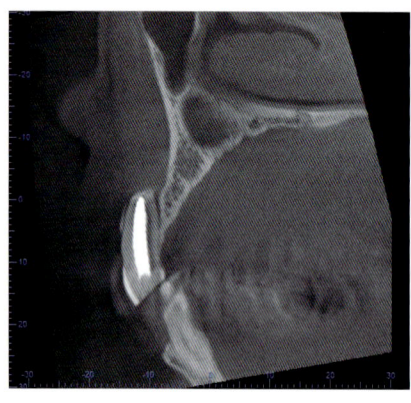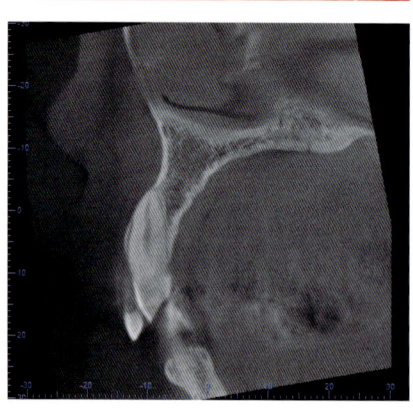

図23e 図23f

図10-23e　上顎左側側切歯のCBCT歯列直交断像．
図10-23f　上顎右側側切歯のCBCT歯列直交断像．根尖孔は歯槽骨面に一致したような位置にある．

3-5-7．Type V- 2

　図10-23aは44歳，女性の上顎左側側切歯デンタルエックス線写真．根尖性歯周炎による瘻孔が認められた．CBCT像では側切歯に唇側への根尖突出が認められた（図10-23b）．逆根管治療時に根尖の周囲歯槽骨からの突出を確認した（図10-23c, d）．この側切歯の歯列直交断像（図10-23e）を見ると，根尖は歯槽骨から露出しており，唇側から口蓋側への骨の厚さも薄くなっている．反対側の側切歯（図10-23f）と比較すると，その特徴はいっそう際立つ．右側では

歯槽骨は本来の厚さを有し，根尖孔も歯槽骨に一層覆われている．歯軸も左右でそれほど変わらないので，もともとは左側側切歯も右側側切歯と同様の状態だったと推測できる．根尖性歯周炎を発症したとき，根尖孔は歯槽骨内の唇側にあり，炎症は薄い歯槽骨を突き破って，歯槽骨表面で広がった．炎症は唇側から歯槽骨を圧迫し，歯槽骨が薄くなったと考えられた．歯槽骨が薄くなってしまった症例にはたまに遭遇するが，根尖性歯周炎が唇・頬側から歯槽骨を圧迫したことが一因となっている可能性がある．

根尖部の頬側皮質骨および海綿骨の欠損症例

図24a│図24b

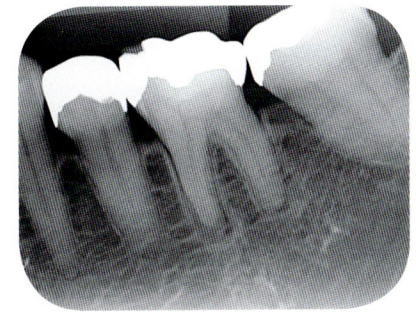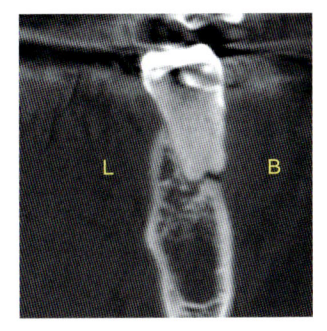

図10-24a　64歳，女性の下顎左側第一大臼歯デンタルエックス線写真.

図10-24b　下顎第一大臼歯近心根CBCT歯列直交断像（ファインキューブ，ヨシダ）. 右側が頬側.

図24c│図24d

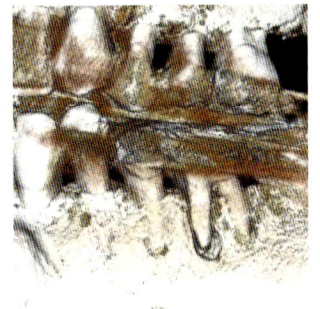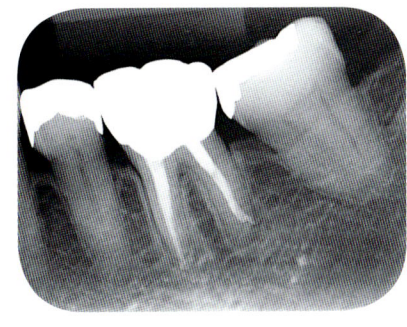

図10-24c　CBCT立体構築像. 下顎左側第一大臼歯の近心根は，頬側が歯槽骨の外に露出している.

図10-24d　根管充填1年後. 根尖部透過像は消失しているが，根尖部圧痛はまだ残っている.

Type V- 3

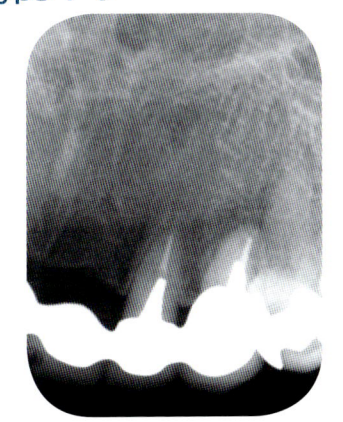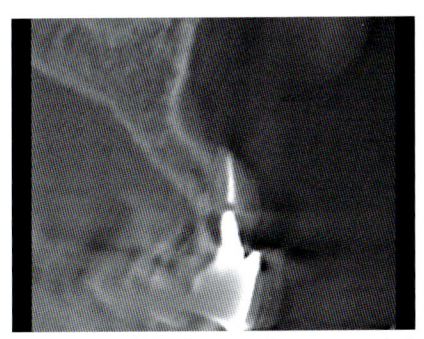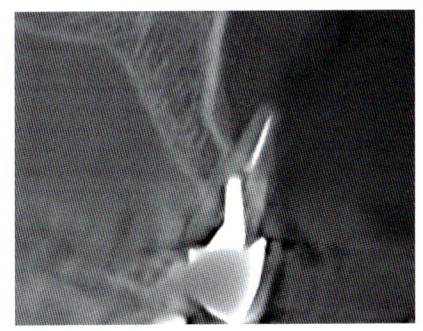

図10-25a　上顎左側側切歯と犬歯のデンタルエックス線写真.

図10-25b　側切歯CBCT（3DXマルチイメージマイクロCT〔初期型〕，モリタ）歯列直交断像.

図10-25c　犬歯CBCT（3DXマルチイメージマイクロCT〔初期型〕，モリタ）歯列直交断像.

3-5-8．Type V-3

　図10-24aは64歳，女性の下顎左側第一大臼歯デンタルエックス線写真である. 瘻孔と根尖部圧痛が認められた. 根尖部圧痛がある場合，根尖の歯槽骨からの突出を疑わねばならないが，CBCTでは歯根全体が頬側皮質骨から飛び出しており，根尖部の頬側皮質骨および海綿骨が欠損している（図10-24b）. 本症例は，図10-14の分類ではType V - 3である. この様子は，立体構築像でよりいっそうはっきりとする（図10-24c）.

　通法に従い根管治療を行い，1年後には根尖部透過像は消失した（図10-24d）. 根尖部圧痛はまだ残っていたが，追加の処置あるいは抜歯を行うほどではないとのことで経過観察中である.

　図10-25aは，瘻孔の認められた上顎左側側切歯と犬歯のデンタルエックス線写真である. 両歯とも根尖部透過像は認められない. CBCT歯列直交断像では側切歯（図10-25b）および犬歯（図10-25c）とも根尖

根尖突出が疑われた症例

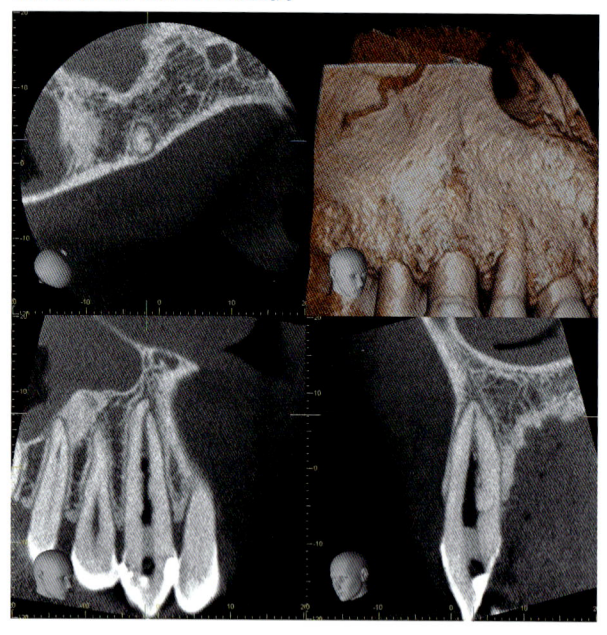

図10-26　23歳，男性の上顎右側犬歯CBCT像（Veraview X800，モリタ）．根尖部圧痛を訴えており，根尖突出が危惧されたが，指に打診時の震盪は感じず，CBCTでも歯根・根尖が歯槽骨から突出していないことが明らかとなった．

突出の状態であった．とくに犬歯は，ほぼ歯根全体が骨から飛び出すType V-3 の状態で保存不可である．犬歯が保存できなければブリッジの支台歯であり，Type V-2 である側切歯も歯冠修復ができないために同時に保存不可となる．

4．根尖孔と歯槽骨の関係

　これまでの説明から，根尖が必ずしも歯槽骨内に位置しているわけではないことがおわかりいただけたと思う．根尖病変があれば，容易に根尖あるいは根尖孔は歯槽骨の外に飛び出す（根尖孔突出）ことがある．もともと根尖が歯槽骨内の頬側寄りに位置している場合にそのようなことが起きやすい．

　根尖は，健常な状態で歯槽骨唇・頬側面に露出していることがある．その場合，根尖孔の位置が問題となる．根尖周囲の歯槽骨が厚く，根尖孔が歯槽骨の内方を向いている場合（図10-26），根尖病変が歯槽骨を破壊するので，デンタルエックス線写真では

根尖部透過像となる．根尖孔が唇・頬側面を向いていれば，根尖病変は薄い皮質骨を突き破り，歯槽骨表面に広がる．根尖部圧痛が出現しても，根尖部透過像は出現しない．治療には逆根管治療や抜歯を考えなければならない．唇側の根尖部歯槽骨が薄く，難治性根尖性歯周炎で根尖突出しやすい上顎犬歯について，根尖部根管形態の変異をCBCT歯列直交断像で供覧する（図10-27〜34）．

5．瘻孔への対処法

　図10-35aは41歳，女性の上顎右側中切歯部に見られた瘻孔である．上顎右側前歯部のデンタルエックス線写真では中切歯根尖部に透過像が認められず，少し離れた部分に犬歯から帯状に伸びた透過像が見られる（図10-35b）．犬歯のCBCT歯列直交断像（図10-35c）では，根尖部骨欠損像が認められるが，側切歯（図10-35d）や中切歯（図10-35e）では，根尖部歯根膜腔は正常である．側切歯では根尖から2mm

根尖部根管形態の変異

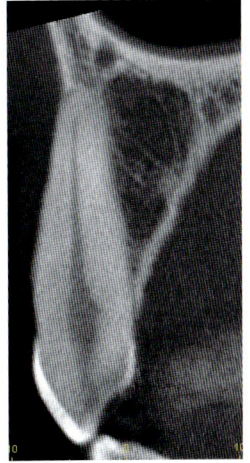

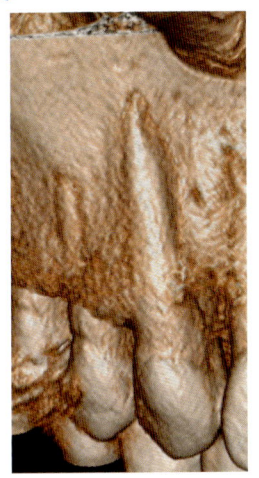

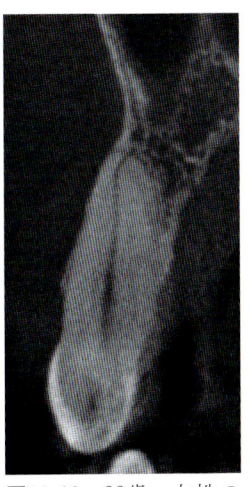

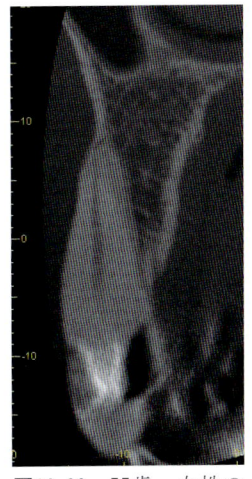

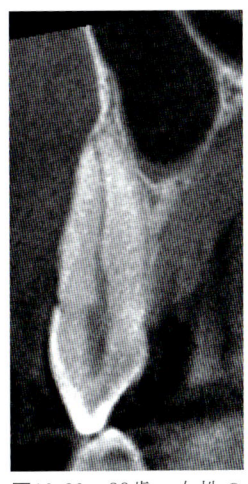

図10-27a　44歳，女性の上顎右側犬歯CBCT像（Veraview X800，モリタ）．bでわかるように歯根は歯槽骨から突出気味だが，根尖部で根管は口蓋側に湾曲し，根尖孔突出の恐れはない．

図10-27b　aのCBCT立体構築像．

図10-28　39歳，女性の上顎左側犬歯CBCT像（3DXマルチイメージマイクロCT，モリタ）．根尖で根管は口蓋側に湾曲し，根尖孔は海綿骨に開口している．

図10-29　55歳，女性の上顎左側犬歯CBCT像（Veraview X800，モリタ）．根尖で根管は口蓋側に湾曲して頬側皮質骨の口蓋側に開口している．

図10-30　39歳，女性の上顎右側犬歯CBCT像（3DXマルチイメージマイクロCT，モリタ）．根尖部根管はまっすぐで，根尖孔は皮質骨付近に開口している．

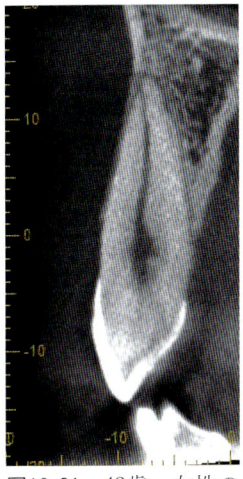

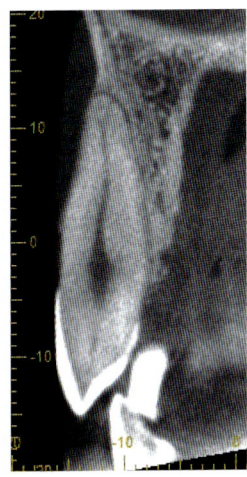

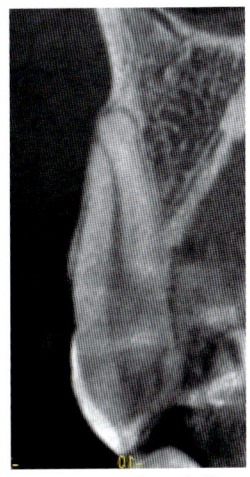

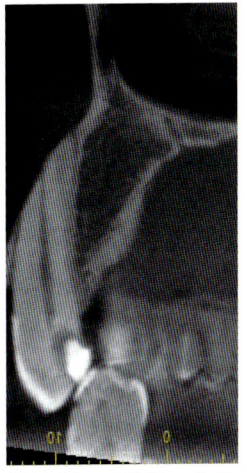

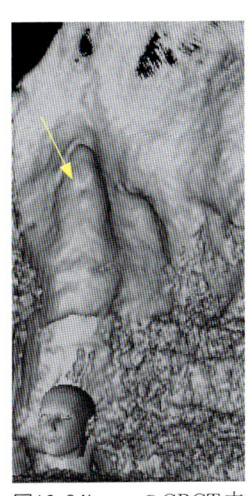

図10-31　42歳，女性の上顎左側犬歯CBCT像（3DXマルチイメージマイクロCT，モリタ）．根尖孔は根の唇側に開口しているが，骨が根尖を覆っているので根尖孔の露出は避けられている．

図10-32　42歳，女性の上顎右側犬歯CBCT像（3DXマルチイメージマイクロCT，モリタ）．根尖で根管は口蓋側と唇側に分岐している．唇側の分岐は骨に覆われず，開口部は唇側に露出しているようだ．

図10-33　51歳，女性の上顎右側犬歯CBCT像（3DXマルチイメージマイクロCT，モリタ）．根管は緩やかに唇側に向かって湾曲し，根尖孔は唇側面に開口している．

図10-34a　61歳，女性の上顎左側犬歯CBCT像（3DXマルチイメージマイクロCT，モリタ）．歯根は口蓋側に緩やかに湾曲しているが，根管はまっすぐに唇側に開口している．開口位置は解剖学的根尖より約5mm歯冠側である．湾曲を無視した初心者の根管形成のようだが，根管未処置歯で，もともとこのような形態である．

図10-34b　aのCBCT立体構築像．根尖孔（黄矢印部）は根尖ではなく，歯根側方の唇側に開口している．

瘻孔

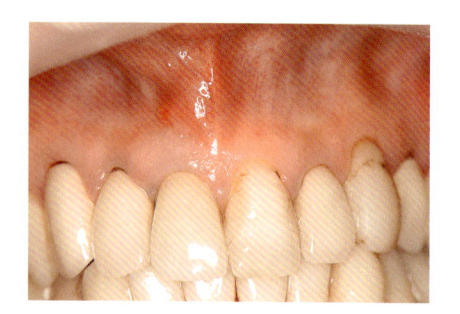

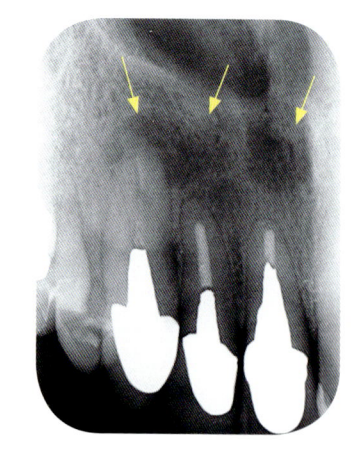

図10-35a　41歳，女性の上顎右側中切歯部の瘻孔．

図10-35b　上顎右側前歯部のデンタルエックス線写真．犬歯から伸びる帯状の透過像（黄矢印部）．

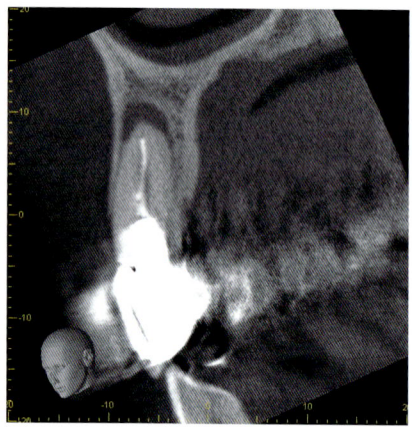

図10-35c　上顎右側犬歯CBCT（Veraview X800，モリタ）歯列直交断像．

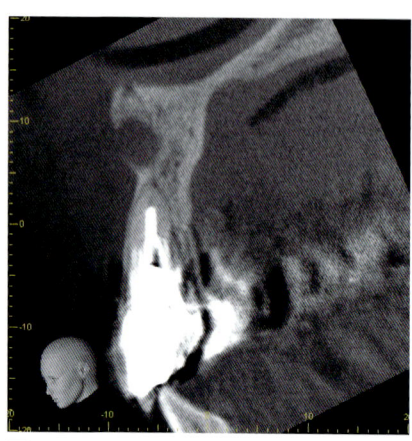

図10-35d　上顎右側側切歯CBCT歯列直交断像．

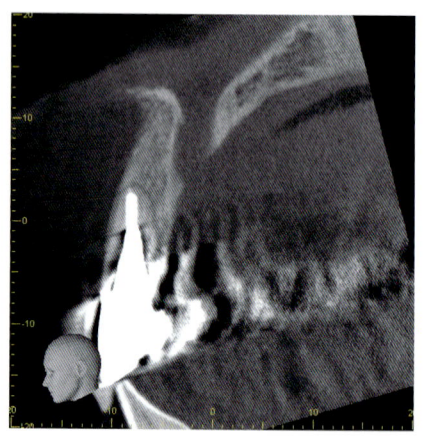

図10-35e　上顎右側中切歯CBCT歯列直交断像．

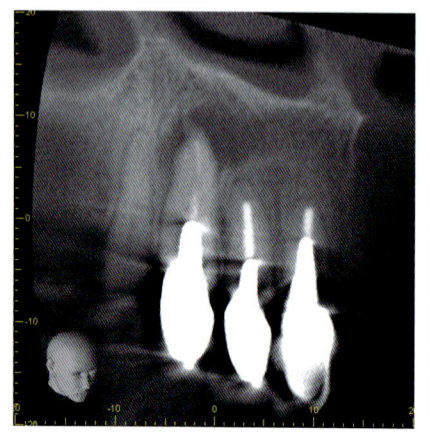

図10-35f　上顎右側犬歯CBCT歯列平行断像．スライス厚さ4mmに設定．

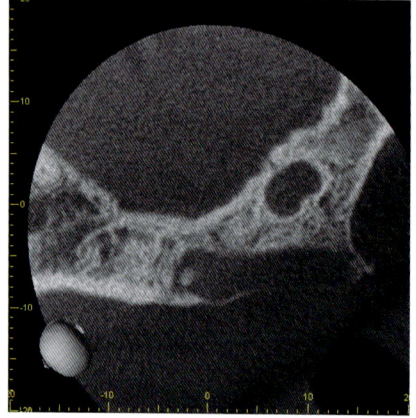

図10-35g　上顎右側前歯部CBCT水平断像．

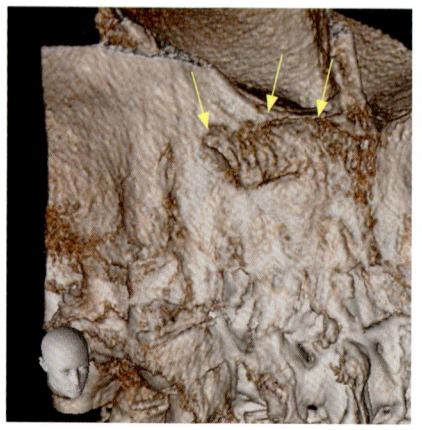

図10-35h　上顎右側前歯部CBCT立体構築像．犬歯から近心に広がることによる骨欠損（黄矢印部）が立体的に観察できる．

ほど離れたところに骨欠損が見られた．前歯部の歯列平行断像（図10-35f），水平断像（図10-35g）および立体構築像（図10-35h）では犬歯からの病変が近心に向かって広がる様子がよくわかる．瘻孔は中切歯や側切歯には関係なく，犬歯が原因であった．治療は犬歯について検討すればよい．このように，瘻孔は患

歯近傍に出現するとは限らないので，瘻孔からガッタパーチャを挿入したデンタルエックス線写真を撮影したり，CBCTで瘻孔と関係する皮質骨の欠損部を探したりしなければならない．

　根尖性歯周炎による瘻孔は，相当する病変との間に必ず交通がある．図10-15のType Iで瘻孔が見られることはない．瘻孔の原因がわからないときには，Type II ～ Vの病変がどこにあるかを探さなければならない．

第10章のまとめ

　本章では，根尖病変の見え方について解剖学的な理由を解説した．根尖病変は歯槽骨内部に位置するだけではない．本来の根尖部が歯槽骨の唇・頬側骨面近傍に位置していると，根尖性歯周炎発症時に周囲の骨を破壊し，根尖が歯槽骨面から突出しやすい．根尖部の歯槽骨からの突出，あるいは根尖病変が歯槽骨表面で広がることを見落とすと，難治症例と考えてしまうかもしれない．「簡単な症例」と思っても，術前にCBCT撮影で診断したほうがよい症例は少なくない[6～8,11,12]．

　上顎前歯は，う蝕などの他に外傷や審美目的で根管治療が必要となる場合がある．審美目的で歯を削り，根管治療が必要になったために根尖部圧痛がとれず，ずっと苦しむというのであれば何のための治療なのかわからなくなる．とくに図10-32～34のような症例では，根管治療後の根尖部圧痛を予想しなければならない．女性は洗顔や化粧のために顔をよく触るので，根尖部圧痛に気がつきやすいかもしれない．これまで根尖突出や歯槽骨表面で広がる病変についてはあまり注目されていなかったが，CBCTを利用するなどして注意しなければならない．

参考文献

1．一條尚．上・下顎骨の発育成長と構造の基本的な変化．口病誌 1994；61（1）：1 - 20.

2．Bender IB, Seltzer S. Roentgenographic and direct observation of experimental lesions in bone：I. 1961. J Endod 2003；29(11)：702-706.

3．Bender IB, Seltzer S. Roentgenographic and direct observation of experimental lesions in bone：II. 1961. J Endod 2003；29(11)：707-712.

4．Yoshioka T, Kikuchi I, Adorno CG, Suda H. Periapical bone defects of root filled teeth with persistent lesions evaluated by cone-beam computed tomography. Int Endod J 2011；44（3）：245-252.

5．Pan HY, Yang H, Zhang R, Yang YM, Wang H, Hu T, Dummer PM. Use of cone-beam computed tomography to evaluate the prevalence of root fenestration in a Chinese subpopulation. Int Endod J 2014；47（1）：10-19.

6．古澤成博，紺野倫代，久留島幸奈，柳田博子，大田恵，井田篤，早川裕記，細川壮平，吉田隆，有泉祐吾，河野誠之．フェネストレーションが原因で難治性根尖性歯周炎と診断された症例に対する処置．日歯保存誌 2012；55(11)：60-65.

7．Jhaveri HM, Amberkar S, Galav L, Deshmukh VL, Aggarwal S. Management of mucosal fenestrations by interdisciplinary approach：a report of three cases. J Endod 2010；36（1）：164-168.

8．Lin YC, Lee YY, Ho YC, Hsieh YC, Lai YL, Lee SY. Treatment of large apical lesions with mucosal fenestration：a clinical study with long-term evaluation. J Endod 2015；41（4）：563-567.

9．Boucher Y, Sobel M, Sauveur G. Persistent pain related to root canal filling and apical fenestration：a case report. J Endod 2000；26（4）：242-244.

10．中田和彦，鈴木一吉，内藤宗孝，泉雅浩，有地榮一郎，中村洋．歯科用CTの歯内療法領域における有用性 ―第1報フェネストレーションの画像診断―．日歯保存誌 2004；47（3）：487-492.

11．Chen G, Fang CT, Tong C. The management of mucosal fenestration：a report of two cases. Int Endod J 2009；42（2）：156-164.

12．Pasqualini D, Scotti N, Ambrogio P, Alovisi M, Berutti E. Atypical facial pain related to apical fenestration and overfilling. Int Endod J 2012；45（7）：670-677.

あとがき

　本書は，「ザ・クインテッセンス」誌上の2018年1〜12月号における連載「臨床に生かす根管解剖学」の内容に改変・追加を加えて再編したもので，根管形態について透明標本と文献を中心に紹介し，それが臨床的にどのように影響するかを解説してきた．

　これまでの根管治療は「根管口を見つけて，根管形成器具で根尖孔を探索する」という治療であった．研究室での解剖学的形態と臨床的形態は異なるのが当たり前だが，その違いが臨床的にどのように影響してくるかはまったく考慮されてこなかったといっていい．側枝やイスマスは処置できないために，臨床的に影響がないと思われてきた．

　しかし，その概念を一定基準の性能を備えたCBCTと歯科用顕微鏡が根底から覆した．根管の中で分岐する根管があり，根尖近くにイスマスがある．

根尖近くでの分岐は処置がとても難しい．透明標本での形態を詳細に検討すると，CBCTでの再現はまだまだであることがわかるが，それでも透明標本やマイクロCTで見られる形態を臨床で見ることができるようになったことで，完全ではないが，これまでよりも完全な治療に近づいてきている．

　ところで，歯科医師の考え方と技術はこのような機械の進歩に追いついているのだろうか．NiTiファイルなどの研究を見ると，それまでの手用ファイルをNiTiファイルに置き換えただけという前提の論文が多いように感じる．研究者でも，解剖学的形態について知らないことが多いのではないだろうか．

　これが本書執筆の理由であった．根管形態に対する概念が変わってほしい．そして日本の歯科医師の考え方が進歩していくことを願う．

索引

あ

isotropic resolution　115

い

イスマス　26, 27, 34, 42

う

Weineの分類　18

え

MM根管　215

MB2　39, 127

遠心舌側根　220, 241

お

奥村鶴吉　14

小野寅之助　16

Oehlersの分類　75, 76

か

開窓　252

解剖学的根尖孔　30

過剰根　72, 222, 247

川崎の分類　102

陥凹　93

管外側枝　26, 27

環状根管　173

陥入歯　75

き

逆根管治療　261

近心頬側根　220, 241

く

Guの分類　69

か

管間側枝　26, 27, 30

こ

口蓋側根面溝　69

根管鋳造　14

根管長　48

根尖狭窄部　30

根尖孔突出　266

根尖突出　256

根尖部骨欠損の分類　256, 257

根尖部透過像　253

根尖分岐　26, 27

根面溝　69, 241

さ

circumferential canals　173

し

CBCT　21

歯根震盪　256

歯根端切除術　261

歯根の陥凹　93

歯内歯　75

主根管　26, 27

人種差　46

唇側根面溝　71

す

髄角　54

髄管　26, 27

Hsuらの分類　34, 35

through & through　261

せ

生物学的根尖孔　30

石灰化　130

セメント象牙境　30

そ

象牙細管　55

側枝　26, 27

た

Turnerの分類　82

Tanらの分類　69

て

T字根管　33

ディヒーセンス　252

dens invaginatus　75

と

樋状根　194, 222, 241

樋状根管　222, 242

透明標本　21

ふ

furcation groove　93

フィン　26, 27

フェネストレーション　252, 256

へ

Hess　14

Vertucciの分類　18, 19

ま

マイクロCT　21

み

middle mesial　215

も

盲孔　75

ゆ

癒合　137

Jungらの分類　34, 36

よ

葭内純史　16

ら

radix paramolaris　220, 221, 241

radix entomolaris　220, 241

れ

裂開　252

ろ

瘻孔　266

C

CBCT　21

circumferential canals　173

D

dehiscence　252

dens invaginatus　75

F

Fanらのイスマスの分類　43, 44

fenestration　252

furcation groove　93

H

Hess　14

Hsuらの分類　34, 35

I

isotropic resolution　115

J

Jungらの分類　34, 36

M

MB2　39, 127

middle mesial　215

MM根管　215

O

Oehlersの分類　75, 76

R

radix entomolaris　220, 241

radix paramolaris　220, 221, 241

T

Tanらの分類　69

through & through　261

Turnerの分類　82

T字根管　33

V

Vertucciの分類　18, 19

W

Weineの分類　18

【著者】

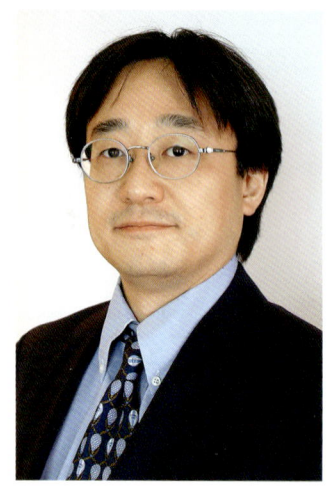

<ruby>吉岡<rt>よしおか</rt></ruby> <ruby>隆知<rt>たかとも</rt></ruby>

歯科医師
吉岡デンタルオフィス院長
（東京都千代田区開業）

略歴

1965年　青森県弘前市生まれ
1991年　東京医科歯科大学歯学部卒業
1996年　東京医科歯科大学大学院修了 博士（歯学）
1996年　東京医科歯科大学歯学部附属病院医員
1997〜2000年　日本学術振興会特別研究員
2000年　東京医科歯科大学助手
2007年　東京医科歯科大学助教
2010年　吉岡デンタルオフィス開業（東京都千代田区）

主な所属・役職

東京医科歯科大学非常勤講師（2010年〜）
日本歯科保存学会　専門医・指導医
日本歯内療法学会　専門医
Zeiss 公認インストラクター
医療法人社団白群会理事長
株式会社 Toppy 代表
歯内療法症例検討会代表

主な著書

『治療の Step-by-Step で理解する！
臨床で困らない歯内療法の基礎』
（2017年）

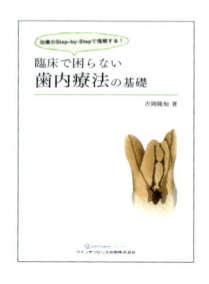

QUINTESSENCE PUBLISHING 日本

写真とエビデンスで歯種別に学ぶ！
歯内療法に生かす根管解剖
CBCT・歯科用顕微鏡・透明標本でひも解く根管の秘密

2019年 6 月10日　第 1 版第 1 刷発行

著　　　者　<ruby>吉岡隆知<rt>よしおかたかとも</rt></ruby>

発 行 人　北峯康充

発 行 所　クインテッセンス出版株式会社
　　　　　　東京都文京区本郷 3 丁目 2 番 6 号　〒113 - 0033
　　　　　　クイントハウスビル　電話（03）5842 - 2270（代表）
　　　　　　　　　　　　　　　　（03）5842 - 2272（営業部）
　　　　　　　　　　　　　　　　（03）5842 - 2275（編集部）
　　　　　web page address　https://www.quint-j.co.jp/

印刷・製本　サン美術印刷株式会社